THE CARNIVORE CODE

肉食密碼

回歸人類本能的飲食法

醫學博士
Paul Saladino, MD
保羅・薩拉迪諾 著

黃亭蓉 譯

晨星出版

各界盛讚

「保羅‧薩拉迪諾博士（Dr. Paul Saladino）正在推動一股備受矚目的食肉運動，以慎重又周全的態度鼓動與說服人心。保羅擁有傳統與功能醫學（functional medicine）的深厚背景，因此能取得療癒效果以及突破性進展。」

——馬克‧西森

《原始藍圖》以及《21天增肌燃脂計畫！啟動生酮與改造體態攻略》之紐約時報暢銷作家，MarksDailyApple.com創辦人

「保羅‧薩拉迪諾是迄今健康與營養學界最閃亮的一顆新星。這傢伙是來真的。他有好好做研究，心口如一，並且熱切地追尋終極真理。我衷心大力推薦他還有他的作品。」

——班‧格林菲爾德（Ben Greenfield）

紐約時報暢銷作家，獲選全美最佳私人健身教練

「保羅是位傑出且別出心裁的思想家。在科學方面，他做過詳盡地研究，並提供令人信服的論證，來挑戰傳統營養學信條『食用植物才能達到最理想的健康狀態』。」

——梅爾科拉醫師（Dr. Mercola）

多次紐約時報暢銷作家，Mercola.com創辦人

「保羅以科學根據，頌揚肉食主義的好處。他做足了功課，查好資料，幫你省時省力。作為一名功能醫學醫師，他從各個角度關切人類的健康。在《肉食密碼：重返老祖宗的飲食方式來達到理想健康狀態》書中，他徹底倡明了他的論點。」

—— **大衛·阿斯普里**（*Dave Asprey*）
刀槍不入（*Bulletproof*）創辦人，生物駭客（*Biohacker*）領導人

「保羅·薩拉迪諾是一名聰慧的思想家，他能以簡明易懂的方式說明飲食與營養學背後複雜的科學。在《肉食密碼》以及其他的作品中，他做到了，向我們展現肉食飲食法的益處，以及其背後令人信服的研究。如果想要達到最理想的健康狀態，你必得讀這本書。它絕不會讓你失望的！」

—— **羅勃·沃爾夫**（*Robb Wolf*）
《終極史前解答》和《非吃不可》兩度紐約時報暢銷作者

獻給我的母親、父親以及姐妹。在我冒險的途中，你們持續向我展現了不渝的愛與支持。我這個人最好的一面，是屬於你們的。

也獻給我的病人們，你們是我靈感的泉源以及最好的老師。藉由聆聽你們的故事，我的生命變得更加豐富了。你們所教給我的事物，其貴重是無法衡量的。

contents
目　錄

前言

　　肉食飲食法（The carnivore diet）在人類始祖健康（ancestral health）的世界突然嶄露頭角。不論是從前還是現在，我時不時就會見到一些三教九流的人物在推銷肉食飲食法，但從來都沒有多加留意。1970 年大家就已經知道，威尼斯海灘（Venice Beach）的那些健美選手們會在比賽前幾週，只吃牛排和雞蛋來雕琢他們的身軀。而在 2017 年，健身專家丹尼・維加（Danny Vega）告訴我，他長期實驗只吃肉，並在血液營養（blood values）方面帶來了極大的進步，同時也提升了體力和提高運動極限。當時我並沒有太留意他的故事，因為那跟我個人的信仰價值體系並不相符。然而，我認為自己是個能批判性思考，且心胸開闊的人，並以在接收到新資訊時能夠重新思考自己的立場深以為傲。因此，我現在謙卑地為過去的冥頑不靈道歉。

　　在這幾年當中，肉食飲食法的教誨已從三教九流演變成主流（legit）。在 2019 年時，保羅醫師就已開始在一些 podcast 節目上接受專訪，而他的肉食飲食宣言不僅吸引了我的注意，還引發我的關切。老實說，保羅醫師在肉食飲食最備受爭論的議題上，優雅地以理智、精確，並帶有科學根據進行論證，而我深深被這一點吸引。舉例來說，我們都知道大部分的植物，包括飲食專家所喜愛的蔬菜，內含有難以消化，或甚至是帶有毒性的反營養素（anti-nutrients）。這就是為什麼我們在食用蔬菜前，必須先進行複雜的浸泡、烹煮的步驟，或是使其發酵、發芽。但就算如此，我們大部分的人在食用後還是會經歷一些副作用，像是脹氣、水腫，或消化器官的疼痛。這些副作用是如此地普遍，甚至都已被我們視為正常。而保羅在這本書中也會詳述，食用理所當然的健康餐點，在我們消化的過程中是不應該受任何苦的！

我開始在食肉這個領域進行深入的省思、研究，以及個人的實驗。以永續方式畜養的從鼻到尾（nose-to-nail）動物食品當作飲食中心，並且以最低量攝取會造成發炎的食物（不只穀物，甚至對某些敏感的人還包括蔬菜）──當我開始這樣改變飲食，便帶來許多美好的效果，這個結果是令人難以忽視或摒棄的。當你初次聽見肉食飲食法時，乍聽之下的確可能感到很極端，然而，研究證實，人類的演化是受到高密度營養素的飲食法所驅使──在這樣的飲食法中，熱量主要源自於從鼻到尾的動物，其次才是植物。我們肯定是從雜食性動物演化而來的──別讓任何未加工食品（whole food）或以蔬食為主食（plant-based）的狂熱者，或肉食主義者這麼誤導了你──保羅醫師提倡，在人類演化過程中，食用植物僅是為了生存，因此，我們必須小心地檢視「我們從雜食性動物演化而來」的這個前提。就如同你之後會在這本書中學到的一樣，我們的遠祖對於高營養素動物食物（animal foods）攝取的增加，與腦的尺寸的增長有著高度的相關性。這就是我們之所以能旁生蹊徑，向那些啃樹葉的人猿表親道別，一躍成為食物鏈頂端的重要關鍵。

　　在本書中如此清晰又全面地呈現的食肉論辯，就只是一種觀點而已。在今日的健康與飲食界，有許多響亮又熱情的聲音宣揚著各種資訊，很容易就會令人感到不知所措、困惑，或沮喪。而保羅所傳遞的訊息，令我最喜歡的一點就是那適當又尊重的口吻，以及能思慮周密地衡量正反觀點的能力。除此之外，保羅並沒有浪費任何時間在攻擊任何他認為的錯誤資訊、偽科學，或常見假消息。就連我最愛的大份沙拉也受到了批評，這傢伙可真是在我心目中留下深遠的印象。我很有信心，這本書也會達到一模一樣的效果。而我鼓勵你用跟保羅寫這本書一樣的正面態度來吸收這些資訊：帶著學習與成長的意願，熱心追求最令人滿意，且在營養上最高效能的飲食法。

──紐約時報暢銷書The Keto Reset Diet作者　馬克‧西森

2019年10月　佛羅里達邁阿密海灘（Miami Beach, Florida）

導論

我喜歡解謎。而「人類究竟該吃什麼才能變成最猛的狀態？」是我解過最引人入勝的一個謎題。

如果你要為人類設計最理想的飲食法，在選擇食物時，你會考量什麼樣的衡量標準？是我的話，我會希望這個飲食法含有（1）能讓我們以最高效能運作所需的營養素，（2）最容易取得的生物型態，（3）最少量的毒素。這種飲食法應該要包含所有的維生素、礦物質、胺基酸，以及其他我們生存所必須的健康元素，但不應該含有任何會打亂我們體內生化（biochemistry）機能或造成發炎和細胞損傷（cellular damage）的物質。聽起來很合理吧？我把這叫做**最高效能飲食法之謎**（Optimal diet riddle）。這就是醫學和營養學的聖杯（holy grail），而我相信從鼻到尾肉食飲食法就是這道謎題的最佳解法。但別這樣就輕易信了我的話——先讀讀這本書吧。給我機會來說服你：動物是這個星球上最棒的食物，而植物只是次好的，包含的營養素較少，而且在生物學上較無效益，有些甚至還含有大量會傷害我們的毒素。

這本書可能會激怒一些人，因為我的論點具有爭議性，但這本書也能改變許多長久以來被視為理所當然的錯誤信念。不過，我不介意這些反彈，因為分享這些知識能夠幫助許多人。

於是，現在我要問問你，你想要變得超級健康嗎？你想要有源源不絕的精力嗎？心澄靈淨？性致勃發？性感的胴體？還有堅忍的情緒掌控？你當然會想要囉。我們大家都希望能成為自己最好的樣貌，並且展現出最強壯的一面。

這本書就是開發我們最極致潛能的故事。我們每個人都能達成這些目標，而且我相信達成它們所要掌控的最大因素，就是我們的飲食習慣。我

們所吃下的食物，是決定我們會邁向肥胖、腦霧（brain fog），還是最高效能的關鍵性因素。

然而，有個小小的問題……我們已經忘記了我們應該要吃**什麼**了。坦白承認吧，這確實是個大哉問！整體來說，現今人類的健康狀況糟透了，而且完全沒有在進步的跡象。根據估計，高達 87.7% 的西方人口有某種程度的胰島素阻抗（insulin resistance）以及代謝症候群（metabolic dysfunction）。你沒聽錯……87.8%！這個驚人的數字，是對今日我們健康狀態的惡意控訴。

身為一名醫師，我曾經親眼見過不少駭人的證據。在我的執業歷程中，我已遇過太多因遭受西方醫學無力療癒之病痛所害的患者。我們可以提供在一定的期間內改善症狀的藥物，這點並沒有錯，但往往這些藥物所帶來的副作用比治療的疾病本身更加嚴重。而潛在的發炎症狀更在難以察覺地狀況下，無法避免地持續下去，最終帶來更多的問題。

我在主流對抗性療法（allopathic medicine）的醫學訓練和職涯中，得到一個非常令人沮喪的結論：我接受訓練的醫療體制並沒有為人們帶來更好的生活品質。它確實可以矯正如闌尾炎（ruptured appendix）或是大腿骨折這類的急性問題，但當面臨慢性病，或是要治本而非治標的疾病時，它就顯得毫無用武之地。

不過，這本書不是來批判醫學體系的。那些已經有人寫過了，所以並非我的目標。這本書是要告訴你，如何謹慎藉由關注飲食，親手掌控你自己的健康，並且在這個過程中，讓你內在的超級英雄顯現，而他其實比你想像的，還要來得更加強大。對於現今的醫療體系，我唯一想說的是，除非最基本的治病方式（paradigm）有所改變，不然我永遠也無法治療某些疾病的根源。醫師們需要理解並接受，食物是決定我們之所以會病入膏肓，或是絕頂健康的原因。

● 失落的使用說明書

如果你還在繼續閱讀，並且也認同我前面說的有幾分真理，那你現在一定在想以下這個非常重要的問題：究竟該怎麼知道我們應該要吃什麼比較好呢？哪些食物才會開發出我們半神人（demigod）般的潛力，而哪些食物又是阻擋我們達成這項目標的障礙呢？二十年來，我執著於這個疑問，而你現在手中的書卷就是我個人追尋之後所得到的答案。

「我們究竟該吃什麼？」我相信這道謎題的解答，就藏在我們的「使用說明書」中，裡頭記載了我們所需，最適當的燃料與營養的範本。不幸的是，這本使用說明書並沒有在我們出生時，跟著我們的軀體一起被送到對我們喜出望外的家人手中。要是有的話，那該有多棒啊，要解開我的大哉問也會簡單多了。哀哉！這個宇宙不是這樣運作的。我們的使用說明書其實記載在我們的基因裡。並且在三、四百萬年前，從我們成為「人類」開始，就藏在我們的 DNA 之中了。

那我們到底要怎麼發掘這道密碼，才能變成我們理當成為的超級人類呢？很顯然，我們已在演化的歷程中，遺落了我們的使用說明書。所以才會變成跟我前面所提到的那樣，我們的健康正漸漸衰敗，而這些苦難就是失落這道密碼所導致的。在我成長的過程中，每當我搞丟我的變形金剛或特種部隊模型時，我媽總是會問我，最後一次看見它們是在哪裡。這個問題隱含了很深的智慧。我認為，我們也應該用同樣的邏輯來尋找那失落的使用說明書。我們的先祖知道這道謎題的解答，而這項知識也被世代所傳承，並在我們出生之前，就被深埋在我們的存在之中。

最終，這本書是個歷險記。這是我個人探尋這道能讓我們以難以想像地方式興旺發展的密碼的故事。我已遍尋這項寶藏許多年了，而我認為，我終於找到它了。這是一段不可思議的體驗，而我等不及要來跟你分享。但在開始之前，我認為應該來跟你們揭露一些重要的事，也就是我的過去，以及我個人的心路歷程。

●源起

我父親是醫師，而我母親是專科護理師（nurse practitioner），所以在成長過程中，我接觸不少醫學。我們家飯桌上的話題環繞在心房顫動（atrial fibrillation）、高血壓（hypertension），以及膽固醇（cholesterol）上。我從小就跟爸爸一起進出醫院時，親眼目睹病痛，而這印象讓我著迷。我很想知道，究竟我父親的病患們出了什麼問題，而要怎樣才能使他們恢復健康？我急欲知道，為什麼病患會心臟衰竭或中風，為什麼他們會呼吸困難，又或為什麼他們的骨頭變得如此易碎？我希望能知道為什麼有些人擁有機能健全的身體，而有些人卻會受到疾病摧殘。造成這些迥然不同的境遇背後的因素，一直以來都令我深深入迷。

儘管我的雙親是職業醫療人員，卻沒有在家中特別強調飲食健康。我們家吃的是普通的美式飲食，包括即食微波餐（TV dinners）、速食、麵包、義大利麵，以及加工食品（processed carbonhydrates）。我成長的年代，脂肪還是全民公敵——從 1950 年起就被穀類及加工食品工業嚴重抹黑。我還記得，放學後我總會狼吞虎嚥好幾碗麥片粥，卻從來沒有得到飽足感。我還歷經過敏、兒童肥胖、氣喘以及濕疹（eczema），簡直就是典型低脂肪時代長大的孩子。

我的健康在大學時期有所改善，但還是沒有很理想。我原先是以醫學院為未來志向，後來在威廉與瑪麗學院（Colllege of William and Mary）攻讀化學。大學四年中，我有過好幾次劇烈的濕疹發作，並時常仰賴普賴鬆（prednisone）這一類的口服類固醇。這些藥物壓制了我暴走的自體免疫系統，但卻帶來嚴重的失眠、情緒波動，還有體重增加。我的健康狀況是失衡的，然而我卻完全不曉得這些症狀可能是由我所攝取的食物所導致的。這個念頭甚至完全不在我的雷達範圍內，因為這並不是醫學預科（pre-medical）課程，或是我家中本科訓練出來的醫療人員，以及我看過的醫生所會教導的知識。我在高中和大學時期非常用功讀書，直到我在威廉與瑪麗學院學習的尾聲，我已有些過勞。雖然我在學校受到不少讚譽，以

最高榮譽（summa cum laude）畢業，並被選作優等生榮譽學會（Phi Beta Kappa）的成員。然而，我知道醫學院並不是我該走的下一步路。

於是，我成了一個浪子，並充分享受了一段美好的時光。在那期間，我一點都不曉得這種閒蕩的日子可以持續多久，但自由令我心曠神怡。我花了一個夏天在緬因州指導中學生戶外教育，接著前往西部，到以往只有在月曆照片上才有的荒野並經歷了許多冒險：在太平洋屋脊步道（Pacific Crest Trail）進行 2,700 英里（譯注：約 4,345.2 公里）的通徑徒步（thru hike）、在紐西蘭偏鄉多次的探險（驚險趣聞包括在氾濫的河流中游泳，以及差點在迷路時墜落山崖）、多年來作為一名滑雪迷訪特盧萊德（Telluride）、奧爾他（Alta），以及傑克森洞（Jackson Hole）等滑雪勝地朝聖。

在美國西部經歷六年的追尋自我和冒險生活之後，我對科學的好奇心終於重新甦醒了，於是我又開始渴求學術進修。我想起了醫學院，但因見識過父親實習的艱苦生活讓我打消念頭。於是，我決定成為一名醫師助理（physician assistant, PA），並期望這樣能讓我在工作和維持健康生活之間，保持平衡。

在心臟科當醫師助理，讓我初次嘗到在西醫壕溝中作戰的滋味。壕溝裡臭氣沖天。我立刻就大夢初醒，並且對我所遭遇到的狀況大感失望，但這並不是因為大環境中缺乏聰明、親切，或善良的醫師。那時我很幸運得到許多相當有才華的人的督導，他們教我許多行醫的知識。但最讓我沮喪的，是整體而言的醫學方法和醫療體制的本身。在醫院，或診所，沒有一個病患的情況有所改善，而疾患總是在朝著加重的方向發展。有時候，藥物減緩了惡化的速率，但最後疾病仍快馬加鞭地侵蝕。

我開始懷疑我在這一切所扮演的角色。使用像是他汀類藥物（statins，譯注：西方常見降膽固醇處方藥）、血壓藥物、胰島素、血液稀釋劑（blood thinners）等藥品，我真的有在幫助人們過更加圓滿、優質的生活嗎？還是我只是在延遲必然降臨的惡果呢？難道就沒有什麼辦法可以反轉心臟病、高血壓，或糖尿病，治本而非治標嗎？我們的遠祖也曾經遭受這些殘酷的

現代慢性疾病之苦嗎？還是說，與過去相比，我們的生活方式根本經歷了的重大變化，造成在心靈清晰度、力量、健康的身體組成、元氣上有了明顯的偏差？

當時的我並沒有辦法回答這些問題，但是，我心靈深處知道這些是我應該要去追尋的問題。我領悟到，花時間與精力去探尋這些答案一定是值得的，而且可能會是我進行過最有價值的一項冒險。從事醫師助理幾年之後，我察覺，我不能在一個無力回答這些根本問題，以及連自己都無法信仰的體制中繼續工作下去了。

●再來一次

並沒有許多人有過重讀醫學院兩次的經驗，但，我就這麼幹了。在我就讀亞利桑那大學（University of Arizona）的四年，以及接下來在華盛頓大學（university of Washington）精神科住院實習（residency）的四年當中，我得到了與先前在醫師助理學校迥異的新視角。我在醫界已經待了六年（兩年在醫師助理學校，四年在心臟科擔任醫師助理），這些經歷使我在這第二次回到醫學院時有了不同的態度。我問了很多問題。我想，我對疾病的根源追根究底持續不斷的懇問，可能惹毛了不少教授、主治醫師，還有實習醫師。在我住院實習期間也一樣。從跟著父親在醫院裡當跟屁蟲的日子開始，我總是想知道「為什麼」，而我期望重回醫學院能有機會解答我的一些問題。

但你可能猜到了我接下來要說什麼——我的問題並沒有得到解答。在這八年當中，有一些零星的希望，以及些許「啊哈！」恍然大悟的時刻，但是大部分的時光，仍然照舊。就像我的好朋友肯‧貝瑞醫師（Dr. Ken Berry）所說的，醫學院和住院實習所能教給你的，就只有該開給病患什麼藥而已。它們並無法教導你，疾病的根源究竟是什麼。於是，我做了我該做的，一再地學習究竟該開什麼藥。我最後在醫學執照考試（board exam）高分通過，但仍舊不明白該如何幫助我的病患康復，而這讓我深感挫折。

我已經盡我所能地用功讀書，並且學會制式化問題的所有答案，但我的病人還是在受苦。不應該是這樣的。

而在傷口上灑鹽的是，我也一直無法治療自己。在我當醫師助理的時候，我發現了原始人飲食法（paleo diet），而這個概念引起了我的共鳴。接下來的十年，我一概不碰穀物、豆類、乳製品，並且嚴格實行有機飲食法，只吃植物和動物主食。隨著這項改變，我確實感受到我的身體狀況和心靈清晰度產生了改善，但我那頑劣的濕疹還是陰魂不散，並時而變得相當嚴重。在醫學院期間，我開始學習柔術，而練習這項武術讓我變得謙卑，我從來沒有這樣的經歷。柔術成了巨大的痛苦，同時也是深度滿足的泉源。不幸的是，我的手肘和膝蓋因長時間接觸軟墊，導致劇烈濕疹，最後還感染了一種鏈球菌（Streptococcal bacteria）。結果，我得了小膿皰疹（impetigo），接著又得了蜂窩性組織炎（cellulitis），引發敗血症。我受高燒以及畏寒所苦，還得打抗生素點滴。這並不是一名醫學系三年級生，在學習生涯最嚴峻的點，會想經歷的遭遇。

不知為何，我竟然存活下來了。但，幫我度過難關的不是沙拉——我很快就會談到這一點。在住院實習時，我的濕疹時不時就犯，有時候，它嚴重到我整個下背都是濕淋淋的感染狀態。在這個時間點，我已經知道食物在保健與疾病中扮演著關鍵角色。我試著戒掉某些食物：富含組織胺（histamine）、草酸鹽（oxalate）、果膠（lectin)的食物，以及堅果、種子還有巧克力。最終，有好幾個月，我試著不吃任何你所想得到的相關食物。基本上我只吃酪梨、沙拉，還有草食動物肉品，以及一些根據我的基因組成，我所認為該服用的保健補品（supplements）。然而，我的身體還是繼續攻擊自體，而濕疹持續地恣意肆虐。

我永遠不會忘記我在喬·羅根（Joe Rogan）podcast上聽到喬登·彼得森（Jordan Peterson）談話的那一天，我正開車前往華盛頓海岸衝浪的途中。我很確定那天的天氣陰雨綿綿，而浪頭只是普普通通而已。在播客（podcast）的尾聲，我聽見喬登提到他以肉食為主食飲食法。他談起這個飲食法是如何幫助他女兒米凱拉（Mikhaila）克服糾纏了她大半輩子的嚴

重自體免疫疾病，還有如何幫助了他減重，並治好了他的睡眠呼吸中止症（sleep apnea），還有跟女兒類似的自體免疫問題。突然間，我得到了一個顛覆性的啟發，從那個剎那起，我的人生整個改變了。**要是我自體免疫系統的問題跟其他種種發炎問題，還有許多我們今日看見的慢性疾病，都是因為我們所食用的植物所引發的呢？**

我立刻就忽視了這個念頭，將它深深埋在我數十年來所學堆積如山的學說之下，也就是：植物、纖維還有植物營養素（phytonutrients）是維持人類健康基本的信念。如果沒有纖維，我要怎麼大便呢？還有像多酚（polyphenolic）這類的化合物帶來的益處？還有我的微生物基因體（microbiome）又該怎麼辦？我腸子裡的好菌們不會因為缺乏益菌生（pre-biotic）澱粉而餓死嗎？我在醫學院時期所學到的柔術，完全不足以讓我備戰——所有我曾經學過的知識，對上了這個準備要在我腦中落地生根，全新而極端的概念，這可是一場激烈的扭打。一場轟隆隆，史詩般的世紀大調和確實發生了，不過這都是發生在數個月後。在讀過一些書，以及仔細思考肉食飲食背後的概念之後，我決定要試一試。我知道如果不做些什麼改變，我的濕疹大概也不會有任何改善，而且我對長期藥物治療並不滿意。

起初三天，我就知道這個飲食方式有什麼特殊之處。因為我開始感受到人生中前所未有的情緒上的寧靜，以及愈發正向的人生觀。我並沒有期待會有這樣的效果，但這是個驚喜。感覺就好像一層裹在我腦袋上的砂紙終於慢慢被剝下來。突然間，在我的心靈中，感覺一切變得柔軟和平穩。我現在相信，這個現象是我體內持續的低度發炎，從腸道轉移到腦中，但終於逐漸好轉所帶來的狀況。有些人描述了源於酮症（ketosis）的相似的心靈清晰度改善狀況，而這無疑地也在我食肉的旅程中佔有一席之地。但在我剛開始探索這種飲食方式時，我仍有在食用蜂蜜，並且攝取許多葡萄糖。在飲食中去除植物，才得以達成我生命經驗的深遠巨變，而我對於食肉飲食法所能帶來的其他益處仍深深感到好奇。

從那時候開始，我就只食用動物食物，而且我從來沒有這麼活力旺盛。我保持極度樂觀，情緒穩定，睡眠平穩，而身體更強壯。我的能量飽滿，

在床上一條龍，還有，沒錯，我每天都排便，簡直棒透了。

你可能會問說，血檢（bloodwork）呢？別忘了我可是一名對研究這些鬼東西深感執迷的醫師啊。我可是在自己身上做了上百次的分析化驗（assays），而檢驗結果全部過關。**我的腎臟跟肝臟都很健康**，而且絕對沒有壞血病（scurvy）。我也沒有經歷任何發炎的症狀或是胰島素阻抗的現象。事實上，**我的發炎指標（inflammatory markers）幾乎低到無法探測，而我的血糖整天都保持在理想值**，沒有在飯後有任何太大的改變。至於我的自體免疫系統疾病？自從開始食肉之後，我的濕疹再也沒有發作過了。在做出這個改變之前，我每個月都飽受濕疹所苦，而且會有好些時期都遭受疹子和發癢所害。

我的故事並非獨一無二。有上千人跟我相似的經歷，各式各樣的疾病 —— 潰瘍性結腸炎（ulcerative colitis）、克隆氏症（Crohn's）、狼瘡（lupus）、甲狀腺疾病（thyroid desiease）、牛皮癬（psoriasis）、多發性硬化症（multiple scelrosis）、類風濕性關節炎（rheumatoid arthritis)，還有精神疾病如憂鬱症、躁鬱症、焦慮症 —— 都獲得改善和解決。這還只是食肉飲食法在減重、改善糖尿病和胰島素阻抗，或是增強性慾和腦力以外帶來的格外好處。許許多多他們精彩的見證都記錄在 MeatHeals.com 網頁上，並按照不同的疾病分類好了。

聽起來好到難以置信嗎？我一開始也這麼覺得！我第一次聽到時，覺得這完全是瘋言瘋語，所以如果你有這樣的念頭，你不是孤獨一人。我實施這種飲食法帶來的效果是如此巨大，讓我立刻深深投入研究之中，想要理解這個飲食法能帶來的效益，之所以導致這些效果的機制，還有潛在的危險。這本書就是我這一路以來所學到的知識，以及解釋我是如何開始相信：長久以來的營養學信仰根本就是大錯特錯，還阻礙了肉體的潛能開發。我們今天所經歷的主要疾病本質上都是自體免疫和發炎所造成的，而我相信，只要專注於高營養成分的動物食物，並避免食用植物中會造成發炎和自體免疫問題的毒素，我們就能迅速回歸我們祖先所享有的天賦人權——極端健康與活力。

●本書的目標

我的目標是要跟你們分享，我之所以會全心全意地相信肉食飲食法的原因，以及為什麼這一切不論是從演化、醫學、營養學，還有生物化學的角度上來看都是合理的。

第一部，我們會從頭開始，從人類知道該如何飲食的開端，還有當人類開始因為打獵和食肉——吃很多很多肉！——而蓬勃發展的時間點開始說起。接著會談到人類歷史上，我認為失落了那本關鍵使用說明書的時間點。被「種子邪教（the cult of the seed）」所魅惑，人類停止打獵並開始務農，而這為我們的健康所帶來的影響深遠。

第二部，我們會開始探索，為什麼決定食用更多植物是個糟糕的主意。最後，不論是植物或是動物，都不想被當成食物吃掉。但因為動物有腳、有鰭、有牙齒，還有角，跟他們的防禦機制可以保護自己而植物卡在土壤裡已有 450 萬年。在這段時間裡，為了要生存，它們演化出複雜的化學防禦機制，如果我們不加注意就會對我們的身體帶來許多殘害。

第三部，我們要來比較動物和植物作為食物的營養價值，藉此說明為什麼動物作為食物明顯完勝。我最痛絕的是，當動物食物被不正當地詆毀時。所以我們要來揭穿許多關於動物食物的謠言，包括肉類會造成癌症和心臟疾病，或縮短我們的壽命之類的種種信念。

第四部將會探討，該怎麼進行從鼻到尾肉食飲食的基本撇步。我會一步一步娓娓道來，並盡我所能毫不保留地分享。我們會探索肉食飲食法的各個層面：該吃什麼、不同風格的食肉方法，還有該如何囊括臟器肉品。根據你的個人目標，我們還會說明什麼時候該吃，以及該吃多少肉。

如果你最感興趣的是該如何來設計肉食飲食計畫，並且想儘速開始你的肉食新生活，你可能會想直接跳到本書的最後一部分，直接閱讀第十二和十三章。那麼在第十二章中，你可以找到在肉食社群中，其他人因為這種飲食方式，生活因而獲得改善的心路歷程的故事。

我們基本上已經差不多可以進入主「肉」了，但當我們跳入正題之前，

我希望再談一項關鍵的核心概念，來為我們接下來關於肉食生活的討論進行一些鋪陳。

● 生活品質方程式

我很清楚，我在這本書裡會談到的許多概念與社會常理迥然不同，而你們很多人可能會捫心自問：「他真的在建議我們這輩子接下來應該要只吃肉嗎？我可是絕對不會這樣做的！」

這本書不是要來限制你，而是要來賦予你知識，好讓你能夠做出能正面影響自己生活品質的決策。這本書也是設計在**你個人的**旅程中，幫助你每天能得到最佳的生活體驗。最終，這還是一場你個人的冒險。藉由與你分享我所學，我希望可以給予你展開自己的冒險的所需工具，而非單單只是模仿我的。

其中一項工具就是：**生活品質方程式**。簡單來說，這項方程式的目標是：找出你的最高生活品質。而達成這個目的，我們首先得要知道我們的個人目標是什麼。每個人都有獨特的生活經歷，並且根據各自人生旅程的所在之處，會有不同的目標，而這些因素會在人生的每個不同時刻，對應到不同的生活最高品質。對某些人來說，最高的生活品質總是代表著最高效能，不論是心靈還是肉體都是。在這樣的情況下，不照著某種刻意的飲食法，不論是肉食、生酮飲食，還是原始人飲食法，都會帶來較低的生活品質，因為他們的個人效能可能會下降。我自己就是這一種人。好消息是，這本書不只是為了像我這樣的人所寫，也為了那些更懂得節制的善男信女們所寫的。

我知道對大部分的人來說，效能在大部分的時間裡還是最主要的目標。但在其餘時間，社群和放鬆會是更重要的，而參與能滿足以上需求的活動，才能帶來最高的生活品質。這完全是沒問題的。不想當個完全的食肉族，或甚至只是偏——食肉，都是沒關係的。只要我們盡量朝著最高品質生活前進，我們就會有美好的人生，充滿各式豐富的經驗、個人成長，還有深

遠的健康。

讓我們來看看一個個案中，這道生活品質方程式是怎麼運作的。四十五歲的男子：喬（Joe），他有著美滿的婚姻和兩個健康又活力充沛的孩子。喬注意到，這幾年下來，他體重增加了 20 磅（譯注：約 9.07 公斤），體力開始下降，性慾也減弱，關節則是開始疼痛。有朋友跟喬談到，他這幾個月在嘗試一個瘋狂的「肉食飲食法」，並開心地分享他成功減重、睡眠品質提升、體力和性慾增加，情緒變好，關節疼痛也減少的訊息。喬的朋友把你現在手中的這本書遞給他，並鼓勵他進行閱讀。受到好奇心驅使，喬細心讀了這本書，並決心嘗試這肉食飲食法。

這就是生活品質方程式引起作用的地方。喬決定，他的主要目標是改善健康，並且改善最近生活中許多困擾他的部分。如果我可以給喬一點意見的話，我會這麼對他說：

「來擊個掌吧，喬！我真的認為這個飲食法會給你帶來很棒的改變。它會跟你過去習慣的飲食方式有所不同，我願意跟你打賭，一旦你辛苦改變生活習慣，那麼過去幾年你注意到開始下滑的一些狀態，很快就會開始有所改善。它們不會一夕之間變好。至少等個一到兩個月吧，但在那三十到六十天的尾聲時，你就會感到無比驚艷了。你還要思考一件事：越是遵守這項飲食法，帶來的效果就越好，但如果你不小心破戒，也不會是什麼世界末日。生活中總是有些特別的場合，在這些場合中，你的最高生活品質不會是基於效能跟最佳健康，這也沒有什麼關係。你必須理解，如果你想要在跟老婆的紀念日上吃一些甜點，或是在你兒子生日時吃口蛋糕，分享那價值跟意義重大的生命經驗——那些時刻可能就是你的最高生活品質。你不會只因為在這樣的場合偶一為之，先前的辛苦就付諸流水。在你偶而違規的時候，只要你是有意識地這麼做就好了，你可以接著再回到你原先的目標，重新詢問自己最高生活品質是什麼。你的答案可能會回到最優化的健康效能，而隨著目標改變，你就可以回去專心遵循肉食飲食法。永遠記得追尋你的最高生活品質。」

生活品質方程式不是被拿來當做想吃蛋糕時的「免死金牌」。它只是

一項溫和的提醒，告訴你，要有意識到在每個不同的時刻，最能滋潤你的靈魂的究竟是什麼。在你的最高生活品質暫時改變時，它給予你自由，好讓你能隨時隨地暫停，並隨之改變你的生活方式。就跟我先前所說的一樣，對某些人來說，最高生活品質永遠都會是改善他們的個人健康狀況。那些有自體免疫疾病，或是表現出嚴重的發炎症狀的人們，可能都屬於以上這種類別。然而，對那些平常比較健康的人來說，他們在飲食中的自由度可能就比較高一些。

這是你的人生，這是你的冒險，你自己決定你的目標是什麼！我只是在這裡分享我自己探索到的一些美好事物，好讓你可以自己展開你的藍波（Rambo）探險任務。說到這裡，勇敢的冒險家們，該是啟程的時候了！讓我們展開我們的旅程，並尋回我們那失落的使用手冊，解開密碼，並且成為極度健康的人類吧！

第 一 部

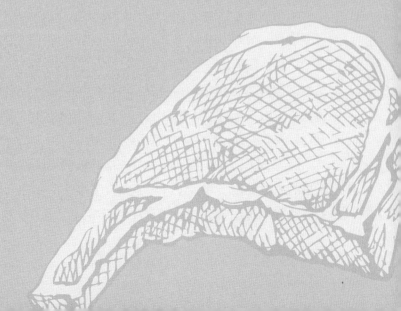

第一章

人類的始源

我到現在都還記得，小時候我弄丟我的特種部隊（GI Joe）人偶跟變形金剛時，媽媽對我說了什麼：她明智地建議我到最後看見它們的地方去尋找。而我認為，對於身為人類那失落的使用說明書，也應該採取相同的對策。這麼說起來，我們最後一次見到那本書是什麼時候呢？那本能開啟人類理想健康與效能的金鑰書卷？**答案就在我們的歷史之中。**

回溯歷史的旅程上總是有著各樣的顛簸：人類學並非完美，而且我們也沒有時光機可以帶我們回去見證史實。我是有試著造一台時光機啦，但我還沒能得到關鍵的 1.21 千兆瓦電池。直到我成功排除這個困難之前，我們可以先利用一些現下所能取得的證據，盡可能地來重建我們的歷史——也就是我們這一章要來進行的。出發吧！一場精采冒險正等著我們呢！

● 印第安納瓊斯的考古冒險

食用動物在人類演化上約有至少 5-600 萬年的歷史，從遠古時期開始，就已是我們人類跟早期人類（pre-humans）存在不可或缺的一部分。在我們之前，靈長類動物已歷經 6,000 萬年左右的演化過程，而在那段時期中，靈長類的腦基本上穩定地保持在約 350 立方公分（cc）的大小，再依據個體體型略有出入。這項研究表示，在這 60 萬年之間，光靠吃水果跟樹葉，並沒有為我們的靈長類先祖們帶來腦體積的成長。

一般認為，約 600 萬年前，由於構造板塊移動造成棲息環境變遷，我們遙遠的先祖從樹上爬了下來，並進入了東北非開闊的草原——人類動物譜系就此從黑猩猩中旁枝而出。我們譜系最古老的化石可以回溯到約 420

萬年前的北肯亞。這個族群稱作南方古猿屬（Australopithesus），其出土化石中包含了一組女性的遺骸，由於考古過程中每晚在營區裡播放著同名的披頭四（Beatles）歌曲，她就被暱稱為「露西（Lucy）」。露西顯然已像人類一樣站立著行走，不過，她的腦體積僅比她的黑猩猩祖先稍微大一點點而已。觀察露西跟其他相近時期出土的骸骨，我們得以回溯人類遠親的大腦體積發展的進程，並見證一段有趣的故事。

我們先祖的腦體積在露西的時代之後，逐漸地成長。而在約 200 萬年之後，一件非常驚人的事發生了：它們成長地速率突然開始激增。體積持續增長著，並在約 40,000 年前達到 1,600cc 的頂峰。這項腦尺寸的增加也對應到新皮質（我們腦部外層的部分）複雜度以及智慧的成長——這兩項要素都為溝通能力和複雜的群體行為帶來進步，例如：更有組織性的打獵行動。更大的腦也代表更聰明的人們，而更聰明的人們就能更成功地進行團體獵捕行動。

這項腦尺寸的急遽改變引出了一個根本的問題：在 200 萬年前，究竟是發生什麼神奇的事件，讓我們的先祖們變聰明了呢？沒有人能確切知道，但在考古學紀錄上，有兩道關鍵的線索。250 萬年前，隨著巧人（Homo Habilis）的出現，也是我們開始見到第一批石器與捕獵動物的證據。這個時期的動物遺骸化石上，顯示了武器在骨頭上造成的傷痕，以及最早期屠宰行為的切割痕跡。[註 1,2,3] 在此時間點前，像是在露西時代，也就是 400－500 萬年前，已有證據顯示我們的祖先們就有在食用動物，但從 200 萬年前開始，我們似乎從拾荒者演化成為獵人的角色。

作為拾荒者，我們只能取得動物的某些部分，例如，骨髓和大腦，這些因為被骨骼組織覆蓋，而倖免於其他動物食用的部分。[註 4,5] 然而，當我們能組織團體，並用石器來獵捕動物時，我們也就突然間獲得了享有完整獵捕物的權利。這也代表我們可以取得內臟（腹部）器官，脂肪，以及肌肉。我相信就是食用了動物的這些部分，以及攝取了它們獨特的微量營養素（micronutrient）以及豐沛的熱量，才得以讓我們的腦成長超越初期巧人的增長，並且成為今日的人類。**將動物從鼻到尾吃光光才讓我們成為人類！**

從拾荒者到獵人的轉變，顯然是我們人類演化上十分關鍵的時刻。

有些人則主張，是烹飪才使得人腦體積有所增長，但許多科學家都同意，我們跟火炙熱的愛情故事一直要到 50 萬年之前，也就是人腦開始急速成長的 150 萬年之後，才開始譜寫。[註6]

右圖中，你可以看到我們祖先腦的尺寸在這百萬年間成長的歷程。在大約 400 萬年前，你會看到露西跟她南方古猿支系。她的腦尺寸跟一顆小型葡萄柚差不多大。然而，介於露西跟巧人的時代之間，人腦增長為一棵中型大小的葡萄柚了：大概 500cc 左右。接著，在 250 萬年前，隨著石器與獵捕行為的降臨，我們祖先的大腦開始更加快速的增大。事實上，它們在接下來的 100 萬年間，增長為原先的兩倍大。根據化石紀錄顯示，我們的腦尺寸在約 4 萬年前，達到最大值，也就是 1600cc，在那之後，我們的腦微微地縮小了。這個圖表帶給我們的訊息是，我們祖先大腦尺寸增長速率最重要的轉捩點，與石器和獵捕行為的出現相符。**我們人類之所以是今天的樣子，是因為我們食用動物。**

就跟我們下一章會看到的一樣，我們飲食習慣急遽改變的時間點，正好與我們大腦逐漸萎縮的時間點相對應。那就是我們開始少吃動物，並多吃植物的時期。很顯然，食用動物從一開始就在我們的演化過程扮演重大角色。加州大學柏克萊分校的研究員，凱薩琳‧彌爾頓（Katherine Milton）在她的論文〈源自動物之食物在人類演化中扮演的關鍵角色〉（The Critical Role Played by Animal Source Foods in Human Evolution）中寫道：

「若非日常慣例攝取源自動物的食物，人類是極不可能在作為大型、活動力高且高度社會化的靈長類，且繼續相同演化路徑之時，同時演化出如此不尋常、巨大且複雜之腦部的。在人類演化持續進行的過程中，不論是對於巨大腦部快速擴張的年輕孩童而言，還是成年人類的高新陳代謝率以及營養需求，以上各方面都會因為肉類這種高密度、高品質的食物而受益。」[註7]

人類大腦尺寸演化圖

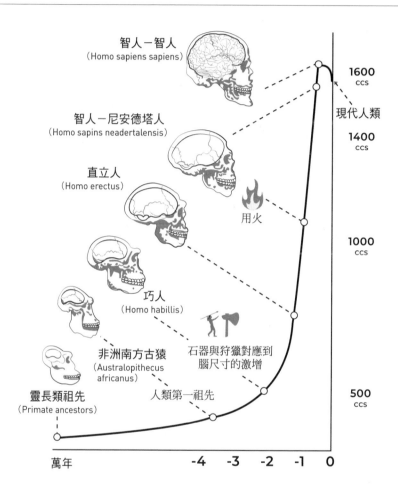

智人－智人
(Homo sapiens sapiens)

1600 ccs

現代人類

智人－尼安德塔人
(Homo sapins neadertalensis)

1400 ccs

直立人
(Homo erectus)

用火

1000 ccs

巧人
(Homo habillis)

石器與狩獵對應到
腦尺寸的激增

非洲南方古猿
(Australopithecus africanus)

靈長類祖先
(Primate ancestors)

人類第一祖先

500 ccs

萬年　　　　-4　　-3　　-2　　-1　　0

● 我們到底曾經吃多少肉？

　　我們的祖先不是同時既吃植物，也吃動物嗎？我們不是除了狩獵，也有採集嗎？問得好！當我開始挖掘人類學文獻時，我也問了自己一模一樣的問題。謝天謝地，這裡的確有一台類似「時光機」的東西，可以幫助我們來回答這樣的疑問。

為了判斷前人的飲食中，究竟有多大部分是以動物為食，我們可以在他們的骨骼化石中進行氮 -15 測定。衡量這種同位素的值，得以讓研究人員從蛋白質的來源中推測出動物在食物鏈中究竟處於哪個位置。草食性動物（herbivores）的氮 -15 值通常介於 3％ -7％，肉食性動物則是介於 6％ -12％，而雜食性動物的氮 -15 值則是介於這兩者之間。當分析早期現代人類與尼安德塔人的樣本時，他們分別呈現了 12％ 與 13.5％ 的氮 -15 值測定結果，這甚至比鬣狗和狼的測定值還要來得更高。

　　對於這樣的結果，我們該下什麼樣的結論呢？這些極高的氮 -15 同位素值測定結果暗示著，在 4 萬年前，智人以及同時並存的尼安德塔人都是高營養級（trophic，譯注：在食物鏈中所佔的位置）的**肉食動物**。他們從比如長毛象這類大型哺乳類動物身上獲取大部分的蛋白質，而非從植物來源獲取。

　　同樣的模式也展現在更早期的化石紀錄上，在南方古猿屬的時期，原始人似乎演化出了兩支支系，其中一支成為巧人，而另一支則是被稱作巴蘭猿人（Paranthropus），並在後來絕種了。

　　就像骨骼中的氮 -15 值，牙齒化石中的鍶（strontium）、鋇（barium）以及鈣（calcium）值也可以被用來推斷我們老祖宗的飲食習慣。研究比較這些元素的比例，得到一些線索暗示：南方古猿屬混合食用植物和動物，而巧人的食物組成則是有高比例的動物食物，[註8] 這個演化上的改變剛好跟歷史上大腦的急速成長互相呼應。另一方面，巴蘭猿似乎比較高度依賴植物作為食物，而這個偏好可能就是他們走下坡的原因。

● 人類是脂肪獵人

　　關於這一點的數據相當清楚，並持續地在留存下來化石的氮測定中一再被重現。而從能量效率（energy efficiency）的角度來看，狩獵大型動物較為合理。假若投入相當的能量，採集植物或追蹤小型動物在熱量和營養方面帶來的報償較少。在關於原住民族的一些研究中，我們觀察到相似的

模式，並清楚地看見他們也偏好動物大於植物作為食物。[註 9.10] 舉例來說，
維爾雅墨·史岱凡松（Vilhjalmur Stefansson，譯注：南極探險家、民族學家）
在他對愛斯基摩人的研究中，撰寫道：

> 「愛斯基摩人的狀況與我們更不同之處在於蔬菜。在麥肯錫地區
> （Mackenzie district，譯注：位於紐西蘭的行政區）只有三種狀況下會吃
> 蔬菜：最主要吃蔬菜的原因，跟大部分的愛斯基摩人一樣，就是因為饑
> 荒……」[註 11]

但我們的老祖宗狩獵並非不挑對象。他們還會尋找脂肪含量最高的動
物。由於體重關係，較大的動物會含有比較多的脂肪，而為了生存需要，
脂肪是我們所追求最主要的巨量營養素（macronutrient）。蛋白質在動物世
界中來源廣泛，但脂肪相較之下則稀少許多。

許多人類學家在研究生活型態迥異的原住民族時，都發現了他們對於
脂肪與較肥胖動物的偏好。在史貝司（Speth）的著作《大型獵物狩獵的古
人類學和人類學》（*The Paleoanthropology of* and *Archaeology of Bug Game
Hunting*）中，他陳述道：

> 「……脂肪，而非蛋白質，在獵人的決策中扮演了顯著的角色，用
> 以決定該殺哪頭動物（公還是母），哪些部位該帶走、哪些又該留下。」

[註 12]

對生活在喀拉哈里沙漠的龔人（!Kung，譯注：非洲南部桑人的其中一
支）來說：

> 「肥胖的動物極受喜愛，而所有的龔人總是迫切渴求著動物脂肪。」

[註 13]

而就詹姆斯灣（James Bay）的克里族（Cree）來說，他則描述道：

> 「克里族認為脂肪是所有動物身上最重要的部分。這也是為什麼他們認為熊比其他動物更加有價值的原因之一，就是因為牠們身上的體脂肪。」[註14]

而澳洲阿納姆地（Arnhem）的雍古人（Yolngu）也有類似的觀點：

> 「沒有脂肪的動物可能因此不被接受是食物。」[註15]

　　為什麼我們的祖先們和較近代的原住民族們都這麼積極地想獲得脂肪呢？從根本上來說，可能因為熱量含量。同樣重量的脂肪，能提供比等量蛋白質和碳水化合物高兩倍的熱量。此外，脂肪對人類的新陳代謝，是一種特別有價值且必須的食物。如果我們把自己想像成汽車的話，就會需要燃料來驅使我們的新陳代謝引擎，那麼一來，蛋白質就不會是我們想放進加油箱的燃料。為了要求最高效能，脂肪或是碳水化合物對我們的新陳代謝引擎來說更加有效率。我們的身體會優先將蛋白質作為建構元素（building blocks）使用，而非作為能源。雖然我們可以透過糖質新生作用（gluconeogenesis），來將蛋白質轉化為能量使用，但這仍舊不太能作為我們主要的能量來源。

　　歷史上南極探險家們警告我們「兔肉綜合症（rabbit starvation）」的危險。當我們食用太多瘦肉蛋白質，卻沒有攝取碳水化合物或脂肪時，便會產生這樣的症狀。[註16]我們的肝臟只能將胺基酸中一定限度的氮轉化為尿素（urea，一種我們可以透過尿液排泄掉的水溶性化合物）。[註17]一旦超出我們的肝臟將蛋白質中氮轉化為尿素的限制，過量的氮會使氨（ammonia）值增高，造成身體各處的負擔。你可能有在自己的健康檢驗報告上看過「BUN」這個詞。它代表血清尿素氮（blood urea nitrogen），這個指標可以看出你的腎臟過濾成尿液之前，身體裡有多少氮被轉化成尿素。

我們飲食中蛋白質的最高限度，似乎是熱量攝取總量的 40%。超越了這個限度，便可能會超出肝臟代謝蛋白質這個巨量營養素的極限。這也代表有 60% 的熱量來源必須由脂肪或碳水化合物來補足。你有沒有試過在荒野中尋找可以消化的碳水化合物呢？他們可是非常的罕見！根據所在緯度，一年中，可能偶而有幾次可以吃到水果，但我們還必須得和其他動物、昆蟲，以及黴菌競爭才行。此外，儘管有些植物具有可食用的根部，且還包含碳水化合物，他們卻相當罕見，而且大部分還有毒性。就像我們會在未來的篇章中看見，除了偶爾的水果和塊莖之外，植物的莖幹和葉無法為我們提供什麼碳水化合物，而它們也多半具有植物自衛性化學物質。我們的老祖宗能在荒野中見到的植物選項，與我們現今可以在市面上看到的廣泛植物選項，根本**無法**相比。

現在讓我們來試想一下：我已經想到能讓時光機運作的辦法，並且要跟你一起回到過去了。讓把時間設置到 5 萬年前，到一個智人（我們的親戚）和尼安德塔人共存的時代吧。我希望你把你的裹腰部纏好，才不至於讓我們顯得太顯眼。我還希望你懂製作長矛的方法，因為很快地，我們的肚子就會餓了。好了，那我們現在應該要去找一些能讓你拉肚子的苦葉子來吃呢，還是要挖一些有超多纖維而且難吃得要死的植物根來吃呢？還是，要不要來狩獵一些大型獵物？牠們可以提供我們更多的能量，也可以讓我們接下來幾天，甚至幾週都有食物可以吃喔！

這是個很簡單的抉擇，而對我們的老祖宗們而言也是如此。忘掉樹葉跟超多纖維的植物根吧，我們要去狩獵啦！而一旦狩獵成功，我們就可以吃好幾天長毛象或是水牛大餐了。就如同我們在穩定同位素測定研究中看到的一樣，我們所採取的手段與老祖宗們所做的不謀而合。我很高興他們作出了明智的抉擇，而且想出了解決方案，因為我認為，如果不是這樣，人類這個物種是沒辦法生存至今的。

這本書進行到這個階段，我想要跟你分享我的**肉食密碼假說**：我相信，在我們的演化過程中，我們的祖先狩獵是有優先順序的，並且只有在食物

難尋或挨餓的情況下，才會以植物作為食物。我的假說建立在以下這幾項因素上：

1. 人類學數據——包括腦尺寸，來自骨骼以及牙齒可靠的同位素測定數據，以及上述的原住民族案例。
2. 投入相同能量，從動物身上所能獲取的能量遠大於植物。
3. 動物作為食物極度優越的營養含量（我們之後會在第八章繼續談這個）。

我並不是在暗指我們的祖先從來沒有食用植物，但根據動物在熱量和營養學的優越地位，他們偏愛食用動物。如果在無法取得動物作為食物的情況下，我們可能會改吃植物作為備胎選項，不過，植物似乎沒有在我們祖先的飲食中佔有任何重要地位。

花一小段時間，讓我在上一段提出的這個論點好好在你心底沉澱一下。「人類是雜食性動物」這個觀點在現在已經被視為理所當然，但這究竟有什麼意義？如果我們仔細思考這一點、更深入挖掘，並拿我們自己跟其他雜食性跟肉食性動物相互比較、觀察，便能得到一些深具啟發的領悟。

● 食肉的演化適應

既然我們要準備來大啖長毛象了，就讓我們稍微來談談消化系統吧。從口腔開始。批評肉食飲食的人很愛提出，我們的牙齒跟其他肉食性動物—如獅子或老虎—長得不一樣。然而，這個比較並不是很公平，因為我們的演化譜系大相徑庭，並且在 9 千萬年前就已經分歧了。我們的靈長類祖先主要以植物為食，所以我們有臼齒來咀嚼這些食物，是完全合理的。另外，有趣的是，我們的臼齒是像狗一樣成脊狀（ridged），而非像羊，或是其他純草食性動物一樣是扁平的。從演化的觀點來看，儘管我們大部分的時間都吃肉，保有臼齒對於挨餓的時候還是有好處的，因為我們可能需要咀嚼含有更多纖維質的植物。

除了臼齒之外，人類的笑容能立即展露出門牙及犬齒，用來咬下動物的肉——這顯示我們吃肉已經有不少年頭了。而人類也擁有適合進行垂直式咀嚼的下巴，而非輪轉式咀嚼，這可能是為了幫助我們咬斷動物肌腱組織而演化出來的。依此，根據可獲取的食物來源，我們的口腔似乎演化成適應食用植物和動物的樣子。當我們繼續往下探究我們的消化道，便會開始看到更多以動物為食的傾向。

● 高強度的胃酸

當你咬下第一口長毛象肉時，它便會開始朝你的胃移動。讓我們暫停一下，並一起留意一下這個人類消化道上部——它有非常了不起的地方。我們的胃基本上就是一個裝滿強酸的大鍋，迫不及待地等著食物從食道墜進鍋中，並將它們消化成更基本的成分。就是在胃中，我們將組成食物複雜的蛋白質、脂肪，還有碳水化合物拆解開來。當那口長毛象肋排離開你的胃的時候，它已面目全非，跟你剛從嘴巴裡吃進去時完全不一樣了。一個健康人類的胃 pH 值約是 1.5，對於從 0 到 14 計算的 pH 值（越低代表酸性越強，而越高則是鹼性越強）來說，pH 值 1.5 可說是強酸。如果你胃中 pH 值 1.5 的內容物不小心漏到你腹腔其他的地方，你可是會從裡到外被融化掉的。

所以人類胃的酸度跟黑猩猩相比究竟如何呢？我們靈長類遠祖胃的 pH 值約 4–5，相較起來沒有那麼地酸。[註18] pH 值是一個對數的（logarithmic）度量制，而每增加一個單位的 pH 值，就代表只剩下十分之一的酸度。也就是說，我們的胃比黑猩猩的還要酸 1,000 倍。1,000 倍可不是在開玩笑的。而且這並不是什麼意外，而是 3–4 百萬年前，我們的飲食從主要以植物為食，變成包含了許多動物所帶來的結果——接著在 2 百萬年前變成主要以動物為食，也因此我們的胃變得更加地酸了。

記得露西跟她腦的尺寸嗎？一般通常會認定最初的「早期人類」（通常被認為是南方古猿）主要都是採集者，尋找那些並不是很新鮮的肉。要

這麼做的話，一個具有極度強酸的胃會非常有幫助。即使今天，我們胃的低 pH 值仍然能保護我們免於周遭的病原體之害，並將食物極端地分解，好讓在我們消化道壁中的免疫系統不致於把它們視為外來物。像是氫離子幫浦阻斷劑（proton pump inhibitors）的藥物能提高 pH 值，並因此提升得到肺炎、感染，和各種過敏的風險。[註 19,20] 此外，若是胃的酸度不夠，沒有消化的食物粒子會進入小腸中，並與腸壁內腔薄薄一層細胞內的免疫細胞大軍互動。很顯然地，將胃中 pH 值保持在低數值是 —— 也一直都會是 —— 人類理想健康的關鍵。這個數值比我們的靈長類祖先還要來得低完全不是什麼意外。它指向我們演化早期，當我們還是原始人時，發生的極端飲食習慣的改變，也顯示生存環境中的選擇壓力（selective pressures），留下那些最適合食用新鮮、以及並不是那麼新鮮動物肉品的原始人們。

● 高耗能組織 (Expensive Tissue)

　　一旦那口人間美味的長毛象肋排在胃中被部分消化之後，它就會進入十二指腸（duodenum）小腸的第一部分。在那裡，被消化的食物會與來自膽囊的膽汁，還有來自胰臟的消化酵素（enzymes）混合，並接著繼續它們在小腸曲折的旅程，再婉轉進入結腸（colon）。如果將我們的消化道與其他靈長類的相較，會發現有巨大的歧異之處，這可能是由 2-3 百萬年前對於飲食偏好的改變所帶來的。我們的小腸要比牠們的長得多，但我們的結腸則已是大大縮短了。

　　靈長類必須得花上大半天的時間咀嚼樹葉還有其他的蔬菜來獲取足夠的熱量，這些熱量大多以植物性（plant-based）碳水化合物的形式存在。這些物質能快速地通過牠們較短的小腸，並進入一個龐大的盲腸（cecum）（牠們巨大大腸（bowel）的第一部分），接著是結腸。對靈長類來說，植物物質會在牠們超級巨大的大腸裡待上好一段時間，並經過發酵，最後製造出大量的短鏈脂肪酸（short-chain fatty acids），這才會是牠們熱量的主要來源。儘管靈長類吃下堆積如山的碳水化合物植物物質（plant matter），最

後還是得要依賴脂肪當牠們的燃料！牠們需要巨大的結腸，來供給細菌生存，如此一來才能讓所有牠們吃下的植物纖維進行發酵作用，產生能源。如果你看見猴子或猩猩，你會發現他們的胸腔角度向外，還有著突出的腹腔，這是為了要容納牠們寬敞的結腸。

從露西開始，到直立人以後，隨著我們食用越來越多的動物，我們腸子的結構也開始改變。還記得我們腦也在這段時間裡開始成長嗎？有一個很有意思的理論叫作「高耗能組織假說」，很優雅地將以上這幾個要點編織在一起。[註21] 以它們的體積來說，腦和腸都需要大量的能量才能好好運作。同樣一克重的腦組織，和一克重的肌肉組織相比，需要 22 倍的能量才能運作。我們的腸子也是如此地貪婪。

根據這個高耗能組織假說，為了要讓我們的腦在體積上有所成長，卻不至於需要更大量的增加我們的熱量需求（增加熱量攝取會在演化過程，因為天擇的關係造成不利），其他的身體組織得要縮小跟減少能量需求才行。迥異的器官系統需要在能量上相互妥協，而這似乎就是我們腦和腸子可能發生的狀況。我們的小腸稍微擴漲了，才好吸收我們以動物為主食的習慣帶來的新蛋白質和脂肪，並使得結腸和胃腸道大量縮短。而當腸子縮短並減少能量需求，腦就有空間在接下來的世代開始逐漸擴大，並成為我們今天所獨具的工具。隨著腸子縮小，人類也得以演化出較直的胸腔和較平坦的腹部。所以你不只可以感謝我們祖先們食用動物給了你了不起的大腦，你還欠他們你的六塊肌呢！如果你已經失去了你的六塊肌，那我向你保證肉食飲食法就是你重現它們的第一步。

随著對動物作為食物依賴增加人類腸子大小和
胸廓構造（thoragic structure）產生的變化

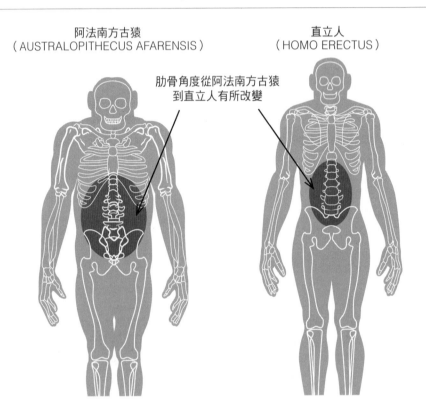

阿法南方古猿
（AUSTRALOPITHECUS AFARENSIS）

直立人
（HOMO ERECTUS）

肋骨角度從阿法南方古猿
到直立人有所改變

● 澱粉酶基因重複（Amylase Gene Duplications）

　　有些人主張，在我們先祖身上所觀察到的腦尺寸的激增，可能是因大
量攝取富含澱粉的塊莖所造成。但這個理論有兩個大問題。首先，我們的
祖先是在顱頂（cranial vault）尺寸急遽的增加的 150 萬年後，才開始知道
用火，而塊莖必須先經過煮熟，才能方便祖先們消化提供碳水化合物和熱
量。因此，時間點上這並不相符。

　　第二個大問題則是與所觀察到的唾液澱粉酶基因重複有關，有人認
為這是人類在演化過程一直有在食用大量塊莖的證據。這個基因是我們唾

液中的澱粉酶編碼。澱粉酶幫忙分解口中複雜的碳水化合物，開啟消化的程序，好讓它們可以接著進入胃中，被消化並提供熱量。一般廣泛認為，這個基因重複的現象很有可能是對高澱粉食物的攝取增加所產生的演化適應。在現今99％的人類身上，可以找到許多唾液澱粉酶的基因複製，由此可推測我們全都是塊莖食用人口的後代。

然而，關於這個故事最有意思的是，不同於我們的智人祖先，尼安德塔人和丹尼索瓦人（Denisovan）身上並**沒有**澱粉酶基因複製的現象。[註22,23] 一般相信，這些人類的支系是在60萬年前從我們共同的祖先——海德堡人——所分支出來的。[註24] 在那個時候，早期人類被認為已經離開非洲，並遷徙到歐洲和亞洲，於是分別演變成尼安德塔人和丹尼索瓦人兩條支系。留下來在非洲的海德堡人種顯然演化成了我們的直系先祖——智人，直到7萬年前才會離開非洲。

我們並不知道，較為近代的智人祖先為何要在這個時間點離開非洲，但在抵達歐洲北部時，他們遇見了尼安德塔人——就跟我們先前談到的一樣，在這兩種物種骨頭中測定到的穩定同位素比值都指出，他們的飲食大部分都由動物產品組成。我們無法準確知道，歷史中澱粉酶基因重複的現象在何時發生的，但不論是尼安德塔人或丹尼索瓦人身上都沒有這些基因重複，這強烈地指向，60萬年以前，我們的祖先大概都沒有在吃什麼澱粉類的食物。如果他們有食用的話，我們大概會在人類史上更早的時間點，就觀察到這項基因重複的現象了。

因此，在人類演化的大部分時間裡，大概都沒有食用像是塊莖這類澱粉食物，因此可能在較近代，為了適應食物的供給需求，才開始產生的改變。許多人提出，我們之所以在8萬年前遷移出非洲，是因為過度狩獵造成了大型陸地動物（megafaunal）減少，[註25] 這個困境無疑驅使了我們的祖先從澱粉類食物上獲取熱量，且有利於澱粉酶基因重複。

現在學了這麼多，我們可以統整之前的前提了：食用動物這樣高品質、富含營養的食物讓我們成為了人類。這些食物較不需要密集的能源，或是以發酵為主的消化道，因而開啟了能量的大門，讓腦尺寸與複雜度能有空

間成長。不只如此，像 omega-3 脂肪這樣的營養素以高生物有效性（bio-available）的型態存在，可能也在這裡扮演了一個重要的角色。從關於嬰兒腦發展的研究中得知，人腦需要大量的 DHA（譯注：二十二碳六烯酸）和 EPA（譯注：二十碳五烯酸）才能形成。[註 26,27] 這些營養素對懷孕中的母親以及嬰孩而言，可說是越多越好。也有人說 DHA「對於達到更高的智力，在神經傳導中扮演了獨特且不可或缺的一角」。[註 28] 我們會在未來的幾章中更深入談到 DHA，但這裡先稍作預告：在植物上可是**找不到 DHA** 的，而人類把 omega-3 的先驅物質（precursor）轉化為珍貴的腦建構元素的能力，可說是相當拙劣。

有趣的是，除了人類以外，高耗能組織假說在其他動物身上似乎也說得通。生活在在非洲淡水域中，有種叫作象鼻魚（elephantnose fish）的生物，牠們也展現了相似的腦與腸能量妥協的特徵。這些鼻子強大的魚一腦的氧氣消耗比例是已知所有脊椎動物中最高的。相對於牠的身體大小，象鼻魚的腦是其他魚類的三倍大，並且消耗牠們體內 60% 的氧分。

能量妥協發生在哪裡呢？就像我們在人類身上看到的一樣，為了要讓象鼻魚得到如此巨大的腦，牠們的腸子顯然得要縮短才行。跟其他魚類相比，牠們的腸子非常的小，而且牠們還是**肉食性**。似乎是因為飲食策略，才能讓這個能量妥協交換得以發生。在不同物種身上，我們觀察到攝取高營養品質的食物需要一個較小的腸子，在能量上進行妥協，最終給予腦成長的空間。很酷對吧？如果有時光機的話，我也要穿梭到未來去看看這個小傢伙接下來的演化進程。有這麼了不起的大腦，我一點都不懷疑幾百萬年之後，牠可以進化成某種超級魚類。

●頂級掠食者（The Apex Predator）

「哇賽，那隻黑猩猩投直球好屌啊！」從來沒有人說過上面這句話。

你有看過黑猩猩在丟石頭嗎？擲長矛？我可不這麼認為。人類和我們靈長類遠親還有一個巨大的不同，那就是我們肩關節的設計。[註 29] 這是演

化史上的曠世巨作。人類的肩關節讓我們得以高速投擲像是棒球、石塊，或是石尖長矛，速度快到可以殺死獵物。在這個星球上，沒有其他動物可以辦到這一點，而我們顯然用不著朝植物丟石頭就能採集。我們的肩關節之所以會演化成這個了不起的樣子，是為了適應**狩獵**。能組成團體從遠距離獵殺，讓我們的祖先得以狩獵更龐大、更危險的動物，並供給他們更豐富的營養素和熱量，來滿足生存及繁衍的需求。

從露西到直立人，再到智人的演化旅程中，我們的骨盆也逐漸發生變化，成就了雙足步行 [註30] ——這個花俏的詞是用來描述得以更加直立行走的能力，也讓我們變得擅於長跑。跟其他動物相較，人類較不擅長短距離衝刺，但我們很能長距離行走和跑步，這也是追蹤和狩獵動物的基本需求。

為了幫助我們長距離奔跑和行走，我們的腳部在這段期間也發生了改變。 [註31] 大拇指跟其他腳趾更加並列，而我們的足跟墊（heel pad）也增長了，提供緩衝，好讓我們得以更加直立來行走。我們的膝蓋和脊椎也發生變化，讓我們的姿態跟站立機動性更優化。整體看來，這些骨骼上的變化，都讓我們的祖先得以用全新的方式，在他們的生存環境中行動，並促進了我們取得動物作為食物的能力增長——這是我們演化過程中的**轉捩點**。不斷向獵物直立奔跑和猛力投射長矛，使得我們的祖先們很快就成為古代陸地上的頂級掠食者，最終勢力擴張至全球，主宰了所有他們遇到的物種。

另一項人類適應狩獵生活所發生的改變，發生在我們的眼睛。在眼睛的虹膜之外，人類有一塊白色的部分，稱作鞏膜（sclera），但靈長類的鞏膜是暗色的，用以掩飾牠們雙眼注視的方向。靈長類社會內部本質上是高競爭性的，猩猩們各自互相爭取食物及其它資源。在這樣的文化中，隱藏視線對動物來說是有優勢的——不論牠們是在觀看食物、伴侶候選人，還是注目要逃走／攻擊的方向。但在我們演化的進程中，這樣的生活型態產生了變化，而我們的祖先們領悟到，在狩獵或是與侵略者戰鬥時，合作才是上上策。在這樣的情況下，能了解同伴們各自在看哪裡，是件好事。我們眼睛白色的部分被認為是在過去 6 百萬年中演化出來的，而且是能讓部落成員們能無聲溝通的重大演化轉變。不需要說話，只須透過展示我們的

注意力集中在何處，我們即可更加快速且低調的溝通。[註32] 這項溝通力上的提升使得人類先祖能以團體的形式進行狩獵，並且擁有更高的成功機會及進行更有效率的合作，來合力達成社群目標。在根本上，我們是合作型動物，而社會互動模式轉變至此，也是我們演化為人類的關鍵點之一。

● 我們的命運

我主張人類是終極狩獵者，但是為了避免你會認為這是誇大其詞，或是認為獅子老虎才是真正的王者，我要來問問你：這個星球上有哪些動物有辦法像我們一樣狩獵如此之多的物種？還有誰可以狩獵鯨魚、海豹、長毛象、水牛、鳥類，還有各種潛在的食物來源？是沒錯，獅子和老虎非常適應在開闊的平原追捕瞪羚或是牛羚，但是牠們只擅長獵捕那一類的獵物而已。另一方面，在過去的 500 萬年中，人類演化出了優雅的肩關節、直立的姿態，還有骨盆帶（pelvis girdles），好讓我們得以流暢地奔跑，我們也演化出了更酸性的胃、較小的腸子、白色鞏膜，還有更大的腦。這些演化上的適應都推動了我們的物種朝著命運的方向前進：成為這個星球上最了不起的狩獵者。

我們在這裡並不是要演化成最厲害的採集者或是農夫的——我們演化成了最厲害的獵人。而也是因為狩獵，才提供了我們最優質的食物：動物。能夠取得動物作為食物，不只是代表了在投入較少能量的同時能夠獲取更多的熱量，我們還額外得到了全面的營養。狩獵和食用動物不只是讓我們成了人類，還讓我們整個物種繁盛發展。從本質上來說，這就是我們今天之所以會是現在這個樣子的原因。為了要讓你知道這個概念有多麼地重要，我甚至可以告訴你，這本書的書名差點就要叫作「終極掠食者」。

「但等一下！」你問道，「那農業呢？那不是我們今天之所以會是我們這個樣子的原因嗎？」就像我們會在下一章看到的一樣，農業起源僅從12,000 年前開始。在演化上來說，這不過就是眨個眼那麼短的時間而已。而我會這麼說：是因為隨著這項轉變，我們人類這個物種的健康也開始直

走下坡。**這就是我們搞丟使用手冊的那個瞬間。**只因為聽信了務農和非遊牧生活的花言巧語,我們就愚蠢地把手冊給隨手亂丟——有些人會把這個抉擇喚做「人類史上犯下最大的錯誤」。

第二章

我們最大的錯誤

我知道你現在正在想什麼：剛剛說務農是「人類史上犯下最大的錯誤」那句話，是不是有點誇大其詞啊？老實說，務農、狼尾頭（the mullet）和果醬餅乾（pop-tarts）在這點上應該是並駕齊驅啦。但在我看來，務農還是在這個競技項目上稍微領先了一點啦！待我解釋一番。

首先我要問你一個問題，你所擁有最有價值的事物是什麼？有些人可能會想到他們的房子，或是車子。有些人則是會想到家人。但我願意打賭，在經過一番思索之後，大部分的人都會跟我得到一樣的結論：我們大部分的人所擁有最珍貴的事物就是我們的健康。當我們身體健康的時候，我們不會想到，能夠擁有健康是多麼幸運的一件事，反而是輕易地就被日常的一些壓力佔據注意。這是很正常的狀況，而我也常常掉入這個陷阱中。總是得等到我們突然之間失去我們的健康時，我們才領悟到它的價值。當病痛發生，我們才認清沒有什麼比恢復與重拾活力來得更加重要。只有回復健康，我們才能夠回到生活常軌，並在關懷我們的家人，以及與他人分享時光時，享受周遭大自然所賦予的一切。

我自己個人的經驗教會了我這一課。當我在就讀醫學院時，我的濕疹嚴重到我必須住院的地步，而且還發展成蜂窩性組織炎（一種發生在皮膚深層的感染症狀）。在我醫學學業正如火如荼地進行中的時候，我卻被發燒、疲勞，以及兇殘的皮膚感染所糾纏，而必須得坐冷板凳。因為我的身體就像被火燒著一樣，既睡不著覺、體力盡失，而且還無法好好思考。因此，我完全沒有在思考當時的實習醫師輪值、接下來的考試、我的病人，或是週末該做什麼，我唯一想著的就是該怎麼樣才能擺脫當時的病痛。我全心一意地專注在該如何康復上。更重要的是，我希望能了解我的

濕疹病根究竟是從何而來的。在那個時間點上，對我來說唯一重要的就是維持健康，以及重新繼續那些我本來在做的有趣事情。要是我告訴你，在我們的演化歷史中，我們的健康從絕佳狀態，一夕之間變得糟糕透頂，你會怎麼想？事實上呢，這正是在 12,000 年前，新石器革命（Neothilic Revolution）過程中所發生的一項變化——我們開始務農，並加入了「種子邪教（the cult of the seed）」。著有許多檢視人類演化旅程的賈德・戴蒙（Jared Diamond，譯注：美國演化生物學家、生理學家、生物地理學家及作家），為農業的崛起下了這個生動的綽號。他寫道：

> 「考古學正在推翻另一個神聖的信念：在過去一百萬年中，人類的歷史正如由一連串進步發展組成的童話。其中，考古學最近的發現指出，農業習慣的養成，本應該是帶我們前往更好生活決定性的一步，但事實上，就許多方面來說，都是一場大災難，而我們從未從中復原。隨著農業，詛咒了我們存在的巨大社會和性別不平等、疾病和專制政治，也隨之而來。」[註1]

他接著提出，這項修正主義的詮釋，對有些人來說，可能有矛盾之處。畢竟，我們現在的生活品質，難道沒有比我們舊石器時代（Paleolithic）的祖先們還要好嗎？這一類的論點，往往把我們帶入各種用不精確的比較，與假設和推敲的困局中。儘管我們現在的壽命比過去的任何一個時間點都要來得長，我們的整體的健康卻來得更差，而儘管我們有巨量的科技發明，還創造了其他各方面的「進步」，慢性疾病卻恣意肆虐著我們。農業崛起帶給了我們許多今日享受的輕鬆愜意——這項聲明建立在許多尚未仔細驗證的假設上，並且是理智上的一步大膽跳躍。

● 我們現在到底有多健康？

這些假設中，最顯著的一項論點大概就是：在農業興起之前，我們人

類的生活是惡劣、殘酷而短暫的。然而，現在對於原住民族生活型態的觀察，則揭示了不一樣的一面。今日的狩獵採集者，例如先前所提到的龔人、哈札人（Hadza，譯注：居住在坦尚尼亞的採集狩獵族群）、因紐特人，和馬賽人（Maasai，譯注：東非的遊牧民族），即使在高齡仍享受著豐沛的活力，而且通常不受西方社會盛行的慢性疾病所侵擾。

但我們不是都聽說這些族群的預期壽命在相比之下，遠遠不如我們嗎？必須注意到一點是，這些宣稱都沒有提到狩獵採集社會中的危險致死（mortality hazard）因素。在他們人生的前十五年，他們的死亡率比西方社會中的人們要高出 75-195 倍。[註2] 意思是說，從出生到十五歲，作為一名狩獵採集者，你比一個西方人還要容易死亡。而造成這些死亡危險的因素則包括：乾淨水源的不易取得、缺乏衛生污物設施、傳染病，以及外傷。

高漲的孩童死亡率，干擾了這些族群間預期壽命的比較。但當我們在比較原住民族與西方民族中高齡族群的健康、活力，以及生活品質時，我們會發現，從各方面來看，前者顯然要來得優越許多。

我可以想像你在想什麼，**公共衛生不是我們因務農而帶來的進步嗎？**說得好，精明的讀者們——這是個很棒的問題。我在本書這一部分所要說明的重點，並不是說從狩獵採集生活（我必須強調**狩獵**）演變成現今的社會，其中的進展都是負面的，而是要指出，儘管在這個演化旅程中，我們得到了許多有益的事物，在此同時也帶來了許多負面的事物，例如：猖獗的慢性病。[註3] 最近估計顯示，有 88% 的西方化人口患有某種新陳代謝疾病（metabolic disease）、糖尿病前期（pre-diabetics），或是胰島素阻抗。我會在第十一章進一步地來討論胰島素阻抗。但現在，這項症狀已緊緊跟隨在癱瘓我們社會的慢性病大宗之後——包括糖尿病、心臟病、高血壓，和不孕症。光這麼說明已然足夠。

在今日的心理健康範疇中，憂鬱症和焦慮症總共影響了世界上 6 億的人口，並且，這個數字在過去十年內增加了 17%。憂鬱症也摘下了殘障原因第一名的惡名大獎。[註4] 失智症在西方化社會影響了 5,000 萬人，並且，根據預估，會在 2050 年增加三倍的失智人口。確實，在西方社會有許多的

聰明人，但整體來說，狩獵採集者們則是有更健康的頭腦與身體。儘管我們的預期壽命較長，我們其實是個非常**不健康**的族群。不要被受到孩童死亡率所干擾的預期壽命給騙了。跟我們相比起來，狩獵採集者們展現了超人類的健康和活力，而前文提到的慢性疾病諸如胰島素阻抗、憂鬱症，以及失智症，在他們的族群裡則是前所未聞的。

● 狩獵採集者的生活

在農業崛起（又稱作新石器革命）之前，我們的日常生活是什麼樣子的呢？沒有人能確實知道，但我們可以從針對今日的狩獵採集者們的研究中得到一些線索。戴蒙寫道：

> 「散佈在全世界，有數十個被稱作原始民族的族群，例如喀拉哈里的布希曼人（Bushmen），他們持續以原始的生活方式自給自足。**事實上，這些人們有許多休閒時間，睡眠充足，且比他們務農的鄰居們工作量要來得少許多。**例如，對於一個布希曼群體來說，每週花在獲取食物的時間平均只有 12 到 19 小時，而對坦尚尼亞的哈札遊牧民族來說，則是少於 14 小時。」[註1]

你覺得，這聽起來有很「惡劣又殘酷」嗎？我一點都不介意一週只工作 14 小時哦，而且剩下的時間我還可以照料自己、補眠、花時間在海裡打打浪，並且陪伴朋友和家人。

對於現今狩獵採集部落的研究，總是向我們揭示了他們強韌的健康，以及不受糖尿病、憂鬱症，和失智症所侵擾的自由。[註5,6,7,8] 然而，對於我們較為遙遠的、那些新石器革命前後的祖先們的健康狀況，我們又知道些什麼呢？一旦我能讓時光機充分運作，我們就可以來回答這些問題了。在那之前，我們又得來仰賴化石的紀錄。而在這個情況下，它們揭發了這兩個族群間驚人的對比。

● 印第安納瓊斯的回歸

在伊利諾伊州的西邊，鄰近匙河（Spoon River）和伊利諾伊河（Illinois River）交匯口的一處峭壁頂端，座落著 13 座土塚（earthen mounds），裡頭暗藏著寶藏。這並不是我們的好朋友印第安納追尋的寶藏，而是歷史的寶藏。這些墳塚屬於在大約西元 950 到 1200 年，曾經居住於此的狩獵採集者們，並提供了我們證據來了解他們的生活型態——在這段時間裡，一件很有趣的事情發生了。由於未知的因素，這群人們似乎在他們的飲食上歷經了一個巨大的轉變。他們從狩獵採集的生活型態，轉變成以玉蜀黍（Maize）（古代玉米）為主食的農業生活型態。有許多不同的理論探究這個轉變發生的原因。可能是由於人口的增加，或是由於一項新科技的發明，使得耕作土壤成為可能。其他可能的原因則包括過度狩獵，以及大型動物數目的減少。也有人指出這可能是由假說中的新仙女木期（Younger Dryas）隕石撞擊，帶來的氣候變遷和大量動物絕種所造成。

無論是根據何種原因，這些族群改變了他們的生活方式，而他們的人口數目在改行農業後 250 年間，增長了 10 倍。但這項成長背後也有其陰暗面。比較改行農業前與後的骨頭化石，讓我們發現了驚人的不同：隨著引進農業，該族群的健康有了顯著的衰退。[註 9,10] 迪克森土塚（Dickson Mounds）的研究人員們記錄到，在農業後時期，孩童們的大腿骨長（femur length）和脛骨直徑（tibia diameter）明顯的縮短。這個地區的成人骸骨也展現了相同的模式，在引進農業後，他們的身長大量地減少。

在其他古代文明中，也能看到相似的身長不一致性模式。來自希臘和土耳其的骨骸揭示了在 12,000 年前，狩獵採集者的男性平均身高是五尺九寸（譯注：175.26 公分），而女性則是五尺五寸（譯注：165.1 公分）。但隨著改以農業維生，成人身高急墜——這些牧羊人們灌籃和打競技排球的夢想都會被摧毀……假若這些運動當年存在的話。在西元前 3000 年，這個區域的男性只有五尺三寸高，（譯注：160.02 公分），而女性則是只有嬌小的 5 尺高（譯注：152.4 公分）——這反映出了他們整體營養狀態的巨大

衰退。許多關於不同族群的研究，表示出成人身高跟營養品質間的強大連結。一項關注 105 個國家中男性身高的研究得出以下的結論：

「在身高較高的國度中……植物蛋白質的攝取減少，對於攝取動物蛋白，特別是來自乳製品的蛋白攝取帶來了有害的影響。最高的攝取率出現在北歐和中歐，全球最高的男性身高則是在荷蘭（184 公分）。」[註11]

在這項大型的營養品質研究中，我們注意到一個有趣的現象，動物食品的攝取與更高的男性身高有直接相關。作者們指出，即使在相同熱量攝取的情況下，若將食用更多植物的社會，與食用更多動物的相比較，後者的身高還是會較高。對於營養品質在影響成人身高中扮演的角色，其他的研究也得到了相似的結論：

「不同研究中的證據指出，在中低收入國家中，較矮的成人身高（反映了生長遲滯（growth retardation））是由環境因素所造成的，特別是在成長早年的營養淨值（net nutrition）……這項評論提出，成人身高對於一特定人口之累積的營養淨值、生物匱乏（biological deprivation），以及生活水平來說，是相當有用的變異指標，因此應定期測量。」[註12]

除了身長的縮短，還有證據顯示埋葬在迪克森土塚的北美原住民還受細菌感染所苦。這些感染在骨骼外部——又稱作骨膜（periosteum）的表面上，留下了痕跡。由於有限的血流量，脛骨特別容易受到這樣的侵蝕。對土塚中骨骸的脛骨進行檢驗，發現在聚落務農之後，這類的骨膜病變增加了 3 倍，在該時期有高達 84% 的骨骸帶有這樣的病變。在後農業時期的人口骨骸中，這些病變也愈發嚴重及早發。

另一種骨骼病變，稱作多孔性骨質增生症（porotic hyperostosis），則發生在頭骨和身上較細的骨頭上，同時也是鋅鐵等營養不足的指標。這類嚇人的病變造成骨髓增生和其他骨層腐蝕，在骨骼較薄處產生了「海綿狀

（spongiform）」的樣態。在迪克森土塚，眼窩和頭蓋骨處展現了多孔性骨質增生的症狀——此症狀的增加作為指標，再一次表現出狩獵行為的重要性降低，農業則受到了擁戴。關節和脊椎關節炎和退化的症狀，也在這兩個時期之間增加了 2 倍。牙齒琺瑯質的缺陷，也在這個時期增加了，顯示出脂溶性維生素攝取的不足。很顯然地，食用較少的動物，並且食用更多的農作植物，對這些人們的健康來說，可說是場大災難。即便人口數增加了，他們的整體健康卻大幅衰頹。

然而，這樣健康的負面轉變，並不是只單純發生在伊利諾伊州的狩獵採集者身上。在《農業源起的古病理學》（Paleopathology at the Origins of Agriculture）一書中，作者們描述了，在二十一個歷經農業變遷的文明中，其中有十九個社會發生了這樣的趨勢。[註13] 類似地，在《營養和肉體退化》（Nutrition and Physical Degeneration）一書中，韋斯頓·A·普萊斯（Weston A. Price）在全球觀察到：食用傳統飲食的人們與食用西化加工食品的人們，在身體與口腔健康上有極為顯著的反差。[註14] 普萊斯評述，在傳統生活型態中，人們偏好動物食品大於植物，並且動物食物總是佔據他們飲食的絕大部分，特別是注重食用臟器和脂肪的部分。

韋斯頓這個好傢伙總是如此地前衛。他遊遍整個世界，研究文明角落的原住民族群，從像是北歐、瑞士、蓋爾（Gaelic）、玻里尼西亞島民、非洲部落，以及澳洲原住民族等等的偏遠族群身上學習。他在這些冒險旅程中學到了什麼呢？普萊斯博士注意到許多的趨勢，包括沒有一個文化是因為以植物為主食，而能興盛發展的。

「重要的是，我到目前為止還沒發現有族群是只靠著食用植物來打造跟維繫良好的身材的。」[註14]

人類健康在新石器革命的衰退

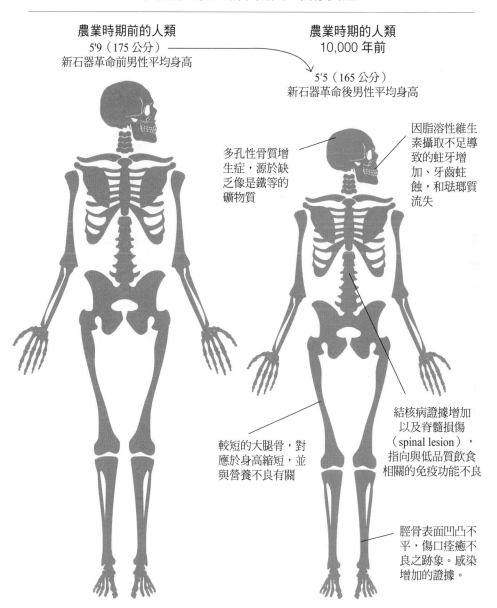

農業時期前的人類
5'9（175 公分）
新石器革命前男性平均身高

農業時期的人類
10,000 年前
5'5（165 公分）
新石器革命後男性平均身高

多孔性骨質增
生症，源於缺
乏像是鐵等的
礦物質

因脂溶性維生
素攝取不足導
致的蛀牙增
加、牙齒蛀
蝕，和琺瑯質
流失

較短的大腿骨，對
應於身高縮短，並
與營養不良有關

結核病證據增加
以及脊髓損傷
（spinal lesion），
指向與低品質飲食
相關的免疫功能不良

脛骨表面凹凸不
平，傷口瘉癒不
良之跡象。感染
增加的證據。

在 10,000 年前，當全球的人口開始轉變為以農業為主時，無論他們的所在地點以及農作物之種類，一項相似的趨勢發生了：人們的身高和健康同時減退。骨骸分析指出這些新石器時代的人類歷經了「營養不良和疾病感染造成生理上的壓力大增。」史丹利・J・由勒加塞克等人（Ulijaszek, Stanley J., et al.），1991 人類飲食變遷（Human Dietary Change）。自然科學會報：生物醫學（Philosophical TransactionsL Biological Sciences），334（1270）：271-249。

他同時也觀察到，在非洲相近的區域中，攝取更多動物食物的部落，比重度倚賴著植物的部落要來得更加健康且佔優勢。在比較幾乎只以動物為主食的馬賽人，和以農業為重心的基庫尤人（Kikuyu）時，他描述道：

> 「在馬賽人的部落中，從八十八名個體身上研究了 2,516 顆牙齒……顯示出只有四個個體有蛀牙的狀況。這些人們總共有十顆蛀牙，或可說只有 0.4％ 的牙齒遭受腐蝕……與馬賽人相比，基庫尤人的部落則是以主要務農為特色。他們的飲食的主要物件為蕃薯、玉米、豆類，和一些香蕉、穀粒，和南非高粱（Kafir corn）、各類的印度穀粒……**基庫尤人不像馬賽人那麼高，且肉體上他們也較不強健**……在一項從三十三名個體上，1,041 顆牙齒中的研究顯示，有 57 顆蛀牙，或是 5.5％ 的蛀牙。36.4％ 的人們受到蛀牙所影響。」[註14]

在口腔衛生上，這是一項巨大的差異，另外還有務農的基庫尤人明顯的身高和體健弱勢。這些都與我們在迪克森土塚和世界其他地點之狩獵採集者與務農者們身上所見到的對比相仿。

除了馬賽人以外，愛斯基摩人憑著幾乎全以動物為主的飲食，也展現了模範的整體健康和完美齒列。普萊斯對這個族群印象特別深刻，他描述：

> 「愛斯基摩民族忠於祖先的傳統，也向我們示範了，大自然是如何打造出一個有能力在嚴苛的北極生存上千年的種族。**就像印第安人一樣，在不受現代文明摧殘的狀況之下，愛斯基摩人繁榮發展著，但由於現代文明的到來，它枯萎死亡，就如其他原始部族一樣。**在他原始的狀態，他提供了不論是在過去或是現代的各種族中都極為罕見的卓越肉體和完美牙齒典範。」[註14]

我們的另一位探險家朋友維爾雅墨．史岱凡松，他由哈佛（Harvard）人類學家的崗位離職，到阿拉斯加北部與愛斯基摩人同住。他發現了大半

年中愛斯基摩人都幾乎完全只食用動物。這樣的飲食為他們帶來的高度健康水準，他做出評論：

「對我來說，不論是在心靈上和肉體上，我此生都從來沒有如此健康過……在我來到北極第一年的最初幾個月，我獲得了……所需的事實和經驗，在我的心中戰勝了所有在本文開頭我所評論過的所有營養學（dietetics）論點。我得以只靠食用魚和喝水保持健康。越是照著這樣的飲食法生活，我越是喜愛它，這也代表了，暫時就推論上來說，如果你只能吃一樣食物，你便永遠不會厭倦它。我只食用魚類，並沒有得到壞血病，也沒聽說我吃魚的朋友們中有任何人得過……完全沒有任何動脈硬化、高血壓、腎功能損壞，或是風濕病（rheumatism）的跡象……食用魚的這幾個月，是我接下來純食肉的幾年的開始……**據我所能的做出估計，我在北極住了超過五年，只靠食肉和喝水維生。**」[註15]

　　當史岱凡松結束與獵人們同住的日子，從大白北（the great white North，譯注：加拿大的別稱）歸來時，他作出了如上的大膽主張，並向 1900 年代的內科醫師們描述他的發現——但他們都認定他是瘋了。然而，維爾雅墨下定了決心，要證明肉食飲食法不只安全，還對健康十分有益。他花了接下來一整年，閉關在紐約市的貝爾維尤醫院（Bellevue Hospital）中，在多疑的內科醫師們嚴密監督之下，進行純動物飲食法。

「這項實驗的大概的結果……至少根據監督的內科醫師所見，在『進行純食肉飲食』的一整年中，我們的健康至少保持在一般水準，就和我們一開始進行了三週的混合飲食法時一樣。我們認為我們的健康比一般水準還要來得好一點。我們在盛夏和隆冬都很享受食肉，也因此苗壯，並且認為炎熱的天氣給我們帶來的不適感就跟其他的紐約客相當。」

[註15]

我可以想像那些原先存疑的內科醫師在觀察到這樣的結果時，他們的認知究竟有多麼糾結。我們會在後面的篇章中，接著談到為什麼進行肉食飲食法並不會造成壞血病，或是其他營養上的缺乏，但是維爾雅墨在 90 年前，就已經向我們展現過這個結論。

● 狩獵採集者，還是只是狩獵者？

我知道你們現在大概在想什麼。迪克森土塚的北美原住民族們，還有其他韋斯頓·普萊斯研究的人們，既是狩獵者，也是採集者。確實沒錯。事實上，近來大部分對原住民族群的研究，都觀察到他們同時攝取動物及植物為食。然而，重要的是，我們要記得我們的**肉食密碼假說**，並且思考：較近代的狩獵採集者所能獵捕的獵物和 7 萬年前，或甚至是 200 萬年前的獵物相較起來，是不一樣的。由於能量和營養上的優勢，我們的祖先總是偏好動物食物大於植物食物，**前提是**，**當他們能獲得動物的時候**。最近估計，今日的狩獵採集者所攝取的植物和動物比，大約是 50 比 50 對分。[註5]然而，就像許多人指出的，這些族群已經無法取得大型獵物，並還要被迫適應變遷中的環境，採集更多的植物作為食物。於是，現今存活的狩獵採集族群，並不能完整呈現我們較遠先祖的相對動物和植物攝取量。

韋斯頓·普萊斯所研究的群體們意圖求生，就像今日的原住民族群也在試著求生存一樣。但我們不只要生存，我們還想要繁榮發展。熱量已經不像它們過去在人類歷史上那樣具有限制性了。現今，有新陳代謝問題的 87.8％的人口中，沒有人是因為熱量攝取不足。作為這個星球上的頂級掠食者，我們現在可以取得前所未有的理想食物。至於我們是否應該這麼做，則是一個道德和環境上的問題，我會在第十四章來進行討論，但先給你個令人驚訝的小提示：恰當養殖出來的反芻動物，對環境來說其實是有益的。

我們知道，我們的老祖宗們確實有食用植物，但這些是為了生存而吃的食物，而不是為了湊齊飲食中所需的獨特營養素。值得一提的是，原住民族群們會使用獨特的方式來準備植物食物，例如經過發酵，好讓它們

不那麼具有毒性。哦，沒有錯，植物充滿了毒素！它們是群滑頭鬼，並和一群成天只想啃咬它們的昆蟲和動物一起歷經了演化，所以它們得要適應——因而找出了一些巧妙的方法來這麼做。在接下來的幾章中，我們會細細道來這些現象，並談到植物在過去 4 億年間所發展出的化學武器。很可怕的喔！

第二部

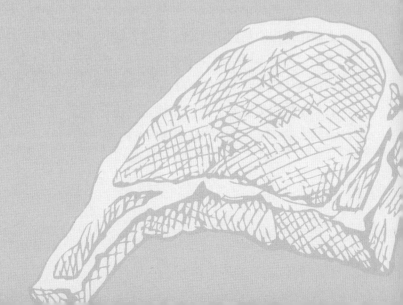

第三章

化學戰爭

還記得你的兄弟姐妹曾經把你埋在沙子裡,只露出一個腦袋瓜的時候嗎?試想這樣的情況再次發生,但是這次你被埋到無法逃脫的地步。你卡在土地中,沒有辦法逃走。現在我們要把你的臉畫成足球的樣子,然後等待一群六歲大、精力充沛的幼幼足球隊來到海灘。你對此作何感想?**弱點盡曝!**你會誠心祈禱,哪些成年人來看好這些暴走的六歲孩子們,免得他們決定要拿你的項上人頭來踢足球了。要是那樣可就糟了。

歡迎來到植物的世界。當昆蟲跟動物們決定要大啖我們的綠色好鄰居們的時候,植物們無法逃走、反咬一口,或是口頭上威脅敵人來保護自己。就像面對幼幼足球隊的人頭感到毫無防備一樣,植物們面對周遭這些受到食慾所驅使的生物們,也感到脆弱不已。從大約 4 億 7 千萬年前,演化歷史的開端起,它們就面臨如此的窘境,而在這段時間裡,它們得出了解決的辦法:在物理與化學上,開創出大規模的防禦機制。

結果發現,植物們其實非常地狡詐。有很長的一段時間,它們一直與想要吃它們的生物們處於一場不停歇的「軍備競賽」。為了要保護自己,在演化過程中它們發展出了各種各樣的防禦機制——其中有許多我們相當熟悉。你是否曾有過在沙漠裡健行,意外撞到仙人掌的經驗呢?你有沒有過在森林裡玩耍,卻失足絆倒在一叢刺藤(brambles)裡呢?痛痛痛!我們對於植物演化出的分子防禦機制較沒有意識,然而,這些化學的「刺」就跟仙人掌和玫瑰叢上的針能造成的傷害一樣大。

●搞錯的身分之謎

我不清楚究竟為什麼我們開始相信，植物從根本上來說對我們是有益的，而任何從植物身上取得的對我們來說都是好的。也許是因為外頭有著許多美麗的植物，色香味美，悅人眼目，且在紀念日、節慶和生日時助長羅曼蒂克氣息。在表面上，大部分植物看起來的確相當友善，但如果我們走近一點看——一切可就大大不同了。大多數我們認為是「植物營養素」（phytonutrients）的化合物，事實上可是「植物武器」（phytoweapons），由植物們小心地設計而成來勸退那些想吃它們當早餐的昆蟲、動物，還有菌類們。**植物並不想要被吃掉**（確實，水果又是另一回事。我們等等會來談，不過，它們對你還是有害的）。它們的意圖，就跟這個星球上的其他生物們一樣：增殖（proliferate）並且將 DNA 傳給後代。被麋鹿大嚼並不在植物的待辦事項上。

我得要來告訴你一件會令你心碎的消息，但請記得，我是站在一個朋友的立場，而你一定得知道這件事才行：你對羽衣甘藍（kale）的愛不過只是單戀。青花菜其實沒那麼喜歡你。菠菜不是你真心的朋友。想哭的話，就哭出來沒有關係，來，衛生紙就在這邊。相信我，脫離這些有害的關係，對你的人生是有幫助的——它們最終只會傷了你的心。

「植物並不想被吃掉」這番言論，常常會受到「動物也不想被吃掉」這項聲明的反擊。而我完全贊同。然而，記得動物們已經演化出各種防禦機制來對抗掠食者。通常，這即是指在飢餓的掠食者出現並露出尖牙時，快速竄逃。但在危急存亡之時，被掠食動物會使用鳥爪、獸爪、牙齒來反擊。這和植物的情況全然不同，就像我們前面生動描述的一樣，植物們在土地裡深根，於是，植物和動物的軍備競賽便開展了。讓我們接著來檢視植物們發展出的各種不同武器，以及關於這些武器我們所知的一切吧。

●植物性食物的武器

植物的軍備相當廣泛，簡直就是詹姆士‧龐德（James Bond）的武器收藏放大加成一樣。在植物王國裡，有成千上百的化學物質能夠傷害我們。廣泛來說，我們可以將這些有毒的化合物分成幾類。最大宗的類別是植物防禦素（phytoalexins）——植物直接製造出來，以防範昆蟲、菌類和動物攻擊所用。這一項類別包含了許多被教導為會對我們身體有益的化合物，包含硫代葡萄糖苷（glucosinolates），還有許多多酚類（polyphenols）。硫代葡萄糖苷聽起來可能會很陌生，但你大概對於這一族（family）化合物的其中一種副產品相當熟悉：蘿蔔硫素（sulforaphane），在我們吃青花菜芽時裡頭便含有許多。在下一章中，我們會進入細節討論，為什麼這項化合物跟大家所想的並不一樣，而且在許多方面其實對你有害。

口語詞「多酚」常被拿來指多種植物化合物，雖然事實上它其實只用以識別一族擁有多個酚狀環（rings）的碳基（carbon-based）有機植物分子。下圖是一些知名的例子。這些化合物常常會組成植物防禦素或是植物色素（plant pigments）。最知名的多酚大概就是白藜蘆醇（resveratrol）和薑黃素（curcumin），而你如果聽信傳聞，攝取這些多酚你便可以得到永生、清除炎症，甚至可能還會長出一對翅膀來。在第五章，我會拆穿關於這些宣稱多酚益處的謠言，並秀給你看看多酚之所以可能損害我們身體的證據。

薑黃素

白藜蘆醇

兒茶素（catechin）

這些言論是否聽起來像是我要大肆駁斥主流營養學價值觀呢？很好，因為這正是本書的意圖。就像我在前言裡說過的，我不是來對那些數十年以來，建立在搖搖欲墜的科學根本上，已經被廣泛接受的營養學信條老調重彈。我是來這裡引發爭議、大展身手、揚名立萬，並在過程中挑戰你來跳脫框架思考的。

● 植物殺蟲劑

你可以把植物防禦素想像成一種植物殺蟲劑，但不是那種我們平常習慣的噴在植物上的殺蟲劑，例如農達（Roundup）（草甘膦（glyphosate））。我在這裡所說的植物殺蟲劑，指的是植物自己製造出、用來防禦的化學物質。[註1] 在研究員布魯斯・艾姆斯（Bruce Ames，譯注：美國生物化學家）全方位的科學文章〈飲食殺蟲劑：99.9％全天然〉（"Dietary Pesticides: 99% All Natural"）中，他強調，人類從植物身上攝取了99.99％的殺蟲劑，而只有0.1％的殺蟲劑是噴灑在食物之上的。草甘膦和其他合成的殺蟲劑確實會傷害人們，但在我們飲食中，它們的含量和植物自行製造的殺蟲劑含量相比起來，簡直遠遠不及。艾姆斯寫道：

> 「我們估計，美國人均每天食用約1.5克的天然殺蟲劑，這些大約是他們所食用的殘餘合成殺蟲劑的10,000倍……有許多文獻在探討植物中的天然毒素，以及其在植物防禦中所扮演的角色。人類攝取這些毒素的量，明顯因個人飲食習慣而異，而在素食主義者（vegetarians）中毒素量則會更高。我們所估計每人每日1.5克的天然殺蟲劑這個數字，是建立在大部分植物食物內含的毒素上的。」[註2]

艾姆斯並接著說明，植物殺蟲劑相當普遍，據我們所知至少有42種化合物，是會在相當無害的食物中出現的，例如捲心菜（cabbage）。不只如此，許多這些化合物被發現會損害人類和動物的DNA，該過程被稱作致斷

裂作用（clastogenesis）。

　　「於是，幾乎超市中每一種水果和蔬菜都有可能含有天然植物殺蟲劑，且是能導致鼠類癌症（rodent carcinogens）的。」

　　我們會在第四章和第五章中，繼續探討更多關於這個概念的細節。做好準備！

　　戰鬥力高超的不只有多酚類而已。為了要追求最高的健康，凝集素（lectins）是另一類你所應該知曉且避免的植物中有毒物質。史蒂芬・岡德瑞（Steven Gundry）醫師在著作《植物悖論》（*The Plant Paradox*）中，試圖引起大眾對於這些醣結合蛋白（carbohydrate-binding proteins）的意識，你們之中可能很多人都聽過這本書。在第七章中，我會在岡德瑞醫師所提出的觀點基礎上，來談凝集素，向你們解釋這些普遍存在於植物中的分子是如何可能傷害我們的腸，並帶來自體免疫問題和發炎症狀。

　　草酸鹽（oxalates）則是另一種存在於植物中的化學小兵器。植物使用這些有機分子，在它們獨特的生化系統中結合礦物質。但草酸鹽在人類的體內沒有這樣的生化作用，反而是人體在代謝胺基酸時會產生的副產物。這些少量的草酸鹽被當作廢棄物，每日經由尿液排泄。在植物中，這些化合物以大量的形式存在，而且據我們所知，可能在人體中造成嚴重的病變。草酸鈣腎結石（calcium oxalate kidney stones）正是攝取草酸鹽的著名副作用之一。而在第六章中，我們會更深入地探討關於飲食中的草酸鹽與乳癌、甲狀腺疾病、外陰疼痛（vulvodynia）（女性骨盆疼痛），還有皮膚疹關聯性的研究。不相信我嗎？當你在顯微鏡下看到稱作針晶體（raphides）的狠毒小刺——也就是草酸鹽的晶形（crystal form）——之後，你可能再也沒有辦法以同樣的眼光看待菠菜和蕃薯了。我只能說，痛痛！

● 迥然不同的作業系統

在我們一頭栽入植物毒素的驚濤駭浪之前，我想要先引介一個關鍵的概念。當我們在乘著前頭險阻的風浪時，將會清楚地看見，植物分子跟我們的生物化學並沒有很相容，它們通常只會在我們優雅的人體機械裡瘋狂搗亂而已。然而，這也沒有什麼好讓人驚訝的。一般相信，植物和動物在15億年，就從一單細胞前身（precursor）分家，從那時開始，這兩個迥異的生物王國就各自以其獨特的方式演化下去。

我們先來試著交代一下地球生命時間軸的來龍去脈。一般認為地球45億歲，而最早的生命證據出現在大約35億年前。有些科學家說生命可能源於更早之前，但無法確定。我們不確定生命是怎麼開始的，但大部分假說認為，在最早的單細胞有機物（organism）出現之前，原子聚結（coalescence）成了更複雜的分子，接著才形成類似 DNA 的結構。[註 3,4]

現在，我會先聚焦在植物、動物，和菌類的分家之上，而該事件發生在15億年前。那個時候，我們看起來不過是團模糊的玩意兒，正確來說，應該是一團單細胞的東西。那時我們一點也不像今日所見的動物、植物，或是菌類。從十多億年前，那個命中注定的一天起，這三支不同的生命譜系便開始以它們不同的方式各自為政。每個個別的王國都以各自的方式演化出了從環境中獲取營養素的方法，並將營養素轉化為能夠驅策內部「引擎」的能源。

我們可以把這些生命家族想成是不同的「作業系統」，像是 Mac，安卓（Android），和 Linux。由於我個人偏好 Mac，所以我把人類試想成 Mac，植物則是安卓，菌類是 Linux。每個個別的作業系統都是由不同的方式編碼而成，並且有著不同的內部程序來讓系統順暢運作。如果你試著在你的 iPhone 或 MacBook 上跑一個安卓的程式，可能不會成功，甚至會造成其他的程式跟著當掉。你會需要特別的軟體來將這個程式轉化為可以作業的形式，事實上，最好還是只在 MacBook 上跑 Mac 專屬的程式，因為它們就是特別為這個作業系統設計的。

你也可以把這三個不同的生物家族想像成三種不同的車款，就好比說說特斯拉（Tesla）、法拉利（Farrari）和保時捷（Porsche）好了。你不能把特斯拉的零件拿到你的法拉利或保時捷車上用。如果你希望你的車可以照著它應有的方式運轉，最明智的方法還是使用專為它設計的零件。

如同植物防禦素、多酚、草酸鹽，和凝集素這樣的植物分子，就像是另一個和我們不一樣作業系統的電腦程式。它們是安卓，而我們是 Mac，這兩個系統並沒有很相容。當我們試著在我們的人體作業系統中使用這些植物程式時，它們通常只會搞亂，有時甚至還會造成大麻煩，就類似你電腦螢幕上「藍底白字的當機畫面（blue screen of death）」一樣。植物並不是為了我們，而是為了它們自己生物化學和代謝，才演化出了這些分子！

那些保時捷零件在你的特斯拉上不會管用的。就跟坊間流行的信念相反，植物分子在人類的生物化學和新陳代謝中，不具任何作用。就像你會在未來的篇章中讀到的，植物中所謂的「抗氧化劑」（antioxidant）並不會直接在你的體內中扮演抗氧化劑的角色。事實上，它們反而經常做相反的事——扮演「促氧化劑（pro-oxidant）」的角色。我們的身體有自己固有的抗氧化劑，例如穀胱甘肽（glutathione），這使用的是我們自己的編碼，並且能夠順利地自行保持氧化與還原作用（reduction）的平衡。事實上，有許多研究都顯示，補充植物「抗氧化劑」分子並不會對人體的抗氧化狀態有任何幫助，而反而通常出現更糟糕的結果。[註 5,6,7-10]

當我們吃動物食物時，我們所食用的是源自跟我們人類相同的作業系統。動物的生物化學和代謝，跟植物或菌類相比起來，與人類的相似許多。植物行光合作用，與此同時，吸入二氧化碳並呼出氧氣，來產生能量。動物則是從事相反的行為，行呼吸作用（cellular respiration），吸入氧氣，並製造出副產品二氧化碳。類似地，許多維生素和營養素的植物基礎型態（plant-based forms），跟相應的動物基礎型態大大不同。β- 胡蘿蔔素（Beta-carotene）vs. 視黃醇（retinol）（維生素 A）、α- 亞麻酸（alpha-linolenic acid, ALA）vs. DHA（ω-3 脂肪酸 omega-3 fatty acids），以及

維生素 K_1 vs. K_2 都是這兩種型態類比的範例，在第八章我們還會來詳加討論。而在該章節中，我們還會談到，有能讓許多人體達到高效能運作的關鍵營養素，在植物或菌類中並無法取得可觀的量，諸如維生素 B_{12}、膽鹼（choline）、牛磺酸（taurine）、肉鹼（carnitine）、肌肽（arnosine）、維生素 K_2，以及許多其他的營養素等。

　　這個「作業系統」的概念，會作為本書接下來要進行許多討論的框架。我們會看到，當人類攝取植物和菌類時，便會發生各種問題，因為它們外來的分子程序（program）往往與我們生理機能不相容。在接下來的幾章當中，我會談到許多不同類別的植物毒素細節。我也會解釋，植物供給維生素和礦物質的能力之所以僅屬於次等，是因為它們提供的形式較難以被使用，且生物有效性降低的緣故。相對地，由於相似的設計，動物提供給人類的營養素則處於一個較為相容的組織型態之下。

● 準備好，來上化學課囉

　　抗氧化劑、氧化劑，以及還原作用的概念，會在本書中頻繁地不斷重複，所以我想要確保，大家都對這些名詞有些基本認知。在生物化學層面上，生命可以被濃縮精煉成分子間電子的交換，以及收集儲存在原子鍵（bond）能量的過程。我們吃下食物，是為了要採集儲藏在分子化學鍵間的能量，並透過電子的運動，將此能量轉換為其他形式的能量——即一種叫做 ATP，或是三磷酸腺苷的分子——來儲存。氧化和還原作用分別指的是分子損失和得到電子的過程。當分子氧化時，它便損失一個電子給另一個分子，而後者在此同時則還原了，因為它得到了該電子。當我在大學讀化學時，我們有個小口訣「LEO 獅說 GEO」（譯注：Leo 有獅子之意）來方便記憶：失去電子是氧化作用（Loss of Elections is Oxidation）（簡寫成LEO），而得到電子是還原作用（Gain of Elections represents Reduction）（簡寫成 GER）。自由基（free radicals）則是具有不成對電子的分子，性格奔放不羈。它們極容易發生反應，並且喜好從蛋白質、脂質（lipids），

和核酸（nuleic acids）上偷取電子——因而造成這些分子的氧化。然而，自由基也不完全是個壞蛋，它們在人體上的確扮演了重要的訊息傳遞（signaling）角色——不過，要是過度生產自由基的話，它們會產生氧化壓力（oxidative stress），這是當氧化與還原間微妙的平衡被打破時會出現的症狀，會造成細胞損傷和老化。[註11] 但是啊，我們的身體是個了不起的系統，只要提供它運作所需的營養素的話，通常都能將這道平衡維繫地相當不錯。例如像是鋅、銅、硒（selenium）和鎂（magnisium）等礦物質都幫助維持我們的氧化還原（redox）系統平衡運作，而甘氨酸（glycine）、半胱氨酸（cysteine）和麩醯氨酸（glutamine）形式的穀胱甘肽（glutathione）等胺基酸，則是我們體內主要抗氧化的警察大隊。這些營養素最好的來源是什麼呢？不由分說，動物食物提供我們生物化學中可利用、具生物有效性、選項最豐富的維生素和礦物質。我們不需要植物分子來達到最高效能的氧化還原平衡，或者整體運作。恰恰相反，想要達到最佳化的氧化還原平衡，只要攝取我們老祖宗百萬年以來所偏好、富含營養素的動物食物，就行了。

● 食用植物的動物

　　要是動物和植物源於不同作業系統的話，草食性動物又是怎麼吃植物卻繁盛存續的呢？答案要追溯回人類和草食性動物各自與植物共演化（co-evolution）所邁上的迥異道路。就像我們在本書前兩章所討論過的一樣，當我們與專食植物的祖先們在進化鏈上分家的時候，我們的食物來源顯然發生了戲劇性的改變。這讓我們得以擁有比牠們大上許多的腦部，並在我們身體的諸多層面都發生了根本上的改變，例如更酸的胃、較小的消化道（GI tract），以及足部、骨盆、肩膀和下顎構造上的變化。

　　換句話說，我們的環境產生了劇烈的變化，而我們也隨之演化，變成慣於食用動物食物。草食性動物的演化跟我們平行發展，但受到主食為食物這項因素的驅策。就像我們演化適應習於食用動物為主食，草食性動物

則以相似的模式適應能大量食用植物，並同時緩解會隨著這種飲食習慣攝入的植物的防禦分子。然而，隨著我們飲食偏好和需求改變，我們並沒有演化出相同的適應性。我們能夠對於某些植物中有害的化學物質進行解毒，但草食性動物更擅於進行此項機能。由於人類在過去的 200 萬年間主要大啖動物食物，在演化上類似的選擇壓力並沒有在我們的案例中那麼顯著，所以我們似乎較不適應長時間食用大量植物。

麋鹿和許多其他放牧草食性動物（grazing animals）已經在牠們的唾液中演化出了能夠將樹葉中的丹寧去活化（deactivate）的蛋白質，作為消化上的酵素抑制劑（enzyme inhibitors）。[註12] 反芻動物們也具有複數個胃，用以達成消化植物，並分解植物毒素的任務。與像人類這種單胃（只具有一個胃）動物（monogastric animals）大大不同，兔子和其他小型的動物通常會花很長的時間嚼食如鼠尾草（sage）的植物，讓許多有害的植物毒素得以在過程中被順利以氣體形式（off gassed）排出。[註13,14,15,16] 草食性動物也被觀察到會在不得已需食用較為有毒植物的同時，吃下黏土或泥土，這被認作是一種解毒的行為。

草食性動物通常不被當作動物世界的智多星看待，但觀察牠們吃草的行為，便揭露了牠們對不同植物相對毒性的敏銳判斷力。[註17,18] 牠們似乎知道任一特定的植物可以攝取多少，而不至於生病，接著會在過度攝入某一特定毒素之前，特意選擇改吃另一種植物。當某一地區如鹿、水牛類的草食性動物數量過度負載時，牠們便被迫放棄與生俱來的進食與食草習慣，過度攝取少數特定種類的植物，並導致大量死亡。如果牛會笑的話，當看到我們把羽衣甘藍、菠菜和其他充滿毒素的綠色樹葉猛塞進食物攪拌機裡，還自以為這些對我們的身體有益，而不加考慮當中含有滿滿的植物毒素，牠們一定會嘲笑我們的。

在下一章中，我們會開始深入探究各種類別的植物毒素，探索異硫氰酸脂（isothiocyanates）的大家族，例如蘿蔔硫素。我希望迴異作業系統的概念能夠幫助你了解為什麼這些分子並沒有真的對人類有益。它們是植物為了自身細胞代謝過程（cellular processes）而生出的產物，並不是為了

其他動物的。就像來自於與我們不相容之異種作業系統的程式一樣，它們對我們沒有幫助，並往往對系統的運作效能造成阻礙。就像我們會在異硫氰酸脂的案例中看到的一樣，它會阻礙正當的甲狀腺功能，並損傷我們的DNA。接下來的這幾個章節會是段險阻的旅程，所以鞋帶綁緊了，要繼續我們的冒險啦。

第四章

青花菜——超級英雄還是超級壞蛋？

或許比任何植物食物要更甚，青花菜一直以來都被當作是種神奇蔬菜所稱頌。這道讚揚背後有任何真實性嗎？還是說，「我從來沒有喜歡過它。我可是堂堂美國總統呢，我說不吃青花菜就是不吃青花菜！」在1990年時，這麼發表的喬治・H・W・布希（George H. W. Bush）才是對的呢？

作為我們偵探工作的標的物，青花菜屬於蕓薹屬（Brassica）這個植物家族，它們全部都源自一種古老的芥菜（mustard plant）種類。這個家族展現出的各種不同型態，又稱作十字花科（crucifers），包括羽衣甘藍、（寬葉）羽衣甘藍（collard greens）、抱子甘藍（Brussels sprouts）、捲心菜（cabbage）、球莖甘藍（kohlrabi）、辣根（horseradish）、山葵（wasabi）、菾蓬菜（Swiss chard）、花椰菜（cauliflower）、瑞典蕪菁（rutabaga）、青江菜（bok choy）、水芥菜（watercress）、蘿蔔（radishes）、芥菜（mustard），還有蕪菁（turnip）。這個家族中獨一無二的特徵，就是含有一種叫做硫代葡萄糖苷的含硫化合物——它們經黑芥子酶（enzyme myrosinase）作用後，會被轉化成異硫氰酸脂和相關的化合物。

我知道啦，我丟給了你一堆深奧難解的化學名詞，但請稍微忍耐一下。我會一一解釋的，而且，對於我們的討論，整體來說，了解這些知識是很重要的。也許你已經聽過蘿蔔硫素這個化合物，並聽說了它與各種花俏健康主張之間的連結，從「抗癌尖兵」到「抗氧化英雄」。這個分子是異硫氰酸脂的一種，由硫代葡萄糖苷分子：蘿蔔硫苷（glucoraphanin）衍生而來。在這個情況下，蘿蔔硫素在黑芥子酶對蘿蔔硫苷進行酶反應之時形成，同時間，魔法彩虹獨角獸也跟著誕生啦。雖然，營養補給品製造商以及健康界的許多人都希望你相信這個高人氣小故事，且讓我來向你爆料，蘿蔔硫

素和整個異硫氰酸脂家族的黑暗面吧。

黑芥子酶作用於蘿蔔硫苷上，會產生蘿蔔硫素——儘管這是真的，這個結果卻只會發生在植物受到攻擊，並且被掠食的昆蟲和動物嚼成碎片的時候。蘿蔔硫素不存在於健康、活生生的青花菜株上。它是個防禦化學機制，是植物細胞壁受到損傷時發生的反應。當青花菜的世界天下太平時，蘿蔔硫苷與黑芥子酶永遠不會湊到一塊，來產出蘿蔔硫素。它們平時待在不同的細胞區室中，並且只會在植物的細胞壁被摧毀時——在小鹿斑比大嚼牠的早餐時——這些區室才會混合在一起。蘿蔔硫素是植物的武器。它是植物防禦素——一種植物毒素，不在植物的生物化學中扮演任何角色，只會在無助的青花菜被當作零食大快朵頤的時候才會出來幹它見不得人的骯髒活。就像等著被觸發的詭雷陷阱一樣，或是一名極為危險的祕密特工，只有在大事真的不妙時才會被派出。蘿蔔硫素是如此之毒，它無法存在於健康的青花菜株上，身為強力的促氧化劑，它可是會造成大量損傷的。

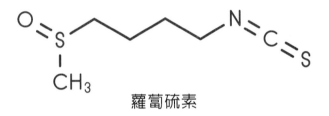
蘿蔔硫素

那麼，蘿蔔硫素究竟要怎麼幹它的骯髒活呢？在動物——也包括人類——之中，它主要有兩種毒素機制，一種屬於慢性，而另一種則是急性的。作為一個劇烈的促氧化劑，它可以達成快速的傷害效果，造成自由基的形成，進而損傷細胞膜、蛋白質和 DNA 中纖弱的脂質。經研究，在人類細胞培養（cell culture）中，在致斷裂作用過程中，蘿蔔硫素和許多其他相關的異硫氰酸脂展現出對 DNA 的破壞，造成染色體斷裂。[註 1,2,3-5] 相信我，對這些細胞組件造成損傷不會是什麼好事的。

● 損害 DNA

在對小鼠（mouse）進行的毒性實驗中，蘿蔔硫素被發現會導致鎮靜（sedation）、體溫過低（hypothermia）、失去運動協調、白血球減少症（leukopenia）（白血球細胞數低下），甚至是死亡。[註6] 對於動物的研究結果，並不總能直接對應其對人體的效應，而在這個研究中使用的劑量是相當高的，意識到這一點是很重要。然而，也有許多動物實驗使用了劑量相當低的青花菜萃取物，也展現了青花菜毒性。研究顯示，將美好的青花菜餵食給小鼠和大鼠（rats），會造成 DNA 損傷，而同樣的結果也出現在餵食生青花菜給豬隻，以及將冷凍乾燥青花菜萃取物餵食給果蠅時。[註7,8,9-11] 儘管，尚未有人研究此現象發生於人類活體（在人體內）的潛在可能性，異硫氰酸脂已經重複地被研究發現，會在人類細胞培養造成有害的影響。DNA 損傷會為我們的身體帶來許多的問題，並且通常被視作大部分癌症的主要前兆事件。[註12] 更糟的是，蘿蔔硫素還只是青花菜中之中，十七種異硫氰酸脂化合物的其中一種而已。其他十字花科蔬菜中還有更多呢。舉例來說，已知捲心菜中就有四十二種植物毒素。

● 慢性損傷

作為促氧化劑，並透過形成自由基來對於 DNA、細胞膜還有蛋白質造成傷害，還只是蘿蔔硫素跟這個化合物家族對於想吃蕓薹屬植物的動物們展開反擊的「快速」方法而已。[註13] 還有一個「慢性」的機制，為這個家族的植物們帶來了「甲狀腺腫原（goitrgens）」的惡名，這指的是，它們製造出所謂甲狀腺腫（goiter）——也就是甲狀腺變大——的能力。如果你有看過因為類似碘缺乏症（iodine deficiency）導致脖子腫大的人們的照片，你就會知道這個症狀看起來是什麼樣子的。這些極端的案例，源於世界上一些高含碘量食物較為稀少的地區，而人們不得已必須食用許多易造成甲狀腺腫大的食物，例如木薯和十字花科植物，但是每當我們攝取異硫氰酸

脂時，類似的機制也會作用在我們身上。

當我們食用青花菜，或是任何其他蕓薹屬家族的植物時，部分我們所吸收的蘿蔔硫素立刻就會得到解毒，因為我們的身體知道那是毒素，並且不希望它們留存於體內。而殘餘未被分解的毒素則會在血流中循環，並在甲狀腺與碘爭相被吸收——阻礙這個腺體取得它製造甲狀腺素所需的礦物質之一。過度攝取十字花科而導致的甲狀腺機能低下症（hypothyroidism）案例，即使在西方化人口中也可以看見，但是通常在世界上低度開發地區極為常見。[註 14,15,16,17] 碘攝取不足的馬來西亞女性甲狀腺癌發生率攀升，此一現象也與食用十字花科蔬菜連結。[註 18] 所以，你還覺得青花菜和羽衣甘藍果昔聽起來像是個好主意嗎？就像我們會在下一章看到的，許多多酚——例如綠茶兒茶素——也被研究指出會影響到正常的甲狀腺功能。[註 19,20]

在植物王國之中，只因細胞壁被掠食者物理上摧毀而觸發，釋放出毒素的化學詭雷陷阱例子不勝枚舉。木薯是一種原生於南美洲的植物，由於營養價值更高的食物不易取得，它的根部廣泛被當地較為貧窮的區域當作碳水化合物來源之一食用。亞麻苷（linamarin）——一種氰苷（cyanogenic glycocide）——存在於整株植物中，但特別集中於木薯根部。[註 21,22] 這類化合物也可以在桃、杏和梅子的果核中找到，它們具有高度毒性。亞麻苷本身沒有毒性，但當與亞麻苦苷酶（enzyme linamarase）結合時，它會被分解成氫氰酸（hydrocyanic acid），[註 23] 而它的毒性就跟字面上聽起來的一樣強。

當氫氰酸被吸收時，會快速地分解成氰化物（cyanide）——一種極為強大，作用於粒線體的（mitochodrial）毒素。這是真的祕密特工在用的東西，而就算只有極少量，也可以迅速送你上西天。其他食物——例如上面提到的核果（stone fruits）——中的氰苷，也可以被類似的方式分解成氰化物，並已有過度攝取造成的中毒案例。為了要能被食用，木薯必須以下面其一的方式處理：發酵三天，或者是磨碎並置於陽光下乾燥，好讓大部分的氫氰酸被釋放到空氣中。更糟的是，木薯還含有異硫氰酸脂，就像蕓薹

屬的蔬菜一樣，並與地方性甲狀腺腫（endemic goiter）的生成相連結。[註 24,25,26]

● 我們是怎麼誤入歧途的

　　既然青花菜和它的表親們快要被三振出局了，怎麼還會有人想要吃這些食物呢？這個故事肯定還有另一個我們所不知的一面。當然有的，而我們會接著來探討這部分的故事，但之後我也要跟你分享，為何我認為這些聲明的好處目光短淺，且根本就是過度吹捧。

　　許多蘿蔔硫素所被賦予的榮譽，都來自於研究人員聲稱它作為抗氧化劑，具有癌症化學預防劑（chemoprotective agent）的潛力。[註 27,28] 我完全支持選擇植物化合物來作為癌症治療劑的候選人，而有很多我們現今醫學上所使用化學治療藥物（chemotherapy）都是由植物而來的。但只是因為一種化合物展現了對抗癌症的益處，並不代表它對整體人口而言就是好的。

　　你會每天把化療藥物當作綜合維他命吃嗎？當然不會啦！化學治療劑是兇殘的化學物質，能夠同時殺死癌細胞和原生的細胞，常常將癌症病患領到死亡邊緣。蘿蔔硫素之所以展現出與癌症作戰的優勢潛能，正是因為它會破壞細胞，並誘導計畫性細胞死亡（programmed cell death），或是細胞凋亡（apoptosis）。但當它被引進我們的體內時，也會對健康的細胞出手。在人體組織的研究中，蘿蔔硫素已被觀察到會同時改變癌細胞和健康細胞的基因調控（the way genes are turned on and off）。[註 29] 目前為止，還沒有發展出能完美瞄準癌症細胞進行攻擊的化學治療，並讓身體其他部分完好無缺的。我們已經逐步朝這個方向邁進，並研發出一些標靶治療法，但還沒有完全理想。像是蘿蔔硫素這樣的分子肯定是不能如此瞄準特定細胞的，而就像你會在下一章看到的一樣，許多被吹捧上天的多酚分子──例如薑黃素──也是如此，它們也被觀察到同時會對於癌細胞和原生人類組織有害。[註 30]

　　還記得我早先所說的，蘿蔔硫素有一種急性的毒性嗎？這就是它化學

空手道的其中一招，用來攻擊癌細胞，但也在這個過程之中傷害我們健康的細胞。蘿蔔硫素能夠同時在癌細胞與非癌細胞中製造出許多活性氧物種（reactive oxygen species），開始細胞凋亡的過程。[註31] 我們細胞太空船的超光速推進引擎（hyperdrive）便會超載，並可能爆炸，進而傷害周圍許多健康的細胞。於是，我們英勇無私的細胞們會察覺到這個事件的發生，啟動一個自制的自我毀滅程序，好保護周圍的細胞。

植物分子有潛力作為癌症化學治療藥物的研究，的確可以找出更多對於這種悲劇性的病痛有價值的附屬治療方法，但是一個分子有能力傷害惡性細胞，無法證明它對於健康人口的效益。化學治療化合物並不是很好的化學預防劑（chemopreventive agents）。它們的毒性太強了。如果我們有意要預防癌症在我們體內的發生，答案應該不是攝取蘿蔔硫素這類的有毒植物分子。正好相反，我們的目標是應是要盡可能地健康地活著，好讓我們的免疫系統自然的監督機制按照先天的設計發動。我相信，我們可以透過飲食達成這個目標，而在下一章中，我會更深入地討論其他能夠添補我們飲食選擇的健康行為，並幫助我們有能力來重拾健康，這些都引領我們邁向我稱作「激進生活（living a radical life）」之路。

● 重新檢視毒物興奮效應（hormesis）

其他關於蘿蔔硫素潛在效益的主張，則擁戴它作為抗氧化劑的角色。在這一章之中，我前後重申了這些異硫氰酸脂分子從事促氧化劑的工作。我在騙你嗎？不可能！我們在這一點上被大大誤導了。讓我們來細細檢視一下，當我們身體攝入蘿蔔硫素，或是其他異硫氰酸脂時會發生什麼事，好來澄清這個誤會。

當我們食用十字花科蔬菜時，在咀嚼過程中，諸如蘿蔔硫苷的硫代葡萄糖苷會與黑芥子酶結合，形成如蘿蔔硫素的異硫氰酸脂。這就是我們先前討論到的植物毒素詭雷陷阱。一小部分的蘿蔔硫素被吸收，並且迅速地在肝臟得到解毒，與穀胱甘肽結合，接著隨尿液排泄。

我們會在這本書探討的所有植物化合物中看見這個同樣的程序：**我們的身體不想要這些外來分子**。它們並不會被主動吸收，而進入我們體內的少部分則是會快速地在肝臟被解毒，之後隨尿液和糞便排出。這個過程可以與我們食物中被主動吸收，以及被生物化學應用的維生素和礦物質對比觀照。像是硫代葡萄糖苷和多酚這樣的植物化合物，並不會直接參與我們的生物化學機能。它們反而往往會刺激我們體內的防禦機制。

由於蘿蔔硫素的促氧化劑天性，它則是會刺激細胞的串級（cascade），這是一種用以偵測氧化壓力的反應。這項系統中的主要組件便是一種叫作NRF2的轉錄因子（transcription factor）。我們先暫停一下，並解釋一下轉錄因子是什麼。在分子生物名詞中，當編碼於DNA中的基因調控開關打開，它們便會被轉錄成RNA，接著再被轉譯成該基因的蛋白質產物。在一個簡化的模型當中，你的基因密碼由DNA的字母記錄，最終會被轉化為組成你身軀的蛋白質。你所有的DNA並不會一次被調控開啟。這是一支相當縝密的舞蹈，而像是NRF2的轉錄因子便會調控特定基因的開關。在我們的例子中，當NRF2偵測到蘿蔔硫素造成的氧化壓力時，它便會調控開啟能與這項損傷奮戰的基因宿主，其中包括參與製造與運用穀胱甘肽的酵素們，例如穀胺酸鹽半胱氨酸接合酶（glutamate cysteine ligase），以及穀胱甘肽硫轉移酶（glutathione s-trasferase）。

穀胱甘肽是一種簡單的分子，只由三種胺基酸組成，但它可是個貨真價實的超級英雄，它被賦予的任務就是：在諸如蘿蔔硫素的分子在我們體內趴趴走時，捐贈電子給所產生的暴躁自由基。為了要來更進一步描繪蘿蔔硫素和異硫氰酸脂的性格，我們來想像一下，有什麼其他類型的事件可以觸發NRF2抗氧化串級的反應。基本上，任何會在我們體內造成氧化壓力的分子類型，都會開啟這條路徑，好讓我們能夠加強防禦力。這也包括了煙草煙霧（tabacco smoke）、如鉛（lead）、汞（mercury）、砷（arsenic）等重金屬、酒精、氧化植物油，以及高血糖（hyperglycemia）。[註 32,33,34-36]這些傢伙們可壞著了，簡直就是穿著寫著「生而為惡」皮夾克，騎著重機的「壞消息幫」。你可不會希望你的兒子或女兒跟這些傢伙們一起鬼混的。

但這跟我們所聽說的青花菜和蘿蔔硫素的故事，根本就是不一樣，可不是嗎？儘管蘿蔔硫素確實扮演促氧化劑的角色，靠著觸發 NRF2 機制，它誘導了我們自己內在的抗氧化劑——像是穀胱甘肽——形成。有研究顯示，服用蘿蔔硫素會使得抗氧化狀態（antioxidant status）在短期內有所改善，但這是由於穀胱甘肽的生成增加，而不是因為蘿蔔硫素本身有任何的抗氧化能力。沒有任何其他像是多酚的植物分子能夠直接扮演抗氧化劑的角色——它們也都是作為促氧化劑，進而觸發 NRF2 機制。

乍看之下，這可能看起來是件好事，但隨著我們跳入這個愛麗絲夢遊仙境的兔子洞，就會發現這個故事還不止於此。現在，先記得這些分子是產生氧化壓力的毒素，就像其他會誘導 NRF2 串級的事物一樣。沒有人會建議我們為了要得到更健康的身體，而每天服用一點點鉛，或是抽幾根香菸的。但這個邏輯在根本上，就與我們攝取蘿蔔硫素和其他異硫氰酸脂沒什麼兩樣。這些是植物為了阻擋掠食者而使用的化學兵器，而不是在人體創造健康的分子。

因為我們在演化過程中，暴露在許多有毒的物質下，例如重金屬、植物防禦分子，以及火所產生的煙霧，我們一直以來都受惠於 NRF2 機制，其在我們體內參與了暴露於有毒物質後的解毒過程。但能免則免，我們不應該刻意地將自己暴露在任何類型的促氧化劑之下。

「但等等！」你說道。「這不就是所謂的毒物興奮效應嗎？透過這個效應，少量的毒素可以對我們有益。」為了回應你的發問，我會這麼問：「我們會覺得香菸有毒物興奮效果嗎？鉛？汞？酒精呢？**我們為什麼會相信，只因為蘿蔔硫素來自植物，它一定就是一種魔法分子，帶有獨特的化學特性，且不會對我們身體有害呢？**」而事實上，它作用的方式就和其他氧化有毒物質完全一模一樣。

我相信，我們已經徹底搞錯了毒物興奮效應的概念了。倚賴這個概念，來為吃青花菜做開脫，以及為任何其他同被形容為「具有外源性毒物興奮效應的（xenohormetic）」植物化合物，也就是具有毒物興奮效應的外來分子——針對此觀點，我有兩項主要問題。

第一項關於外源性毒物興奮效應的問題：如果我們接受蘿蔔硫素和相關的異硫氰酸脂類具有毒物興奮效應，那我們也得同時接受煙草煙霧和其餘的「壞消息幫」都具有毒物興奮效應。如果你還是想相信青花菜真的是健康的，那你大可一邊洗氧化芥花油（canola oil）浴，一邊抽煙，一邊吸入柴油廢棄（diesel exhaust），來讓自己更健康呀。聽起來很荒謬吧？但以上這些化合物跟蘿蔔硫素一樣，都能開啟 NRF2 路徑。它們全都是同一夥的，不過還是留給你自己決定，它們究竟是英雄，還是壞蛋吧。

第二項關於外源性毒物興奮效應的問題：毒物興奮效應的概念假定了：我們需要蔬菜中的化合物，來達到最高效能的抗氧化狀態，並且，食用十字花科不知為何地，可以長期間提升我們體內穀胱甘肽的基準值，因此讓我們變成超人。很可惜地，這些假設並非事實。有許多**介入性**研究（interventional studies）比較了食用豐富水果、蔬菜——包含十字花科——以及食用少量，或者幾乎沒有食用這些植物食物的飲食法，研究結果顯示食用這些食物效益為零。[註 37,38,39]

　　這些研究的長度從 24–28 天都有，並各含有兩組實驗對象。其中一組人每天食用 1.5 磅（十份！）的水果和蔬菜，至於另一組人要不是食用少量許多的水果和蔬菜，要不就是**完全**不吃。除了這個變量之外，參與者依循他們平時正常的飲食方式，其中大概包含肉、麵包，以及一些乳製品。在這些研究的尾聲，研究員在兩組人身上做了一系列的測試來檢驗發炎、氧化壓力，和 DNA 損傷——而全面一致地，他們發現兩組人完全沒有任何的差別！總體來說，這些測驗結果完全**沒有**量測到攝取大量水果與蔬菜會帶來的效益。儘管對於蘿蔔硫素的短期研究顯示暫時的穀胱甘肽產量提升，這似乎只會持續個幾天，而在這些研究中，在食用植物化合物四週之後，沒有顯示出特別出色的毒物興奮效應。

為了畫龍點睛，甚至有一項十週的這種實驗，顯示出在不吃水果和蔬菜的那組人中，氧化壓力和發炎的數值進步了，作出以下結論：

> 「10 週間飲食不含水果與蔬菜的整體效為：DNA、血液、蛋白質以及血漿脂質（plasma lipid）的氧化傷害減少了，伴隨著抗氧化防禦（antioxidative defense）數值變化。」[註40]

當我們受到主流資訊在健康領域的轟炸，宣傳著水果和蔬菜是對我們有益的，而且，我們會受益於「抗氧化劑」以及「植物性化合物（phytochemicals）」，在此同時，科學文獻則不斷做出相反的證明。我們不需要水果和蔬菜來達到最強健的抗氧化防禦，而也沒有任何的證據能證明，攝取這些植物食物會使我們變得更健康。然而，就像我們先前在這一章中討論過的一樣，有強力的證據指出這些植物化合物是有害的、會損傷DNA，並且干涉我們身體各處的激素傳訊（hormonal signaling）。你現在還認為羽衣甘藍是超級食物嗎？

● 「激進生活」就夠了

我對外源性毒物興奮效應的批判，不代表我就不相信人體存在該效應，我只是認為利用攝取植物防禦化學物質來產生槓桿作用，並不是最理想的方法而已。對於毒物化學效應，常有說法是劑量足變成毒（the dose makes the poison）。我相信對於環境中的毒物興奮效應來說，這是正確的，但對於異硫氰酸脂、多酚、抽煙等具毒物興奮效應的分子，卻不見得如此。由於這些分子對人體整體的副作用往往被忽視，它們從一開始就是有害的，即使是在少劑量也是如此。環境中具毒物興奮效應的物質和具毒物興奮效應的分子作用的方式並不相同，也因此不應被混淆。

環境中的毒物興奮效應的例子不勝枚舉——熱、冷、陽光、運動——而如果我們在高營養的飲食法條件下經驗這些，它們就完全足以讓我們達

到強健的抗氧化防禦。過度暴露於這些因子，肯定會傷害我們的身體，但少量的暴露能作為壓力源，暫時地引發氧化壓力，消耗穀胱甘肽，在此之後緊接著就會回升至比原先基準更高的數值。[註41,42]

在柏林，一項針對冬季冷水游泳者的研究清楚闡明了這個現象。研究員在游泳者下水，和在冰凍的水中待了一小時之後量測了他們體內穀胱甘肽的值。而他們觀察到了在游泳之後，穀胱甘肽的值下降，但在隔天便回升至比原先基準更高之值。[註43] 就我們所知，熱、冷，以及陽光都能創造活性氧物種，啟動 NRF2 路徑，並提升我們內在的抗氧化防禦。我們不需要靠植物分子來獲取滿滿的穀胱甘肽或是其他內在抗氧化劑補給。要達成一樣的結果，我們可以靠吃動物食物，並「激進生活」：好好運動、蒸桑拿、曬陽光，還有跳進冰水裡。

為了要好好向你說明清楚這一點，我要再提及一項研究。在這個隨機對照試驗（randomised controlled trial）當中，報告自己攝取少量水果和蔬菜（每日 <3 份）者持續他們平日的飲食方式，或是增加這些食物到每日480 克，並且每日多飲用 300ml 的果汁持續 12 週。[註44] 在研究結束之後，儘管血液中的維生素 C 值增加，研究員還得到以下發現：

「在抗氧化能力、DNA 損傷和血管健康（vascular health）數值上，沒有顯著的改變……（因此）為期 12 週的干預，與在抗氧化狀態，或是淋巴細胞 DNA 損傷的效果，並沒有任何關聯。」

這樣是不是在外源性毒物興奮效應的烈火上澆上了一盆冷水呢？

由於環境中的毒物興奮效應被錯誤地延伸，到了分子也能產生外源性毒物興奮效應的地步，因此在此造成了許多混淆。它們兩者在根本上是完全不同的個體。儘管它們都能創造少量的氧化壓力，植物分子也會附帶損害我們的身體，而環境中的毒物興奮效應則無這樣的效果。在異硫氰酸脂的例子中，這些分子會在甲狀腺與碘競爭，並且就和煙草煙霧、重金屬，和其他已知毒素一樣，會以相似的方式損傷 DNA。**食用蕓薹屬植物或是其**

他植物既沒有明顯效益（正如先前提及的蔬菜介入試驗）——而且它們還有可能會傷害我們——況且，我們不必仰賴它們，就可以達到強健的抗氧化水平，那為什麼我們還要吃它們呢？

在下一章中，接著檢視針對多酚的健康效益聲明時，我們也會看到同樣的模式。研究員似乎太急切且短視近利地，想要專注於植物分子單面向的潛在效益，而很少會停下來思考該分子對於人體整體的帶來的效果。由於這些分子並非源自於我們的作業系統，所以總是暗藏著圈套。研究者們可能可以向我們呈現，單一的細胞程序中的明顯效益，但當進行更深入的研究的時候，附帶的損傷則會出現在其他地方。我們的系統終究是沒那麼相容。

基本上來說，這些植物化合物只不過是分子而已，而就像是合成的藥品，它們應該被視為類似的東西。不管是臨床醫師或是病人，都應該知道每種藥品都有副作用。那為什麼對於植物分子，我們輕易地就忘卻了這一點呢？每種對我們的作業系統而言為異質的分子都會有副作用，但說到植物化合物，這個概念往往不被納入考慮。我們被灌輸說植物分子根本上就是有益的、不會傷害我們，它們的存在就是為了改善我們的健康——而我們也盲目地接受了這項見解。事實卻是完全相反的。就像我們在前一章中探討過的，植物有它們自己的圖謀——而這絕對不是被吃掉。它們所製造出的分子們對人類沒有獨一無二的益處。它們不會讓我們變成超級人類。最終只會耗損我們的健康，不論是緩慢地或者迅速地，總之，絕對是無法避免地。

● 研究的種類

隨著我們的冒險繼續進行，並且開始鑽研越來越專精的科學文獻，我想要花一點點時間來解釋一下，幾種我們可能會遭遇到、不同類型的研究。我們所會檢視到最有價值的研究類型，會是所謂的介入性研究，也就是多組人類或是動物暴露於特殊的飲食變化，或是受到引進特定化合物所介入。

在一段固定的時間中，這些族群接著受到觀察，並且，發炎或是 DNA 損傷的參數值也受到監視。

介入性研究通常會有一組對照組，也稱作安慰劑組，而研究人員和受試者雙方可能都會被「遮盲」（blinded），對何組接受的是安慰劑並不知情，或是有效化合物。在人類試驗中，受試者也會被隨機分配至對照組或是介入組中。這個過程被稱作「隨機分派」（randomization），而也就是人類試驗學術用語「隨機分派、雙盲（double-blinded）、安慰劑控制組設計（placebo-controlled）」的由來。很顯然，人類研究比動物研究要來得更加有價值，但當情況只允許動物研究的時候，我們也只能盡力而為了。

另一個我們所會討論到的主要科學文獻類型，口語上被稱作流行病學（epidemiology）。流行病學研究與介入性研究迥然相異。在這一類的研究中，沒有控制組或安慰劑組，也沒有實際的介入。這些是根據群眾所進行的研究，由研究人員針對參與者實施問卷調查各種生活方式因子，例如飲食和運動，接著再分別進行推延（prospectively）（向未來）或是回溯（retrospectively）（向過去）檢視，來試著尋找飲食或是行為模式跟健康結果間的關聯性。

這一類研究的限制很快就被彰顯出來。就像 SpuriousCorrelation.com 這個網站幽默地指出，關聯性不代表有相當的因果關係。看看一下這個圖表，就可以驗證這個論點。

緬因州離婚率對應於人均人造黃油攝取量

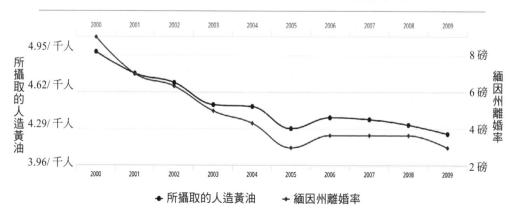

正如你所見的，在緬因州 2000 — 2009 年的離婚率，與人均人造黃油攝取量有著高度關聯性（99.26％）。隨著這些年間的人造黃油攝取量降低，這個北方州的離婚率也下降了。這代表吃人造黃油造成了緬因州的人們離婚嗎？當然不是，這樣假定未免太荒謬了！**只因為這兩個現象有高度關聯性，並不代表我們就可以下兩者間因果關係的結論。**

你看到流行病學有多麼令人誤解了嗎？在這本書稍後的篇章中，我們還會多次引用這個概念，來拆穿肉品對人類有害的迷思。我們很快就會看到，只因為食用更多肉類的人們似乎有著較差的健康狀況，不代表就是肉類造成了這些問題。**大有可能是因為大部分人口配著肉類一起吃的食物造成的：**精製穀類、麵包、糖，還有其他垃圾食物。流行病學無法辨明這些可能性——它只能顯示關聯性，但無法解釋因果關聯——那是介入性研究的功能了。而當我們檢視關於肉類的該類研究，**我們便會發現，它顯然並沒有像那些被流行病學所誤導的研究結論所述一樣，對人類有害。**

● 避開詭雷陷阱

在人類歷史上，當動物蹤跡渺茫，或是我們獵捕行動鎩羽而歸時，我們曾必須得仰賴食用像是雲薹屬的植物來存活下去。然而，很有趣的是，當原住民族文化食用大部分植物時，他們使用特殊的處理方式來解毒這些植物。儘管烹調不會降解毒性，但發酵卻會。這很有可能就是像是韓式泡菜或是德國酸菜這類食物的緣由。當面對食用十字花科蔬菜——如捲心菜——的需求時，我們的祖先發現了他們可以透過發酵處理，來為有害的化合物進行解毒。[註 45]也許他們不認識這些食物中的有毒化合物，但是他們顯然意識到，在發酵後再食用，整體來說，讓他們身體舒適多了。而正如我們會在未來的篇章中看到的一樣，發酵食物如穀類和豆類，也能幫助分解一些（但並非全部）毒素，使得它們更適宜食用。

發酵也會降解大部分在植物食物中存在的多酚。[註 46]就像蘿蔔硫素和異硫氰酸脂，我們也被灌輸，這個化合物對我們是有益的，但就像我們會

在下一章、接著深入我們植物毒素異境旅程時所見的一樣，這個論述也是不正確的，而這些化合物能為我們帶來相當的傷害。我們也應該知道，烹調蕓薹屬蔬菜能降解黑芥子酶，但是蘿蔔硫素還是能透過腸道細菌的黑芥子酶形成。所以，即使你將青花菜煮熟了，你還是會吃下一劑異硫氰酸脂。

　　我們的老祖宗往往比我們所想像的還要聰明許多，而在動物食物稀少時，他們顯然非常善用資源。他們尋找並食用食物的古法包含了許多的智慧，而我相信如果回歸，並且模仿他們的飲食之道，就能快速地帶我們達到最理想的健康狀態。且讓我們接著來討論多酚，以及關於這些化合物的主流敘事也是如何大錯特錯吧！

第五章

獨角獸與童話故事

　　比其他植物分子更甚的是，多酚已經被拿來與「超級食物」一詞劃上等號。它們往往被冠上「抗氧化劑」的稱號，而我們也被灌輸說要盡可能地多攝取它們。每天，似乎都有一個新的公司推出，並大力兜售內含多酚的夢幻補給品、果汁，或是粉末，大力宣稱能夠減低發炎和增長壽命。我們就要來談談多酚究竟是什麼，以及為什麼會有人說它們對我們有益。接下來，我們要討論，為何我要採取截然相反的立場──它們傳說中的益處，不過只是獨角獸童話，也就是想像中的產物。錦上添花（或是錦上添肉？）的是，我還要更進一步地來展現給你看，這些分子事實上可能對我們是有害的。如果你還沒被上一章搞得暈頭轉向，你在這一章肯定會的，所以繫好安全帶了！

　　要不要先快快來上堂化學課呢？我保證輕鬆又簡單！化學這個領域通常被劃分為兩種口味：有機──這與碳基分子有關；還有無機──這跟其他的所有元素相關。我們在人類生物化學中，所見到大部分的分子都是屬於有機類別的。「多酚」這個詞指的是一種有機化合物的分子結構。「多」（poly）意味著多個，而「酚」（phenol）則指的是芳香族（aromatic）的（多個碳間的雙鍵）環結構附帶著一個羥基（OH group）。右頁圖展示了一些我們會在這章中談到的幾個分子，幫助你來理解。如果仔細看，你就看到組成這些化合物的許多芳香族酚環。

　　在植物的王國中，多酚所扮演的獨特角色是植物抗菌素和植物色素。你可能對上一章的內容記憶猶新：植物抗菌素是植物元帥在對抗諸如菌類、昆蟲或是動物時，所使用的武器。例如，白藜蘆醇是葡萄或是其他植物在受到煩人精菌類攻擊時，表皮所製造出的防禦分子。十分有趣、卻不令人

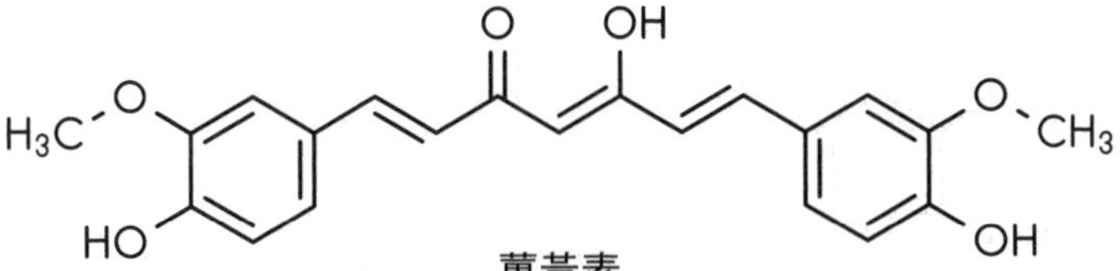

薑黃素

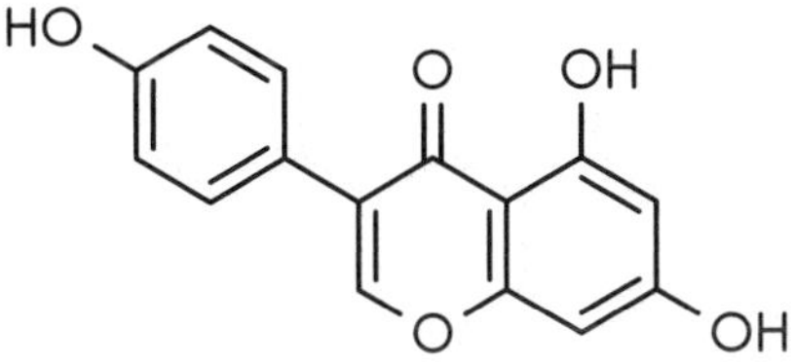

金雀異黃酮（genistein）

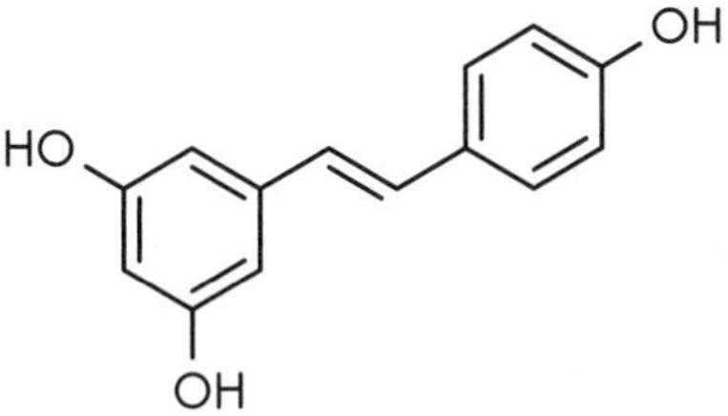

白藜蘆醇

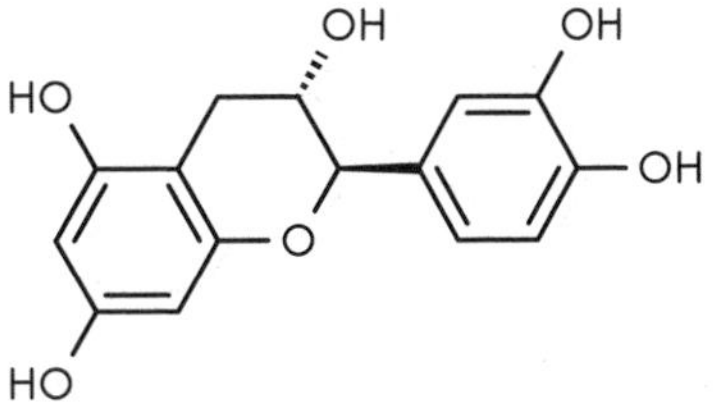

兒茶素

訝異的是，人類和動物在他們的生物化學中，並不會製造出像是多酚這種構造的分子。還記得迥異作業系統的概念嗎？這就是植物和人類在生物化學層面上，作業相異的另一個實例了。多酚就像保時捷零件，在我們人類特斯拉的身體中起不了作用，而特斯拉工廠當然不會製造保時捷零組件。

　　說句題外話，植物所獨力演化出的分子，基於某種未知的原因，能夠對人類產生益處——這整個前提對我來說有一點牽強附會。在150億年前，當我們還不過比一坨單細胞大上不了一些時，我們與植物的演化路徑就分家了，而一個在植物演化過程中產生的分子，更別說是其他上千個分子，能夠真的對我們人類有幫助……你自己想想這樣的機率有多低！

如果多酚是由植物、為了植物所製造出來的，為什麼我們會受到「它們是魔法化合物」這個概念排山倒海的襲捲呢？絕大部分指出多酚益處的**數據**，都來自於流行病學研究。但是流行病學研究並沒有任何的介入。這些研究不過只是人口飲食調查，接著進行健康結果的觀察罷了。儘管有許多流行病學研究呈現食用含有多酚之水果和蔬菜，以及健康結果改善在某種程度上的**關聯性**，[註1] 許多介入性研究完全沒有揭露任何一丁點的益處。[註2,3,4] 我們不能犯下混淆關聯性以及因果關係的錯誤。流行病學研究不會向我們說明任何因果關係，而只能留給我們作出潛在因果關係的假設空間。在一個完美的世界中，流行病學研究會被拿來產出關於飲食，以及健康結果之間可能關聯的假設，接著才會透過介入性研究驗證。

　　但不幸地，在營養學的世界中很少進行介入性研究。它們十分耗費精力和財力，而且誰又從能告訴人們該改變飲食中獲利呢？大部分醫藥的介入性研究都是由製藥公司所贊助的，如果他們的金童分子產出了令人注目的數據，就能大撈一筆了。如果一項介入性研究呈現出吃肉對你是好的，牛隻畜牧業並不會發財。他們可能可以加減賣出幾塊肋眼排，但這跟製藥公司挖到分子金礦時發的億萬大財可是一點都不能相比啊。

　　好消息是，現今已經有人做過關於富含多酚的水果和蔬菜的介入性試驗。在上一章中，我已經詳細地談論過它們。正如我們看到的，許多這些在飲食中包含大量水果和蔬菜的試驗，都在證明多酚益處——針對炎症、DNA 損傷，或是免疫學指標——上失敗了，在其中一個案例中，這樣的介入還是**有害的**。[註5]

　　但這怎麼可能呢？許多流行病毒學研究展現了，食用水果和蔬菜以及健康結果進步之間關聯性，怎麼介入性試驗卻明顯指向相反的結果呢？這樣的事態其實是很常見的。當流行病毒學產出的假說被放到介入性研究中實驗時，它們錯誤的情況往往比正確的情況來的多。在水果和蔬菜與健康結果的案例中，有一個很大的問題叫作「干擾」（confounding），會使得該數據無效化。干擾因子以各樣的型態存在，而在這個案例中，最有可能的干擾因子就是健康使用者偏差（healthy user bias）和不健康使用者偏差

（unhealthy user bias）。

● 健康使用者偏差問題

好好思考一下，過去七十年來，也就是進行這些流行病毒學研究的年間，關於植物和動物食物在西方世界的敘事。在 1930 及 1940 年代，肉類、脂肪，以及其他動物食物被視為健康的飲食選項，能夠讓你變得更加強壯有活力。接著，突然之間，在 1950 年代左右，這個敘事開始產生了戲劇性的變化。我們被教訴，奶油對我們有害，飽和脂肪會讓我們得心臟病，並且，我們應該要吃更多的植物食物和植物油。整體而言，這就是從那個時代開始的敘事綱要。

數十年以來，美國心臟協會（American Heart Association）以及其他組織們都告訴我們，應該進行低脂飲食，以及多吃富含碳水化合物植物食物、少吃動物食物。在同一時間，肥胖、糖尿病以及心臟病的比率大為攀升。哎呀！妮娜・泰柯茲（Nina Teicholz）在她了不起的著作《令人大感意外的脂肪》（*The Big Fat Surprise*）中娓娓道來，妮娜揭穿了這個時代中，在反脂肪政策中參一腳的粗製濫造假科學、財團獲利，以及政治利益的真面目。幸好，這些欺瞞已經開始被沖刷而去，然而，過去的七十年間，這些思想還是在我們的觀念與肉體上形成了桎梏。

在過去的七十年中，什麼樣的人食用了大量的蔬菜呢？是那些聆聽主流營養學建議，並且試著健康生活的人們！這些人當時也很有可能同時在從事其他類型的健康行為，例如冥想、減低壓力、注重睡眠、運動，以及避免垃圾食物。因為水果跟蔬菜並不便宜，食用它們的也很有可能是高社經地位的人們，也意味著這些人能夠得到良好的醫療照護。

要是這些更良好的健康結果，是由健康的行為帶來的，而非像是那些流行病學研究所指出的水果和蔬菜呢？要是我們能夠在世界上找到一個地方，在那裡，過去七十年間並非水果和蔬菜稱聖，而動物食物下地獄呢？如果我們對這個想像中的人口進行流行病學研究，那我們的研究結果又會

是如何呢？振作啊，親愛的讀者，因為這個地方確實存在，而且已經進行過關於飲食和健康結果關聯性的流行病學研究調查。令人難過的是，這些研究往往受到忽視，因為它們並不符合西方主流媒體所要宣傳的故事。

在亞洲，過去七十年來對於植物和動物食物的敘事，與西方的觀點大不相同。在東方文化中，肉類和動物食物一直都被中視為極重要的成分，並且在價值觀上，與富貴和力量相聯結。不出意料地，在亞洲人口進行的流行病學研究，呈現了一個和西方人口非常不同的風景。在其中一項研究中，針對來自孟加拉、中國、日本，以及韓國的 112,310 名男性和 184,411 名女性，研究員檢驗各類的死因——包括心血管疾病（CVD）（cardiovascular disease）和癌症——並進行為期平均十一年的追蹤。文獻作者總結了這項大型研究的發現如下：

> 「我們所調查之群體分析結果，並未提供總體肉類攝取會帶來高死亡風險的證據，而提供了與紅肉、家禽肉，以及魚類／海鮮之逆相關（inversely associated）的證據。在亞洲國家中，**紅肉攝取與男性中CVD 死亡率、女性中癌症死亡率呈逆相關。**」[註6]

在受到研究的亞洲國家中，紅肉**攝**取與男性中**較少**因心血疾病死亡，和女性中癌症死亡率**較低**的風險呈相關。這是不是在紅肉會造成心臟病和癌症，還有只有植物可以從這些疾病中拯救我們的念頭上，澆了一大桶冷水呢？

還有另一個研究，從 1984 到 2001 年，在日本針對 3,731 名男性與女性的中風率和飲食做觀察。該研究發現，「大量食用動物脂肪和膽固醇與腦梗塞（cerebral infarction）的死亡風險降低相關。」[註7]

嘖嘖……

再次地，我們看見在亞洲族群中，食用動物食物，與更為良好的健康結果呈關聯性，在這個案例中則是中風。這兩個研究都屬流行病學研究，也因此總是具有它的限制，但是，它們和許多其他的調查，都呈現出與在

西方所進行的研究大不相同的風景。這個對比挑戰了後者的研究結果有效性，並且強烈地指向健康使用者偏差作為干擾因子的可能性。

　　健康使用者偏差的問題在於，即使有超級聰明、超會計算的統計學家在進行流行病學研究，就算使用了最精密的統計模型，還是不可能將全部的健康行為納入考量。[註8] 能夠充分闡述這個現象，以及該現象又是如何地讓解讀流行病學數據變得如此困難，以下案例便是個很好的例子：在英國，針對21,000具有「健康意識」的公民所進行的研究。這一個族群中，有8,000個人是素食主義者，而剩下的13,000人則是葷素不忌。儘管在這個研究結果中，英國的素食主義者與整體人口相較之下，死亡率較低，他們的死亡率卻與其他從事各種健康行為的非素食主義者相仿。該研究發現：

> 「英國素食主義者的死亡率（mortality rates）與整體人口相比之下較低。他們的死亡率（death rates）與比較（comparable）非素食主義者相當，指向該益處可能是由非飲食的生活風格因子所致之可能性，例如抽煙習慣的不盛行，以及廣泛高社經地位，或是其他飲食層面之習慣，而非避免肉類及魚類之攝取。」[註9]

　　於是，這項研究的作者們得出了結論，有可能是兩組人們中的健康行為帶來了死亡率的方面的進步，而不是因為素食主義者避免了肉類和魚類的攝取。如果研究人員只將素食主義者組，拿來跟英國整體人口相比較，乍看之下可能會像是他們的飲食習慣造成了壽命的延續，而這也正是為什麼健康使用者偏差容易誤導研究。在未對研究方法，或是研究中潛在的干擾因子，或是限制進行解釋的情況下，就在媒體上分享這一類的研究是很常見的。這麼做不只是給社會大眾幫了倒忙，而且也十分容易誤導人，導致在健康建議上，造成了許多不必要的混淆和普遍挫敗感。

●詹姆斯・迪恩（James Dean）這一型

在這枚硬幣另一面的，則是不健康使用者偏差。在我們討論過健康使用者偏差之後，我敢打賭，你一定能猜到它的意思是什麼了。由於在過去七十年的西方文化中，肉已經與不健康的可能性扯上了關聯，吃更多肉的人們則是叛逆者，這一點是個會造成干擾的事實。這些人們是詹姆斯・迪恩型的人，不在乎他們被教導應該做些什麼。即使有人告訴他們肉不健康，他們還是會繼續吃肉。於是，除了吃肉以外，他們也有可能會繼續抽煙、騎重機、不運動，並吃一大堆的垃圾食物。這些人們從事非常少量的健康行為，也就是我們先前看到會帶來健康和長壽的行為。

這本書的前提是，飲食是決定我們之所以健康或者會患上疾病**最重要的關鍵性因子**，但除了食物以外，**其他的健康行為**也扮演了相當重要的角色。在東方以及英國所進行的流行病學研究指出，這些非飲食習慣的行為。對素食主義者來說是有益的因素。再者，許多指出食用肉類和不良健康狀況間關聯性的流行病學研究，可能反映到了健康行為的缺乏，而不是食用肉類的效果。換句話說，我們不能把汽水、麵包、垃圾食物、抽煙，和久坐習慣的過錯都歸咎到了肉類上了！這就是不健康使用者偏差的應用。

現在，你已經了解到了在探討植物化合物潛在利益時，會遭遇到的一些流行病學的優缺點利弊，還有它的限制，我們要來接著探索一些最被推崇的分子們了。我們會討論白藜蘆醇，以及關於它們會幫助我們活得更久的說法；還有薑黃素，還有這個分子能夠消除我們體內炎症的保證。我們還會討論到一些其他的分子，例如大豆中可以找到的類黃酮（flavonoids）、槲黃素（quercetin）、單寧、還有咖啡中的多酚，並且說明為什麼它們為何並沒有像我們所被教導的一樣，是童話裡金光閃閃的亮粉。有太多種植物多酚分子了，無法一一道來，但是好好檢驗以上這些分子，就能夠充分地為我主要的論點提供說明。

● 薑黃的黑暗面

你知道雜貨店裡那些長得像異形，裡面是亮橘色的根莖類植物嗎？沒錯，我說的就是薑黃，它是薑的表親，內含有多酚化合物薑黃素，有許多關於後者生物活性的研究。據稱，它是一種消炎劑，從阿茲海默症（Alzheimer's disease）到勃起障礙（erectile dysfunction）——基本上還有其他地表上所有的疾病——無所不治。但這些主張是否有任何根據呢？研究結果呈現的究竟是什麼？對於薑黃素療癒潛力和風險，研究人員提到，在這個分子上所觀察到之大部分的益處，是來自使用了劑量遠高於正常食用薑黃之人體的試管研究（test-tube studies）。[註10,11] 這些研究員們也強調，有大量證據指出薑黃素也有負面效果：

> 「有相當多的報告指出，在特定情況下，薑黃素可能導致毒性……依劑量與時間，薑黃在好幾處哺乳動物細胞株中，造成了染色體畸變（chromosome aberration）誘導（induction）……所收集的數據展現了，在足以帶來正面效果的相當濃度時，薑黃素能誘導 DNA 損傷和染色體改變，在體外及活體內都是如此。舉例來說，薑黃素（曾）被發現，在細胞中，會誘導粒線體和細胞核基因組的 DNA 損傷。由於誘導 DNA 改變是致癌作用（carcinogenisis）常見的現象之一，這些報告也喚起了對於薑黃素安全性的憂慮。」[註10,11]

就像我們先前所討論過的一樣，損傷 DNA 是一件很糟糕的事情。而薑黃素顯然便會這麼做，同時還會製造出會造成氧化壓力的活性氧物種（自由基），傷害其他細胞結構。有看到這個熟悉的模式了嗎？在這弄錯身分的恐怖案例中，被用來當抗氧化劑行銷的分子，又再一次地，其實根本是促氧化劑。在薑黃素的例子中，部分的氧化壓力可能來自於：它會對我們抗氧化防禦系統中的一些酶進行不可逆改變作用，例如硫氧化蛋白還原酶（thioredoxin reductase）。[註12] 薑黃素也已被發現會透過抑制第二型拓樸

異構酶（topoisomerase II）── 這種酶能幫助 DNA 解旋（unwind）與修復 ── 來誘導 DNA 損傷。與癌症相關的還有，它也被發現會使 p53 失活（inactivate）── 這是一種抑制腫瘤、非常強大的基因。[註 13,14]

哇！這麼具有潛在危險性的東西，怎麼會已經在某些文化中飲食的部分中，有好幾百年歷史啊？且說，我們的身體其實是很聰明的，特別是遇到像是薑黃素這樣的植物化合物的時候。而在普通的情況下，身體其實根本不太會吸收它們。薑黃素的生物有效性幾乎低到無法察覺，而如果有被吸收的部分，則是很快就會在肝臟解毒並排泄。我們體內因食用薑黃所吸收的薑黃素量，通常都非常低，而身體也會快速地排出它們來避免毒性。

隨著薑黃素可能會是某種萬靈藥的希望萌生，研究人員和保健補給品製造商無所不用其極地，試著規避我們身體的自然防禦機制。許多薑黃素製劑現在會使用胡椒鹼（piperine）── 一種源自黑胡椒的化合物 ── 來大幅提升被吸收度。胡椒鹼作用的方式在於抑制一種叫做 UDP 葡萄糖醛酸苷轉移酶（UDP glucuronosyltransferase）的酵素，該酵素作用於薑黃素解毒的第二階段。藉由抑制它來提升薑黃素的值。[註 15] 基於我們現在所學到關於薑黃素的一切，你還會想要我們體內有多上 2,000 倍這種能造成龐大氧化壓力、損害 DNA，還有關閉腫瘤抑制基因的鬼東東嗎？

● 肝臟的解毒路徑

在繼續談下去之前，且讓我們先來探討，我們肝臟中對於外來分子的不同解讀系統吧。它們可以被分做兩大類：第一階段與第二階段路徑。第一階段路徑由一大群酵素所組成，又被稱作細胞色素 p450 超家族（cytochrome p450 family），通常會透過氧化、還原、水解，以及環化作用（形成環結構），將脂溶性分子轉為水溶性型態。一旦轉變之後，我們體內的外來分子以及被分解的產物就會經過第二階段解毒，在這個過程中它們會與葡萄糖醛酸（glucoronic acid）、穀胱甘肽、硫酸鹽（sulfate），或是甘胺酸配對。透過這兩道程序，我們的身體將廢物與毒素轉化為能從

糞便或尿液排出的型態——這個過程有時也被稱作第三階段解毒。

　　稍微離題一下，敏銳的讀者可能會注意到，與一般流行的認知不同，我們的肝臟並不會儲存毒素，其功能反而比較像是毒素改造與排泄的中樞點。不論是在何種飲食法中，肝臟都是一種極為營養的食物，而非像是普遍認為的那樣是「過濾器」。肝臟中當然沒有積滿了一輩子所有的毒素，但你可以感謝這個美好的臟器幫助你每天排除這些毒素。

　　精確地來說，肝臟應該被視為是我們的「主要解毒控制中心」，裡面有著對應到第一階段與第二階段解毒路徑的調節刻度盤以及控制桿。在三種不同的解毒階段中，必須維持精妙的平衡。假使其中一個階段沒掌控好，我們就無法排泄出身體得排除的有害物質了。回想一下胡椒鹼，那個能夠抑制第二階段解毒過程葡萄糖醛酸化（glucoronidation）的植物化合物。當你吃下黑胡椒，或是服用含有胡椒鹼的薑黃素補給品時，體內的 UDP 葡萄糖醛酸苷轉移酶就會受到抑制，無法再透過葡萄糖醛酸配對過程來解毒薑黃素了。它也無法再解毒任何其他需要與葡萄糖醛酸分子結合的物質。火上加油的是，薑黃素本身也會抑制參與解毒第一階段中的 CYP450 酶（譯注：即細胞色素 p450 超家族簡稱）。[註15] 這個破壞王可是會為我們精巧的解毒系統作業帶來雙重打擊的。

　　然而，不只有薑黃素和胡椒鹼這兩種植物分子會擾亂我們肝臟的解毒能力。還有成千上萬種植物和藥品化合物能夠這麼做。當這些異生（外來）分子突然獲得主控室的鑰匙時，它們便會四處奔跑，胡亂轉動調節刻度和隨意拉動控制桿，進而可能導致巨大的新陳代謝混沌狀態。大事不妙哦！

● 治本不治標

　　你現在可能已經理解到，我並不認為我們應該允許像是薑黃素或是胡椒鹼這樣的植物分子進入主控室，但是，是否至少有一些研究展現出了薑黃素的好處呢？確實，有些證據呈現出它可能有抗發炎的特性。但我對於這項使用薑黃素的目的有兩項主要議論。第一點是，植物化合物和藥物兩

者都只是分子，而所有外來的分子在人體中都有帶來負面副作用的潛力。這個概念在醫學中是常識，但在面對植物分子時，我們好像就忘了這一點。就算薑黃素確實有些抗發炎的好處，它顯然也有一些糟糕的副作用。我們不會在服用布洛芬（ibuprofen）、美林（Motrin）或是萘普生（naproxen）、愛利福（Aleve）時，誤以為這些分子不會有副作用，同理，在面對薑黃素或是其他植物分子時，我們也不應該犯下這樣的錯誤。就像你會在這個篇章中持續見到的一樣，植物分子絕對有能力傷害到我們！

我還有第二個更大的議論，就是我們竟是如此迅速地尋求薑黃素或是其他「抗發炎」植物化合物，來作為我們治療炎症的主要管道。儘管體內出現發炎狀況通常不是什麼好事，它卻是能指出體內有些事物失衡，一項有價值的信號。與其下意識地投放大把抗發炎分子——不管是使用來自植物還是人工合成——來治療，**我們首先應該做的，應該是去了解發炎的成因是什麼**。不論是主流還是另類臨床醫生，都在不經探尋炎症根源的狀況下，就使用抗發炎分子來進行治療，這樣的情形我已經屢見不鮮。在一次最近的演講中，我問了滿屋子的內科醫師和醫科學生：炎症的定義是什麼？沒有人能夠給出一個好答案。在醫學院時，我們被教導「炎症」一詞，卻從未被挑戰去對它的意義做更深入的思考。炎症是大部分慢性疾病的根源，這一點是相當清楚的，但我們大部分的人還是沒有真的了解它究竟是什麼。

就生物層面來說，炎症是免疫系統的激發（activation）。免疫系統極為複雜，由許多不同種類的細胞所組成。當它受到激發時，這些各類的細胞會透過一種叫做細胞激素（cytokine）的物質，行經身體各處並且通過血腦障壁（blood/brian barrier），向其他細胞傳遞有哪裡出錯的訊息。簡單來說，炎症發生於我們免疫系統被激發和激怒的時候。比起悠閒地在海灘上邊享用 Topo-Chico（譯注：來自墨西哥的氣泡礦泉水品牌），一邊欣賞潮起潮落，我們的免疫系統更像是在臭氣熏天的健身房裡，一邊大放吵死人的重金屬樂，一邊重拳狂揍沙包。

就像氧化壓力一樣，炎症並非總是壞事。在我們的存在中，它一直都是我們生理機能中基本的一員。當你割傷自己、生病，或是摔斷骨頭時，

免疫系統必須得參與修復創傷和與入侵者作戰的過程。這就是免疫系統的任務。但上述的這幾種狀況已經不再是會殺死我們，或是減低我們生活品質的主因了。在近代歷史中，人類受到炎症驅使的慢性疾病摧殘情況變得日益嚴重。我強烈地相信，我們今日所罹患的大部分——如果不是全部的——慢性疾病，在本質上都是炎症或是自體免疫（autoimmune）。當我們的免疫系統開始將自己的身體視為陌生異物，並當成入侵者攻擊，所產生的情況就稱作自體免疫。在這兩種情況下，免疫系統都扮演了主角。事實上，我甚至會說，在慢性疾病的脈絡中，炎症和自體免疫基本上都在描述不適當的免疫系統激發。肆虐西方文明的慢性疾病在本質上是炎症，而為了要矯正這些情況，我們必須去了解是什麼刺激了免疫系統，而非使用補給品和藥物來掩蓋免疫系統的激發。使用薑黃素來「降低發炎」，只是掩蓋了我們身體對於失衡所產生的自然反應，這樣的介入反而是誤入了歧途，無法引領我們得知這個問題起出的根源。再者，活性氧物種在人類體內扮演了無價的信號傳遞角色，而費勁去消滅所有的自由基不免是弊大於利。理想健康狀態包含了氧化和還原反映的平衡，並非代表要完全終止我們體內的這些反應。不意外地，很多進行了抗氧化介入的研究，都顯示死亡後果的增加。[註 16,17]

● 炎症的根本原因

這個時候，我打賭你一定已經開始問下一個邏輯問題了。你理解了我對於炎症和自體免疫的闡釋，也願意接受這些可能真的就是慢性病的根本原因，**但是，炎症和自體免疫的根本究竟又是什麼呢？**問得好，親愛的讀者。你剛剛發掘了這本書所在探尋的最重要問題。事實上，我相信這也正是西方醫學所應該回答的最重要問題，而也是西醫被設計出來原始的初衷。令人哀傷的是，我們的醫療體系被藥品和科技的花言巧語所勾引，現在正被閃亮亮的最新藥丸、補給品，或是掃描儀器耍得團團轉呢，根本沒空回想起它原始的任務。

有許多事物能夠引起發炎，但我們餵給我們身體的食物，是其中最主要的因素。像是壓力、睡眠不足，或是環境中的毒素都是因素之一，但我們所食用的食物遠比這些因子要來得更具有影響力。只要一毫克（千分之一克）或甚至是一微克（百萬分之一克）那麼微量的藥物分子，就能夠大力衝擊我們的生理機能。數公斤的食物，也就是比這些高出數百萬倍的量，又會怎麼對我們的生理機能產生深遠的影響呢？這就是為什麼我們對人類使用說明書的尋求是如此的重要。

理解人類應該要吃什麼才能蓬勃發展並且避免炎症，就是我的探索標的，以及我們在這本書中共同歷險所要尋找的寶藏。

當食物造成炎症時，其主要的發生途徑是損傷我們的腸子，接著激發我們住在纖弱腸子皮膜細胞層另一側的免疫系統大軍。食物的抗原（antigens）照理不應該穿透腸黏膜——但當這樣的情況發生時，它們就會看起來像是入侵者，造成免疫系統呈高度警備。產生的結果就是胃腸障壁功能失效，以及隨之而來的免疫系統激發，這個情形也被我們口頭上叫作「腸漏（leaky gut）」，而它似乎也在我們今日所經歷的慢性疾病的之根。

於是，哪些食物會損傷胃腸皮膜，造成「腸漏」，並可能順流而下引燃免疫系統呢？哪些食物充滿了毒素、化學兵器，還有反營養素——恰好就是設計來導致這些情況發生的呢？你猜對啦：植物食物！動物食物中有類似的毒素和兵器嗎？才沒有。動物不需要這些東西，因為牠們可以戰鬥或逃跑。沒錯，是有一些像是毒青蛙或是河豚之類的罕見例外，但沒有人的飲食中是以牠們為主的。在構成我們飲食的主要動物食物中，並沒有固有的化學毒素存在——全劇終。

你很驚訝嗎？我敢打賭，就算我們還只在本書較前頭的篇章，這個結論也不會是什麼驚人的大衝擊。隨著我們的旅程繼續，關於這點我們還會進行更深入的討論。但現在，讓我們回到原訂計畫吧，並且來看看其他幾種多酚分子，我們會繼續探究它們為什麼或許沒那麼振奮人心。

● 避開類黃酮

在帶有酚環結構的植物分子家族中，有一族叫作類黃酮，它們深得大眾之諂媚。類黃酮族相當龐大，並且包含了花青素（anthocyathin）（作為色素，可在莓果皮中找到）、異黃酮（isoflavones）（可在大豆中找到）、兒茶素（茶中的化合物），以及黃烷 -3- 醇（flavan-3-ols）（可可中出現的分子）。主流說法表示，這些化合物是「抗氧化劑」，且有益健康。然而，就像我們已經學到的，這些主張其實有些誤導人。植物分子總是無法直接作為抗氧化劑作用於人體，而如此干擾我們的氧化還原平衡並不會帶來什麼助益。類黃酮的故事和蘿蔔硫素相似。當這些分子幫助氧化壓力參數取得進步時，它們靠得是在 NRF2 系統先作為促氧化劑。它們也被研究出會在我們身體各處帶來連帶的損傷效果，只是這一點往往都被忽略了。它們的存在本身應該要帶有警告標示，但很可惜的是，並沒有。

類黃酮最大的問題之一，就是它們作為內分泌干擾物（endocrine disruptors）的能力。

由於它們結構與雌激素極為相似，這整族的分子都已被研究發現會激發 17B 雌激素受器（17B estradiol receptor）。[註 18,19] 在下圖中，你可以看到雌激素分子和類黃酮分子槲黃素（來自洋蔥）以及金雀異黃酮（來自大豆）的相似性，並瞭解為什麼我們的身體可能因此而被弄糊塗。

金雀異黃酮　　　雌二醇（estradiol）　　　　　　槲黃素

在一項關於雌激素與類黃酮分子受器結合的實驗中，作者陳述：

「可從現有的許多報告推論，類黃酮植物性化合物具有干擾荷爾蒙的能力，特別是作為環境雌激素。類黃酮的這些內分泌干擾效果可從以下範例中得知：食用三葉草的綿羊、被餵食富含大豆食物的獵豹，都曾表現出不孕症、生殖異常，以及腫瘤。」[註19]

噁！

大豆中的異黃酮也是在人類和動物身上著名的內分泌干擾物。[註20,21,22,23]在男性中，大豆攝取也與高比率的不孕性和精子品質不佳呈相關性。[註24]在這份檢視多酚潛在風險的綜述論文中，作者寫道：

「大量攝取異黃酮已被發現和動物生育力下降，以及更年期前女性反黃體激素（anti-luteinizing）效果呈相關性。此外，也有人對於嬰孩攝取大豆為基底的奶粉而接收到大量的異黃酮，進而產生的性成熟問題提出相關疑慮。這對於男性嬰孩來說特別重要，普遍來說，他們在從出生到六個月大的期間會展現黃體激素分泌的現象。」[註25]

不論是對男性還是女性來說，植物化合物干擾荷爾蒙信號的傳遞顯然都是一件非常糟糕的事！在兩性中，適當的雌激素和雄激素平衡，對性慾和會對荷爾蒙起反應的組織——如乳房、前列腺、卵巢，和睪丸——都至關重要。不管是來自植物還是環境，就算只是小劑量能夠干擾內分泌的化合物，都會導致失調。而就像我們會在這一章後面看到的一樣，白藜蘆醇已被發現會激發雌激素受器，產生干擾荷爾蒙的效果。我們真的會想要攝取會擾亂我們珍貴下體的植物化合物嗎？

大豆真的是個演技很差的演員，而內含如金雀異黃酮這樣的異黃酮，也會在甲狀腺方面，對內分泌過程造成負面影響：

「再者，受到補充金雀異黃酮飲食的大鼠，也被觀察到其甲狀腺過氧化酶（peroxidase）的活動下降。這些金雀異黃酮在甲狀腺功能所產生的效果在碘缺乏症的案例中更為顯著。這使得因大豆飲食而暴露在高劑量金雀異黃酮的嬰孩特別引人擔憂。」[註25]

甲狀腺過氧化酶是製造具有活性的甲狀腺素所必須的酵素之一。減低或是抑制它的活性，會引起這些激素的下降，並在身體各處導致各種負面效果。茶中的兒茶素也被發現與動物樣本的甲狀腺異常，以及甲狀腺過氧化酶和其他合成甲狀腺素所需的酵素值降低相關聯。[註26]甲狀腺素數值不足會造成倦怠、憂鬱、體重增加、寒冷耐受性、腦霧，以及許多其他症狀，讓人無法激進過活。

大豆和內含的異黃酮化合物，似乎也會使我們對病原體的發炎反應變糟。在一項最近的研究中，有 250 名受試者接受了一種會激發免疫系統的細菌細胞壁成分（bacterial cell-wall component）。發炎指標的結果——包括 IL-1、IL-6，以及 TNF-alpha——在食用最多含大豆食物的人們身上都較高。[註27]這方面還需要更多研究，但類似這樣的調查，指向了異黃酮和其他大豆中的化合物對我們的免疫系統並不是很有益的可能性。

不過，異黃酮的暴走還不僅於此。槲黃素——一種可以在洋蔥、莓果、葡萄和彩椒中找得到的分子——已知也會作為內分泌干擾物，並刺激雌激素信號傳遞。它透過與雌激素受器配對，以及透過抑制兒茶酚 -O- 甲基轉移酶這個酵素——又被稱作 COMT——來干涉雌激素的分解。[註28]一篇研究槲黃素對於雌激素影響進而促進癌症潛力的綜述論文作者們指出：

「金雀異黃酮抑制了兒茶酚雌激素（catecholestrogens）的 O- 甲基化（O-methylation）並使得 2- 和 4- 羥基雌二醇在腎臟的濃度提升 60-80％。這可能導致兒茶酚雌激素的氧化還原循環增加，以及羥基雌二醇引起的腫瘤生成。」[註29]

猜猜看還有誰是內分泌干擾物呢？我們上一章談過那些獐頭鼠目的傢伙們，「生而為惡」的異硫氰酸脂幫——它們也會擾亂我們的荷爾蒙。生捲心菜萃取物、發酵捲心菜，還有抱子甘藍在乳癌細胞培養的模型中，都會刺激雌激素的信號傳遞。[註30] 當一個化合物在細胞培養模型中刺激雌激素信號傳遞時，它們在我們的體內也會有相似的作用，而不論對男性或女性來說，這通常都會產生傷害。不管是遇上哪種尺寸跟形狀的植物雌激素，都把你的重要部位給藏好吧！

我還想要強調，那些號稱是類黃酮益處的主張，根本算不上經過科學證實。被研究地最多的類黃酮化合物是來自可可的類黃酮。這些化合物在一些研究中被發現對動脈健康有益，但對於其他方面則沒有表現出任何好處。

「儘管在一項研究中，可可類黃酮（990 / 520mg / d）降低了胰島素阻抗、血壓，以及脂質過氧化作用（lipid peroxidation），並且在 3 項認知作業（cognitive task）中，有兩項表現取得了進步，**仍有多項研究在認知功能上無法得出任何進步的結果。**例如，受試者中，在施用含有 750mg / d 類黃酮巧克力產品長達 6 週後（43），仍沒有任何認知表現上的進步。以及在中年志願者中，進行了 30 日的 250 或 500mg 可可類黃酮藥物施用之後，仍沒有任何工作記憶作業上的進步……最後，最近的一項研究也評估了單次劑量以及 30 日 250 / 500mg / d 可可類黃酮於健康中年受試者的效果，**並無法證明在認知功能上有任何實在的效果。**」[註31]

對於類黃酮主流健康效益的主張，如果你還猶豫不決，不知是否該相信，請記得我們先前所討論過的那項驚人的研究，也就是在飲食中去除所有類黃酮之後，反而導致氧化壓力和發炎指標的進步。[註5]

所以，如果薑黃素會損傷我們的 DNA，而類黃酮會擾亂我們的荷爾蒙，這些傳說中的魔幻獨角獸多酚們是否還能透過其他方式傷害我們呢？你猜對啦！我們現在可是身處險境，不過且讓我們繼續我們的重要探查吧——

也就是這一群化合物的危險性。

● 干擾我們的消化系統

單寧是另一種廣泛分布於植物食物中的多酚分子。它們是防禦分子，用來抑制想吃它們的動物體內的消化酵素，使得它們更加難以被消化。我先前提到過許多草食性反芻動物，像是麋鹿和綿羊，牠們都在唾液中發展出了能夠與單寧配對，並且使其去活性化的蛋白質。在演化過程中有些動物一直都以植物為主食，且似乎都發展出了各種能幫助對付植物毒素的機制，但人類在這一方面則是較為欠缺。因為缺乏這樣的保護機制，在吃下這些分子時，它們便會抑制我們的消化酵素，並削弱消化過程。[註32,33] 在一篇主題為多酚和單寧研究的評論中，作者們寫道：

> 「多酚化合物與其他如蛋白質的巨分子（macro-molecules）形成不可溶複合物（insoluble complexes）的能力，一直以來都被與其包含在動物飲食中所觀察到導致營養價值降低的現象畫上關聯。自然界中的多酚，特別是從植物來源上取出並獨立出來的濃縮單寧，已知在生物體外，會抑制數種消化酵素，包括胰蛋白酶（trypsin）、a-澱粉酶（a-amylase），以及脂酶（liplase）。另外，好幾項飼養實驗（feeding trials）的結果都指出，相似的腸消化酵素活性降低現象可能由餵食高多酚飲食導致。」

異黃酮也能夠作為消化抑制劑，削弱維生素 C 的吸收，並造成淨蛋白質利用的大量減低。[註34,35] 如果我們想要吸收食物中所有的營養素，我們就必須要能夠好好地消化它們才行，而多酚正抑制了這項過程。

正如同我會在第八章所闡述的一樣，植物食物中的營養素不止生物有效性較低，但這些消化酵素抑制劑——如單寧和其他多酚——的存在，更是使得植物食物營養價值愈發降低。

● 細胞分裂和染色體

我在這一章中使用了一些專有名詞，而現在我想要來好好解釋一下它們。在最基本的程度上，我們的基因密碼由核酸鹼基（nucleic acid bases）的字母寫在我們的 DNA 中。寫出你「生命之書」的，是 A，T，C，G 四種鹼基：腺嘌呤（adenine）、胸腺嘧啶（thymine）、胞嘧啶（cytosine）、鳥嘌呤（guanine）。由於 DNA 是一個雙股（double-stranded）結構的分子，在其中一股上的鹼基會透過氫鍵（hydrogen bonds），與它們在另一股上相稱的搭擋配對。大致上來說，A 會與 T 配對，而 C 與 G 配對，製造出一個類似階梯狀的結構，而梯子的橫擋就是這些配對後的鹼基。DNA 分子相當巨大，而了要將它們整齊地打包放入細胞裡，它們會旋繞在一種叫作組織蛋白（histones）的蛋白質上，接著才會工整地打包成染色體。

為了要讓 DNA 開關得以被啟動並轉錄，我們染色體的部分必須得被「解旋」，好暴露出 DNA。我們 DNA 的序列（sequence）組成了我們的基因，而透過解旋來啟動以及關閉基因的方式就叫做**表觀遺傳學**（epigenetics），這個過程受到在組織蛋白上加上與減少甲基族和其他分子所控制。我們不能改變我們的基因，但我們完全能夠改變它們啟動與關閉的方式。怎麼辦到呢？透過飲食和生活習慣囉！這些是我們在生活中所能創造健康最有力的工具。

在這一章中，當我進行關於 DNA 損傷的討論時，我所指的是破壞組成我們染色體的 DNA 股架構。當染色體斷裂時，從染色體的碎片中產生一種稱作微核（micronuclei）的細胞結構。當細胞要進行分裂時，這些受損的碎片便無法被整合至子細胞核中，於是便組成了微核。所有會導致染色體雙股斷裂的因子都會引發微核。就如同我們之後會看到的，這些因子中很多都是植物分子！

●水楊酸——就連蘆筍跟椰子都會傷害我們

雖然，嚴格說來水楊酸並不能算是多酚，但這些分子確實包含一個芳香環（aromatic ring），這些環被植物作為防禦外在攻擊的荷爾蒙。[註36] 它們不像其他的植物毒素一樣那麼受矚目，但仍然相當常見，並且絕對會在許多人身上觸發反應，特別是在第二階段解毒酵素——苯酚硫轉移酶（phenol sulfur transferase）（PST），用以分解水楊酸——帶有多型性的人。[註37] 這些分子不會出現在動物食物中，而已知在素食主義者中，血液中的含量則較高。[註38] 對於水楊酸敏感的常見相關症狀包括頭痛、氣喘、疹子，和耳鳴，而研究已經顯示，從飲食中去除這些毒素，會對有氣喘以及其他有敏感過敏症狀的人們有益處。[註39]

帶有高含量水楊酸的食物包括蘆筍、杏仁、酪梨，櫻桃、油桃（nectarines）、椰棗（dates）、黑莓、椰子以及椰子油、蜂蜜、番茄、馬鈴薯和椰子，以上清單還稱不上詳盡。若是在進行類－肉食飲食法時（細節會在第十二章詳述），上述症狀還是有持續的狀況，我們便不應該忘記這一類的化合物——飲食中可能還是有含有它們的食物。

●永保青春和活力的謊言

繼薑黃素之後，白藜蘆醇大概是當今最備受注目的一種植物化合物了。然而，我們得要記得，這種分子，以及大部分的多酚，都是植物遇到攻擊時相應產生的防禦化學分子。就像在前一章討論過的異硫氰酸脂和氰苷一樣，以上這項線索應該足以告訴我們，這些植物大概對我們不會有什麼好處。但是，媒體不會希望我們這們認為，他們大力吹噓白藜蘆醇是「青春的泉源」並會帶來生命力與增長壽命。他們聲稱，只要服用白藜蘆醇，你就可以成為超模吸血鬼——永保青春和活力。令人悲嘆的是，這些主張下得太早了，而且完全是建立在動物研究上。準確地來說，在蠕蟲、果蠅和老鼠身上的結果確實相當令人信服。他們在糖尿病模型和壽命的增長上，

都呈現進步表現。白藜蘆醇的機制——似乎是開啟一群叫作 Sirtuin，與長壽相關的基因（譯注：此基因尚無對應之中文專有名詞）——非常地有意思。儘管如此，在人體實驗中，白藜蘆醇卻大大失敗了，並且也展現了許多會帶來潛在傷害的副作用。

當在隨機分派、安慰劑組設計的代謝症候群患者中進行實驗時，白藜蘆醇並未展現任何益處，反倒使得患者的血糖控制（glycemic control）指標變得更糟糕了。[註40] 在非酒精性脂肪肝病（non-alchoholic fatty liver disease）（NAFLD）實驗中，白藜蘆醇的結果也同樣地令人失望，在臨床以及病理組織學上（histopathological）（微觀上）都沒有展現任何的效益。[註41] 另一項為期四個月，在有代謝症候群的中年男性們身上進行的介入性研究，也再次地，沒有展現任何的益處，並且揭露出睪固酮（testosterone）前體雄固烯二酮（androstenedione）、DHEA，以及 DHEA-S 減少的狀況。[註42] 這下白藜蘆醇聽起來可沒那麼厲害了吧。

就像所有被號稱為「抗氧化劑」宣傳的植物分子一樣，白藜蘆醇也已經展現出能氧化膜脂（membrane lipids）和損傷 DNA 的能力，也就是促氧化的作用性質。[註43,44] 還記得我們的好朋友 NRF2 嗎？也就是先前在第四章時討論過，關於異硫氰酸脂作為促氧化劑，誘導出的那種轉錄因子。白藜蘆醇也會活化這道路徑。我在這裡所要說的，並不是活化 NRF2 總是一件不好的事，而是要強調下面這項事實：異硫氰酸脂、抽煙、酒精、運動、熱／寒冷、以及多酚分子，是促氧化劑，而非抗氧化劑。就像我們先前有稍微談到的一樣，促氧化劑分子，即使是在小劑量時，都具有傷害性的副作用，像是干擾內分泌，以及抑制解毒系統。而來自環境的輸入則並不具有這樣的效果。這就是毒物興奮效應植物化合物，以及環境中的毒物興奮效應最關鍵的區別。

於是，關於白藜蘆醇，我們在這裡又有什麼好說的呢？這種分子被高度地盛讚，但卻一再地在人類實驗中無法證明其效應，一再地在血糖控制和男性荷爾蒙製造上，表現出負面效果，並且作為有潛力導致 DNA 損傷的促氧化劑。這聽起來像是你會想要攝取至你體內的東西嗎？

關於白藜蘆醇的故事，另一個有趣的謎題就是：我們不需要這個分子來激發 Sirtuin，也就是具有延長壽命潛力的基因。猜猜看什麼可以激發這些基因呢？是酮症！如 β-羥基丁酸（beta-hydroxy butyrate）這樣的酮體，能開啟 Sirtuin 和其他與長壽相關的基因。還記得在前一章的尾聲，我曾說過我們不需要植物分子來激發能幫助我們達到理想健康的細胞機能嗎？在該章節中，我以穀胱甘肽的形成和最理想的抗氧化狀態作為範例，而現在，我則形容了長壽基因的病理組織學——這兩者都能夠靠激進過活就達到，不需要任何植物分子。

我們不需要植物分子的空頭支票，來幫助我們達到最理想的健康狀態。躍進冰水中、運動，以及進食，或是進行生酮飲食，都能夠使我們達到理想健康，並且還能避免植物分子由於與人類「作業系統」不相容，而帶來的負面副作用。

我們已經被倡導植物分子可以幫助我們活得更好，因為它們含有神奇的「植物營養素」。在考慮它們對於我們身體系統整體的作用上，這道聲明不只實際上是錯誤的，還短視近利，更忽略了這些化合物還會對我們造成的傷害。如果在飲食中去除植物、攝取富含營養的動物食物，並且「激進過活」，我們一樣可以活得更好。有許多植物分子所宣稱的益處，其實只要靠禁食、生酮飲食，在自然界中遊玩，就可以得到——就跟我們的老祖宗所做的一樣！

我當然沒有在暗示，植物分子不具有醫療價值，或是我們不應該把它們當作潛在的癌症或其他疾病的治療劑來研究，但是把植物和植物化合物當成食物，跟當成藥物，這兩者是有區別的。前者暗指我們需要這些分子才能以最高效能運作，而我強烈不贊同這個主張。

販賣這些分子的補給品製造商微妙地提出了一道訊息，也就是這些分子能讓我們變成超級人類。但是他們很顯然地忽略了：已有充分證據顯示，慣例性地服用這些分子，所會帶來的潛在不利因素。當我們只要靠著好好進食和過活就可以達到理想健康，且已經知道這些外來的分子帶有毒性，其益處又尚未得到證實，為什麼我們還要服用它們呢？避免炎症、開啟長

壽基因，以及達到健康的荷爾蒙平衡，這些都是能夠靠著從鼻到尾肉食飲食既可以輕鬆達成的——而且你不需要有害的植物化合物就可以達成這些目標。

在疾病的案例中，對於不論是自然還是合成的藥品能成為有效療法的可能性，我依然保持開放心態，但就像我先前所提到的，對於尋找疾病根源，以及不要太早使用分子來介入去改善或掩飾症狀，我們必須得保持警惕。

在下一章中，我們會踏入草酸鹽的險境中，繼續來探索植物分子污穢的世界，以及它們是如何對我們的健康帶來負面影響。這是個嚇人的地方，所以請記得不要把手臂跟腳伸出車外，然後不要餵食任何野生植物。它們可是會咬人的！

第六章

草酸鹽的逆襲

在前兩章中，我們談到了植物的防禦化學物質，它們能對我們的身體帶來傷害，這是因為它們與我們人類的作業系統並不相容。在這一章中，我們要來討論一種在人類的新陳代謝中以廢物的型態製造出來，並少量存在的分子，不過，在一些植物中，它們卻大量地存在，而當累積於我們體中時，便會造成嚴重的疼痛、腎結石，以及其他的問題。

我在說的就是草酸鹽，這是個口語的名詞，用來指草酸（oxalic acid）和一個諸如鈣和鎂之類礦物質的結合。通常在化學中，當一個分子或是一個帶正電的原子，與另一個分子或一個帶負電的原子，透過一個離子鍵（ionic bond）產生連結時，就會形成一個「鹽（salt）」。嚴格說來，鈣加上草酸，是一個草酸鈣鹽（calcium oxalate salt），但為方便進行接下的討論，我會使用草酸鹽這個詞來同時指草酸和它的鹽。

於是，什麼是草酸呢？重新回到我們先前在化學上的討論，草酸是兩個碳分子，並帶有兩個羧基（carboxylic acid group）──由碳雙鍵連結氧和羥基（OH group）所組成（下圖可以幫助你來理解這個結構）。你或許還記得酚分子中的羥基。你是不是沒想到會在這本書學到一些有機化學呢？上吧，轉一下你書呆子帽上的螺旋槳，這可是你應得的獎勵。

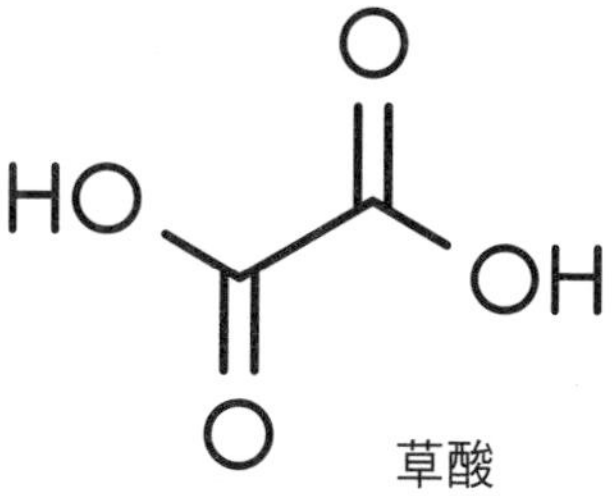

草酸

在人類體內，草酸作為廢物被製造出來並透過尿液排泄。在一個稱作乙醛酸循環（glyoxalate pathway）的過程中，由胺基酸甘胺酸和羥脯胺酸，還有乙醛酸分子的分解而生成。有很少數的人患有一種叫作原發性高草酸鹽尿症（primary hyperoxaluria）——或簡稱 PH——的罕見遺傳疾病，這道循環過程的突變造成更大量的草酸鹽內在生成和排泄（每日 100mg 到 600mg）。患有原發性高草酸鹽尿症的人們，受高頻率和嚴重的草酸鈣腎結石生成所苦，往往導致永久的腎損傷或是腎衰竭，以及骨骼、關節、骨髓，和腎臟以外其他組織中的草酸鹽錯置。這項症狀稱作系統性草酸鹽沉積症（systemic oxalosis)。[註 1]

植物製造和使用草酸的方式與人類大不相同，這又是相異作業系統概念的另一個實例。在植物的生化機能中，草酸於光合作用的過程中活躍地生成，它們扮演了許多角色，例如，作為對付掠食者的防禦武器，來螯合（chelating)（「咬住」）像是鈣、鎂和鋅這樣的礦物質。[註 2,3] 在植物和人類中，草酸能結晶形成多種不同的形狀。其中一種是針晶狀，在下表中，你可以看到帶有這種高濃度草酸的食物。針晶體基本上就是極微小的針刺，並不是什麼昆蟲、動物或是人類會想要咬下口的東西。

就如同你可以從上表中看到的，有些被廣泛認為是健康食物的植物，含有——與我們體內自然存有的量相比起來——相當大量的草酸鹽。正常狀況下，透過乙醛酸循環和胺基酸的分解，人類每天會製造出 10-30 毫克的草酸鹽。只要早上喝下一杯「健康的」綠色果昔，我們就會輕而易舉地，讓自己暴露在比這個正常值要高上**兩百倍之多的草酸鹽！**我們可不可以停止這陣綠色果昔瘋了？這些鬼東東應該要被叫作綠色爛泥草酸鹽炸彈才是。

高草酸植物食物

薑黃粉	2190 毫克
菠菜	755 毫克
大黃 (rhubarb)	541 毫克
酸模 (sorrel)	300 毫克
米糠 (rice bran)	281 毫克
杏仁	120 毫克
味噌湯	100 毫克
黑芝麻	98 毫克
烤馬鈴薯	97 毫克
大豆粉	94 毫克
海軍豆 (navy bean)	72 毫克
甜菜	72 毫克
可可粉	67 毫克
糙米麵粉 (brown rice flour)	65 毫克
玉米粉	64 毫克
秋葵	57 毫克
小麥片 (shredded wheat)	53 毫克
薯條	51 毫克
腰果	49 毫克
覆盆子	48 毫克
大麥粉 (barley flour)	41 毫克
蕃薯	40 毫克

每100克分量

顯微鏡下的草酸針
晶狀結晶（1000倍）

● 草酸鹽毒性

大部分的人會在他們的綠色果昔中放什麼呢？一坨菠菜、杏仁奶，還有黑莓，跟一匙的薑黃粉，當作畫龍點睛——這些食材輕而易舉地就能夠創造出極易被人體吸收，高達 1000 毫克的草酸鹽。這是不是很誇張呢？說得可沒錯！已知有與攝取至少 50 毫克的草酸鹽相關的**死亡**案例了，[註 4,5,6,7] 而這個劑量只要靠進行一天所謂的「綠色果昔淨化運動」就可以達到了。

「不對，」你說，「你瘋啦！綠色果昔淨化才會不會傷害任何人呢！」才怪勒，它就是會傷害你，而且已經有案例報告紀錄了這樣子誤入歧途的事件，最終導致了永久的腎損傷：

> 「我們要報告一件發生在一名 65 歲女性身上急性草酸鹽腎病變（acute oxalate nephropathy）的案例，此案例暫時被認為與進行高草酸鹽的綠色果昔「淨化」相關聯，此果昔食材由高草酸鹽的綠色葉菜和水果榨汁而成……攝取這般的淨化果昔會增加草酸鹽的吸收，並對帶有前置風險因子（predisposing risk factors）的患者造成高草酸鹽尿症以及急性草酸鹽腎病變。考量果汁淨化日益升高的人氣，不論是病患還是醫生，對於在具有像是慢性腎臟疾病、胃繞道，以及**使用抗生素等風險因子的敏感個體上之急性草酸鹽腎病變潛力，具有更深認知是很重要的。**」[註 8]

這個案例中的病患具有胃繞道手術、以及近期抗生素使用的前置風險因子，但在進行這場「淨化」之前，她的腎臟功能是正常的。她每天攝取平均 1300 毫克的草酸鹽，引起了急性腎衰竭，並最終導致了永久的腎臟損傷，必須持續洗腎。

也有報告揭露，在極端案例中，有過量攝取花生而產生草酸鹽造成的腎損傷。[註 9] 草酸鹽的毒性在醫學文獻中是廣為人知的，而撰寫上述綠色果昔案例報告的腎臟科專科醫師也接著寫道：

「已有報告顯示，進行楊桃、堅果（花生和杏仁）、大黃、冰茶、白樺茸（chaga mushroom）、水果與蔬菜榨汁，以及維生素 C 之節食所引發的高草酸鹽尿症。」

更有甚者，已有研究指出，在有生殖泌尿（genitourinary）問題——從血尿到腎結石——的孩童中，於飲食中去除杏仁奶，便改善了上述問題。[註10] 在第十二章中，我會更進一步討論乳製品，但像是「堅果奶」這樣的牛奶替代品對於孩童或成人來說，無論在任何健康飲食方式中，都佔不上一席之地。

然而，草酸鹽毒性不是什麼新聞。與過量攝取草酸鹽相關的嚴重併發症，甚至是死亡的案例報告，已在醫療文獻中存在有百年以上的歷史了。在 1919 年，一名叫做 H・F 勞勃（H.F Robb）的醫師報告了一起與攝取大黃葉與根相關的死亡案例。[註4] 更久遠之前，在 1800 年代早期，草酸就在狗隻的實驗中被得知是一種劇毒藥劑，而這些可憐的狗後來也慘死了。[註11]

我常被詢問到，是否可能在肉食飲食中加入菇這種食物？嚴格說來，菇與植物屬於不同的家族，但它們也往往演化出可能得令我們三思而後食的防禦機制。我會在之後的常見問題篇章中，更深入談論菇類，但我要向你分享一件腎衰竭並需洗腎的相關案例，其中的個案時常攝取白樺茸粉：

「一名 72 歲的日本女性在被診斷出肝癌的一年後來到我們門診⋯⋯為了肝癌，她在過去六個月內食用了白樺茸粉（每日四至五匙）。她的腎功能衰退，並且進行了血液透析。腎臟切片（renal biopsy）樣本顯示出瀰漫性腎小管萎縮（diffuse tubular atrophy）以及間質性纖維化（interstitial fibrosis）。在腎小管極尿液沉渣檢查（urinary sediment）中探測出草酸鹽結晶，診斷為草酸鹽腎病變。白樺茸中含草酸鹽濃度極高。」[註12]

要精準量測食物中的草酸鹽含量，需要非常專門的方式。而在白樺茸以及其他菇類的案例中，並沒有確實的數據。也因此，我沒有將它們納入前幾頁那份高草酸食物的列表中。類似上面的這則病例研究足以提醒我們，醫療用的菇類在高劑量時，也能夠對我們產生傷害。至於就我個人來說，在發現肉食飲食法以及改變自己的飲食習慣以前，食用包括白樺茸、靈芝以及猴頭菇等粉末似乎在我身上會造成嚴重的濕疹。

楊桃則是另一種能一記高草酸鹽重拳打倒你的食物。在美國它並不怎麼常見，但在它生長的那些國家，特別是在那些基線上腎功能缺損的病患之中，有許多與食用相關的死亡，以及嚴重醫療併發症案例報告：

> 「已有報告指出，對於有慢性腎臟疾病的病患來說，楊桃含有會造成嚴重神經併發症的神經毒素。我們要報告兩名患有慢性腎衰竭的病患，在透析階段前，並在食用楊桃之後，發展出了頑固性癲癇重積症（refractory status epilepticus）。此外，我們進行了五十一起案例的文獻回顧。在五十三名病患中，有十六名病患呈現癲癇發作的病症（30％）。有癲癇的病患死亡率高達 75％。」[註 13]

在這篇文章中提到的神經毒素很有可能就是草酸鹽，而它也可能會為你的腦帶來負面的影響。

● 到處都是刺！

至此，我們已經審視了一些草酸鹽毒性的極端案例，而我打賭，你一定在問：低劑量的草酸鹽呢？或者，我們的身體是否有辦法對付低劑量草酸鹽呢？你要記得，草酸鹽在人體內不具有任何的功能，所以我們在飲食中吸收的任何超過我們自體製造的劑量，都必須得被排泄掉。當有這樣的考量後，且讓我們繼續我們的草酸鹽獵奇之旅，並且來看看這種帶著羧酸的奇獸，在低劑量時會造成什麼傷害吧。

先前，我有提到過原發性高草酸鹽尿症，以及具有這項基因突變的人們會在他們的尿液中製造和分泌大量的草酸鹽，並毫無疑慮地帶來嚴重的腎結石和腎損傷。在這項病症中，在腎臟外也能觀察到草酸結晶沉澱，這指出了當體內存在大量的草酸鹽時，它們也會在我們的組織中卡位。驚人地是，即便未患有原發性高草酸鹽尿症，過量吸收及攝取草酸鹽的案例中，也能觀察到系統性的草酸鹽沉澱。

在健康的個體中，已在胸腺（thymus）、腎臟、血管、睪丸、腦、眼、甲狀腺，和乳房中，觀察到病理上顯微鏡和肉眼可見（巨大）的草酸鹽結晶 [註14]。草酸鹽在這些組織中並不具有任何效用，卻似乎在我們一輩子中持續地沉積，這可能跟高草酸鹽食物的攝取增加，導致血液中草酸鹽數值提升相關聯。一項對 103 個甲狀腺進行的研究，在剖檢（autopysy）時，顯示出 79％的甲狀腺含有草酸鹽結晶。在絕大部分的甲狀腺中，居然都找到了這一項有毒化合物？人們一輩子之中肯定吃了一堆這種鬼東西。等一下，這不就是現在正在發生的狀況嗎！畢竟，我們一直被教導說，許多高草酸鹽的食物是健康的，並且被鼓勵要盡可能地吃越多越好。也許該是重新考慮主流健康建議的時候了——菠菜、杏仁、甜菜，還有巧克力，真的對我們的身體好嗎？

這份剖檢研究和其他的研究都顯示出，在患有例如橋本氏甲狀腺炎（Hashimoto's thyroiditis）或是葛瑞夫茲氏病（譯注：原文有誤，應為 Graves' Disease 而非 Grave's Disease）等甲狀腺疾病的人們中，草酸鹽的值比甲狀腺正常的人還要來得低。對於這個趨勢有一項極具說服力的假說，也就是這些自體免疫疾病可能是受到草酸鹽沉積，為了要去除這些結晶體而激發的現象。對甲狀腺來說，可能有許多刺激自體免疫傷害的事物，導致甲狀腺機能低下或是亢進的症狀，但是對某些人來說，草酸鹽確實很有可能是其中一項因子。不出意料地，患有原發性高草酸鹽尿症的病人們，在他們的病程中，也往往會發展出甲狀腺機能低下症，就如許多病例研究所描述的一樣：

「四名病患，年齡介於三個月大到二十三歲，患有末期腎臟疾病，以及症狀嚴重的甲狀腺機能低下症。四名病患皆有原發性高草酸鹽尿症，並帶有瀰漫性組織（diffuse tissue）（腎臟、骨骼、雙眼、心臟）草酸鈣沉積，該症狀稱為草酸鹽沉積症……在原發性高草酸鹽尿症之草酸鹽沉積症的狀況中，臨床上的甲狀腺機能低下症，有可能是由大量草酸鈣傷害甲狀腺組織所導致。」[註15]

草酸鹽沉積在我們體內的許多組織中，並造成損傷，或者是疼痛這樣的物理症狀 —— 這可能嗎？儘管這些症狀與草酸鹽的連結尚未受到正式醫療機構認同。許多患有外陰陰道疼痛症候群（vulvovaginal pain syndrome），或是外陰疼痛（vulvodynia）的女性在從飲食中去除草酸鹽後，症狀得到顯著地減輕。患有這樣病症的女性們在性交、排尿，以及久坐時會感到疼痛，導致生活品質明顯下降。女陰疼痛基金會（Vulvar Pain Foundation）所收集的數據指出，低草酸鹽飲食，是對受這些問題所苦的女性們最有效率的介入改善方式。

草酸鹽也有可能和神經疾病相關，包括自閉症，儘管該病症的病因依舊尚未被理解。一項 2011 年的研究發現，患有自閉症的孩童在血液中展現了比正常值高出三倍，以及在尿液中高出二點五倍的草酸鹽。[註16] 這些研究員作出以下結論：

「高草酸鹽血症（hyperoxalemia）以及高草酸鹽尿症，可能與孩童自閉症類群障礙（Autism spectrum disorder）的致病性有關。這可能由腎分泌（renal excretion）功能受損或是腸大量吸收所致，或以上兩者皆是，或是可能由於草酸鹽通過血腦障壁，並干擾自閉症病童的中樞神經系統功能所致，其原因依舊不明。」

要闡明草酸鹽在自閉症孩童中扮演的角色，顯然還需要更詳盡的研究，但是這之中似乎含有一些重要的訊息，而為了調控這類病情，避免內含有

草酸鹽的食物或許是一項合情合理的策略。

在乳房中的草酸鹽結晶沉積也已被多項研究紀錄，並且與乳小葉原位癌（lobular carcinoma in-situ）──或稱 LCIS──這種癌前病變（precancerous leisions）畫上關聯。[註17] 不健康的乳房組織，跟健康的區域相比起來，更常被發現含有較高數值的草酸鹽。而草酸鹽在乳房細胞培養中會誘發癌變增生，啟動促癌的基因 c-fos。當注射草酸鹽至小鼠的乳腺脂肪墊（mammary fat pads）時，草酸鹽會引起腫瘤生成：

> 「我們發現乳房皮膜細胞在長期暴露於草酸鹽之下，會促進正常乳房細胞轉變為腫瘤細胞，引發原致癌基因（proto-oncogene）表現為 c-fos，並且導致乳癌細胞的增生。更有甚者，草酸鹽在注射於小鼠的乳腺脂肪墊時，具有致癌效應，並在乳房中產生出具有纖維肉瘤（fibrosarcomas）性質、相當惡性並且未分化的腫瘤。既然草酸鹽似乎會促進這樣的變化，我們可以預期：如果有可能控制草酸鹽製造量，或者它的致癌行為，那麼乳癌腫瘤的發生率應可以獲得大量的減低。」[註18]

控制我們體內草酸鹽最好的辦法是什麼呢？由於我們每天只製造出非常少量的草酸鹽，大部分造成我們負擔的草酸鹽，則是源自於我們吃下的食物。向我們宣導減少體內草酸鹽的辦法──最好就是別吃它們！

● 草酸鹽腎結石

草酸鹽顯然會在我們體內，以病態的方式沉積於我們的許多組織中，但是與草酸鹽相關之最主要的負擔，就來自於草酸鈣腎結石。我們尚未完全了解這些腎結石在腎臟中形成的機制，但尿液中有更多的草酸鹽似乎是主要的風險因子。草酸鹽也似乎會透過在腎臟和其他組織中創造出自由基，來激發像是 NLRP3 發炎體這種發炎基因（inflammasome）的串級反應，進而對腎小管（tubules）造成損傷。[註19,20]

如果你，或是你認識的人中，有誰曾有過腎結石，就會知道這些小玩意兒能夠帶來多大的苦痛。想像一下，試著尿出像一顆礫石那麼大的玻璃會是什麼感覺？痛死人了！而且你猜怎麼著？超過 75% 的腎結石是由草酸鈣形成的。這也代表了差不多 3/4 的腎結石，都可能可以透過避免內含草酸鈣的食物來預防。

我曾經在這本書的導論中提到過我爸爸。他是個了不起的傢伙，也是我最仰慕的英雄之一。令人難過的是，在一生中，他也與腎結石纏鬥，最近還在輸尿管（ureter）中裝了支架。輸尿管——也就是連結腎臟和膀胱的管子。當我問他是否在飲食習慣有做出任何改變時，他承認，就在結石形成之前，他食用大量的菠菜，且忘記了這些糟糕的葉子含有多麼大量的草酸鹽。由於他有在體內形成草酸鹽腎結石的傾向，從那時起，我也警告了他，切勿攝取太多富含草酸鹽的食物。

當我們食用富含草酸鹽的食物時，它們究竟會在我們體內提升多少草酸鹽的值呢？尿液中的含量，是我們用來理解草酸鹽在血液中含量最好的替代值，而現在已有許多研究檢驗，我們攝取特定高草酸鹽食物後，會排泄多少草酸鹽。回想一下，健康的個體中，內生的草酸鹽在尿液排泄的值約是每日 30 毫克。換句話說，如果我們進行禁食，或是不吃任何含有高草酸鹽的食物，我們每日大約會生產、並隨尿液排泄這個數值的草酸鹽。

另一方面，患有原發性高草酸鹽尿症的人，可能每日隨尿液排泄 100-500 毫克的草酸鹽——比健康的個體高出許多。就像在 PH 患者中觀察到的一樣，我們知道尿液中含有這個數值的草酸鹽，同時對應到血液中的草酸鹽數值，這也大大地增高了腎結石形成以及草酸鹽在組織中沉積的風險。經實驗觀察，在食用高草酸鹽食物二至四小時之後，會導致尿液排泄草酸鹽提升。而在巧克力與薑黃的研究中，餐後尿液中的草酸鹽數值大大地躍升了，並直與 PH 病患的數值相仿：

「在六名男性受試者中……由於在上胃腸道中的吸收，巧克力攝取導致尿液草酸鹽排泄驚人卻在極短暫時間內地增高。排泄率的頂峰發生

於服用巧克力的 2-4 小時之後。在 50 克巧克力的實驗中，峰值為禁食排泄率的 235%，而在 100 克巧克力的實驗的中，峰值達到 289%，並與患有原發性高草酸鹽尿症的案例數值相當。所觀察到一時的高草酸鹽尿症，似乎是具有結石症風險病患中，草酸鈣結石形成的重要因子。」[註 21]

吃下 50-100 的巧克力並不過分，根本就是很正常的。這項研究說明了，儘管只攝取了普通量的高草酸食物，我們還是能在體內創造跟患有原發性高草酸鹽尿症的人相仿的草酸鹽數值。

其他的研究也顯示，每日在飲食中增加 10 毫克到 250 毫克的草酸鹽，會導致尿液草酸排泄量增為兩倍。[註 22] 隨著草酸鹽在體內吸收和排泄的程度，每個人會多多少少有些不同。有些人似乎比其他人更較為容易形成草酸鹽腎結石，但整體來說，食用正常量的普通食物，還是可以輕而易舉地提升你體內草酸鹽的量，並且可能達到具有傷害潛力的數值。

還記得我們的亦敵亦友的老相識薑黃嗎？它含有非常大量的草酸鹽，也已經被研究發現會大幅提升草酸鹽尿液排泄的數值，到可能具有危險的程度：

「攝取薑黃補給劑……可能大幅增加尿液的草酸鹽數值，進而在敏感的個體中，增加腎結石形成的風險。」[註 23]

就像你能從先前草酸鹽表格中看到的，薑黃、菠菜，以及杏仁都是這項分子的主要供應源，但馬鈴薯、豆類、甜菜和巧克力也都含有大量草酸鹽。大部分情況下，都會建議有腎結石病史的人們，盡量避免這些食物品項。有許多研究都已經顯示綠茶和紅茶都含有大量地草酸鹽，而茶又因為還含有大量單寧成分，能抑制消化酵素，並且有潛力傷害我們腸子黏膜，而更有安全疑慮。[註 24] 在植物王國中，真是危機重重啊！

● 草酸鹽解毒

好喔，那可真是一場在草酸鹽的領土中瘋狂的獵奇之旅啊。它們確實有著尖利的牙齒，可沒錯吧！讓我們來複習一下這一章所學到的知識。

草酸鹽在人類分解像是羥脯胺酸這類胺基酸的新陳代謝過程中，非常少量地產生。它們在我們的生化機能中不具有任何的效用，並會在製造出來後排泄掉。另一方面，植物會製造大量的草酸鹽。它們在植物的許多種細胞作用過程中都會被使用到，在面對掠食者侵略時，同時也是一種防禦功能。草酸鹽能對食用它們的動物和人類造成各種問題，也與草酸鈣腎結石的形成相關。我們也已經看到，草酸鹽會在像是乳房和甲狀腺的組織中沉積，並造成嚴重的損傷。而過量的草酸鹽還可能會進而間接導致炎症，甚至是癌症發展潛力。所以你為什麼會想要吃菠菜，或是製作綠色果昔呢？

儘管有以上這些證據，我們還是不知道關於草酸鹽，我們所應該了解的一切，以及要如何為它們進行解毒。最好的策略，就是完全避開它們，或是教育自己，並且避免食用帶有高含量草酸鹽的食物。一旦停止攝取草酸鹽，我們的身體似乎就會開始從組織中排出它們，儘管這個領域還需要更多的研究。當個體停止食用草酸鹽的時候，它們可能會經歷「胃傾倒（dumping）」這樣的現象，伴隨著各種症狀。既然草酸鹽在我們體內不扮演任何的角色，在停止攝取後，如此突然且不尋常的症狀，便很有可能是一種傾倒過程的發生，而在這樣的例子中，可能建議你還是去請教一下你的主治醫生。

有研究指出，有一種叫做產甲酸草酸桿菌（oxalobacter formigenes）的菌種可能可以幫助在我們腸子中分解草酸鹽。[註25] 問題是，不是每個人體內都有這樣的菌落殖民地（譯注：作者使用了 colonized 殖民一動詞，一語雙關。而 colony 指菌落。），而我們一生中由於受過度暴露於抗生素所苦，微生物基因體中可能已經不具有這個小傢伙了。在未來，我們可能會找到一個能成功在體內的腸道菌叢（gut flora）重新引入產甲酸草酸桿菌的方式。然而現在，我不會倚賴這個微生物，來保護我們免受草酸鹽之害。

非常明顯地，草酸鹽在我們體內不會有任何一丁點的好處，而食用它們只會帶來傷害。但是，你也要記得，草酸鹽不過只是諸多植物毒素中的其中一種而已。目前為止，我們已經談過了許多種植物毒素，包括異硫氰酸脂、多酚、水楊酸，現在又多了草酸鹽，這還不是植物之亂的故事終點呢。在下一章中，我們要來談碳水化合物結合蛋白（carbohydrate-binding proteins），又稱作**凝集素**（lectins），它也有可能導致炎症，並為免疫系統帶來負面刺激。植物是老奸巨猾的小壞蛋，它們真的已經演化出了各種防禦系統來勸阻我們的食用。讓我們繼續前進吧！

第七章

關於腰豆和帕金森氏症

2003 年 11 月，在一個冷颼颼的秋日，一封寫給白宮的信件抵達了白宮外的收發室。從外觀上來看，這封信跟其他寄給總統的上千封信沒什麼兩樣，儘管筆跡是潦草了些。然而，將信拆開一看，收發室的工作人員很快就發現，這封信極不尋常。裡頭裝了一小瓶的白色粉末，還有一張用打字機書寫的紙條：

> 運輸部：
>
> 　如果你們在 2004 年 1 月 4 日
>
> 　改變大眾運輸營運時間，我會把華盛頓 D.C. 變成一座鬼城。
>
> 　信件上的粉末是蓖麻毒素（RICIN）。
>
> 　祝你有美好的一天，
>
> 　　　　　　　　　　　　　　　　　　　　　　　　墮落天使

接下來進行的化驗，證實了瓶中的內容物，確實是叫作蓖麻毒素的強力凝集素毒素。其他裝有類似白粉的信件也隨之而來，後來統稱 2003 年蓖麻毒素信件。我知道，你們一定很好奇這個故事後來的發展：這位「墮落天使」原來一位全國性貨車運輸公司的所有人，他擔心，如果運輸部改變了限制貨車司機每日工時的法規，他的盈利便會減少。儘管這些信件的寄件人從未被逮到，他也沒能成功把華盛頓 D.C. 變成一座鬼城，也沒有任何人被他的企圖恫嚇所傷害。

蓖麻毒素是從蓖麻子（castor beans）萃取而來，也是目前所知最致命的凝集素。跟幾粒鹽差不多大小的劑量，就足以殺死一名成年人類。在第

一次世界大戰期間，美國軍方考慮過在子彈外裹上蓖麻毒素，過去的七十載間，許多隱蔽的暗殺行動也使用這個策略。一項著名的案例便是 1978年保加利亞異議人士喬治‧馬可夫（Georgi Markov）之死，他被保加利亞祕密警察使用一把改造的雨傘空氣槍發射蓖麻彈藥所攻擊。牽涉蓖麻毒素最具色彩的事件，大概就是 2013 年另一封寄給歐巴馬總統的蓖麻毒素信件了。這次的信件並沒有包含高純度的蓖麻毒素，而且也沒有真的送到總統手中。但起碼其背後的故事深具娛樂性。我不會詳細說明整個背景故事，僅僅長話短說：這個事件牽涉到了一個密西西比州圖珀洛（Tupelo, Mississippi）的跆拳道教練，試圖栽贓給一名貓王模仿藝人的陰謀。此事件中的角色還包括一隻叫作「哞牛（Moo Cow）」的狗，以及一樁非法人體器官販賣交易。你可以在 GQ 雜誌閱讀完整故事，篇名就叫做〈貓王模仿藝人，空手道教練，裝滿斷頭的冰箱，還有謀殺總統的陰謀〉。[註1] 現實總是比小說還要詭異啊。

不論是從信件中吸入粉末，還是被警察特工用暗器把彈藥擊入體內，蓖麻毒素在痛苦的短短數小時之內，就能透過抑制核醣體（ribosome）——將 RNA 製造成蛋白質的所在之細胞器（cellular organeeles）——來殺死受害者。[註2] 基本上，就是搞砸我們的細胞組織工廠，將它們工作硬生生地打斷，並緩慢地讓任何不幸攝取了這種毒素的有機體慢慢死去。不出意料地，蓖麻子不是一種好食物，而研究已證明，食用五到二十粒蓖麻子對人類來說，就足以致命。[註3]

凝集素的概念可能稍微比較令人困惑一些，但簡單來說，它們是一種特殊的蛋白質，用以在細胞表面或是內部結合醣蛋白。在蓖麻毒素的案例中，這類凝集素結合了核醣體中的部分碳水化合物，並阻礙了核醣體形成蛋白質的重要工作。

凝集素在各個生命的王國中都存在，但是來自植物的凝集素往往愛在人類身上搗蛋。這又是另一個兩種不同生命王國間迥異作業系統的例子。大致上來說，凝集素在植物根莖和籽中含量特別高，而帶有最多這種破壞性蛋白質的通常是豆科植物（legumes）、穀類、種子、堅果，和塊莖。

●豆類中有毒的凝集素

蓖麻毒素的歷史和化學恰好說明了凝集素在動物和人類身上究竟有多少毒性。儘管植物凝集素毒性通常沒有如此之強，但它們還是有毒的，也可以造成中毒現象。已知食用未煮熟的腰豆的人類身上，會發生劇烈噁心、嘔吐，和腹瀉症狀。腰豆含有一種植物血球凝集素（phytohemagglutinin），或稱 PHA。已經有上百件食物中毒案件的紀錄，與這種看似無害的豆類以及這種強力的凝集素相關。在 1976 到 1989 年間的英國，有五十樁與紅腰豆相關的中毒案件：

「在英國，這些案例以及後繼的案例們，皆發生在食用生紅腰豆或是未煮熟的紅腰豆之後。在 1-3 小時的潛伏期之後，便發展出包括噁心和嘔吐的症狀，接著發生腹瀉，或是有時會是腹痛……根據報告，加拿大和澳洲也有爆發類似的案例。」[註4]

攝取生腰豆和其他許多種的豆科植物，都會帶來類似的急性嚴重胃腸不適，並且導致食用它們的不幸動物度過悲慘的一天。在餵食大鼠 PHA 的實驗中，研究人員觀察到腸、胰臟、肝臟，以及胸腺的損傷。與此同時，也觀察到了與所服用的凝集素比率相當的肌肉量減少。[註5] 在其他更多物種包括小鼠、鵪鶉，和雞身上，實行更進一步的實驗時，也展現出相似的負面效果：

「萃取自紅腰豆（四季豆（Phaseolus vulgaris）上的凝集素 PHA，當結合於飲食中，並在總蛋白質攝取中佔比 0.5-5％ 時，會導致多種動物物種的生長率降低。餵食凝集素導致腹瀉、營養吸收減少、生長率的抑制，最終甚至能夠帶來被餵食 PHA 之動物的死亡。」[註6]

很顯然的，這個東西不論是對動物，還是不疑有他就食用了沒煮熟豆

子的人類來說，都是非常有毒的。

　　PHA 導致這些負面效果的方式其中之一，似乎是靠著對腸中的微生物平衡造成負面影響，因此，沒有腸道菌群的動物（又稱作悉生動物，gnotobiotic animals），在接觸到這種凝集素時，並不會經歷到一樣的問題：

　　「已經證實，PHA 的有害效果，是在正常內生（細菌）菌群所引起的變化結果，而非源於凝集素對於特定病原細菌的選擇。主要的變化發生在兼性需氧微生物（facultative aerobes）的水平上，並在受餵食 PHA動物的身上增加，而在專性厭氧生物（obligate anaerobes）中則並無增加。」[註6]

　　在居住於我們體內的細菌中，可以用有機體是否使用氧行呼吸作用來大致將細菌種類劃分開來。使用氧的菌種稱作需氧生物（aerobic organisms），至於不使用氧的菌種則被視為厭氧（anaerobic）。兼性需氧微生物，就像那些在這類凝集素研究中被觀察到會增生的微生物，並不會需要使用氧，但當周遭有氧時，它們也可以選擇使用。

　　細菌也可以依據細胞壁來分類。革蘭氏陽性（gram-positive）菌具有較厚，且由糖和胺基酸 —— 又稱肽聚糖（peptidoglycans）—— 所構成的外壁。在進行革蘭氏染色（gram staining）時，這些肽聚糖會滯留在所使用的染劑上，將這些細菌染成紫色。另一方面，由於革蘭氏陰性（gram-negative）菌細胞壁中的肽聚糖隱藏於兩層細胞膜之內，因此不會留住染劑。這一類的細菌具有一種獨特的醣脂（glycolipids）外層，又稱作脂多醣（lipopolysaccharide），或稱細菌細胞內毒素（endotoxin）。革蘭氏陰性菌的細胞壁碎片若是穿過受損的腸黏膜，便可能會使我們的身體造成發炎，我們在本書後續篇章中還會加以談論。

　　在我們的胃腸微生物基因體中擁有種類繁多的微生物，對於理想健康狀態來說是極為關鍵的。而微生物多樣性低則常被與各種慢性疾病 —— 包括糖尿病和發炎性腸道疾病（inflammatory bowel illnesses）—— 畫上關聯。

PHA 以及其他許多植物凝集素，似乎會透過與我們胃腸道中皮膜細胞交互作用，**減低我們的微生物多樣性，並對胃腸道產生傷害。**[註7,8]

在這類 PHA 的實驗中，對動物造成傷害效果的原因似乎是基於兼性需氧微生物——例如大腸桿菌——的選擇性過度生長，這會導致胃腸道中失去多樣性[註9]。研究人員們也敏銳地問道：這個凝集素是如何讓微生物基因體中，產生如此的改變？現在事情就要變得很有趣啦！

研究員們從先前的實驗得知，這種凝集素可以直接在細胞最外邊稱作刷狀緣（brush border）的膜區域，與腸中的內容物接觸，並與胃腸道皮膜細胞結合。在他們的實驗中，發現了 PHA 並不會直接和大腸桿菌互動，反而似乎是會引起腸中細胞的變化，進而使這些細胞外部的黏液層變薄。這些消耗過後的黏液層便讓病原細菌得以增生並導致傷害：

「這些研究結果會指出，PHA 並不是直接作為細菌黏著（adhesion）於黏膜表面的配體（ligand），**但可能會引起腸產生變化，進而促進細菌移生（colonization）**。經由掃描式電子顯微鏡觀察餵食 PHA 的大鼠腸子黏液表面，指出黏液表面的的細菌可能是經由黏液毯（mucous blanket）上的窗口進入的。」[註10]

當分子與細胞表面的一個受器配對時，我們就會稱這個分子為此受器之「配體」。PHA 並不會與細菌配對，而似乎是與腸的表面配對，引發病變，讓特定細菌得以入侵黏膜保護層。為了要能完全理解這項發現的重要性，讓我們來暫時繞道來探索一下：我們的腸子究竟是怎麼工作，並且與裡頭的微生物基因體互動的吧。

●我們消化道的工作

讓我們來使用縮小機，把我們變成一個吞下的食物微粒大小，經過我們的胃，最後來到小腸。最終，我們會通過迴盲腸瓣膜（ileocecal valve），並進入大腸的第一部分，又稱作盲腸——一個巨大，低壓的區域，它能夠擴張並保存通過迴盲瓣抵達此處的食物廢物。

大部分消化道微生物基因體的有機體都待在腸道表面，黏膜保護層的上面，在此保護層之下有一層細胞，稱作消化道上皮組織。這一層組織會將我們腸道中非我們自體的食物分子和有機體，與我們大部分的免疫細胞區隔開來。這些細胞居住在固有層（lamina propria），也就是我們腸子內部腸壁稍深處的黏膜更深一層內。

想像這一切是否有些燒腦呢？我們所吃的任何一切，以及我們一輩子中居住在我們體內的無數有機體，與我們的免疫系統大軍，只被薄薄一層細胞所隔開而已。這可是一層非常重要的細胞哪！

這層消化道上皮組織有項關鍵任務，就是吸收我們成長和存活所需的營養素，並同時將病原體給擋在外頭。它由一群獨特的細胞種類們所組成，而它們都源自先驅幹細胞（progenitor stem cells）。就如下圖所示，這些幹細胞能在小腸黏膜的皺褶底部找到。[註11]

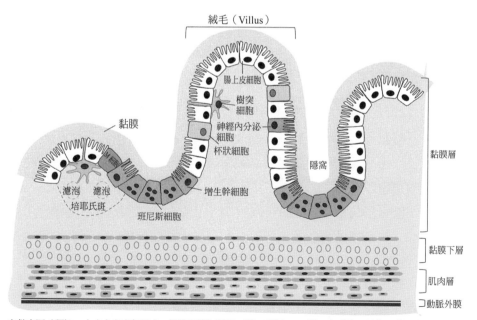

文獻來源（譯注：中文人名查無原文，僅按音譯）珊珊．龔，彥輝．H．張，和威強．張著，「胺基酸對於腸皮膜細胞性質與功能之調節」，國際生物醫學研究期刊（BioMed Research International），卷 2018，文章 ID 2819154，第 10 頁，2018 年。https://doi.org/10.1155/2018/2819154

腸皮膜細胞中最主要的細胞叫作腸上皮細胞，它們帶有像是細小手指一樣的突起，稱作微絨毛（microvilli），可以大量地倍增小腸的表面積。對於你所吃下的食物營養素之吸收，它們可是關鍵角色。在像是乳糜瀉（celiac disease）這樣的自體免疫症狀中，可以觀察到這些微絨毛的退化狀況，而小腸的表面會變得異常平滑，導致營養素吸收不良，並帶來嚴重的營養不足。

其他消化腸皮膜細胞包括分泌黏液的杯狀細胞，分泌荷爾蒙的內分泌細胞，以及其他具有免疫功能（immunologic function）的班尼斯細胞、叢細胞（tuft cells），以及微褶皺細胞（microfold cells）。隨著它們肩並肩地排列，形成腸黏膜，不同種類的細胞們也以各種不同的方式彼此相連。其中最重要的一種稱作緊密連接（tight junction），此種連接方式將相鄰的細胞結合在一起。它們會選擇性地讓特定的分子從中間通過並進入含有免疫細胞的固有層中。為了要保持這個內部與外部世界的交叉口環境健康與祥和，這些組成我們腸黏膜的細胞必須得對它們放行的物質非常謹慎挑剔才行。

● 凝集素如何傷害腸子

現在我們已經了解腸子內的地形了，讓我們回到關於凝集素 PHA 的討論吧——從紅腰豆開始，到它所造成的傷害。就像先前所提過的，研究人員觀察到了像是大腸桿菌這種需氧細菌族群的改變，由於黏膜層的改變，讓這些有機體得以大量存活。他們也記錄，PHA 能直接與腸皮膜細胞結合，此結合方式會引起上述的改變。PHA 似乎直接和腸黏膜結合，並傷害了那裡的細胞，包括幫助製造並維持健康黏膜層的杯狀細胞。隨著此黏膜層遭到 PHA 的作用侵蝕，細菌得以直接與腸皮膜細胞接觸，導致我們的身體大量免疫反應攻擊的警報。

我們身體這麼做的其中一種方式是釋出解連蛋白（zonulin），一種會刺激開啟皮膜細胞緊密聯接的蛋白質。[註12] 這使得固有層中的免疫細胞移

動到腸中，並擊退入侵者，好讓黏膜層可以重新恢復寧靜，回到我們消化道的領土。在動物和人類之中，如 PHA 這樣的凝集素似乎會對我們消化道皮膜細胞的健全造成損傷，產生腸漏症狀。發現解連蛋白的研究人員，阿烈修·法沙諾博士（Dr. Alessio Fasano）記錄到，這種分子數值的提升，已被研究發現與自體免疫疾病有高度的關聯性：

> 「解連蛋白的表現在與緊密相連機能障礙相關之自體免疫疾病中，有擴增狀況——包括乳糜瀉以及第一型糖尿病（Type 1 diabetes）。使用了解連蛋白合成之肽抑制劑（peptide inhibitor）的動物研究和人類實驗，都證實了解連蛋白對於自體免疫疾病的致病是不可或缺的因素。」[註13]

在乳糜瀉這種疾病中，稱作麩質（gluten）的凝集素刺激小腸微絨毛進而造成自體免疫的傷害。在第一型糖尿病中，自體免疫會攻擊胰臟，並且摧毀分泌胰島素的細胞。引起這項反應的刺激物還未知，但法沙諾博士指出，腸漏症狀似乎在這兩種疾病中都扮演了強大的角色。他接著描述了會造成解連蛋白釋出的常見刺激，而他的評論也簡要地概括了我們先前對於凝集素的討論，以及他們是如何帶來細菌於消化道皮膜細胞的暴露——因此開啟了免疫反應。

> 「在好幾項腸內腔的潛在解連蛋白釋出刺激物中，我們發現了，小腸暴露於細菌和麩質，則是兩項更為強力的刺激。由於能導致腸屏障損傷，腸感染已被列為好幾項病理狀態的可能病因，這些病狀包括過敏、自體免疫，以及發炎疾病。我們已經產出了證據：暴露於腸細菌的小腸會分泌解連蛋白。」

讓我們總結一下，目前為止所討論的內容，好來強調幾項重點。組成胃腸皮膜細胞的單層細胞，扮演了把壞東西擋在外面，並把好東西帶進來的尊貴角色。其中，專門的細胞會創造黏膜層，並作為我們腸中微生物和

皮膜細胞表層的一段緩衝，而在皮膜細胞層之內，居住著我們的免疫系統大軍。當此黏膜層受到破壞時，細菌就會接觸到腸皮膜的細胞，並且刺激發炎反應，釋放出解連蛋白並在緊密相連創造出開口。當出現這樣的狀況時，會讓免疫系統介入修補。像 PHA 和麩質這樣的凝集素，似乎會透過與杯狀細胞結合、抑制它們的功能，來干擾我們身體創造健康黏膜層的能力，進而刺激腸漏這種發炎狀態發生。

不出意料地，「西方飲食」與人類黏膜層功能異常脫不了干係，我們可以怪這種飲食通常相對地含有較少的纖維。[註 13] 然而，真的是因為缺少纖維，才導致這些遵守標準美國飲食人們的黏膜層了無生機嗎？還是有可能是因為其他因素呢？比如這種飲食習慣中固有的大量的凝集素和加工糖？我們剛剛討論過來自法沙諾博士之關於 PHA 的發現，主張凝集素了在腸屏障和黏膜層機能障礙中，扮演了重要角色。而我們之後也會在第十章中看到，纖維也絕對不是什麼我們原先以為的魔法物質喔！

● 麩質以及其他凝集素

PHA 並不是植物食物中已知唯一會帶來傷害的凝集素。先前所提到的麩質，則是另一種可以在小麥、黑麥（rye），以及大麥中找到的凝集素，而它們能夠帶來極大的苦痛。它會造成乳糜瀉，以及其他較少為人知的疾病，像是非乳糜瀉麩質敏感症（non-celiac gluten sensitivity）。小麥充滿了凝集素，並且還帶有小麥胚芽凝集素（wheat germ agglutinin, WGA）。已有充分的研究探討過，這兩種凝集素對於動物和人類的負面效果。

在模擬小腸皮膜的細胞培養中，關於 WGA 的研究顯示，當給予極少劑量時，它便會同時引起腸漏和發炎反應：

「在微莫耳（10-6）範圍的濃度下，WGA 能夠改變腸皮膜層的完整性，並且降低其透性（permeability）……我們證明在奈米莫耳（nanomolar）（10-9）濃度下，WGA 出乎意料地對免疫細胞具有生物活性（bioactive）……

在奈米莫耳濃度下，WGA 會刺激促發炎細胞激素（proinfammatory cytokines）的合成，因此，應該重新審視 WGA 的生物作用，將 WGA 對於免疫系統在胃腸界面中的帶來的效果納入考量。這些結果使我們對於在飲食中，攝取小麥為主食物之活體中，胃腸疾病發作根本的分子層面之機制上，有了新的了解。」[註15]

麩質分子的碎片 —— 麥膠蛋白（gliadin）也會刺激解連蛋白在小腸皮膜細胞培養模型中的釋放。它會造成細胞骨架、DNA/RNA 的損傷，以及增加氧化壓力，往往導致計畫性細胞死亡。[註16,17]

「麥膠蛋白會引起解連蛋白在活體小腸皮膜細胞中的釋放……細胞骨架組織再生（reorganization）以及緊密相連的開口，帶來小腸透性的急速增加……造成解連蛋白途徑的活化。」[註18]

不論是透過引進解連蛋白的釋放，或是直接損傷細胞組件並誘發氧化壓力，麥膠蛋白分子顯然對於小腸細胞來說相當有害。此種毒性似乎不只會在患有乳糜瀉的人們身上發生，而是會對所有的人類都有害，而法沙諾博士和許多其他麩質的研究者現在都相信，麩質一定會傷害小腸皮膜並造成腸漏。在臨床實踐上，對於此資訊的認知已然提升，對於非乳糜瀉麩質敏感症的診斷也變得越來越常見。

我會更進一步地指出，除了麩質和 PHA 之外，許多其他的植物凝集素也會造成腸皮膜暫時的創傷。我也相信草酸鹽、多酚，還有異硫氰酸脂可能也會損傷小腸，並伴隨著不同程度的免疫活化，而這可能又是另一個造成大部分自體免疫和炎症疾病幕後的因素。

至此，我們已經談過小麥和紅腰豆中的凝集素，但在植物食物中，還有許多其他的凝集素會對人類造成傷害。有一種可以在花生中找到的凝集素，稱作花生凝集素（PNA）。研究已顯示它以一種與可能誘發癌前病變相符的方式，來改變直腸黏膜的生長。[註19] 研究也發現，在服用花生之後，

也可以在血液中檢測到 PNA，就像腰豆和番茄中的凝集素一樣。它們很有可能在血液中也對細胞代謝過程造成負面影響。[註 20]

番茄並不能算是種子或是塊莖類，但它們屬於顛茄（nightshade）類的蔬菜，這一類蔬菜具有許多特別有害的毒素。同屬這一個族群的還有馬鈴薯（white potatoes）、茄子、甜椒、辣椒、菸草和枸杞。此一譜系中的成員們不但在其葉與根中含有配醣生物鹼龍葵鹼（glycoalkaloid solanine）毒素，它們還含有許多有害的凝集素。在飲食中去除這些蔬菜，往往會為關節疼痛、關節炎，以及其他自體免疫症狀帶來顯著的改善。馬鈴薯凝集素（Solanum tuberosum agglutinin ,STA）──一種存在於馬鈴薯中的凝集素，會刺激免疫系統中的嗜鹼性白血球（basophil）細胞，釋放出組織胺並帶來腫脹、搔癢、蕁麻疹，以及一種發炎反應。[註 21] 食用這種食物，可能會使得有氣喘、濕疹或是蕁麻疹的人們，症狀變本加厲──哎，我光是用想的就全身有點癢癢的。

關於其他數種食物──包括大豆、扁豆、小麥胚芽，以及腰豆──更進一步的研究顯示，這些食物中的許多凝集素都會結合白血球細胞，導致它們釋放發炎細胞激素，拉響細胞中的警報。[註 22] 從本書前面篇章的討論中得知，細胞激素是我們免疫系統中，用以向它們的夥伴們表示大事不妙的化學信號。就像消防警報一樣，在真的有火災時，它們扮演的角色至關重要。然而，當沒有入侵者存在時，除了虛驚一場外，它們可就幫不上什麼忙了。還記得你在大學宿舍中，半夜把你跟其他人給吵醒的那些假消防警報嗎？沒錯，那可真是一點都不好玩！同樣地，當你的免疫系統對於凝集素，或是其他植物毒素帶來的假警報大作文章，並開始毫無理由地起發炎反應，還可能引起眾多自體免疫疾病，那可就糟糕透頂啦。

● 凝集素有可能引起帕金森氏症嗎？

至此，我們已經見識過像是豆科、小麥、顛茄類、花生等植物可能對於我們的腸子以及免疫系統帶來的風暴，但凝集素似乎還可以對我們的

腦帶來負面的影響，甚至有假說主張它在帕金森氏症中可能參了一角。在此種神經退化性疾病（neurodegenerative condition）中，來自基底神經節（basal ganglia）區塊、製造多巴胺的神經元受到破壞，進而帶來動作、說話能力，以及認知過程上的問題。許多帕金森氏症的患者會發展成失智症，且隨著疾病加劇經歷到憂鬱的狀況。這種疾病對於生活品質帶來巨大的衝擊。而導致中腦（midbrain）中神經細胞死亡和多巴胺安信號缺乏的原因，目前尚未被完全了解，然而，已知會產生由 α －突觸核蛋白（alpha-synuclein）所組成的路易氏體（Lewy bodies）這種典型的聚合（aggregates）型態。

在 2015 年時，丹麥有一項極為有趣的研究顯示出：過去四十年間曾經接受手術切除迷走神經的人們，其發展出帕金森氏症的速率比普遍大眾還要來得緩慢許多。[註23] 為了要了解凝集素與這個現象的關聯，且讓我們稍微深入挖掘一下，這背後可能的原因究竟是什麼吧。

迷走神經源自腦幹（brain stem），並傳送信號到身體的各個部位，以及消化道的許多地方，包括胃、肝臟、胰臟，以及腸。它相當巨大，是個連通我們胃腸器官以及腦部的雙向資訊高速公路，將信號從腦經由迷走神經傳輸到消化器官，再傳遞回來。你可能有聽過「腸－腦軸線（gut-brain axis）」一詞，這個概念所指的是，我們的腸與腦會用許多不同方式來溝通。除了傳遞到腦部、血流中的細胞激素以外，迷走神經也是這個串擾（cross talk）中的一部分。在外科醫學中，有時會以切除此神經來治療嚴重消化性潰瘍（peptic ulcer）的患者，因為從迷走神經到胃部的信號會導致在消化過程中胃酸分泌。在上述丹麥的研究中，研究人員將曾接受迷走神經幹切斷術（truncal vagotomy）──完全切除迷走神經──的人們，跟曾接受超選擇性迷走神經切斷術（superselective vagotomy）──僅將迷走神經與胃連結的部分切除──的人們相比較。只有在完全切除迷走神經的人們中，才觀察到帕金森氏症病例減少的情況，此發現指向：腸和胃兩者的連接，才真的與這與這個現象有關。切斷腸與腦間的神經連結，為什麼會影響到像是帕金森氏這樣的神經退化性疾病呢？是否，胃腸道中的某種物質，可

能透過迷走神經來到我們的腦部呢？

這真是一個非常引人入勝的問題啊，而我相信，兩項關於帕金森氏症的動物模型研究，可以幫助我們來釐清這個懸案。

在過去二十年來，分子生物學（molecular biology）中最酷炫的一項革新，就是對於綠色螢光蛋白（GFP）──一種源自水母的生物光蛋白質（bioluminescent protein）──的應用。這種分子可以被用來顯象活體有機物內蛋白質的動作。當一群聰明的研究員把用綠色螢光蛋白做了標記的PHA，和其他凝集素餵給無脊椎蠕蟲──秀麗隱桿線蟲（C. elegans）時，他們得以讓這些凝集素在服用後於生物體中的準確動向顯象。在這些蠕蟲中，似乎有好幾種凝集素不只是透過迷走神經，從腸傳送到了腦，它們接著還群集在分泌多巴胺的神經細胞中。而於 PHA 一例中，則發現這種凝集素似乎對神經細胞是有毒性的，會減低它們的數量和功能。[註24] 提及上述的丹麥研究，作者們做出結論：

「這些觀察結果指出，飲食中的植物凝集素被傳輸到且影響了秀麗隱桿線蟲的多巴胺神經元，這支持了布拉克（Braak）和霍克斯（Hawkes）的假說，指出了帕金森氏症（PD）的另外一種潛在飲食病原。一項最近的丹麥研究顯示，迷走神經切斷術降低了 20 年間 40％ PD 的案例。遺傳而來腸中與神經細胞表面的糖構造，可能會使得某些個體更加容易受到這個疾病病原概念模型的影響。」

就如同在前一段引文中所提到的，布拉克和霍克斯曾經提出假說：一種經攝取吸收的「未知病原體」進入了胃腸道中，並透過迷走神經傳輸到腦幹，引起一種神經功能異常的擴散。[註25] 這項研究的作者們提出，根據丹麥迷走神經切斷術團隊以及他們的發現，凝集素攝取可能會損害腸子並經由迷走神經來到腦部，在此，它們似乎對於多巴胺神經元具有毒性。

這些研究人員們還得到了另一個非常有趣的觀察：

「源自飲食中的植物凝集素已經被發現會提升大鼠腸胃道中的藥物吸收，並且透過跨突觸（trans-synaptically）傳輸，**這些透過追蹤軸索（axonal）和樹突路徑（dendritic path）得知**……還有，已知其他結合碳水化合物結核蛋白毒素會穿過犬隻完好無缺的腸道（gut intact）。」

藥物傳輸的提升，乍聽之下像是一件好事，直到我們發現凝集素是透過增加腸粘膜的透性，來達到這樣的效果的！就像這些研究人員所記錄的一樣，凝集素已經被發現會傷害腸子，並且穿越例如狗一類動物的小腸皮膜，而在人類血液樣本中花生、腰豆，以及番茄凝集素的出現，則指出凝集素在我們的身體裡也會有一樣的表現。

秀麗隱桿線蟲並不是唯一一種攝取凝集素並與腦中多巴胺神經元損傷有連結的有機物。在一項對大鼠進行的研究中，研究員們施用了一種來自豌豆的凝集素，試圖尋找帕金森氏行為或是胃運動（gastric motility）的改變。[註26] 他們的發現十分驚人，並於 2018 年發表在著名的期刊《自然》（Nature）上：

「這些數據展現出合用閾限以下劑量的巴拉刈（paraquat）以及凝集素，會引發伴隨在胃運動障礙（gastric dysmotility）之後，漸進性的 L－多巴胺反應性帕金森氏症（L-dopa-responsive parkinsonism）。這項新穎的環境刺激帕金森氏症臨床前模型，為布拉克的特發性（idiopathic）帕金森氏症分期（staging）假說提供了機能上的證據。」

與先前討論的丹麥研究相似，這些作者們也納入了一組在暴露於豌豆凝集素之前，就接受過迷走神經切斷術的大鼠，而和其他實驗組所不同的是，這些經過切斷術的大鼠，並沒有展現出任何神經細胞損傷或是胃運動障礙。

植物凝集素促成此種疾病之病發的可能性，是相當驚人的，並且有可能會在神經退化性疾病的世界中造成典範轉移（paradigm shift）。然而，

必須強調一項重點：特定的個體較有可能受到這種神經細胞損害的影響。並非每個食用豆類、番茄，或是花生的人都會發展出帕金森氏症，但對擁有較容易被這種凝集素引發的損傷所影響的基因的人們來說，食用植物食物，可能會是發展並推展成神經退化性疾病的間接因素。

關於這些論點，還需要更進一步的研究。但根據以上的這些發現，做出以下的假說似乎是合理的：腸子中的凝集素會造成破壞，透過迷走神經逆行性地移動到腦部，接著在控制動作與其他任務的基底神經節，引起分泌多巴胺神經元的損傷。嚇死人了！也許這會讓我們在把豆子加進辣椒前三思一番。

● 自體免疫疾病的彈珠台模型

你可能知道《價格猜猜猜》（The Price Is Right）這個遊戲節目中的彈珠台遊戲。我小時候曾經很愛這個節目，而且總是希望有誰可以贏得汽車大獎。當進行彈珠台遊戲時，參與者會站在一面插滿釘子的斜木板前，並從頂端釋放出一個圓盤，圓盤會隨機穿梭釘子滑下，最後掉入底部寫滿不同金額的其中一個凹槽中。我認為我們基因中對於疾病與環境的敏感性組合，跟這個彈珠台遊戲很相像。

在這個模型中，我們的基因在木板上創造出獨特的釘子排列陣式，而圓盤（炎症）會以獨特的模式穿梭過釘子，抵達各式各樣慢性疾病的其中之一。就像我前面提過的，不是每個人在吃下凝集素時，都會容易受到帕金森氏症的影響，但有些人則可能會。我們都擁有不同的基因，會讓我們以獨特的方式受到不同疾病的影響。我們所有人的盔甲上都有縫隙——它們只是存在於不同的位置。我強烈地相信，炎症是大部分慢性疾病之根，但根據每個人各自獨特的基因敏感性，慢性病則以不同的方式顯現出來。因此，對某些人來說，吃下凝集素和其他植物毒素，可能會帶來帕金森氏症，對其他人來說，則可能是心臟病，或是皮膚問題或關節疼痛。這些所有的疾病都擁有一個共同的觸發根源，那就是炎症，但在我們所有的人身

上，則是透過我們各自的基因敏感性彈珠台板，用不一樣的樣式顯現出來。

由於我們在大半輩子中，已經吃下了一大堆的植物，還居住於有毒的環境之中，所以我們都一直暴露在發炎的刺激之中，但是結果卻以不同方式顯示。當我暴露於這些刺激中時，我得到氣喘和濕疹，還變得有點易怒。這並非你的基因弱點，而是我的基因。當你暴露在炎症攻勢中時，你可能會發展出自體免疫甲狀腺疾病，例如橋本氏甲狀腺炎，或是你可能會發展出狼瘡、類風溼性關節炎（rheumatoid arthritis），或是糖尿病。西方醫學把這些疾病想像成上千種不同的實體，自己搞得暈頭轉向，因此往往無力真正改善那些因這些疾病所苦的人們的人生。西方醫學現在所犯下最關鍵的錯誤判斷，也就是想像出有好幾千種不同的慢性疾病，而實際上，只有一種大病——炎症。

好的，那我們要如何來矯正這項慢性疾病的主要成因呢？就是揪出它的根源，並且去除掉！這本書中所要提出最激進的概念就是：植物中固有的毒素可能會以我們過去從未想見的方式刺激炎症的發生。很瘋狂，對吧？讓我們繼續穿梭過凝集素叢林，我們還有許多要參觀的呢！

● 凝集素可能讓我們增重嗎？

在進行肉食飲食的人們中，其中會經歷到一項較為正面的效果就是體重下降。現在已有好幾千則見證，人們從飲食中去除植物，並且聚焦在高品質動物食物之後，便輕易地達到減重目標。這些人們中，有很多人一開始是先進行了生酮飲食，其中還是有包含一些植物，但他們發現，當完全剔除植物之後，減重變得更加簡單了，而且也較少有嘴饞衝動。造成這樣結果的其中一種原因，可能就是凝集素已被研究發現在人類身上會對脂肪儲存（fat storage）和飽足感機制（satiety mechanisms）有負面的影響。

胰島素是一種由胰臟釋放的荷爾蒙，主要來自食用碳水化合物或是蛋白質的反應。它在人體中的作用十分複雜，不過大致上，胰島素是一種反分解代謝（anti-catabolic）的荷爾蒙，能夠傳遞信號給我們的肌肉和胰臟，

來接受且儲存葡萄糖。它也能傳遞信號給我們的脂肪細胞來儲存,而非燃燒掉脂肪。假如你有認識使用大量胰島素,來治療第二型糖尿病的人們,你可能會觀察到他們會因為這樣的原因導致大量的體重增加。

對於小麥胚芽凝集素的研究顯示,這種凝集素會與胰島素受器配對,並刺激脂肪細胞的生長,且抑制解脂作用(lipolysis)。[註27] 植物凝集素似乎會模擬胰島素的作用——傳遞信號使脂肪細胞生長,並可能為食用凝集素的人們帶來體重的增加,妨礙達成健康身體所付出的努力。

那些進行肉食飲食的人們,也會察覺到飽足感有所進步,且往往比進行生酮飲食得到更大的益處。由於生酮飲食中還是包含了許多擁有高凝集素的食物,像是堅果、種子,以及顛茄類蔬菜。凝集素也已經被發現,會對一種飽足感荷爾蒙——瘦體素(leptin)——的信號傳遞有負面效應。在簡化的模型中,瘦體素這種荷爾蒙會在我們進食時釋放,來告訴我們的腦:我們已經吃夠,也吃飽啦。該荷爾蒙在飽足感反應過程中的完整串級反應,比上述還要來得更加複雜許多,但是基本上來說,瘦體素示意飽足感。

當研究人員從小鼠身上移除瘦體素基因,妨礙了牠們的飽足感信號傳遞時,這些可憐的小生物大量地過度進食,並且變得相當肥胖。類似地,當我們的身體變得對瘦體素的信號傳遞有抵抗性時,我們也會傾向會體重增加,因為無法感到飽足,所以會不斷地尋求食物。

對這些了然於心後,植物凝集素看起來就像創造肥胖的完美風暴。它們不只是似乎會傷害腸子,還可能會帶來系統性發炎,它們也會對於荷爾蒙的信號傳遞帶來負面影響,例如對胰島素和瘦體素——這兩者都是恰當身體組成與飢餓感調節的核心角色。[註28] 於是,不出意料地,在肉食飲食法中,一旦移除了所有的植物凝集素,對於腸胃問題、自體免疫疾病,以及減重,都會效果顯著。

● 植物悖論

要為我們對於凝集素的討論好好下個總結的話,且讓我們來看看史蒂

芬‧岡德瑞醫生的著作《植物悖論》。儘管他和我兩人對於動物食物的觀點相左，對於避免凝集素的重要性，我倆倒是意見相同。岡德瑞醫生出版了一份了不起的病例系列（case series），描述了一大群自體免疫疾病患者，在接受極低凝集素飲食治療後的顯著進步。他們在飲食中去除了所有的穀類、豆子、豆科植物、花生、腰果、顛茄類、南瓜屬植物，以及乳製品。

「95/102 名病患在 9 個月內，達到了自體免疫指標與發炎指標的完全消解。另外 7/102 名病患則在指標上都得到了減低，但並不完全消解。80/102 名病患完全脫離了任何免疫抑制（immunosuppressive）和／或生物藥品，數值並無回升狀況……**我們做出結論：限制凝集素之飲食，加上益生菌和益生質（prebiotics）和多酚的補給，能夠治癒或是使得大部分的自體免疫疾病得到緩解。**」[註 29]

岡德瑞醫師和我在這項程序中，對於多酚的運用意見分歧，但我同意：排除含高凝集素食物，很有可能在根本上，反轉這些病患自體的免疫問題。

似乎含有最大量凝集素的食物是：種子、穀類、堅果、豆類、顛茄類蔬菜，南瓜屬的皮及籽，還有傳統的乳製品。[註 30] 由於乳製品是動物產品，所以我們尚未談到它們，不過，它們也含有許多蛋白質——包括凝集素，這有可能在人類身上造成發炎和免疫問題。我會在第十二章中詳細談論乳製品，我們會來討論在肉食飲食中，究竟該吃什麼，以及牛奶蛋白質酪蛋白（casein）A1 與 A2 類別之間的差異。重要的是要謹記，即使是在這些食物之外，凝集素普遍存在於所有的植物食物中，而許多都有可能會導致免疫學（immunologic）的反應。一篇對於平常攝取的食物中所含有之凝集素的綜述文章，便回應了以上的觀點：

「在當前的研究，對於 88 項測試的食物——包括常見的沙拉食材、新鮮水果、烤堅果，以及加工穀片——其中可食用的部分中，有 29 種食物在經過血球凝集試驗（hemagglutination）以及細菌凝集試驗測定

後，發現具有大量類似凝集素的活性。根據此考察，以及一篇文獻回顧，我們做出結論：植物凝集素在飲食中是廣泛散布的。」[註31]

就像我們先前所談過所有來自植物的分子們，凝集素也是植物的武器。它們是設計來嚇退掠食者的，而植物們在這裡的意圖十分明確。確實，有些凝集素可以透過烹調來變性（denature），特別是在高壓與高溫之下。但是凝集素的存在，在植物的王國中還是相當廣布，並且還出現在許多常被生食，或是只經稍微烹調過的食物中。確實沒有錯，凝集素也會出現在動物食物和人體之中。但我要再次強調迥異作業系統的概念——對於凝集素的研究指出，植物凝集素比起源自動物肉品和器官的凝集素，更具有損傷我們腸子，以及刺激免疫系統的潛力。

降低我們暴露於凝集素程度的第一步，就是排除那些含高凝集素的食物。如果這無法顯著改善我們的症狀，很有可能在我們其餘食用的植物食物中，還是有凝集素或是其他植物毒素存在，並刺激我們的免疫系統，而在肉食飲食中，試著排除這些所有的食物，大概會非常有幫助。就如我們接下來會在其餘篇章看到的，這種飲食方式對於達到深層的健康，是一項相當強大的工具。

● 為我們旅程的第二部下總結

我們在旅程的這一部分中，重新發掘人類應該要吃什麼，並驚險地橫越了許多不同種類植物毒素的狂濤駭浪。隨著我們準備要一起來為我們冒險的第二部分做出總結，並且要開始探索動物食物的價值，且讓我們先來複習一下，我們在第三章開頭所想像的植物窘境。當想到一拖拉庫各式各樣能傷害我們的植物化學物質時，要記得植物在它們的演化歷程中，從頭到尾都根植在土裡。動物和植物的演化路徑從 150 億年前就分家了，而我們各自的生物化學機能在這段時間中，則有了劇烈地歧異。植物居住在陸地上的 4 億 7 千萬年間，一直為了生存，在與動物進行一系列軍備競賽，

而它們為了要能存活下去，也發展出了許多防禦機制。它們變得越來越厲害，並且創造出了像是異硫氰酸脂、多酚、草酸鹽和凝集素這樣的分子。這些分子讓它們得以在地球微妙的生態系統平衡中，維持一席之地，且避免被動物和人類過度食用。就像我先前所說過的，我們的老祖宗們顯然有食用一些植物，但我相信，當他們可以得到動物的時候，還是會偏好食用動物。比起我們曾經被誤導相信的，植物大概只被少量食用而已——而且只是在無法成功狩獵含有更高熱量，或是營養素的動物時，為了生存下去，才不得已食用。

在本書的這一個段落，我們已經談過為什麼植物不會是很好的主食。因為它們充斥著毒素。接下來，我們要從營養學的角度，來深入探討，為什麼植物食物也還是大大地不如動物食物。很快地，你們就會發現，現在顯然該是羽衣甘藍和枸杞閃邊去的時刻了，把王座讓給動物肉品和器官吧，因為它們才是真正唯一的超級食物。

第三部

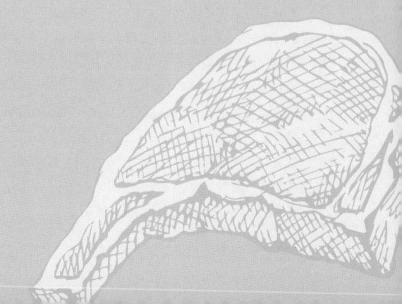

第八章

迷思①：植物食物是超級食物

　　不論你是在哪家超市閒逛，通常花不了不少時間，你就會看見標示林立，主張如青花菜、菠菜、羽衣甘藍或是枸杞是「超級食物」。水果和蔬菜常會以這種方式行銷，但超級食物的意義究竟是什麼呢？這些聲明究竟是打哪來的呢？又有什麼證據在背後支持它呢？這些食物到底是怎麼個「超級」法？

　　在本書前面的篇章中，我們已經揭穿了許多迷思——有關那些來自異硫氰酸脂家族，或是多酚家族，號稱「抗氧化劑」的神奇化學物質。並也已經向你展現，這些植物毒素會傷害你的 DNA、抑制消化、擾亂荷爾蒙平衡，且刺激免疫系統的發炎反應。我們也談到了像是凝集素和草酸鹽這樣的化合物。前者在如枸杞等的顛茄類植物之中，十分常見，而後者則大量存在於菠菜，和許多其他被貼上「超級」標籤的植物食物當中。要是你心懷「是蔬菜水果中的纖維讓它們如此特別」這樣的念頭，那我在下一章中，也會盡可能地來幫你打破這個概念。

　　「是神奇獨角獸『植物營養素』，才使得蔬菜和水果如此超級」——若是摒棄這樣的想法，我們卻又該如何來在理論上來定義「超級食物」呢？回顧一下，我們在導論中談過的概念，我這麼建議過：若要配得上「超級食物」的頭銜，一種食物必須得富含人類欲昌盛發展所需的微量營養素才行。此外，這些微量營養素必須是人類生化機能所最便於使用的形式，而且必須是具生物有效性的。在這一章中，我們會在細節上比較動物與植物食物，察看它們兩者實際的營養成分和品質。該來讓這兩位公爵到拳擊場上一決高下了，看看誰才是真正的冠軍——到了本章尾聲時，我們就會見識到，誰才配得到這條超級食物頭銜的腰帶！

●動物食物中的神奇營養素

我已經與你分享過，我不相信獨角獸的存在，而植物中，也不存在會對人類有獨特效益的「魔法」化合物。不過，動物食物中的魔法化合物呢？一項關於動物食物的審慎研究揭示：它們含有許多對於人類理想健康狀態以及表現十分關鍵的化合物。而且，植物之中並不存在這些化合物。許多讀者們已經知道了，鈷胺素（cobalamin），或是維生素 B_{12}，並不存在於任何植物食物之中，不過，在我們談論到動物食物特有的營養素時，這兩者還只不過是冰山一角而已哦。對於理想健康來說，所不可或缺的肌酸、肉鹼、膽鹼、牛磺酸，和肌肽，都只能在動物食物中找到，且還具有相當可觀的數量哦。

●肌酸：讓我們頭好壯壯

要是我告訴你，人類攝取某種物質之後，便能夠增強智力、工作記憶、反應時間，以及力量的話，你會做何感想？是不是感到很神奇呢？你甚至可能會覺得我在糊弄你。但朋友們，這並不是什麼童話故事哦，而是肌酸！肌酸就是如此的神奇，而且只有在肉類中才能找到。這是一種能幫助我們以磷酸鹽鍵結（phosphate）形式儲存能量的分子。它在我們急需更多 ATP 的時候，就會派上用場了。除了我們身上肌肉收縮以外，在所有細胞中保護和修復纖弱基因素材，都會需要使用到 ATP。我們體內可以生成少量的肌酸——每日僅有一克，而這對我們腦、肌肉，或是 DNA 的保護和修復來說，是不夠的。

一項雙盲、安慰劑控制組設計的介入性實驗得到了驚人的發現：六週間，四十五名素食主義的成年人每日服用五克的肌酸（約為 1 磅紅肉中的含量），心智表現便得到顯著的提升：

「肌酸補給品不論是對於工作記憶（逆序記憶廣度，backward digit span），還是智力都有正面的效果。兩項任務皆需要處理速度。這些發現強調了腦能量能力（brain energy capacity）在影響腦表現時，所扮演的重要機能性角色。」[註1]

另一項研究中，128 名成年女性在五天中，每日接受二十克的肌酸補給。其中，素食主義的受試者，也在認知功能上得到了相似的進步情況。[註2] 這指出，食肉的人們體內已經有儲有足量的肌酸，而素食主義飲食則可能會因為缺乏此營養素，而造成心智表現的缺失。

在肌肉中肌酸存量不足，也會帶來力量與爆發力的下降。當比較十八名素食主義者與二十四名非素食主義者在六週間的肌酸補給時，研究人員發現，素食主義者組與非素食主義者組相較起來，淨肌肉量和總體相對強弱增益（relative stregnth gain）較高。[註3] 也就是說，在此測驗中，素食主義者從肌酸補給中獲利較高。他們也記錄到，在給予補給之前的基線，素食主義者肌肉中的肌酸值較低：

「服用肌酸的素食主義者們在整體肌酸、血漿肌酸、淨組織（lean tissue），以及整體工作表現上，比服用肌酸的非素食主義者們得到更大的提升。肌肉整體肌酸的改變與初始整體肌酸有極大的關聯，而淨組織量則與運動表現有關聯。這些發現證實了肌酸在阻力訓練中的增強效果，並且指出，初始肌肉中肌酸值較低的受試者（素食主義者）對於肌酸補給有較大的反應。」

看到了沒有？不過啊，肌酸還只不過是神奇動物營養素的冰山一角而已哦。

● 膽鹼

　　膽鹼，則是另一個在植物食物中無顯著存量的神奇營養素。人類每日膽鹼的建議攝取量是 500 毫克，但是對具有與甲基化相關之基因多型性的人們來說，攝取更多膽鹼或許可以獲得更大的益處。簡單來說，在同半胱胺酸（homocysteine）甲基化為甲硫胺酸（methionine）過程中，會使用膽鹼作為甲基供給體（methyl donor）。膽鹼同時也是甲基供給體——SAMe——甲基化的一種下游產物。如果這些對你來說聽來風馬牛不相及，那就別顧慮這些細節啦。你只要知道重點：膽鹼可是你成為武林高手的關鍵喔。我們的體內能製造少量膽鹼，但就像肌酸一樣，這點量並不足以讓我們達到理想健康狀態。

　　膽鹼也在神經傳導物質乙醯膽鹼（acetylcholine）的生成過程中被使用。它也是製造包覆著我們體內所有細胞的膜磷脂質（membrane phospholipids）：卵磷脂（phosphatidylcholine）和神經鞘磷脂（sphingomyelin）的必要素材。儘管你可能聽說過，食物中的膽鹼會提高 TMAO（譯注：氧化三甲胺）值——這種物質被認為與有害的心血管狀態有關，但請放心吧，這都不過只是訛傳而已。在第十一章中，我們還會來徹底破解這些關於紅肉和心臟病風險的迷思跟誤解。

　　膽鹼的缺乏，與非酒精性脂肪肝疾病、神經退化性疾病，以及心臟疾病相關。[註4] 懷孕與哺乳的母親們，對於這種營養素的需求也特別高，而缺乏膽鹼也已與神經管缺損（neural tube defect）、胎兒腦發育不良、早產，以及子癲前症（preeclampsia）畫上了關聯。最近，英國醫師艾蜜莉・德比夏爾（Emily Derbyshire）發表了一篇文章，題名〈我們是否有可能忽略了英國潛在的膽鹼危機呢？〉。其中記錄到，膽鹼並沒有被納入當地的營養資料庫。[註5] 它在過去的數十年來，都一直受到忽視。而在英國的普羅大眾之中，膽鹼的缺乏，可能是造成是嚴重、未被注意之不良健康後果的因素之一。在美國也發生了相似的情況——一直以來，膽鹼都被遺忘。而且，許多人推估，大部分的美國人每天都沒有攝取足量的膽鹼。

而我們在飲食中，要從哪裡獲取足夠的膽鹼，才能有保障，不會遭遇到不幸的命運呢？最好的來源，當然就是動物食物──只要五個蛋黃，就可以提供你紮紮實實 600 毫克的膽鹼；而肝和腎也沒有落後太多，每 100 克的分量就能給予你 350 毫克的膽鹼；肌肉肉類也含有適度的膽鹼。在肉食飲食法中，只要搭配臟器肉類或是蛋，就一定可以達到我們的膽鹼攝取需求了。在植物王國中，青花菜則是最豐富的膽鹼來源，但你猜猜看，究竟要吃多少青花菜才能達到 500 毫克的膽鹼值呢？超過一磅！那可是好多好多的青花菜啊，更別說裡頭還充斥著一堆有毒的異硫氰酸脂和會讓你放屁的纖維了。如果你每天吃一磅的青花菜，在嗅覺上可是沒辦法引領風騷的。況且，就跟我們在第四章所學的一樣，搞不好還有可能會發展出缺碘症狀。

● 肉鹼與心理健康

巧合的是，所有只在動物食物中才獨有的強大營養素，都是英文字母「C」開頭的。我想這也讓它們變得更好記了。那就讓我們開始吧！在這顯赫的家族中，我們接下來要介紹的就是肉鹼以及肌肽。它們名稱中的拉丁文字根，隱含了以下意義：這些營養素幾乎全然只能在動物的肉和臟器中找到。在植物的生化機能中，並不會使用到這些分子，因為它們使用和人類不一樣的作業系統──我們目前為止，已經多次提及這一點了。

與膽鹼和肌酸一樣，我們的身體也會製造一些肉鹼。但是，對理想健康狀態來說，這還是不夠的。這種營養素能幫助輸送脂肪酸、穿過粒線體膜，並來到此細胞器的內部。在那裡，它們會被當作 β 氧化（beta-oxidation）生化過程的燃料。肉鹼能幫助我們使用儲存脂肪（fat-stores）來產生能量。這是一件好事，因為我們有許多脂肪可以燃燒，但以肝醣形式儲存在我們肌肉與肝臟中、可利用的碳水化合物卻很有限。使用脂肪來當作燃料也會導致酮類（ketones）的生成，這在許多方面對我們的身體都很有益，包括啟動我們與長壽相關的基因們（sirtuins 和 FOXO3），並改進粒線體的功能。[註 6,7]

關於肌肉肉鹼含量的研究發現：與食肉者相比，素食主義者中的肉鹼值大量消減，並且，在從靜脈注射，或是透過飲食給予肉鹼時，素食主義者傳送肉鹼至肌肉的能力也降低了。[註8] 當肉鹼值下降時，我們便無法使用脂肪來產生能量，而我們新陳代謝中基本的部分之一便受到了干擾，因而帶來許多不良後果。

　　對腦部來說，脂肪為主的新陳代謝特別重要。而在憂鬱的時期，人類腦中肉鹼的值會較低。在動物模型中，小鼠和大鼠的腦在憂鬱時，也呈現了相似低肉鹼值的情況 [註9]。對於老年大鼠所進行的實驗也呈現了，肉鹼的投藥能改善牠們的粒線體功能和代謝，導致更加青春的行為。[註10] 在人類實驗中，一項研究比較了七十名重度憂鬱症（major depression）患者，以五十五名健康受試者作為對照組，並在憂鬱的受試者腦中發現了肉鹼值顯著低下的情況：

> 「我們發現……在兩所獨立的研究機構中，患有重度憂鬱症的病患，與相似年齡與性別的健康對照組相比，……肉鹼值……有顯著減低的現象。二手探索性分析顯示，肉鹼缺乏的程度反應了重度憂鬱症發作的嚴重性和年齡。」[註9]

　　就像作者們在此所記錄的，在憂鬱症患者中，不只肉鹼值較低，而他們缺乏肉鹼的程度，也與此疾病的嚴重性直接相關聯。也就是說，憂鬱症最嚴重的案例，其體內肉鹼值是最低的。根據機械作用，推論出以下假說：較低的肉鹼值能改變腦中基因開關的方式，負面影響神經傳導值，並導致發炎。

　　缺乏肉鹼可能與某些憂鬱症案例相關——為了強調此一論點，有許多實驗展現了，肉鹼的補充能為此疾病帶來改善。在 2013 年，一篇評論性論文的作者們為這些發現作出如下總結：

「四項隨機的臨床研究展現了：**在憂鬱症患者中，肉鹼相當於安慰劑的優越效果。** 兩項實驗呈現出，在治療神經官能性憂鬱障礙（dysthymic disorder）時，**肉鹼與『抗憂鬱藥物』同樣的有效。** 對於纖維肌痛症（fibromyalgia）和輕微型肝性腦病（minimal hepatic encephalopathy）的病患來說，肉鹼也能有效改善他們的憂鬱症狀……總而言之，對於憂鬱病患來說，在未來，肉鹼可能有作為有效、可耐受、新穎作用機制的治療選項之潛力。」[註11]

2017年，另一則評論性論文探究了包含了791名參與者的十二項隨機控制實驗，並回應了上述的發現：

「與安慰劑／無介入組相比，肉鹼的補充顯著減低了憂鬱症狀，提供了能媲美現存抗憂鬱劑的效果，且副作用還較少。」[註12]

於是，缺乏肉鹼可能是憂鬱因素之一——支撐此論點的證據相當強大，而研究也支持，在缺乏肉鹼的案例中，此營養素值的升高能改善病況，且副作用比起抗憂鬱藥物還要少。這些研究的受試者們怎麼會缺乏這麼重要的一個營養素呢？飲食中的缺乏似乎是可能性最高的解釋。可惜的是，論文的作者們並沒有量化調查研究受試者們的飲食偏好。但就如同我們已經看到的，避免動物產品的人們具有較低的肉鹼值。我願意拿一座山那麼高的肋眼排來打賭，低肉鹼值是因為動物食物和臟器攝取不足而導致。牛排和肝臟，很有可能就是最有效的抗憂鬱劑呢！

● 肌肽

就像我們的老朋友穀胱甘肽一樣，肌肽是個具有內生抗氧化劑作用的分子。我們體內能夠製造少量肌肽，但老樣子——好幾項研究已經發現，如果無法從飲食中獲取足量，我們的肌肽值便會低於理想值，而由於它只

能從動物食物中得到，而研究則顯示素食主義者的肌肽值較低。[註 13,14]

然而，肌肽似乎遠遠不只是個抗氧化劑而已。這個珍貴的分子也被發現會降低**糖化終產物**（advanced glycation end products ,AGEs）的生成——當在蛋白質或脂質上加上糖分子時，此產物便可能在我們體內生成。高AGEs 值已經在研究中，被與糖尿病、心臟病和失智症畫上關聯性——哎呀，又是一幫龍蛇混雜的傢伙！我們體內的 AGEs 生成是個複雜的過程，且尚未完全被了解，但充分攝取像是肌肽這樣的分子，能夠幫助我們調控細胞中的 AGEs 值，且在疾病的預防中扮演要角。與前述概念一致地，素食主義者體內呈現的 AGEs 值也較高，這可能是因為一系列的綜合因素：例如，食用了較多像是果糖（fructose）這樣的糖類，以及食用較少像是肌肽這種保護性的分子。[註 15]

牛磺酸則是另一種只能在動物食物中找到、極有價值的營養素，且也有降低 AGEs 的功能。[註 16] 它在人類體內的功能尚未被完全理解，只知道能夠作為肌肉中內生的抗氧化劑，以及作為能降低焦慮的神經傳導物質。[註 17] 接下來的情節發展呢？你也猜到啦！我們能夠製造少量牛磺酸，但卻無法達到理想值。況且，再次重申，不吃肉的人體內牛磺酸量很低。[註 18]

在此處見到的模式相當清楚。動物食物獨具了數種我們變成超級賽亞人所必要的營養素。那些避開這些食物的人，必定會受較低生活品質，以及負面的健康後果所苦。

● 植物性飲食與心理健康的衰頹

既然我們已經知道，素食主義者和純素食主義者較有可能會缺乏許多欲達到豐沛活力與健康所關鍵的營養素——例如肌酸、膽鹼，和肉鹼——那麼心理健康疾病的發生率在素食人口中較高的這件事，也不會那麼令人驚訝了。儘管，在下面的研究中所呈現的關聯性是間接的，重點是謹記，我們無法從流行病學研究做出因果推論。然而，素食主義者和純素食主義者們缺乏了與腦部健康相關數種營養素——我們絕對可以根據這一點來做

出一些大膽的假設。

在一項對超過 9,000 名澳洲女性所做出的分析中，發現素食主義者們有更多的心理健康問題、具有更高的缺鐵值，且與非素食主義者相比，他們更有可能同時在使用處方與非處方藥物。[註 19]另一項在澳洲的研究則發現，比起相似年齡和性別比例的非素食主義者，兩種性別的素食主義者們組罹患憂鬱、焦慮和其他不利健康結果的機率要高出兩倍。這些研究人員們撰寫道：

> 「我們的研究結果顯示，素食主義飲食與較差的健康狀況（較高癌症、過敏，以及心理健康疾病的發生率）、較高健康照護需求和較低的生活品質相關聯。」[註 20]

哎呀，這是不是提供了你一個不一樣的觀點呢？

在歐洲人口中，也可以觀察到類似的趨向。在法國，一項大型的橫斷研究（cross-sectional study）顯示，在素食主義者，以及飲食排除紅肉者中，憂鬱症狀較為顯著與常見。這些研究人員向我們展現，排除越多動物食物，受試者越有可能會經歷到憂鬱。[註 21]在德國觀察到了類似的趨勢，在研究中，比起食肉者，素食主義者罹患心理疾病的機率更高。[註 22]最後，在芬蘭和瑞典的研究中則發現，素食主義者有高出三到四倍的機率，更容易經驗季節性情緒失調（seasonal affective disorder）。[註 23]還記得我曾說過，紅肉可能就是最棒的抗憂鬱劑嗎？我可沒在跟你開玩笑喔！

以上的這些研究包含了 13 萬受試者，並且持續地向我們展現，植物為主的飲食，與像是憂鬱症或是焦慮症這樣的心理健康問題之間的關聯性。堆積如山的證據，指向與素食主義飲食相關的營養不足情況，可能會導致腦部出問題。如果我們真的想達到身與心的理想健康的話，高品質的動物食物非得要在我們飲食中身居高位不可。

●憂鬱症與焦慮症的根源

隨著我們開始探索營養不足和心理疾病的連結，現在可能是個很好的時間點，稍微暫停一下，來深入檢視精神疾病的根源。在世界各地，憂鬱症都造成了人們生活品質的巨大損失，而且最近已超越了心臟疾病和癌症，「勇奪」當今最顯著的疾病了。在醫學院時，我對心理疾病特別感興趣，並決定在畢業後，到精神科住院實習。在我受訓的過程當中，發現我們所使用的藥物似乎無法治療疾病的根源，這件事不斷地困擾著我。過時的精神疾病典範陳述：神經傳導物質的失衡導致疾病，而我們能夠透過藥物治療來「重建平衡」。問題在於，這個典範有很大的部分是不正確的。這一類的方法通常沒有什麼效果，而它們顯然也無法治療精神疾病的病根——這可是比神經傳導物質的缺損要來得複雜多了。

心理健康是個複雜的領域，並且存在著各式各樣不同的疾病。然而，當我獨自探索著文獻資料，並試圖了解這些疾病的真正源頭時，卻發現了一件不可思議的事。有大量的研究顯示，除了受到營養不足刺激以外，精神疾病有大部分在本質上也是發炎性的。沒有人跟我提過這樣的可能性，這有可能是因為我們並沒有藥物可以治療腦中的炎症，而在醫學訓練中，我們也不怎麼著重於營養學。不過，在患有憂鬱症、焦慮症，以及其他許多心理疾病的人們腦中，有證據顯示了免疫系統的活化，與促發炎細胞激素值之提升，例如：IL-6 和 TNF-alpha。[註 24,25,26] 精神疾病與身體其他位置所見的慢行疾病並無不同。兩者都與炎症和免疫系統的活化相關。就如同類風濕性關節炎和克隆氏症分別代表了關節和腸中的炎症一樣，大部分的精神疾病就是腦中的炎症，而要是我們想要從根本上來反轉它們，就必須以治療炎症的方式來治療它們。

不幸的是，在西方醫學中，面對一項症狀時，如果我們沒有相應的藥物可以治療，通常就會選擇忽視。因此，我們往往忽視了有關疾病根源的重要線索。這也正是過去五十年中，精神科所發生的狀況。隨著抗憂鬱藥物的到來，我們愛上了上面所提及過的，一點用都沒有的神經傳導物質

典範，因為這是我們唯一所知的方法。然而，就像我們已經發現的，要與炎症戰鬥，我們擁有一項力量非常強大的武器，但西方醫學卻持續的忽略它──那就是：食物！

另一個西醫典範中的根本缺陷就是：短視近利。在醫學院中，並且在醫師的專業訓練過程中，我們持續地被教導要將身體視為分歧的器官系統。胃腸科醫師專治腸子，心臟科醫師負責心臟，神經科和精神科醫師負責腦部。但我們的身體不是這樣子運作的，而是完全相互連通的，況且，往往疾病的根源在某個器官系統之外，疾病症狀卻在該系統中顯現出來。為了要完全矯正腦、關節、甲狀腺，或是心臟中炎症的根源，我們需要好好思考這些炎症是打哪兒來的──而對大部分的疾病來說，原爆點似乎就位在消化道。

我們不應該為此感到驚訝。在本書前面的篇章中，我們已經看到了植物毒素對腸子來說，是多麼地有害，而它們又似乎是如何刺激了固有層中的免疫系統細胞們。一旦這些免疫細胞受到激發，系統性炎症往往隨之而來，而細胞激素便循環全身，並進入腦部。如果我們想追尋理想健康狀態，我們非得要確保我們的腸子是健康的，且避免攝取會間接在該處導致傷害的食物才行。

● 在動物食物 vs. 在植物食物中的維生素和礦物質

目前為止，我們已經談過肌酸、膽鹼、肉鹼、肌肽，和牛磺酸。這些營養素在適量時，都會在人體中展現深遠的效益，並且都無法從植物食物中獲得足量。相對於這些神奇的動物營養素，鋅、鐵、鎂和硒（selenium）等礦物質，是能夠在植物食物中找到的，但由於一種叫做六磷酸肌醇（phytic acid）的分子，以及陰險狡詐的草酸鹽的作用，我們吸收這些礦物質的能力──與動物食物相較之下──便被大大地減低了。[註27] 關於攝取含有及不含有六磷酸肌醇的食物中礦物質的吸收狀況，有研究清楚地顯示：植物食物的生物有效性顯著降低。

舉個例子來說明吧。已知牡蠣是含鋅量最豐富的食物，當單獨食用牡蠣時，於攝取的二至三小時內，血漿中的鋅值便會大量地增加。相對比之下，當研究人員們加入豆子或是墨西哥玉米餅時，鋅的吸收便顯著受到削弱。[註28] 豆子和玉米餅兩者皆是帶有高濃度六磷酸肌醇的食物。當混合黑豆與牡蠣時，血漿中的鋅值便減低至普通值的三分之一；而當攝取玉米餅時，鋅的吸收則完全被抑制了。在鎂與鈣的吸收中，也能觀察到類似的模式——與菠菜等高草酸的蔬菜一起食用時，其吸收也會顯著降低。[註29,30]

　　草酸鹽與六磷酸肌醇在植物中都被用於螯合，或是「咬住」礦物質。這些分子會將自己纏繞在鎂、磷（phosphorus）、鋅、硒或是鈣等帶正電的原子上，好讓植物細胞得以儲存它們。問題在於，當我們食用來自植物的六磷酸肌醇或是草酸鹽時，這些分子也會在我們消化道中與這些礦物質結合，阻礙它們的吸收。

　　可以預想到，關於植物性飲食者的研究持續地顯示出，鐵、鋅和鈣等礦物質之值較低。[註31,32,33-35] 一項研究檢視了素食主義者的礦物質值，並作出如此陳述：

　　　「在統計數據上，素食主義者的血漿鋅和銅的值遠低於非素食主義者，這可能是該飲食習慣中，鋅和銅的生物有效性較低所致……與非素食主義者相比，在素食主義者中，硒的水準也明顯低下……素食主義飲食無法提供足量的抗氧化微量元素（trace elements），例如鋅、銅，還有特別是硒。」

　　看來，對那些奢望從植物身上取得礦物質的人們來說，這是個壞消息哪。

　　關於植物性飲食之營養不均衡的擔憂，在妙佑醫療國際（the Mayo Clinic）的一篇近期評論中，也得到了回應：

「我們發現，這些營養素中，有些可能間接牽涉到神經疾病、貧血、骨骼強度（bone strength）和其他健康顧慮，而在沒有周全計畫的純素食飲食中，可能會有不足的現象……**純素食主義者缺乏維生素 B_{12}、鐵、鈣、維生素 D、omega-3 脂肪酸，和蛋白質的風險可能較高。**」[註36]

　　還有研究發現，純素食主義者有非常高比率的缺碘症狀，[註37,38] 此症狀可能會抑制甲狀腺素的正常生成情況。有些研究指出，缺乏的比率高達80％。在那些攝取含高單位異硫氰酸脂之蕓薹屬蔬菜的人們中，這一類的問題特別容易發生。

　　已知鐵是另一種較難從植物身上取得的礦物質，而許多研究顯示，素食主義者和純素食主義者缺鐵的比率較高。[註39,40] 在動物食物中，鐵以「血基質（heme）」的形式存在，並作為一種名為卟啉環（porphyrin ring）之較大分子的一部分。紅血球載著與血色素（hemoglobin）結合的氧；血色素是一種巨大蛋白質，由四個次單元（subunits）組成，每個次單元中都具有一個血基質群（group），其中包含了鐵和卟啉環。我們身體會迫切地吸收卟啉環中的鐵，由於它在人體之中扮演了許多重要的角色。然而，在植物食物之中，鐵原子是赤裸的，因而在腸子中較難以被吸收。[註41] 於是，單單倚賴植物食物，會使我們暴露在更高的缺鐵性貧血風險（iron deficiency anemia）中，這是一種只要靠著補充來自動物肉類和臟器的血基質鐵，就能輕易矯正的症狀。[註42] 在下表中，你便能清楚見到動物食物和植物食物中，鐵質吸收的戲劇性差異！

鐵的生物有效性

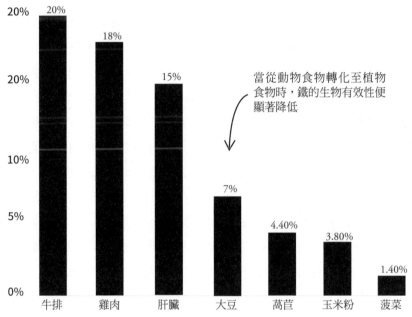

羅斯‧因瑟爾（Insel, Ross）等人著。營養學（*nutrition*）。瓊斯＆巴特雷特出版（Jones & Bartlett Publishers），2010。

　　論到缺鐵性貧血，我還想要補充說明一點：在罕見的案例中，有時即便攝取了充分的鐵，仍然可能因為缺乏核黃素（riboflavin），使得症狀持續存在。就像我們會在下一個部分所看到的，這種關鍵的維生素 B 只有在動物食物中，才具有充分的含量！

　　很顯然地，選擇仰賴植物食物來獲取這些重要的礦物質，必然會帶來缺乏，以及許多對我們健康的負面影響。再次重申，解決之道非常簡單。要提供我們身體運作最高效能所需的礦物質，動物食物才是王道。而六磷酸肌醇、草酸鹽，以及植物食物中的纖維，只會抑制這些營養素的吸收而已。

●維生素 B 和甲基化

當考慮到植物中缺乏的營養素時，首先會想到的維生素 B 就是維生素 B_{12}。在我們的細胞代謝和正常的細胞分裂中，需要此種維生素來參與甲基化的過程（甲基在細胞中、分子間的運動）。

在人類的生物化學中，有數百種的甲基反應。而它們都得仰賴我們飲食穩定供應甲基，才能順暢運作。這之中最主要的來源就是葉酸（folate），它存在於植物和動物食物中，但在後者中較有生物有效性。適量的葉酸對於 DNA 的生成和 L- 甲基葉酸（L-methylfolate）的合成是必要的，後者會在同半胱胺酸轉化成甲硫胺酸時，提供一個甲基。在 L- 甲基葉酸則幫助同半胱胺酸行甲硫胺酸的轉化反應時，也會需要維生素 B_{12}，而後它會回收成四氫葉酸（tetrahydrofolate）的形式，並參與 DNA 的合成。然而，當維生素 B_{12} 值不足時，L- 甲基葉酸則會被「困住」，四氫葉酸便無法形成，帶來 DNA 建構組元值的過低，並損傷正常的細胞成長與分裂。缺乏 B_{12} 或是葉酸的細胞無法正常分裂，便會導致巨紅血球貧血（megaloblastic anemia）。在此種病症中，紅血球細胞會比正常狀態要來得大上許多。B_{12} 的缺乏也可能會帶來神經疾病，這可能會以平衡感出問題的形式呈現，或是直接演變成失智症。

很重要的一點是，研究已顯示在仰賴植物性飲食為營養供給時，同半胱胺酸值時常會偏高，這也指向了甲基化的缺失。[註43] 此種化合物值較高，可能暗示了許多種維生素 B 的缺乏，包括 B_{12}、B_6，以及葉酸，並也已被研究發現，在健康個體與阿茲海默失智症患者中，與腦尺寸縮減相關聯。[註44] 在一篇相關的近期評論論文中，作者們寫道：

> 「維生素 B_{12} 值低於亞臨床正常值範圍（<250 微莫爾／升）與阿茲海默症、血管性失智症（vascular dementia）和帕金森氏症相關聯。素食主義和泌樂寬（譯注：糖尿病藥物的一種）的使用，皆為削弱維生素 B_{12} 值的促成因素，並且可能分別地提高認知功能障礙的風險。」[註45]

還記得本書第一章，我們曾說過在過去 4 萬年中，人腦尺寸縮減了嗎？與動物食物攝取降低所相關之 B_{12} 值，以及其他的維生素 B 值的降低也可能在這項不幸的縮小事件中參了一角。在牛津大學一項有趣的研究中，107 名老年病患之腦尺寸和 B_{12} 狀態在五年之間，受到 MRI 監控，並得出了驚人的結論：

「腦容量的降低，在維生素 B_{12} 值較低，以及基線上，血漿同半胱胺酸和甲基丙二酸（methylmalonic acid）值較高的人們中較為顯著……低維生素 B_{12} 狀態應該要作為腦萎縮（brain atrophy），以及老年人中可能隨後而來的認知功能障礙之可變因之一，接受更進一步地調查。」[註46]

整體來看，與動物食物相比，維生素 B 群似乎在植物中的生物有效性較低。在吡哆醇（pyridoxine），或是維生素 B_6 的案例中，這是因為它們並沒有被結合在稱之為吡哆醇糖苷（pyridoxine glucoside）的醣蛋白中。

「來自動物產品的維生素 B_6，其生物有效性相當地高，在許多食物中都達到 100％。大致上，源自植物食物的生物有效性則較低。纖維降低了 5-10％ 的生物有效性，同時，吡哆醇糖苷則降低了 75-80％ 的生物有效性。此種糖苷在許多種類植物食物中都可以找到，含量最高的則是十字花科。」[註47]

哎呀哎呀哎呀，這些瘋狂的十字花科又再度現身了，纖維降低營養素的生物有效性這個概念也是呢。我就跟你說吧，你對植物的愛不過只是單戀而已。

有些維生素 B，例如核黃素或是維生素 B2，則非常難單從植物身上獲取理想量。核黃素在甲基化中也扮演了關鍵的角色，它能讓我們先前提過的酵素 MTHFR 如常運作，來形成 L- 甲基葉酸。在這個基因中的單一核苷酸多型性（Single nucleotide polymorphism ,SNPs）會影響核黃素的酵素結

合位置，導致 MTHFR 作用更為緩慢。具有「緩慢」MTHFR 變體的人們，可以透過在飲食中大量攝取核黃素來改善這個狀況。[註48] 如此一來便使得 MTHFR 得以正常水平來運作，並且排除補充 L- 甲基葉酸的需求——額外補充的話可能會帶來副作用。

我們究竟需要多少核黃素才能優化體內甲基化的過程呢？沒有人知道確實的答案，但是似乎差不多是 2-3 毫克左右。這個量比目前的建議每日營養攝取量（RDA）還要來得高出許多，但是要想從植物上取得這麼多具有生物有效性的核黃素，只能祝你好運啦！菠菜在植物世界中，具有最豐富核黃素，但每 200 克的菠菜，只含有 0.2 毫克的核黃素而已。你得要吃超過 3 磅（譯注：約 1.36 公斤）的菠菜，才能獲得 3 毫克的核黃素呢！你可以想像吃了這樣堆積如山的綠色樹葉後會放多少屁，並且攝取多少草酸鹽嗎？相對地，一個精明的食肉者，只要食用 100 克的肝臟或腎臟，就能獲得 3 毫克的核黃素啦！

作為一個在 MTHFR 677 C->T 多型性為同基因型組合（homozygous）者，在我個人的經驗中，我的同半胱胺酸值在吃純素飲食時期，高達每公升 13 微莫耳，而現在則是低於每公升 7 微莫耳，且在我從臟器肉類獲取足夠核黃素時，不需額外補充 L- 甲基葉酸。在我那些具有 MTHFR 基因多型性的病患中，也觀察到了相似的模式。當飲食中有足量的核黃素時，似乎並不需要額外補充 L- 甲基葉酸，就能獲得正常的同半胱胺酸值。但所謂真正的食物，也意味著我們一定得要從動物來源取得才行。

● 維生素 A

如果我們決定要從植物身上取得大部分的食物，除了很有可能得不到礦物質以外，還會缺少維生素 B 群，以及脂溶性的維生素 A 和 K₂。

來自植物的「維生素 A」其實並不真的是一種維生素。而是一種叫作 β- 胡蘿蔔素的前體，必須要透過 BCMO 這個酵素來轉換成我們的生物化學中得以被運用的形式：視黃醇。在此會遇上一個問題，這項轉換過程並不是

很有效率，而對於在 BCMO 帶有基因多型性的人們來說，這個過程極為緩慢。[註 49,50] 研究指出，即使是在沒有 BCMO 基因多型性的人們身上，也需要二十一個單位的 β - 胡蘿蔔素才能轉換成一單位的視黃醇維生素 A（在動物食物中存在的形式）。缺乏這種營養素與夜盲症相關。但是此種維生素的功用不僅於此，若是低於理想值狀態，也會間接導致體內一連串負面效應。

將這些 β - 胡蘿蔔素轉換為視黃醇的因素考慮進去的話，假使要達到建議的視黃醇攝取量，並以 β - 胡蘿蔔素形式來計算，便會需要攝取 19,000 毫克的這種植物分子。這幾乎要等於每日食用一磅含草酸鹽的蕃薯── β - 胡蘿蔔素含量最豐富的來源！如果要為了維生素 A 吃一磅蕃薯，還要為核黃素吃下三磅的菠菜，你怎麼還會有時間吃其他東西？更別提你胃袋怎麼還有空間裝得下其他食物了！

我希望你可以看清，這裡逐漸顯現出了一個模式。對於我們人類的消化道來說，是不可能透過食用足夠的植物食物，來達到我們所有營養上的需求的。而假如我們試著這麼做的話，便會吃下一拖拉庫的毒素。來，跟著我說一遍：「植物只是生存不得已時，才吃的食物！」

● 維生素 K

維生素 K 是另一種脂溶性維生素，並以不同的獨特形式存在於植物和動物之中。在植物中，維生素 K 以 K_1 或是葉醌（phylloquinone）的形式存在。而在動物中，則是以多種甲萘醌類（menaquinones）的形式存在，這個名稱源於它們側鏈（side chain）的長度，並被統稱為維生素 K_2。你可能有見過 K_2 的其他形式，寫作 MK-4、MK-7，以及 MK-11。甲萘醌類也在一些罕見的發酵食物中可以見到，例如納豆，但在西方世界，攝取這類食物是很少見的。

關於 K_1 與 K_2 在生物學上活動的比較，研究揭露了，這種維生素在植物和動物形式中一些有趣的不同之處。就像 β - 胡蘿蔔素一樣，在人體中，

維生素 K_1 並沒有獨特的生物學功效。有些文獻聲稱，維生素 K_1 被用於凝血因子（clotting factors）的生成過程中，但 K_2 也能扮演這個角色。[註51] 相對地，研究也已發現，維生素 K_2 在我們的生理學上，還有許多迥異的重要任務，包括了管理鈣質的正常儲存、骨密度，以及動脈健康。研究比較了維生素 K_1 和 K_2 的健康效益，並不斷地呈現出，後者的攝取分量更高的人們，發生心臟疾病和心血管問題的比率較低。至於維生素 K_1 的攝取，則不具有相似的效益。

一項知名的流行病學研究，又稱作鹿特丹研究（The Rotterdam Study），追蹤了 4,807 名受試者，並且調查了他們在十年間 K_1 和 K_2 的吸收。[註52] 研究人員紀錄了好幾種心血管結果的發生率，包含了由於冠狀動脈心臟病（coronary heart disease）和主動脈鈣化（aortic calcification）所造成的死亡。研究結果相當驚人：

「冠狀動脈心臟病死亡的相對風險，與飲食性（維生素 K_2）的三分位數（tertiles）後段相比起來，中段與前段的數值有所降低。**維生素 K_2 攝取也與總死亡率，以及嚴重主動脈鈣化呈現逆相關。維生素 K_1 攝取與任何其他的結果都沒有任何關聯性。**這些發現指出，適當的攝取甲萘類，對於冠狀動脈心臟病的預防可能相當重要。」

這些發現會在下一頁中以圖片形式說明。就如同你能從第一張圖中所見的，隨著 K_2 的數值在三個組別中分別提升，心臟疾病相關的死亡率也隨之降低。尤其是在最高的三分位數中，每日 K_2 的吸收值仍然適當地維持在 32 微克。假若進行肉食飲食法，每日便可以輕易地取得超過 100 微克的維生素 K_2。假使能夠驗證，吸收更豐富的 K_2 值，冠狀動脈心臟病死亡率還能更進一步下降的話，會非常很意思的。

冠狀動脈心臟病死亡率

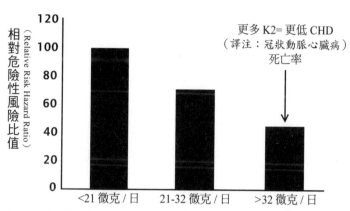

JM·哲蘭赦（Geleijnse），等人著。（2004）。飲食吸收之甲萘醌類與冠狀動脈心臟病風險降低有所關聯：鹿特丹研究。營養學期刊，134(11):3100-5。

在第二張圖表中，呈現了主動脈瓣鈣化程度的降低，以及維生素 K_2 的升高。這項趨勢十分明顯，再一次地顯示了維生素 K_2 值的提升，與主動脈鈣化程度較低有著強烈相關性，以及病況進步的結果。

主動脈瓣嚴重鈣化

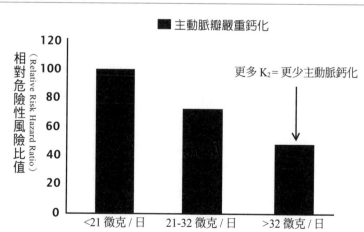

JM·哲蘭赦（Geleijnse），等人著。（2004）。飲食吸收之甲萘醌類與冠狀動脈心臟病風險降低有所關聯：鹿特丹研究。營養學期刊，134(11):3100-5。

就如同這項研究的作者們所指出的，維生素 K_1 的吸收在研究的任何終點（endpoints）中，都不呈現保護效果，這也指出了，我們無法將此植物形式的維生素 K，轉化為足量且有效的維生素 K_2 形式。植物大失敗！

另一項研究在五年間，追蹤了 16,000 名女性，並比較了心臟病事件和維生素 K_2 的攝取，並呈現出相似的結果：

「在調整了傳統風險因子和飲食因子之後，我們觀察到 K_2 和心臟疾病風險的逆相關，風險比值呈現每日每 10 微克 0.91 的維生素 K_2 攝取。這項關聯性主要是因為維生素 K_2 的次型 MK-7、MK-8，以及 MK-9。維生素 K_1 的攝取與心臟疾病並沒有顯著的關聯性……高單位的甲萘醌類攝取，特別是 MK-7、MK-8，以及 MK-9，對於心臟疾病有防護作用。」[註 53]

這些研究中的人們究竟吃了什麼類型的食物呢？動物食物！根據這項數據，每日所攝取之每 10 微克的維生素 K_2，帶來了心臟疾病風險 10%的降低。一顆蛋黃或是一盎司的肝臟，就已經含有比這多上兩倍的 K_2 了。在第十一章中，我們會徹底地打破動物食物會間接導致心臟病的這項迷思，這些研究見證了，攝取動物食物往往與較低的心血管疾病發生率有關，而食用以獨特形式存在於這些食物中的營養素，對於我們動脈的理想健康是至關重要的。

不幸地是，我們費盡千辛萬苦，才找到了呈現食物中維生素 K_2 含量的資料。基於某種瘋狂的原因，USDA（譯注：美國農業部）居然只有測量過維生素 K_1 含量。動物們──就跟人類一樣──偏好使用 K_2，而此種營養素最豐富的來源就是動物肉品、臟器，以及蛋。像是肝臟這樣的食物，含量就特別高。納豆是一種發酵大豆製成的料理，並含有大量的維生素 K_2，但由於大豆的各種缺點，我相信就這種維生素來說，動物食物還是比較好的來源。在第十二章中，我們會來談，肉食飲食法的所有細節，以及該如何才能從動物食物中得到充裕的維生素 K_2。

● 蛋白質

　　要完整地進行關於植物與動物食物營養價值的比較，怎麼能漏掉蛋白質呢？儘管植物性飲食的倡導者們會聲稱，只靠吃植物，我們就能夠得到足夠的蛋白質。但這項聲明在經過詳加檢視之後，根本不具任何的說服力。

　　衡量蛋白質品質最好的度量基準，稱作**消化必須胺基酸分數**（digestible indispensable amino acid score），或簡稱 DIAAS。對於食物中，究竟有多少的蛋白質可以被利用，這項指數提供給我們了一些概念。就如下表可見，當我們比較動物和植物食品的 DIAAS 分數時，立刻就可以發現，植物蛋白質簡直遜斃啦！

蛋白質的生物有效性

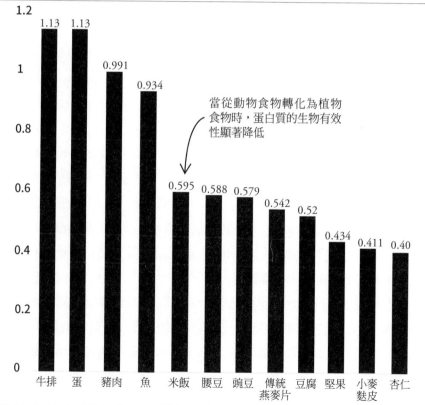

J・馬太（Mathias, J.），Y・劉（Liu, Y.），& H・史坦（Stein, H.）（2017）著。對於某些乳製品與植物蛋白質來說消化必需胺基酸分數（DIAAS）可能比使用蛋白質消化率校正之胺基酸分數（*protein digestibility-corrected amino acid scores*）（PDCAAS）所計算之數值要能更精準地估量蛋白質品質。大英營養學期刊（*British Journal of Nutrition*），117(4)，490-499。doi: 10.1017/S0007114517000125

食物中含有多少蛋白質並非唯一的重點。這些蛋白質的生物有效性又是如何，則相當重要的。而源自植物的蛋白質與動物蛋白質相較下，在克比克（gram-to-gram）基礎上，其有效性便大為失色。如果我們想要避免骨質疏鬆症，並維持肌肉量的話，高品質的動物蛋白質便是我們飲食中極重要的一環。在一生中，肌肉量對於我們的胰島素敏感性（insulin sensitivity）至為關鍵。確實，有些肌肉量極高的健美選手不吃動物食物。但為了要維持體態，他們需要攝取大量高度加工過的植物蛋白質粉，內含有重金屬污染物、凝集素、草酸鹽，以及其他的反營養素。由於白胺酸（leucine）含量較低，這些純素食蛋白質在刺激肌肉生長和修復肌肉上的效率較差。再者，跟從牛肉上獲取蛋白質相比起來，你還會需要更多的水來種植這些食物原料。不論我們是要在沙灘展現俊美身姿，還是要維持理想壽命所需的肌肉量，動物蛋白質與植物蛋白質相較起來，在各方面都完勝。事情就是如此。[註 54,55,56-59]

● OMEGA-3 脂肪酸

近來 omega-3 人氣相當高，這並非浪得虛名。首先，它的名字就酷斃了。「omega-3」，聽起來是不是很像復仇者聯盟的超級英雄呀？就各方面來說，這些基本的脂肪確實是超級英雄。由於我們自身無法從零到有來合成它們，所以必須從飲食中來取得。而在我們全身上下每個細胞的細胞膜中，它們都扮演了重要的角色。我們的腦中的 omega-3 脂肪酸濃度特別高，在這個脂質的池塘中，DHA 佔了 90％。缺乏這些營養素與憂鬱症、記憶和注意力缺失、疲勞和不孕相關聯。

植物確實含有 omega-3 脂肪酸，但就像 β - 胡蘿蔔素跟維生素 K 的案例一樣，你只能在這些食物中找到它們的前體。人類的生物化學機能中，無法應用 omega-3 的植物型態：alpha 亞麻油酸（alpha linolenic acid）（ALA），而必須得將其轉換為能被運用的 omega-3 脂肪酸二十碳五烯酸

（eicosapentaenoic acid ,EPA）、二十二碳五烯酸（docosapentaenoic acid ,DPA），以及二十二碳六烯酸（docosahexaenoic acid ,DHA）。沒錯，我們已經知道，素食主義者和純素主義者的 omega-3 脂肪酸，也會有低於理想值的情形。[註60]

試圖從植物上取得 omega-3 脂肪酸的問題出在於，ALA 轉換成 EPA 和 DHA 的過程效率十分低落。在一項研究中發現，將 30 克富含 ALA 的亞麻籽——或是 6 克純 ALA——餵食給健康的實驗體時，EPA 和 DHA 值並無任何增加。沒有任何的增加喔！然而，作者們確實記錄到，這些亞麻籽倒是造成了消化系統的負擔。已知亞麻籽中內含的木脂素是一種內分泌干擾物質。而我也願意打賭，如果這些研究人員有檢查受試者的荷爾蒙數值的話，他們一定會在男性和女性身上，都看到負面的變化：

> 「在受餵食亞麻籽的組別中，並沒有偵測到血漿二十碳五烯酸（EPA）或是二十二碳六烯酸（DHA）值的任何顯著變化……在實驗的早期階段，所有組別當中的受試者們都展現出消化系統上的不適……整個亞麻籽餵食組中，實驗配合度成了一大問題。」

要確保 omega-3 脂肪酸能保持在理想值，最好的方式就是從動物食物中，獲取已經成型的 EPA、DPA，以及 DHA。在第十二章中，會談到我的建議——該從哪些動物食物上，獲取高生物有效性的這些 omega-3 脂肪酸。溫馨小提醒：可不是魚油膠囊哦，這些東西可能含有高草酸鹽！

我附上了一份表格，比較了植物與動物食物範例中的營養素含量，以對這個相對營養含量的討論作下結論。我認為啊，只要稍微看一看下表，你很快地就會搞清楚，究竟誰才是真正的超級食物！

每 100 克	藍莓	羽衣甘藍	肋眼	牛肝	魚卵	蛋黃
維生素 A（視黃醇）	0	0	5 微克	4968 微克	90 微克	191 微克
硫胺素（B₁）	微量	0.1 毫克	0.1 毫克	0.2 毫克	0.3 毫克	0.2 毫克
核黃素（B₂）	微量	0.3 毫克	0.2 毫克	2.8 毫克	0.7 毫克	0.5 毫克
菸鹼酸（Niacin）	0.4 毫克	1.2 毫克	3.6 毫克	13.2 毫克	1.8 毫克	0.02 毫克
維生素 B₆	0.05 毫克	0.1 毫克	0.4 毫克	1.1 毫克	0.2 毫克	0.4 毫克
生物素（B₇）	0.5 毫克	0	微量	42 毫克	100 毫克	55 毫克
葉酸（B₉）	6 微克	62 微克	3 微克	290 微克	80 微克	146 微克
維生素 B₁₂	0	0	3 微克	59.3 微克	10 微克	2 微克
維生素 C*	9.7 毫克	93 毫克	3.5 毫克	25 毫克	16 毫克	0
維生素 D	0	0	4IU	49IU	484IU	218IU
維生素 E（毫克）	0.6 毫克	0.7 毫克	0.1 毫克	0.4 毫克	7 毫克	2.6 毫克
維生素 K₂	0	0	15 微克	263 微克	1 微克	34 微克
鈣	6 毫克	254 毫克	6 毫克	5 毫克	22 毫克	129 毫克
膽鹼	6 毫克	0.4 毫克	57 毫克	333 毫克	335 毫克	820 毫克
銅	0.05 毫克	0.15 毫克	0.1 毫克	9.8 毫克	0.1 毫克	0.1 毫克
鐵	0.3 毫克	1.6 毫克	2.6 毫克	4.9 毫克	0.6 毫克	2.7 毫克
鎂	6 毫克	33 毫克	24 毫克	18 毫克	20 毫克	5 毫克
磷	12 毫克	55 毫克	210 毫克	387 毫克	402 毫克	390 毫克
鉀	77 毫克	348 毫克	357 毫克	313 毫克	221 毫克	109 毫克
硒	0.1 微克	0.9 微克	24 微克	40 微克	40 微克	56 微克
鋅	0.2 毫克	0.4 毫克	7.8 毫克	4 毫克	1 毫克	2.3 毫克

本表並未考慮營養素的生物有效性。研究顯示，B 群維生素和礦物質在植物食物中，生物有效性較低。

蘇珊‧P‧墨菲（Murphy, Susan P.），等人著。（2003）。動物來源食物的營養重要性。營養學期刊（*The Journal of Nutrition*），133(11)，3925S-3935S。

AM‧戴斯卡佐（Descalzo, AM），等人。源自食草或餵食穀物之新鮮牛肉的抗氧化狀態和氣味側寫（Antioxidant status and odour profile in fresh beef from pasture or grain-fed cattle）。肉類科學（*Meat Science*），75(2): 299-307。

● 為何純素 (vegan) 主義飲食能幫助某些人？

現在是我個人完全坦承，並開誠布公的大好時機了。準備好要大驚失色了嗎？我曾經是個純素食主義者！而且，不只是隨隨便便的純素食主義者而已唷——我還是個生機素食主義者（raw vegan）呢！不鳴則已，一鳴驚人，可不是嗎？曾經，我也受到植物性飲食佈道的吸引。那是很久以前的事了，具體來說，是十五年以前了。對我來說，該飲食法幾乎沒有什麼效用。六個月下來，我只吃生蔬菜和水果，失去了二十五磅的肌肉，瘦成了皮包骨。那時大家總是溫和地勸告我說，我實在是太瘦了，但是，我深深地栽進了純素的意識形態中，並把這些警告當成了耳邊風。我同時也受嚴重的消化不良副作用所苦，包括常態性的脹氣和臭屁。好笑的是，現今有些純素的倡導者們卻主張，我們應該要擁抱植物性飲食所免不了的嚴重脹氣情況——在我進行生機素食飲食期間，跟我共用同一間辦公室的那些可憐蟲們，還有那些經歷過植物性飲食或高纖飲食、並體驗過脹氣和放屁的人們，必定會大量反擊這個主張。

然而，重要的是，我們必須承認，純素食飲食確實幫助到了某些人們，至少在一定的短期內。純素食飲食和肉食飲食所共有的一項特性，便是在飲食中去除某些特定的食物，而這樣去除的行為，效用是很強大的。不過，對於植物性飲食的錯誤評論便是，是因為去除了動物肉品，才帶來了這些正面的改變。有好幾千則真實故事見證了，進行嚴苛的肉食飲食，或是含肉類的原始人和生酮飲食法，都為健康帶來了正面的改變——這些經歷都能作為以上主張的強烈反證。在激進地抹黑動物食物時，很多人都忽視了，純素飲食往往也排除了主流的乳製品和加工食品。我們不能把麵包、糖，和垃圾食物所帶來的傷害給怪罪在肉類上啊！

追根究底，我們人類之所以會是今天的模樣，是因為我們這300萬年來都在食用動物的關係。得以取得大量的動物食物，讓我們的腦部有空間成長，並且使得我們這個物種在過去200萬年間，持續繁榮發展。從演化的觀點來看，動物食物突然之間會變得對我們其中某些人有害，但對其他

的人卻毫無影響，在邏輯上根本完全說不通。植物性飲食在短期之間之所以對特定的人們有效，是因為他們在飲食中排除了某些會刺激他們免疫系統的食物。然而，長遠來看，植物性飲食還是失敗的，因為其缺乏了具有生物有效性的營養素，或者，植物毒素會激發免疫系統，就如同我們在本書先前篇章中所談論過的一樣。

植物性飲食可能也會幫助某些患有糖尿病，或者有減重需求者，因為這種飲食方式中的熱量也極低。當只食用水果和蔬菜時，很難獲取我們基本新陳代謝所需要的熱量。靈長類幾乎必須花費牠們所有清醒的時間，吃下並咀嚼數公斤重的植物物質才足夠。熱量赤字（caloric deficit）可能對於一個過重的人來說是件好事，但對於那些意欲維持或增加淨肌肉量的人們來說，植物性飲食可說是惡夢一場——這可是我個人的親身經歷。長期限制熱量的飲食方式，會為荷爾蒙平衡帶來不可避免的干擾，而由於植物食物中糟糕的生物有效性，許多進行此種飲食方式的人們，會在過程中失去寶貴的淨肌肉量。

與食物無關，只要在人體中創造熱量赤字，便會開啟能增進胰島素敏感性的基因，進而減低炎症。[註61] 堪薩斯州立大學（Kansas State University）的教授馬克・浩伯（Mark Haub）利用了一種完全由奶油夾心蛋糕 Twinkie 所組成的飲食法，在二十週之間減了二十七磅（譯注：約12.25公斤，四捨五入至小數點第二位）。但是，會有人敢說這是一種可行，或是健康的長期減重策略嗎？顯然，這類的飲食法將會導致各樣的營養不足，若是長期進行的話，還會使得健康狀況災難性地崩潰。我們往往可以在使用大量補給品的植物性飲食中，觀察到這樣的模式。由於飲食中排除了加工食品和糖，許多嘗試純素食飲食法的人們，在起初的幾個月到幾年中，會注意到許多進步。但是接下來，他們便會受到嚴重的健康問題、營養不良，以及荷爾蒙失調所苦。

另一個會產生的問題，則是為什麼有些人顯然在植物性飲食之下頭好壯壯呢？媒體會希望我們相信：放棄動物食物，幫助了運動員達到更好的表現，但這些主張都是極端誤導人的。植物性飲食帶來運動表現上進步——

這些故事往往沒有強調以下的事實：在這項轉變發生之前，這些大部分的運動員都食用了許多的加工食品。不論是哪一種有意的飲食模式選擇，都會比充滿了垃圾食物的標準美國飲食法要來得好呀！

許多職業運動員主張，他們遵循了「偏植物性」的飲食方法，但我們很難確知他們具體究竟吃了什麼。比起還有在吃肉的運動員，受傷的比率似乎在純素食主義的運動員中，明顯要來得高。就在去年，許多原本稱頌著改行植物性飲食的運動員們，都**回歸了食肉，而那些沒回歸食肉的運動員，則受到了嚴重到得終結賽季的運動傷害。**其中包括了網球明星諾瓦克·喬科維奇（Novak Djokovic）；籃球選手凱里·厄文（Kyrie Irving）、德馬庫斯·卡森斯（Demarcus Cousins），和勞里·馬卡南（Lauri Markkannen）；美式足球四分衛安德魯·勒克（Andrew Luck）和卡姆·牛頓（Cam Newton）；英國自由飛躍運動員（freerunner）提姆·希夫（Tim Shieff）；還有棒球投手 C·C·沙巴西亞（CC Sabathia）。湯姆·布雷迪（Tom Brady）也常常因為「植物性主義」而被讚頌，但布雷迪已經明確地說明：他明智地在飲食中納入了肉類。還有許多菁英運動選手進行純素食飲食之後，運動表現明顯變差的案例，且往往因此邁向提早退休的命運。在最高等級的競技中，植物性飲食是無法為運動員帶來最理想的運動表現和耐力的。就是這樣，結案。

那麼，為什麼植物性飲食會有某些人有幫助呢？這並不是因為他們在飲食中去除了肉類，而是因為排除掉了其他的垃圾食物。再說，長遠來看，這些飲食法對人類來說根本一點用也沒有。

● 生物個人主義（bio-individuality）的概念上問題

對於人們在進行植物性和動物性飲食都有進步結果的證據，另一項解釋則與生物個人主義有關。這個理論認為，由於我們每個人在基因上都是獨一無二的，對某些人來說純素食飲食有效，而對其他人來說則是肉食飲食、生酮飲食或是原始人飲食法。儘管，我不會立刻忽視這個生物個人主

義的概念，我卻相信，這個主義的應用，已經過度氾濫到了不正確的地步。當我們在檢視人類的基因差異時便會發現，我們的相似之處其實比起相異處，要來得多上更多。且讓我來解釋一番。

在生物個人主義的等式中，有兩項元件：生物化學，和免疫耐受性（immune tolerance）。先來談談生物化學吧。從最根本上來說，所有人類基本上都具有相同的生物化學。我們都需要同樣的維生素和礦物質，來幫助我們內部的機能得以理想運作。我們可以把人類的生物化學，想像成一支傳統手錶的內部——充滿了小小的齒輪、槓桿，以及彈簧，並精巧地合作。假設這之中任何一項零件缺失，整個系統便會開始崩潰，機器運作變得緩慢，最終完全停止運轉。這基本上就是，當我們所需的微量營養素缺失或是不足量時，體內會發生的狀況。我們體內生物化學的齒輪、槓桿以及彈簧的運作會開始減緩，或是停止運轉，而細胞代謝運作便低於理想狀態。儘管，究竟需要多少的微量營養素我們才能好好運作？這在人類個體間，顯然存在著差異。不過這些差異其實還挺小的，而我們大部分的人都需要差不多的維生素、礦物質和脂肪酸量，來使得我們這美麗的體內工廠能順暢運作。在提供能使我們內部機能理想運作的營養素這一點上，植物根本就無法跟動物來相比，而根本就沒有任何證據可以來證明，特定的人們較適於從植物上獲得營養素。從整體上來看，對所有的人類來說，動物就是我們能持續征服美麗人生的最棒營養來源。

這項等式中的第二項要素，就是免疫耐受性。這一點則似乎在不同個體間差異相當大，但差異點卻跟大部分人所想像的不太一樣。在上一章中，我們談過炎症和慢性病的彈珠台模型。我曾指出，我們個體基因的敏感性，決定了當炎症發生時會如何發展出疾病。我們各有自己獨特的要害，而這些要害則在免疫系統被刺激時顯露出來。我相信，從鼻到尾的肉食飲食法，便是我們最根本的祖傳飲食法，而這個星球上絕大部分的人類，都能因這種飲食方式而受惠。我也相信有些人們會比其他人對植物食物更有耐受度，且不同的植物食物會對不同的人們有刺激性。對於那些患有自體免疫疾病，或其他慢性病的人們來說，全套的肉食飲食法可能會是最好的選擇，但對

那些似乎不會被毒性較低的植物食物所刺激的人們來說，他們可能可以在飲食中偶爾納入這些食物。後者則可以被視作「**類肉食飲食法**」。我們會在第十二章中來討論肉食飲食和類肉食飲食法的細節差異，你也會在該篇章中，讀到我對於植物毒性光譜的見解。

● 我們的腦不會說謊——動物 vs. 植物食物

在這一章中，我們已經談過了不少研究，但最後，我非得要跟你分享一項研究不可。在這個實驗中，研究人員展現如肉類和魚類等動物食物的圖片給素食主義者和食肉者們觀看。[註62] 他們接著以主觀和客觀的方式，分別分析了這兩個族群，主觀方面如食用的慾望，客觀方面則是如腦部的神經反應。後者是由測量事件相關電位（event-related potentials）——或簡稱 ERP's——來得知。我知道我知道，太多科學的專有名詞啦。但基本上，你可以這麼理解：當看到有興趣的東西時，例如想吃的食物，或迷人的對象，或是欣賞的藝術作品，你的腦部會有正面的反應，而該反應便可以透過觀測 ERP's 來測量。以下是他們的發現：

> 「在各狀態之下，與雜食和素食食物相比起來，對於素食主義者來說，肉類和魚類料理引發較低的食慾、愉悅感，和興奮感（arousal）。與主觀數據成對比的是，在任何的 ERP 測量中，**都觀察不到組別間的差異**，這指出了在素食主義者和雜食者中，不論是在被動觀看和認知的再評價上，食物都引發了相似的神經傳導過程（neural processing）⋯⋯⋯整體而言，我們的發現指出，在素食主義者中，對於非素食的食物之反感存在於主觀層面，這與他們個人的信念一致。相反地，在神經的層面上，仍然保有針對此類食物之內在動機的突出。」

基本上，這些研究人員發現了，儘管素食主義者主觀上對於肉類帶有反感，他們的腦仍喜愛這些食物，並且在較為原始的層面上，有著正面的

回應。我認為，在基本的層面上，這是一個非常確鑿的證據，人類的原始設計就是要來吃肉的！就算我們可以編造故事，並告訴自己我們不愛吃肉，或是吃肉對身體不好，我們的腦和身體仍然知道，肉類是極有價值的，並且會對其有正面的反應。

● 總結

這一章真是了不起呀！我期望，你現在已經可以明顯看見，動物食物在各方面都是真正的超級食物。它們含有許多對於人類健康關鍵的營養素，且在植物食物中不存在足量；對於礦物質、維生素 B 群、脂溶性維生素、omega-3 脂肪酸，還有蛋白質來說，它們也是較好的來源——簡直是壓倒性勝出呀！就如同我們在這章中持續看到的，那些仰賴植物食物來獲取大部分營養素的人們，往往會產生各種營養不足的狀況，除非他們大量補充合成維生素和加工蛋白質。我也已經說過了，但我現在還是要再來說一遍：植物頂多只是為了維生，不得已才吃的食物。食用越多的高品質動物食物，就能獲得越多更具生物有效性的營養素；而攝取越少的植物毒素，我們也就會活得越好。換句話說，動物食物 KO 植物食物！

在下一章中，我們會繼續迷思突破的聖戰，並且直接地來攻擊以下概念：我們需要纖維，或是植物食物才能夠保有健康腸道。事情即將變得更加有趣啦！

第九章

迷思②：纖維對健康腸道來說不可或缺

在上一章中我們目擊到，動物和植物食物在營養優勢地位的一面倒戰役，而動物食物完全 KO 了植物食物。接下來的幾個章節會繼續來釐清，許多關於動物食物毫無根據的批評，也就是迷思破除吃到飽的意思啦。這一章會聚焦在關於腸道的迷思，包含了纖維、短鏈脂肪酸，以及微生物基因組。準備好來見識這些謬見的分崩離析吧。

當我告訴人們我不吃任何植物時，會首先被問的問題就是：「沒有纖維你要怎麼大便啊？」我就不提供日常排便神仙品質的影像證據了，相信我就對了啦。你也可以聆聽其他成千上萬肉食主義者們，在進行這種飲食方式之後，胃腸道功能改善的見證。相信我，你不需要纖維才能大便，或是擁有健康的腸道。在我最近進行了一次演講中，詢問了在場超過 250 名實行過肉食飲食法的聽眾，是否經歷到了任何排便上的改善，99％的觀眾都舉手了！

儘管在醫學界內，「人類需要源自植物的纖維才能有健康的排便功能」已經幾乎是人盡皆知的事實，這個概念實際上卻是錯誤的。檢視一下關於纖維和便祕的研究文獻，很快地就會看清，植物纖維並不會對於有這個症狀的病患們帶來改善。

當我們在檢視這些研究時，重要的是要了解：便祕不只是排便次數不頻繁而已。儘管這只是其中一種症狀，另一項便祕的特徵還有糞便堅硬，這會帶來疼痛，或是排便困難，並往往可能需要瀉藥（laxative）的幫助。雖然關於纖維的研究，可能呈現了糞便頻率和體積的增加，卻往往帶來更嚴重的疼痛。纖維對於糞便堅硬度、排便順暢度、流血、瀉藥的使用，或是排便的不適感，並沒有任何的益處。食用纖維會導致便祕者排便體積增

加，因為有了更多的素材可以排出，但這並不會改善任何便祕的不適症狀。事實上，這反而會讓症狀加劇。痛啊！

如果我們的糞便帶來疼痛，或是難以排出，為什麼我們還會想要增加它的頻率和體積呢？我們真的想要的，是能夠輕鬆排便，疼痛減輕，且不需使用瀉藥，而從來沒有證據顯明，纖維可以達成這樣的結果。[註1]

一項關於五項研究的回顧，包含了 195 名病患，呈現使用纖維來減輕便祕的疼痛或是其他症狀上，並未展現出任何效益：

> 「飲食中的纖維攝取，能明顯增加便祕患者的糞便頻率。而好幾項研究紀錄，它對於糞便堅硬度、治療成功度、瀉藥的食用，和排便疼痛的症狀，則無明顯改善。因為數據是由不同的研究方法所呈現，僅分析了排便疼痛，而結果顯示飲食纖維和安慰劑組之間並沒有顯著的差異。」

[註2]

我們真的會想要給為那些已經有帶來疼痛糞便的人們，更多這種糞便嗎？聽起來不像是個很好的介入方式。關於補給纖維給孩童的研究，也呈現了相似的便祕症狀缺乏改善現象，而在其中一項研究中，研究人員比較了高一低一纖維組，做出下面的結論：

> 「在六個月和十二個月後的追蹤顯示……與額外纖維補充相關聯之瀉藥使用的降低，或是糞便頻率的增加上，並沒有顯著的效益。」[註3]

這些研究大大違逆了傳統的智識，但這還只不過是冰山一角而已唷。增加植物纖維攝取，不只在便祕上沒有呈現任何的效益，還已經有研究顯示，**移除纖維改善了便祕**。沒錯，你不是眼花看錯。研究已經顯示，把纖維踢到路邊，可以帶來便祕的完全解除。

在一項介入性研究中，便祕的人們被分為三組——食用高纖維飲食、低纖維飲食，以及零纖維飲食組。在一個月和六個月之後，分別檢驗每組

的糞便頻率、糞便排出困難度、肛門出血、下腹脹氣，以及腹痛。研究結果相當驚人：

「四十一名完全停止攝取纖維的病患，在排便頻率上，從原本的 3.75 日（±1.59 日）一次，增加為 1.0 日（0.00 日）一次（P<0.001）……在持續進行高飲食纖維攝取的病患中，其排便頻率並無改變……在有其他相關症狀的部分病患身上，也有差異出現。在脹氣症狀上，高纖維飲食者的症狀持續，同時，只有 31.3％ 的降低纖維攝取組，症狀有持續的狀況，而無纖維組則沒有人有症狀持續的現象（0％，P<0.001）。在費勁排便這一點上，所有進行零纖維飲食的人們在排便上都不再有困難。腹痛症狀的改善現象，只出現在完全停止攝取纖維的病患中，至於繼續進行高纖飲食或降低纖維攝取飲食的人們，則未展現出任何的改善現象。此外，那些飲食中無纖維的人們，也不再經歷肛門出血的症狀。」[註4]

這項研究的結果顯示了，當完全從飲食中移除纖維，便祕患者症狀得到全然地解除。怎麼還會有人聲稱植物纖維會改善便祕，我真是想不通啊。基於這項研究以及其他相似的研究，我甚至可以進一步地提出，對於許多個體來說，植物纖維反而是加劇了便祕症狀。誰趕快給我一支麥克風，現在就是摔麥最好的時機了！

● 小腸菌叢過度增生（SIBO）

纖維可能會以各種方式來加重便祕，但在許多胃腸微生物基因組失衡的人們中，纖維似乎在小腸中，促進了錯誤菌種的過度生長。這種症狀又叫作小腸菌叢過度增生。這種疾病通常與便祕、胃腸氣、脹氣、週期性腹瀉，以及帶來疼痛的糞便相關聯，而在臨床上，對於 SIBO 最有效的介入療法，便是從飲食中去除纖維。其他飲食方式，例如低 FODMAP 飲食，或是特定碳水化合物飲食（SCD），能夠幫助那些對於排除所有纖維後，改善

仍相當有限的人們。在這種病症中，往往會使用抗生素和抗菌草藥來治療，但通常都會失敗，如果不改變飲食習慣的話，SIBO 的復發率高達 75%。

SIBO 在根源上似乎與腸運動出問題有關。正常來說，腸蠕動波（peristaltic waves）會經過我們小腸，並朝大腸直腸的方向掃動，避免了我們消化道上部細菌的過度增生。這些波又稱作**掃蕩排空運動**（migrating motor complex），並在每次進食間，每 45-180 分鐘發生一次。在 SIBO 患者中，掃蕩排空運動似乎發生不足，使得直腸中的細菌叢朝上移動至小腸中，帶來多樣性的失衡或是不足。[註 5]

當這些入侵的細菌在小腸中過度增生時，它們便會使得我們食用的植物纖維發酵，導致疼痛的胃腸氣和脹氣。我們可以試著用抗生素來對抗這樣的微生態失調（dysbiosis）現象，但是 SIBO 的高復發率也指出了，如果不改善腸運動的問題，過度增生的狀況在幾週之內就會再度發生。

就 SIBO 來說，在飲食中去除植物纖維，是治療極為有力的一大步驟。不再為小腸中過度增長的病菌提供纖維，它們可能就會逐漸地退回原本隸屬的直腸中，而這種症狀中的微生態失調狀況，似乎便會好轉。關於 SIBO，我們還有許多需要學習的，但避免植物纖維一定會在症狀上，帶來改善。

既然這本書你已經讀到了這裡，現在也可稱得上是一位敏銳的醫學偵探了，我知道你一定已經在問兩個有關 SIBO 非常重要的問題：「到底是什麼造成了根本的腸運動問題呢？而我們要如何來矯正這個情況？」沒有人知道真正的答案，但我相信在根本上，SIBO 是一種自體免疫的症狀，其中，負責掃蕩排空運動的神經受到了損害。

就像先前所討論過的，我相信大部分的自體免疫疾病，都是從腸道的損傷開始，接著刺激了該處所聚集之大量的免疫細胞。我們知道，有許多事物可以傷害腸子，並開啟這段過程，但我認為食物——特別是植物，才是主要的罪犯。從先前關於凝集素的討論中，也得知了植物毒素能夠對神經系統產生負面影響的有力證據，於是，這些化合物可能對掃蕩排空運動造成傷害——這一點也似乎挺合理的。

我相信，植物刺激了今日我們所見到大部分的自體免疫疾病，包含了 SIBO、精神疾病，甚至如濕疹和牛皮癬等的皮膚問題。從這個觀點來看，治療 SIBO 最根本的辦法，就是從飲食中去除會傷害腸子的食物——這會讓腸子得以療癒，並使得免疫系統逐漸冷靜下來。

● 為何你不想要有脆弱的大腸壁

至此，我們已經看到，研究並不支持纖維會為便祕帶來效益一說，而排除植物纖維，明顯地幫助了此症狀的患者。另一個宣揚纖維效益的病症，便是憩室病症狀（diverticulosis，譯注：這裡將憩室病症狀／diverticulosis 與憩室炎／diverticulitis 區分開來，僅管一般 diverticulosis 也譯作憩室炎），但就是像我們稍後會看到的一樣，主流思想對於這項病症的判斷又大錯特錯了。當直腸內部最底層（黏膜下層）突出穿過外部的肌肉層，在大腸中形成袋狀小囊，此病態過程的發生，便稱作憩室病症狀。

在西方社會中，憩室病症狀相當常見，在美國和加拿大的六十歲人口中，有超過一半的人們患有此症狀。[註6] 它會增加胃腸出血的風險，此問題可能會危及性命。憩室也有可能會受到感染或是閉塞，導致憩室炎。這樣的症狀會帶來直腸破裂（rupturing），導致敗血症或是更嚴重的併發症，並因而需要進行腸部分切除術（bowel resection）。基本上，你不會想要得憩室病的，而它也不是健康老化過程中正常的一環。

我們可以感謝丹尼斯・博基特醫師（Dr. Denis Burkitt），對主流思想貢獻了關於纖維，及其在憩室炎中扮演之角色的錯誤認知。在 1970 年代時，他提出該疾病在西方人口中的高發生率，是因為飲食中缺乏纖維——這個主張建立在他對非洲鄉村人口的觀察上，該群體大量食用纖維，而憩室炎在這些人們身上的發生率低上許多。[註7] 就如我們所知的，從關聯性的觀察來推斷因果關係，是一件非常危險的事情，但許多年下來，他所提出的這項概念卻獲得了廣泛的接納——直到今天，還深植於許多醫生和患者的腦中。在那之後，實行控制組研究來檢驗此關係時，發現纖維並沒有在憩室

病症狀的發生中，具有任何保護作用。甚至，就跟便祕一樣，有些研究還指出纖維可能帶來傷害。

關於憩室病症狀發生的研究，往往是經由調查那些進行大腸鏡檢查的人們。詢問這些人們飲食的內容，並將他們的答案對應於大腸內部顯像時憩室症（diverticular disease）的證據。在兩項亞洲這類的調查中，有3,950名病患大腸鏡結果顯示，攝取大量的纖維——或是水果和蔬菜——並不會對憩室病有任何效益。[註8,9]更驚人的事，另一項進行於2,014名病患的相似研究中，顯示了食用更多纖維的病患們，憩室病的程度反而有加劇的狀況：

> 「攝取高纖維並不會降低憩室病症狀的盛行。反之，**最高纖維攝取之四分位數，在憩室病症狀的盛行上，比最低四分位數還要來得更顯著。**當計算攝取纖維總量、來自穀類的纖維、可溶性纖維，和不可溶性纖維時，風險增加了。便祕並非風險因子之一。與每週<7次排便的個體相較之下，每週>15次排便的個體在憩室病症狀上，多出了70％的風險。**身體活動不足和脂肪或紅肉的攝取，都和憩室病無關聯……高纖維飲食和排便頻率的增加，和憩室病的盛行狀況更高有關，而非和更低的盛行狀況有關。應該重新審視有關無症狀憩室病風險因子的假說。**」[註10,11]

是不是很有意思呢，排便更頻繁的狀況——推測與飲食中有更多纖維相關聯——也同時跟憩室病的發生率更高具有關聯性，且脂肪和紅肉的攝取並不會增加風險。這是一項流行病學研究，所以我們不能在纖維和憩室病之間推測因果關係，但很顯然的，纖維無法對抗這項症狀或具有保護效果。

如果不是因為缺乏纖維，或是便祕驅使了憩室病，那究竟是什麼導致了這項病態呢？有些人提出假說，大腸內部壓力增加可能驅策了這項疾病，但這似乎不太可能，因為在壓力較低的腸右側，也能發現憩室。關於憩室病最有說服力的一項理論，提出此症狀的本質實際上可能是炎症：

「有些證據顯示，在有袋狀小囊——也就是急性憩室炎前身——的受試者身上，有慢性低度發炎（low-grade chronic inflammation）的情況。這項假說也受到了以下早期報告的支持：像是美沙拉敏（mesalamine）這類的抗發炎黏膜藥劑，以及如益生菌類的免疫過程調節劑可能會改善憩室炎的狀況。」[註12]

　　如果憩室病的本質是炎症，那究竟是什麼導致了發炎呢？要是植物纖維之所以會與更高的憩室病發生率相關聯，是因為與攝取植物相關聯的發炎所引起的，會不會很有意思，卻又有些嚇人呢？就像我們已經見到的，憩室病非常地常見，發生率也會隨著年齡而增加。在發生這項病症之前，許多人一定都暴露在某種刺激之中，隨之帶來了這樣的發炎狀況。我願意打賭，這種刺激就是植物，如同我們先前所討論過的，它們能透過許多方式來傷害我們的消化道。

　　在我們前往下一個環節之前，我還要補充，儘管有些證據顯示，纖維對憩室炎可能會有助益，這些證據可是正反參半。[註13] 在一篇最近的整合分析（meta-analysis）中，作者們分析了這項數據，並為他們的發現作出以下總結：

「對於高纖維飲食在憩室症治療的效果，缺乏高品質的證據，而大部分的建議都建立在不完整的證據上。」[註13]

　　憩室炎也和憩室病完全不同，前者是一項急性感染的過程，而後者則似乎和慢性炎症有關。很明顯地，避免憩室炎最佳的辦法，就是不要得憩室病。然而到頭來，如果你已經有了憩室病的症狀，也沒有明顯的證據指出，纖維可以幫助你來降低它發展成憩室炎的機率；更沒有證據顯示，排除植物纖維會增加這項風險。

● 纖維和大腸癌

纖維對憩室病或是便祕並無幫助，事實上對某些人來說，還可能讓這些症狀惡化。但一定有證據顯示，其他疾病能從纖維上得到效益，對吧？呃……只能說，不期不待，不受傷害。

另一個有關纖維最常見的錯誤認知，或許就是它能降低大腸癌的風險。不幸的是，這已經持續地被證明是不正確的。有些研究甚至指出，當使用纖維補給品時，會帶來癌前增生的風險增加，這種增生又稱作腺瘤（adenomas）。當思考纖維和癌症相關的研究時，我們必須小心，別再一次被流行病學研究給騙了。當我們比較不同類型的研究時，很快就會看見，實驗觀察可能會顯示纖維攝取和改善的結果間的關聯性，這卻很有可能是因為健康使用者偏差的關係，因為，介入性研究反而呈現了迥異的風景。

在 1999 到 2000 年之間，有兩項標的性的介入性研究，刊載於聲譽極佳的新英格蘭醫學期刊（New England Journal of Medicine）上。它們檢視了纖維在癌前腺瘤生長案例中的效果。在第一篇研究中，1,905 名近期被診斷有大腸腺瘤——又稱息肉（polyps）——歷史的男性與女性，被分為兩組。其中一組遵循低脂、高纖飲食：在攝取的每 1,000 卡中，至少含有 18 克的纖維，且每天食用三點五份的水果和蔬菜。另一組則繼續進行他們原本的低纖維飲食。在接下來的一到四年中，兩組受試者都在下一次的大腸鏡檢查時，針對大腸腺瘤重新受到檢驗。我可以想像，這些研究人員非常篤定他們會在兩組間看見差異，但他們的發現卻完全相反。他們做出結論：

> 「在兩組之間，大型腺瘤（最大直徑至少有 1 公分）和進行性腺瘤（advanced adenomas）的復發率並沒有顯著的差異。改行低脂肪和高纖、多蔬果的飲食法，**並沒有影響大腸腺瘤的復發風險。**」[註14]

就在這些研究人員丈二金剛摸不著頭緒之時，另一群研究人員也嘗試了類似的實驗，其中包含了 1,429 名近期有結腸直腸腺瘤歷史的男性和女

性。這項研究中，有一半的受試者接受了包含每日 13.5 克小麥麩皮的補充，而另外一半的受試者則接受了每日 2 克劑量的補充，並且在約三年後透過大腸鏡重新監測腺瘤的復發狀況。研究結果對於纖維仍是一樣的淒涼，並未提供兩個組別間任何差異的證據。[註15] 纖維在癌前息肉預防這一局，已經兩好球啦！

就好像這兩項研究還不夠有說服力一樣，研究人員們似乎並不死心，一味想要證明高纖飲食能夠對於大腸癌預防有幫助。在 2007 年時，第三項有著類似設計的研究刊載了。[註16] 在這一項研究中，將約 2,000 名最近診斷出結腸直腸息肉的男性和女性分成兩組：低脂肪、高纖維飲食組（每日 1000 卡中 18 克纖維；每日 3.5 份水果和蔬菜），或是標準飲食組，並進行了四年的追蹤。在四年的尾聲，仍然沒有得到任何纖維效益的證據時，這些研究人員決定再繼續追蹤這兩個組別四年的時間──期望能夠得到不一樣的結果。然而，在八年的高纖維介入性研究之後，結果仍然沒有揭示纖維在大腸癌預防的任何效益：

> 「在進行性腺瘤或是多發性腺瘤（multiple adenomas）的復發風險上，介入組與控制組之間並沒有顯著的差異⋯⋯在 8 年的追蹤中，這項研究在呈現低脂肪、高纖維、多蔬果的飲食習慣對於腺瘤復發的效用上，失敗了。」

三好球！纖維在大腸癌預防的比賽中出局啦！

在我們繼續了解纖維其他令人失望的特點之前，我還想要跟你分享最後一個實驗。這個實驗甚至顯示，纖維的補充可能會使得大腸腺瘤復發的情形加重！[註17] 這項研究也觀察了具有息肉病史的人們，但包含了三個組別。第一組使用了 2.5 克的洋車前子（isphagula）補給品（與洋車前子殼粉（psyllium husks）或美達施（Metamucil）相似），第二組則是接受了 2 克的鈣，而第三組是接受安慰劑的控制組。事實上，在洋車前子組中，腺瘤復發還呈現了顯著的**增加**。你現在還覺得藥櫃裡的洋車前子是個好主意嗎？

● 纖維的種類

讓我們來花點時間學習一些纖維的專有名詞,這會使你更容易來理解我們在這一章中的討論。在分子層面上,植物纖維是糖分子鏈(多醣類 polysaccharides),在我們的消化系統中無法被分解,對人類也不具有任何直接的營養價值。它們會經過我們的胃,原封不動地來到小腸中。接著,它們要不是被細菌分解,就是維持原樣地通過我們,最後隨糞便排出。基本上,植物纖維是由可溶性,和不可溶性分子所組成的。這些名詞所指的是多醣類分子在水中溶解的能力。可溶性纖維——例如果膠(pectin)、β-葡聚醣(beta-glucan),以及膠類(gums)——能在水中溶解,至於不可溶纖維——像是纖維素、半纖維素(hemicellulose),以及木聚糖——則無法溶於水。洋車前子纖維(Psyllium)和洋車前子(isphagula)就屬於可溶性纖維,而小麥麩皮則屬常用的不可溶纖維。

不論是可溶性纖維還是不可溶纖維,都能被住在我們胃腸道之中的細菌用來製造大腸皮膜細胞當作能源使用的短鏈脂肪酸(SCFAs)。最著名的短鏈脂肪酸就是丁酸鹽,我們腸道細菌還能製造包括醋酸鹽(acetate)、異丁酸鹽(isobutyrate)、異戊酸鹽(isovalerate),以及丙酸鹽(propionate)等其他種類的短鏈脂肪酸。在本章後篇,我們會破解一項常見的迷思,也就是:植物纖維是我們唯一能用來製造丁酸鹽,或是其他短鏈脂肪酸的方法。

● 纖維持續襲擊

不過,至少有研究發現,纖維能改善如血糖控制等其他健康層面,對吧?再一次地,當經由介入性研究檢驗時,纖維的表現令人大失所望。在為期一年的 OptiFit 實驗(the OptiFit Trial)中,180 名患有糖尿病以及糖尿病前期的男性和女性分別接受了 15 克不可溶纖維,搭配高纖維飲食;或是接受安慰劑,並搭配標準的飲食。在一年末了,檢驗他們各項血糖控制

和糖尿病程度的指標。僅管纖維組中的糖化血色素（HgbA1c）指標稍低，在其他的指標——例如葡萄糖敏感度（glucose sensitivity）和葡萄糖控制（glucose sensitivity）——則未顯示出顯著的變化，這使得作者們做出結論：「未發現不可溶纖維對於葡萄糖代謝效益之證據。」[註18]

植物纖維也通常會伴隨更多的碳水化合物而來，而後者幾乎一定會使得血糖控制更加惡化。餵給糖尿病患者滿滿的纖維補給品，似乎不會有什麼效果，特別是當問題本質可以透過降低整體碳水化合物攝取量來輕易矯正的時候。更糟糕的是，纖維也已經被研究顯示，會干預荷爾蒙新陳代謝（睪固酮、雌激素、黃體素、黃體化激素（LH）、濾泡刺激素（FSH）），以及營養素的吸收。所以，當在飲食中增加許多纖維補給品或是植物纖維時，很有可能會帶來其他負面的健康後果。

還記得上一章的六磷酸肌醇嗎？富含植物纖維的食物也充滿了六磷酸肌醇，而諸多研究已經展現了，由於礦物質的吸收降低，植物性飲食導致礦物質缺乏。在一篇文獻回顧文章中，檢驗了飲食中纖維，以及六磷酸肌醇對於礦物質生物有效性帶來的效果。作者們寫道：

> 「植物性纖維結合多價（polyvalent）礦物質離子（鋅、鈣、鎂、硒、鐵）的能力，也可能會對於某些營養素的生物有效性帶來負面的效應……實際上，不同高纖蔬菜在它們的表面結合和抓住金屬離子，並接著為這些陽離子們（cations）的平衡進行改質（modify）的能力，可能可以歸因於某些他們飲食性纖維中的組成物質。」[註19]

在這項回顧中，作者引用了許多研究，其中展示了可溶性和不可溶纖維，以及六磷酸肌醇會與礦物質結合，並對它們的吸收帶來負面影響。[註20,21,22-25]

在另一項針對健康和患有糖尿病的女性所進行的流行病學研究中，發現了纖維攝取和鋅值在血液中較低之間的強烈關聯性。鋅對於維繫正常荷爾蒙平衡，以及人體中上百酵素的運作來說，是一種不可或缺的礦物質。

研究人員們說明：

「健康與患有糖尿病之女性，食用的六磷酸肌醇量已達**可能會降低飲食中鋅元素之生物有效性**。對於攝取更多飲食性纖維——其大部分與植酸鹽（phytate）相關——的建議，則會增加缺乏鋅的風險。」[註 26]

纖維和相關的植物化合物從我們身上奪走了寶貴的礦物質。這是不是使得主流「吃越多纖維越好」的建議蒙上了一層陰影呢？

不過，纖維的弊端還不止於此。攝取量的增加也已被研究顯示與女性的荷爾蒙水平之負面變化相關聯，且有可能會帶來不孕風險的提升。這些關聯性來自一項針對 250 名女性的世代研究，該研究追蹤了這些女性的兩段月經週期，並檢驗了他們在這段時期間纖維的攝取。這些研究人員發現了，較高的纖維攝取量與較低的各種性荷爾蒙值相關聯，其中包括雌激素、黃體素，以及發送信號給子宮來製造以上兩者的荷爾蒙（濾泡刺激素和黃體化激素）。纖維的攝取也對應了月經週期中不排卵機率的上升狀況——每日每增加 5 克的整體纖維攝取，便對應到 1.78 倍無排卵（anovulation）風險的增加。這項研究的作者們作出結論：

「這些發現指出，高纖維的飲食方式顯著地**與荷爾蒙濃度的下降和無排卵機會的上升相關**。對於纖維在生殖健康上的影響，以及攝取纖維在生育年齡女性上的影響，有必要進行更進一步的研究。」[註 27]

這是一項流行病學研究，所以我們不能作出因果關聯的結論，但是「**纖維攝取量的增加，可能會對有生育力的女性之荷爾蒙值帶來負面改變**」這一假說相當地可信。已知纖維會在腸中與雌激素結合，透過干擾此荷爾蒙的正常再吸收，來降低雌激素值。[註 28,29] 雌激素值的降低，便會反過來破壞黃體素的平衡，導致月經週期失調。獨立於雌激素值之外，黃體化激素和濾泡刺激素值似乎也會受到纖維攝取增加的負面影響，更進一步地干擾精

密的荷爾蒙平衡。

● 為了減脂吃纖維？

　　減重和食慾控制，則是飲食性植物纖維另一項號稱的效益。然而，再一次地，研究結果並不支持這項論點。我有一位陸軍遊騎兵好友曾經告訴我，在極限受訓時期，他曾長時間被剝奪的進食權利。在那段時期間，他的組員們只得吃衛生紙——認為只要在胃中填滿東西，就能抑制他們的食慾。基本上，這就跟我們吃纖維，並期望能抑制食慾是一樣的道理。控制食慾和飽足感的荷爾蒙信號傳遞是非常複雜的，而比單純地用不具營養價值的物質來填滿肚子，感受飽足這件事要來得細緻複雜多了。伴隨著植物纖維而來的碳水化合物，也很有可能會導致胰島素和其他削弱滿足感的荷爾蒙——例如昇糖素類似胜肽（GLP-1）——激升，帶來飢餓信號的擴增，而非降低。

　　在一項有關纖維的控制組設計實驗中，不論是可溶性或是不可溶纖維，都被發現對減重或是體脂減低不具有效益。這項研究的作者們在為期三週的介入性實驗中，檢驗了果膠、β-葡聚醣，或是甲基纖維素（methylcellulose）的使用，並作出以下結論：

　　　「不論是『可溶性』或是『不可溶纖維』的使用準備，都與體重或是體脂的減少無關聯。這些初步結果指出，短期的纖維補給在人類減重上並無作用。」[註30]

　　另一項文獻回顧論文則審視了四十九項研究，並作出相似的結論，沒有前後一致的證據支持纖維針對食慾的效益。[註31] 我不認為這些研究結果有什麼好令人驚訝的。比起用毫無營養價值的植物纖維來填飽我們的胃，食慾、飽足感，以及減脂要來得複雜許多。為了要有效率地創造飽足感信號，我們需要提供我們的身體富含營養的飲食，且不會激發血糖大幅度

的波動，或是提升促進飢餓感荷爾蒙的釋放。唉，要是有誰可以來出一本書，描寫這樣的一種飲食法就好了。欸等等！你現在不就在讀這樣的一本書嗎？

已知從鼻到尾的肉食飲食法，與飽足感的進步以及減重相關聯，這很有可能是源於豐富的營養、酮症的潛力，以及胰島素敏感性的增加。當我們回歸老祖宗的飲食習慣，改行肉食飲食法，便會達到這些結果。

● 你體內的叢林

目前為止，我們已經討論過，纖維在便祕、憩室病、大腸癌預防、糖尿病，以及減重上不具有效益。在某些案例中，甚至有證據顯示，纖維會讓這些症狀惡化。確實有證據顯示，許多種類的纖維和隨之而來的六磷酸肌醇，會降低礦物質的生物有效性。而這些纖維擁護者們最後希望的碉堡，就建築於以下概念上：纖維對於「健康的」胃腸微生物基因組是必要的。

這項主張所會遇上的第一個問題，就在於我們對於腸道微生物基因組仍舊一知半解。任何聲稱知曉理想微生物基因組樣態的人們，只是單純地就個人意見大肆臆測罷了，而非將論點建立在可靠的科學證據上。我們對於健康的微生物基因組組成樣態有大略的概念，而我們也知道哪些細菌通常不是什麼好傢伙，但就細節而言——我們的知識還嚴重不足。

關於微生物基因組的討論，許多人會聲稱，植物纖維對於健康的腸黏液層、微生物多樣性，以及形成諸如丁酸鹽這樣短鏈的胺基酸來說，是不可或缺的。就讓我們分別一一來檢驗這些概念吧。

● 微生物多樣性

纖維擁戴者往往會主張，我們必須要食用植物，來維持居住在我們腸道中的有機體之多樣性。但他們僅引用了流行病學研究，比較鄉村和城市個體，來作為引證而已。他們也認為，由於在第二型糖尿病和發炎性腸道

疾病中，發現了微生物的低多樣性狀況，便得以作出以下結論：不攝取植物纖維，便會增高罹患這些病症的風險。[註32,33] 然而，一旦我們進一步地來檢驗這些論點，便會發現它們毫無立足之處。

首先，根本沒有科學證據指出，我們需要植物纖維，才能達到最健全的微生物基因組多樣性。確實有研究指出，西方飲食與較低的微生物多樣性相關聯，又稱作 **α 多樣性**（alpha diversity），但聲稱此現象與該種飲食方式的低纖維層面具有因果關聯，還為時過早。[註34] 就如我們所知的，在標準的美國飲食中，有許多會導致發炎的食物成分，可能損傷腸道，並對微生物族群帶來負面的變化。但有誰能清楚說明，真的是因為缺乏纖維才造成這樣的結果，而不是糖、氧化植物油，或是先前所提過的植物毒素所導致的呢？

含高果糖和葡萄糖的飲食明顯展現了，足以造成微生物基因組負向改變的能力——它們才更有可能是慣於西方飲食的人們之 α 多樣性衰退的幕後黑手。[註35] 我們也別忘記了，先前在第七章中，曾看過有關凝集素的數據。該數據指向了，植物毒素也能透過提供大腸桿菌等兼性需氧微生物過度增生的空間，來減低 α 多樣性。

此外，針對纖維增量的介入性實驗並未顯示任何 α 多樣性的提高，[註36] 而針對植物纖維含量為零之肉食飲食的實驗，也沒有顯示 α 多樣性的降低。[註37] 研究也已經顯示，含有低纖維的生酮飲食，並不會使多樣性的分數下降。[註38] 一項實驗在六個月間追蹤了多發性硬化症患者，而於該時期間進行生酮飲食的人們，其 α 多樣性反而增加了。[註39]

包含我自己在內，許多進行肉食飲食的人們都進行了微生物基因組的試驗，並且發現多樣性分數是相當健全的，這指出了不食用任何的植物纖維，還能擁有健康、多樣的微生物基因組，是完全可能的簡言之，纖維不會增加 α 多樣性，而動物性飲食也不會減低 α 多樣性。檢驗那些進行肉食飲食法人們的微生物叢（microbiota），顯示出了健全的多樣性，以及先前消化症狀的改善。我是覺得，可以讓「植物纖維是微生物基因組多樣性之必要」這個概念作古了。

●短鏈脂肪酸：不只是丁酸鹽（butyrate）

　　有相當充分的證據顯示，短鏈脂肪酸作為大腸皮膜細胞的能源，在大腸中扮演了重要的角色。[註 40,41,42] 錯誤的傳統觀念是，丁酸鹽是這些細胞唯一運用的短鏈脂肪酸，而為了要獲得丁酸鹽，我們必須得要餵植物纖維給我們腸道中的細菌才行。如果聆聽那些健康「權威」的建議，他們會說越多纖維越好，而我們只要繼續增加纖維的攝取量，所有我們腸道的組織都會不藥而癒的！不幸的是，這些「權威」人士顯然對於那些在飲食中增加植物纖維量，並因而經歷嚴重胃腸氣、脹氣、便祕、腹瀉，以及疼痛的民眾充耳不聞。

　　事實是，大腸皮膜能夠運用許多不同種類的短鏈脂肪酸，在進行低碳水化合物的飲食時，它們也可以運用像是β-羥基丁酸（beta hydroxybutyrate）的酮類。除了丁酸鹽之外，丙酸鹽、異丁酸鹽、異戊酸鹽，以及醋酸鹽也都是蛋白質經細菌發酵所製造出的短鏈脂肪酸。[註 37] 在檢驗腸道菌叢於植物性飲食，以及動物性飲食中變化的實驗中，研究人員記錄到了一種轉移的現象，從植物性飲食中主要的丁酸鹽和醋酸鹽，轉變為動物性飲食中的異丁酸鹽和異戊酸鹽。對於人類腸道微生物基因組的流變性，此研究的作者們作出了一項有趣的觀察，他們甚至還提出，植物食物可能僅是為了生存，不得已才食用的食物：

> 「我們的研究結果，也就是人類腸道微生物基因組能夠在食草以及食肉的功能設定迅速切換的現象，可能反應了人類過往演化過程中的演化壓力。我們祖先對於動物食物的來源很有可能是不穩定的，必須仰賴季節和尋覓成功與否的或然性，而植物食物則提供了後備的熱量和營養來源。能夠迅速且適當地反應飲食變化，並轉換它們功能選項的微生物族群，便得以大大提升人類飲食的靈活度。」

　　同時也值得一提的是，儘管這項研究中的飲食熱量是相同的，動物性

飲食卻在五天之內導致了顯著的體重減少，而植物性飲食則未有這樣的結果。在這兩個組別中，α多樣性並沒有改變，再一次顯示了，植物纖維對於微生物基因組的多樣性並非必要。

有關腸道短鏈脂肪酸的討論，很快地就變得複雜起來，而對於這其中的有些細節差異，我想要來澄清一下。短鏈脂肪酸是在消化道的內腔所形成的，並可被大腸的皮膜細胞所吸收，作為能源使用。在這些細胞中，它們會經過一系列的化學反應，轉變為 β-羥基丁酸，你可能認得、記得它是一種我們的身體會在酮症狀態下製造出來的主要酮類分子。因此，當我們選擇進行生酮飲食時，我們的大腸皮膜細胞也能夠使用在我們循環之中的 β-羥基丁酸，降低對於腸道內腔之短鏈脂肪酸的需求。

我們生理學上的這項細節是相當重要的。錯誤種類的有機物若是在我們消化道中過度生長，便會損傷短鏈脂肪酸的氧化 —— 此氧化過程對於皮膜細胞的吸收是必須的。如果我們體內已有微生態失調的狀況，食用更多的纖維只會造成反效果，因為形成的丁酸鹽無法被大腸的細胞所吸收，便開始受飢，造成炎症和腸漏。[註43] 在這樣的情況下，經由血流輸送至這些受飢細胞的酮類便十分有幫助。而不意外地，研究已經發現，生酮飲食法對於微生態失調和發炎性腸道疾病的個案來說，是相當有助益的。[註44,45]

除了作為能源基質（substrates）以外，短鏈脂肪酸也在腸子中，扮演了信號傳遞的角色，而且，已知丁酸鹽會與多個消化道細胞上的受器結合。異丁酸鹽和其他的短鏈脂肪酸也已經被發現會與這些受器結合，往往比丁酸鹽還更具功效。[註46,47] 此處的數據相當清楚地顯示了：論及短鏈脂肪酸，丁酸鹽並非節目中唯一的參賽者，而實行動物性飲食法，則能以其他形式的短鏈脂肪酸和血液中酮類的形式，為大腸皮膜細胞帶來燃料。

在這樁議論之中，還有另一個爭議點相當地有意思。動物和人類能夠透過使動物肉類中的膠質組織發酵，來轉化成短鏈脂肪酸。膠原蛋白是一種組成了我們體內大部分結締組織的蛋白質，這些組織包含了骨骼、韌帶、肌腱，以及軟骨。一項對於獵豹所進行的實驗，檢驗了牠們身上的微生物叢將這些結締組織進行發酵，形成短鏈脂肪酸的能力，並作出了以下結論：

「膠原蛋白所誘發之醋酸鹽的製造，堪比（植物纖維），與其他所有受質相比起來，其醋酸鹽至丙酸鹽的轉化比例相當高（8.41:1）……這項研究第一次讓我們看見了，在嚴謹的肉食動物之中，動物組織影響大規模腸發酵的潛力，並間接指向了動物組織具有近似於可溶性，或不可溶植物纖維的功能潛力。」[註48]

從鼻到尾的肉食飲食法提供了充分的膠原蛋白量，來製造短鏈脂肪酸。所以，下一次有人跟你問起纖維，你可以告訴他們，你靠著吃肉和結締組織來得到所有你需要的「動物纖維」！

●神奇黏液

先前在第七章中，我們認識了胃腸上皮組織的顯微解剖結構，以及製造組成這層保護性外衣所必要之多醣類的杯狀細胞，還有討論過腸道的黏膜層。有證據顯示，在患有發炎性腸道疾病和糖尿病患者中，此黏膜層的功能是失常的。[註49,50] 在動物模型中，當餵食給小鼠含有氧化植物油和單醣的「低纖維、西方飲食法」時，也發現了黏膜層損傷的證據。[註51] 對於這些案例，傳統的假設認定，問題出在此方程式中「低纖維」的部分。然而我擔心，就像α多樣性的故事一樣，營養界大部分的人們在此都再次犯下了「博基特的大錯」——顯然太急迫地，想要把我們所有的病痛都怪罪在缺乏纖維上，絲毫不去檢驗那些存在於標準美國飲食習慣中，其他更加令人信服、並會導致胃腸功能失調的因素。

就如同我們先前所談過的，在西方飲食習慣中，有許多的組成食材對於腸道來說是非常容易促發炎症的，而這些很有可能才是黏膜層衰退的動力因素。回想一下我們在第七章所進行的討論，在引進凝集素至動物模型中時，此黏膜層的失常以及微生物多樣性便會一起發生。在人類研究中，這兩項症狀也往往被觀察到會同時發生。我們還不確定何者先行。但從這些研究中，可以得出一個極具說服力的假說：凝集素與杯狀細胞互動，降

低了黏液的製造——帶來了特定腸內腔細菌過度增生，以及 α 多樣性減低的後果。[註 52,53] 這是一個複雜的研究領域，還需要進行更多調查，才能明確地把因和果區分開來。但是，並沒有強烈的科學證據支持「低纖維飲食帶來黏膜層功能失調」的這項假說，這同時也忽略了許多西方飲食中可能會帶來傷害的其他潛在因素。

有成千上萬的人們在進行肉食飲食的同時，他們在消化問題方面得到改善——此一驚人的臨床證據也再一次地驗證了，我們不應該把一切怪罪在缺乏纖維上。在 MealHeals.com 網站上，有數百則真實案例見證了肉食飲食法所帶來得腸道健康進步，此外，還有多項已出版的醫學文獻也紀錄了，如克隆氏症這般嚴重消化問題的完全緩解。從鼻到尾的肉食飲食法已經被用於自體免疫問題和癌症的治療，並且得到了令人嘆服的結果。我們還會在第十二章中更進一步地來討論。

● 總結我們的纖維迷思破除之旅

儘管有堆積如山的證據顯示，纖維不只是對我們無益，還是有很多迷妹迷弟苦戀著它。從「博基特的大錯」開始，到「缺乏纖維就是西方社會所有疾病的幕後黑手」，這些主張逐漸變成了我們集體意識的一部分——纖維明明就大大損傷了我們的腸道，並且帶來了不必要又源源不絕的脹氣。然而，就像我們在這一章中已經見到的一樣，一項又一項的研究清楚展示了，植物纖維對於便祕、憩室病、糖尿病、減重、食慾，以及大腸癌，都沒有效益。不只如此，對於健康的消化道或是微生物基因組的多樣性，纖維也是不必要的。就像我們會在第十二章中看到的，在肉食飲食法的施行上，排除植物纖維，會展示出反轉自體免疫和發炎病症之前所未見的功效。

這些都沒有什麼好令人驚訝的。食用動物才讓我們成為了人類，而在數百萬年下來，這已經成了我們故事的一部分了。肉食飲食在我們的生命之書中，是人類蓬勃發展之最根本的飲食方式。植物一向只是「備用」的食物而已，而且還可能對某些人來說特別刺激，會激發免疫系統、發炎反

應、腸漏，以及自體免疫疾病。在下一章中，我們會繼續迷思破除的大遊行，並且還要來討論「紅肉可能會帶來癌症或使我們壽命減短」的這則概念。在謹慎審視之下，這些嚴重的迷思都會跟巨人哥利亞一樣一頭栽倒的。最後，從直覺的角度來思考一下這個問題吧：為什麼人類演化中關鍵的食物，會作出這麼在演化上不一致的舉動呢？

第十章

迷思③：紅肉會讓你減壽

在上一章中，我們充分地把植物纖維檢視了一番，並且發現，它根本不是我們一般所想的那樣子。我們也發現了，肉類中的蛋白質和膠原蛋白，在大腸中也能夠扮演「動物纖維」的角色，並且為皮膜細胞提供短鏈脂肪酸。但對許多人來說，富含動物食物的飲食模式，喚起了大腸癌和壽命減短這樣的思緒。讓我們隨著迷思破除之旅的持續，來一一擊破這些錯誤的概念吧。前進囉，還有很多真相尚未揭開，以及邏輯漏洞尚未被殲滅！

許多關於紅肉的誤解，源自於世界衛生組織之國際癌症研究署（International Agency for Research on Cancer ,IARC）在 2015 年釋出的一份報告。聽起來是不是相當權威呢？這樣的一個組織所推出的結論想必相當可靠，且具有高度信譽吧？不幸的是，這篇報告受到了主流媒體廣泛地誤解，而且所做出的評論與主張還建立在一些非常不靠譜的科學上。

在 2015 年，來自十個國家的二十二名科學家聚集在法國，並進行了二週的會談，並一致作出一段聲明，產出了這篇 IARC 報告。他們的目標是檢驗肉類攝取和癌症間關係的相關研究，並發表一份關於潛在風險的總結聲明。在仔細審視過 800 篇研究之後，他們得出結論：每日每食用 100 克的紅肉，就會增加 17％的大腸癌風險。他們還總結，每 50 克加工處理過的紅肉，則會增加 18％的風險。他們接著在一篇毀滅性的報告中，將紅肉列為對人類「可能致癌」，並釋出給媒體，掀起了一陣波瀾。

聽起來很糟糕，對吧？但這些聲明究竟有何根據呢？2018 年，關於該發現，有一篇更詳盡的報告揭露了，在 800 篇研究中，只有 14 篇在他們最終的結論中受到了考量——而這每一篇研究都是**觀察性流行病學研究**（observational epidemiology）。為什麼另外 786 篇研究遭到排除，至今仍

是個謎，而納入這個組別中的，還有許多針對動物的介入性研究，且顯然並沒有呈現出紅肉和癌症間的關聯。

在最後納入 IARC 報告的十四則流行病學研究中，八則並未呈現食用肉類以及大腸癌發展間的連結。沒錯，你可沒眼花看錯喔，在這份報告中，所考量的大部分研究都沒有呈現出食用紅肉和大腸癌間的關聯性。在剩下的六則研究中，只有一則在肉類與癌症間，於統計上顯示顯著的關聯性。在流行病學研究中，除了檢驗兩項事物間的關聯性之外，我們也可以探詢這項關聯性的強度。當兩項事物具有關聯性，卻未達統計顯著性（statistical significance）時，便指出了這項關聯性是隨機發生的，或是由於計算錯誤而產生。在醫學上，當兩項或多項事物未達統計顯著性時，我們並不會嚴肅對待之。我們知道，需要進行更多研究來澄清這項關係。在關聯性未達統計顯著性時，我們也鐵定不會作出一竿子打翻一船人的重大聲明──說有什麼造成了癌症。

於是，在 IARC 報告中，所考量之十四項研究中，僅有一項顯示了紅肉與癌症間關聯性的研究達到了統計顯著性。[註1] 有趣的是，這是一項針對美國安息日會（Seventh Day Adventists in America）所做的研究──這是一個提倡植物性飲食的宗教組織。我們會在這章後面的篇章中，來揭開「藍區」這個概念的假面具，並談到這群居住在加州羅馬琳達（Loma Linda）的安息日會人們。但是，我現在只能先說，在這篇研究中，那些食用紅肉的人們往往也傾向從事其他不健康的行為。這是我們先前所提過的不健康使用者偏差的一個實例。在有關紅肉食用的研究中，這個干擾因子往往會出來搗亂。

在負面論述環繞著紅肉的文化，或是宗教團體──例如，安息日會──中，那些選擇忽視這些想法的人，通常也會進行其他叛逆或是不健康的活動，例如抽煙、飲酒，或是較少運動。在關於紅肉和健康結果的研究中，這些「叛逆」行為可能會造成問題，且往往扭曲了研究結果。如果重機幫派的成員抽煙、喝酒、不運動、體重過重，還喜歡吃牛排，我們要怎麼能順利總結，是因為他或她吃牛排，才導致了癌症風險升高或是壽命減短，

而不是由於其他的行為呢？但這正是像這樣的流行病學研究所企圖達到的。為了要真的來了解到底發生什麼事，我們必須尋求在人類或是動物身上進行的介入性研究，才能真的建立兩件事物因果關聯的機制，而非只是得到像流行病學研究那樣的關聯性而已。

在對安息日會進行的研究中，作者們也記錄了，在紅肉和大腸癌之間最強的關聯性出現在那些肥胖的個體上，且他們帶**有較高的胰島素阻抗傾向**。既然已知肥胖和糖尿病／胰島素阻抗皆為癌症發展的高度風險因子，[註2,3]難道不會更有可能，並非食用紅肉，而是這些因素在拉高這群個體的癌症風險嗎？流行病學研究無法回答這個問題，但當我們考慮 IARC 報告中的這些研究之整體性時，IARC 所作出的建議便開始看起來有些可疑了，那個陰險程度簡直比西雅圖的冬季午後來得灰暗。

● 國際癌症研究機構報告遺漏了什麼？

就像我們已經看到的一樣，在 IARC 報告中，許多篇研究最後都遭到忽略，其中包含了諸多流行病學研究，皆並未顯示出紅肉攝取和負面後果間的關聯性。我們先前有討論過針對亞洲人的一項大型研究，其中包含了超過 200,000 名參與者，受到為期平均十年的觀察，並呈現了在食用最多肉類之男性與女性間，心血管死亡率和癌症死亡率分別的下降情形。[註4] 在英國，另外一項針對超過 60,000 名素食主義者的大型流行病學研究，則發現大腸癌的發生率在素食主義者身上，反而較高。[註5]

在 IARC 報告中，還有一項遭到遺漏的，就是所有在動物上進行的食肉介入性研究，都並未呈現大腸癌風險的增加。其中有一項研究中，在大鼠身上注射了一種會誘發大腸癌的藥劑，並在接下來 100 天之中，餵食大鼠培根、雞肉、牛肉，或是牠們日常的食物。研究人員們發現，與控制組相比起來，在飲食中增加肉類，並沒有帶來大腸癌發生的增長。他們做出結論：

「於是，『來自肉類的』大腸鐵、膽酸（bile acids），或是整體脂肪酸會引發大腸腫瘤的假說，並未受到本研究的支持。研究結果指出，在大鼠中，牛肉並不會引發『大腸癌』的生長，而雞肉對大腸癌生成並無保護作用。培根為主的飲食似乎對癌症生成具有保護作用。」[註6]

　　所以培根可以治療大腸癌囉？這樣豈不是很美好嗎？我們會需要更多的研究才能完全證明這項可能性，但有許多類似的動物研究，都無法支持任何肉類會間接帶來大腸癌風險增加的假說。

　　我們知道，動物研究仍是不如人類研究，但目前並無針對紅肉和癌症發生之正式的人類介入性實驗。不過，倒是有人類介入性實驗，研究了氧化壓力和炎症指標與紅肉。猜猜看他們發現了什麼？在飲食中加上紅肉，這些指標端點的增加都為零，零喔！在中一項實驗中，六週間，三十七名糖尿病患者被分為兩組。其中一組進行富含動物蛋白質（佔所有熱量攝取之 30%）的飲食，而另一組則進行了富含植物蛋白質（也佔所有他們熱量攝取的 30%）的飲食。在六週結束之後，系統性和消化系統發炎指標揭露，於動物性飲食中，在發炎指標（包含介白素-6（IL-6）以及腫瘤壞死因子-α（TNF-alpha））上並無顯著增長。

　　在另一項為期八週的研究中，六十名受試者被分為兩組。其中一組為控制組，並如常進行他們原先的飲食方法；另一個幸運的組別則將飲食中的植物碳水化合物替換為每日額外 8 盎司的紅肉——根據 IARC 聲稱，這個量的紅肉會增加 40% 的大腸癌風險。在研究結束後，量測了多項發炎和氧化壓力的指標，並作出了以下的發現報告：

　　「我們研究的結果指出，當紅肉攝取增加，代換掉飲食中富含二氧化碳的食物後，氧化壓力和發炎降低了，而非增加⋯⋯我們的結果並未為『高紅肉攝取，透過鐵對氧化壓力和發炎的效用，帶來心臟病和第二型糖尿病之風險增加』這項主張提供任何的證據。」[註8]

讓我們把話說清楚。根據 IARC，紅肉是等級 2A 的致癌物。但當本研究中的受試者作出會讓老祖宗驕傲的行為，拋掉了植物性碳水化合物，改吃紅肉時，卻展現出發炎和氧化壓力指標的改善。換句話說，動物食物是這個星球上最棒的食物，各位朋友們。我們的飲食中有包含越多的動物食物，我們就會活得越好，而 IARC 的建議不過是失心瘋罷了。

　　還有一群也在質疑 IARC 報告的研究人員們，最近也出版了一篇研究，並撰寫道：

　　「然而，這些 IARC 的建議，主要建立於觀察性的研究之上，且受干擾風險甚高，於是在建立因果推論上能力有限，他們也沒有在任何可能效果上，報告任何重要的確定性。再者，創造出這些指導方針的組織們，並沒有進行或是使用任何證據上的系統性評論。這些組織們在針對利益衝突上，十分受限，且在提出針對遵循可信度之規範準則上，並未明確地說明群體的價值和偏好。」[註9]

　　這些研究人員們感到，IARC 並沒有盡責檢視那些研究，於是他們的研究發現具有干擾變量的風險極高。基本上，他們的所要表達的是，IARC 的建議不可信任，而他們意欲自己進行嚴格的分析——發現如下：

　　「我們對於損害以及利益的隨機試驗（12 項獨特的試驗，徵召了 54,000 名參與者）評論中，發現了確定性低至極低的證據，證明含有較低之未加工紅肉的飲食，在主要心血管代謝後果（cardiometabolic outcomes）和癌症死亡率和發生風險上，效應極少或是為零……在諸如肌肉發展和貧血這樣的後果上，相較於素食主義飲食法，我們也得到了雜食性飲食法之可能健康效益的證據……本小組建議成人應繼續現下未加工紅肉的攝取。」

　　在 2019 年秋天，我正在完成本書撰寫的當下，這些研究發現在全國都

登上了頭版。我們已經知道，紅肉對我們並沒有壞處，但是能見到科學群體的多數也在老祖宗的真理中覺醒，仍是一件美事。

● 一次擊破肉與癌症之迷思

在這個時間點，我們已經充分地將 2015 年的 IARC 報告拆解，並各個擊破了。然而，檢視紅肉可能致癌假說中的機制，還是相當有用的，並能完整推翻這個荒謬的概念。這些機制包括了血紅素鐵（heme iron）、N- 亞硝基化合物（n-nitroso compounds），以及在烹調過程中可能產生的雜環胺化合物（heterocyclic amines）。

就像我們在第八章中所談論過的，血紅素鐵是一種特殊型態的鐵，只有在動物食物中才能找到，而且比起植物中的非血紅素鐵，還要更容易被吸收。關於此化合物對腸有直接毒性一說，並無任何證據，事實上，它是種對人類的生理機能相當有價值的營養素。關於血紅素鐵的研究，僅在小鼠和大鼠的模型中，呈現了誘發癌前病變的潛力而已。[註10] 當這些動物被餵食相當量的鈣時，血紅素鐵便似乎不會對腸子產生傷害，就像先前在餵食大鼠牛肉、培根，以及雞肉的研究中所呈現的一樣。[註6,11] 而且，也與我們接著要在第十二章中，所要談到的一樣：從鼻到尾的肉食飲食法包含了鈣質來源，所以這些人為鼠類模型所間接指向的血紅素鐵之傷害，根本就不足為懼。

上述血紅素鐵的機制中，有一部分可能促進了消化道中 N- 亞硝基化合物的生成。一般來說，這些化合物是由在其他分子上加上一個亞硝基（NO group）所形成。有許多不同類型的 N- 亞硝基化合物，但此處的重點是，那些與肉類攝取相關的化合物尚未被發現與大腸癌的生成有所連結。在一篇檢驗紅肉和癌症機制之證據連結的論文中，作者們回顧了關於此主題所有能找到的介入性研究，並作出了下面的結論：

「來自『試管』研究的證據，運用了對於普通飲食攝取來說，並

非全然恰當的條件，因此，來自一般紅肉攝取的血基質暴露，會導致大腸癌風險的增加，並未提供充分的證據顯示。動物研究所運用的、測試了腫瘤前期狀態促成的模型，使用了**高脂肪、低鈣**的飲食方式，並結合了誇大的血基質暴露狀態，在多種情況下，這代表了比正常飲食中紅肉攝取所高出更多的情形。最後，臨床證據指出，在紅肉攝取後，於人體中找到的 N- 亞硝基化合物類型，主要由亞硝基鐵和亞硝基硫醇（nitrosothiol）組成，這些產物，與特定已知會透過 DNA 鍵結物形成生成腫瘤的 N- 亞硝基化合物種，**有深遠的相異處**。總而言之，在最近關於血基質的研究中，所運用的研究方法，並未為這些所檢驗的機制提供充分的紀錄，來顯示它們對於尋常飲食中的紅肉攝取，會間接促進腫瘤前期狀態，或是帶來大腸癌的風險。」[註12]

因此，並沒有研究顯示，模仿我們老祖宗們的飲食方式，會在人類和動物實驗中，或於試管中，導致大腸癌生長率的提升。聽到這個結論，我們當然一點也不驚訝囉。

也已經有人指出，雜環胺化合物（HCA）和多環芳香烴碳氫化合物（polycyclic aromatic hydrocarbons ,PAH）皆為紅肉可能在腸道中引發癌症生長的機制。當肉類在高熱的平面上烹調，或是暴露於火焰或烤架的煙霧時，這些化合物便可能生成。我確實認為，對於這些化合物有所認知，並且在我們的飲食中盡可能的限制它們，是相當重要的。就像我們的老相好異硫氰酸脂一樣，這些化合物會激發肝臟中的 NRF2 系統，並需要經過解毒。但在節制的量下，我們的身體顯然有許多機制能夠對付它們。[註13]

這裡的關鍵詞就是節制。流行病學研究已經指出，只有在**攝取極大量**的狀況下，這些烹調的衍生產物才與疾病風險升高有所關聯。[註14,15] 你可以把它想像成燒成焦炭、臭灰搭、還有嚴重過度烹調的地獄肉料理。嗯，到底有誰是這樣煮肉的啊？只要選擇緩慢、低溫的烹調方式，我們就可以輕易地在飲食中，避免這些化合物的大量生成。我要在這裡傷害一些讀者感情了──基於上述原因，我這個人其實不是燒烤和煙燻肉的粉絲。在節制

狀況下，食用它們可能沒有關係。但我認為，我們大部分的食物應該要使用更加溫和的烹調方式。在第十二章中，我們會在細節上來討論，為了要節制 HCA/PAH 暴露，我對於肉類和動物食物的偏好烹煮方式。還有一件重要的事，就是任何東西——不論是咖啡、穀類、麵包，或是其他食物——經高溫烹調，都會生成研究已顯示會有癌症風險的相關化合物。到頭來，我們還是得進食的。而我相信，比起因為害怕最少量的 HCA 和 PAH，就完全避開動物食物，食用特意準備、營養豐富的動物產品才是較好的選項。

● 別擔心 Neu5Gc

說到我們其實根本不必擔心的事物，且讓我們接著來討論 Neu5Gc——另一種已被某些研究指出，可能會在食用紅肉時，間接導致大腸癌風險的分子。然而，當我們進一步來檢驗這些主張時，我們便再一次地看到，它們根本毫無根據。

Neu5Gc 是唾液酸（sialic acids）分子家族的成員之一，這個家族都帶有酸性的九個碳原子骨架結構。這些分子依附在我們體內細胞表層的醣蛋白上，並且在不同組織細胞與細胞間的信號傳遞、結合中使用。由於合成 Neu5Gc 酵素突變（又稱 CMAH），我們人類無法製造 Neu5Gc，不過，我們卻可以製造 Neu5Ac——與前者只有一個氧原子的差異。此酵素功能的喪失似乎發生在 2-3 百萬年前，有假說提出這是為了要保護如細菌、病毒和寄生蟲等的病原體傳染攻擊，而演化出的改變。如上述的病原體，會使用我們細胞表面的唾液酸來附著，並且找到入口侵入。

有些人爭論，由於人類並不具有 Neu5Gc，但像是牛、鹿和羊這些反芻動物卻保有此分子，食用這些動物可能會刺激免疫反應。然而，在人體中卻沒有證據支持此概念，這些主張則是建立在薄弱的動物模型之上，與我們關聯有限。我們確實好像會生成 Neu5Gc 的抗體，但並沒有研究指出，這些抗體會帶來發炎或是損傷，卻有研究展現相反的結果。

在腎臟移植過程的一部分中，有許多病患接受了高劑量的兔源抗體，

又稱作多株抗體（polyclonal IgG），其中含有大量的 Neu5Gc。已知這些病患會接著產生對於此分子的抗體，並且，與一般大眾相比起來，會帶有較高水平的反 -Neu5Gc 抗體。在關於腎臟移植接受者的大型實驗中，38,000 名接受了多株兔源抗體的病患和無接受此抗體的控制組相比之下，並未見到大腸癌發生率的增高。[註16] 這些研究人員表示：

> 「簡而言之，我們發現達到了超過 200,000 腎臟移植病患的大型隊列……在我們對於『多株抗體』治療的分析中，並未支持長期暴露於反 -Neu5Fc 抗體之下，會刺激大腸惡性變化之假說。儘管他們的免疫系統受到抑制，接受多株抗體治療的病患發展出大腸癌的速率並未增加。」

除了這項數據指出了反 -Neu5Gc 抗體值的提升，並不會增加大腸癌風險之外，還有另外一項關於 Neu5Gc 有趣的細微論述往往受到忽略。人類並不是唯一缺乏此一唾液酸分子的物種。鼬科動物——雪貂、獾、貂、鼬鼠等——是一種也缺乏 Neu5Gc 的肉食動物，但牠們常常食用其他具有此分子的動物。這項行為與人類食用紅肉中 Neu5Gc 極為近似。[註17] 既然野生雪貂沒有因為癌症猖獗而絕種，而人類在食用含有 Neu5Gc 動物的過去 3 百萬年來，也生龍活虎的，那麼我覺得宣稱此分子與癌症相關聯的概念，不過只是個虛無飄渺的童話罷了，根本就沒什麼好擔心的。

● mTOR：分子生長的開關

另一項科學界某些人們會表示的疑慮，便在於食用肉類會過度激發 mTOR。關於此領域的討論，很快地就演變為十分複雜，而為了要理解究竟什麼是 mTOR，其功能又是什麼，且讓我們先來談論一下細胞生物學吧。

在非常基本的層面上，我們體內的細胞接受許多外在環境中的輸入，與細胞溝通它們應有的行為。有時候，它們會接到要求進行維修，或者進行組織性細胞死亡（細胞凋亡）的信號。而其他時候，像是在營養素十分

充足時，或是運動之後，我們的細胞會接到要求增殖或者成長的信號。這兩種細胞分解和細胞生長之相反過程，又分別稱作異化代謝（catabolism）和同化代謝（anabolism），而兩者皆在我們一生扮演了重大的角色，每日隨著我們的身體，在建造和回收細胞組元兩個時期間，不斷擺盪著。當進食或是運動時，我們會傳遞同化代謝的信號至我們的細胞，要求它們建造並成長。而在兩餐之間進食的時段，我們的細胞則會收到信號：該是異化清掃的時刻囉，這又稱作「自噬作用（autophagy）」。

簡單來說，mTOR 是指示細胞成長和分裂之信號傳遞途徑的一部分。更精確一點來說，mTOR 是一種激酶（kinase）——一種會在其他分子之上加上一個磷酸基（phosphate group ,PO_4）的分子。這個過程又稱作磷酸化（phosphorylation），並且通常會將酵素這樣的開關打開。在壽命期間，mTOR 在如孩童期或是青春期等快速成長的期間活躍。在成年期間，它也具有維護肌肉量的基本功能，並在阻力訓練時啟動作為回應。

在我們的細胞中，mTOR 參與了同化作用信號傳遞的過程，並回應四種特定信號。這些信號包括了類胰島素生長因子（IGF-1）、胰島素、蛋白質（大部分透過胺基酸白胺酸傳遞），以及運動。[註18] 胰島素主要回應碳水化合物和蛋白質釋放，儘管在生酮代謝的狀態下，後者的反應發生強度較低。IGF-1 則是會於進食、睡眠和運動時，回應生長激素的分泌來製造，不過在植物性蛋白質中，出現的量較低。當白胺酸似乎能緩和細胞膜，並直接激發 mTOR 時，胰島素和 IGF-1 會直接和細胞表面的受器結合，啟動細胞內的串級反應，並啟動 mTOR。[註19] 於是，阻力訓練、運動、睡眠、碳水化合物，以及白胺酸都能夠增加 mTOR 的信號傳遞，並帶來細胞生長。

另一方面，在 mTOR 同化代謝信號傳遞的反面，就是 AMP 激酶（AMPK）路徑。這條路徑通常在我們細胞中扮演了異化作用的角色，並透過營養素或生長信號的缺失來激發。簡單地看待我們細胞工作的話，可以將 mTOR 和 AMPK 的活化視為蹺蹺板平衡。儘管兩者皆扮演了關鍵的角色，當其中一項活化時，通常便會遮蔽另一項。而為了要達到理想的健康狀態，成長期和細胞大掃除期就必須得達到平衡才行。

假使 mTOR 在人體中扮演了如此關鍵的角色，為什麼大家現在要就過度活化這件事，鬧得沸沸揚揚呢？這些疑慮來自於一些研究呈現出，在 mTOR 相關之路徑中，某些隱匿癌變帶來過度細胞成長和增生。[註 20,21] 目前也已有研究紀錄，在帶有生長激素信號傳遞缺陷的萊倫氏症候群患者中，癌症的發生率較低。但此症候群同時也有嚴重的成長缺陷、低血糖，和失眠作為代價。萊倫氏症候群的實驗模型指出，在這些個體中，mTOR 的信號傳遞遭到低 IGF-1 值的改變。

基於這些發現，有些科學家和醫師已經指出，盡可能將 mTOR 的信號傳遞降到最低，能幫助我們防制癌症。然而，這項解釋的問題點立刻就顯而易見——很明顯地，我們需要 mTOR 才能強壯又健康，並隨著年歲的增長仍能維持肌肉量。不過，那些害怕 mTOR 的人們提倡，在飲食中限制那些可能增加 IGF-1 或是直接活化 mTOR 的成分，例如胺基酸白胺酸，或是一般的動物蛋白質。

當肉食飲食法這種完全動物性飲食的主張被提出來時，這些人們便驚慌地跌了個四腳朝天。他們大聲嚷嚷，食用這麼多的蛋白質，必定會導致 mTOR 超載，並且增加癌症的風險。為了要證實此一說法，他們卻只能倚賴設計不良的流行病學研究，來指出在六十五歲以下，低蛋白質攝取和後果改善間的關聯性。[註 22] 他們沒有告訴你的是，同樣的一項研究裡，**在六十五歲以上組中，更高的蛋白質攝取，與更長的壽命和更低的癌症發生率相關聯。**

這項研究再一次描繪了，使用流行病學研究來做出概括性建議的危險性。更高的蛋白質值在我們年輕時有害，到了老年時卻具有保護作用，這怎麼可能啊？一點都不符合邏輯啊，而且幾乎反應了此研究中的干擾和偏見。再者，低蛋白質飲食已經反覆地與肌肉耗損（muscle wasting）畫上關聯性，此過程又稱作肌少症（sarcopenia），並且是死亡的主要風險因子。[註 23,24]

在 mTOR 的平衡中往往被忽略的一點就是：此一同化代謝路徑能夠同時受到碳水化合物（透過胰島素）和蛋白質的刺激。比較同化代謝潛力的研究顯示了，透過胰島素來活化 mTOR 較為穩健，且和透過白胺酸活化相

比之下，能持續三到四倍的時間。[註25] 刺激胰島素釋放的主要物質便是碳水化合物。蛋白質也能刺激此荷爾蒙的釋放，但是比起與蛋白質一起食用碳水化合物，在低碳水化合物飲食的狀態下，此項刺激的程度便低了許多。

建議我們透過限制動物蛋白質來降低癌症風險，並活得更久，也暗示了對於 mTOR 信號傳遞理解的不足，並忽視了數百萬年的演化智慧。在演化過程中，我們總是會經歷豐饒的時期和貧乏的時期。在富足的時刻，我們的身體透過 mTOR 路徑來接收生長的信號；而在貧瘠的時刻，受到 AMPK 掌管的細胞大掃除路徑則取得掌控權。這兩者我們皆需要。mTOR 不是什麼壞事，而我們不應該完全廢除它的作用。我們也不應該總是禁食——那不過就是挨餓罷了。有時，必須得大啖營養豐富的動物食物，我們的身體才能達到最強壯的狀態。在第十二章中，我們會來討論進食時間和禁食，以及該如何來在飲食中整合這些策略，來優化我們的健康狀態。

有關肉類食用、以及長壽的介入性研究很花時間，但是，這個世界上最長壽的人們中，有些人其實食用了很多肉。就像我們從被便利行事而忽略的亞洲流行病學研究中所看到的一樣，吃最多肉的人們，也具有最低的癌症死亡率和心血管疾病死亡率。癌症是個複雜的主題，而我們對其背後機制的理解，還遠遠不全。然而，提出藉由營養豐富的飲食而過度活化 mTOR，進而可能刺激癌症發生這般的概念，簡直就是在理智上毫無根據地一大躍進，並忽略了胰島素在這項信號傳遞路徑中的作用，且還不正確地詆毀了動物食物。

● 紅肉：對骨骼、腎臟或大拇指都不足為害

「紅肉會縮短我們的壽命或是導致癌症」——除了以上聲明之外，很多人也聽說過，食用大量的蛋白質會傷害我們的腎，或帶來腎結石。

有多項研究針對進行高蛋白質飲食者，試圖找出蛋白質對腎功能的不利結果，並一致地一無所獲。[註26,27] 在其中一項研究中，腎功能進步了，而且在肥胖成年人接受低碳水化合物、高蛋白質飲食超過兩年的實驗中，

腎結石的風險也並未增加。在另一篇二十八項研究的整合分析裡，於 1,358 名參與者中，都沒有發現高蛋白質飲食會對於腎功能帶來負面影響的證據。

就像我們先前在本書中討論過的，大部分腎結石的形成源於草酸鈣，而含有草酸鹽的植物食物攝取增加，似乎是主要的風險因子。在醫學文獻中，並沒有明顯的證據顯示，含有更多蛋白質的飲食與腎結石有所連結。

另一項針對高蛋白質飲食的常見批評便是：由於更高的酸負荷量（acid load），這些飲食可能會帶來較低的骨密度，或是骨質疏鬆症。飲食中的蛋白質也代表了酸的輸入，這確實是真的，但獲取足量的鹼化（alkalinizing）礦物質，例如鈣、鎂和鉀，便得以達到平衡。[註 28,29] 在第十二章中，我們會談論到在鼻到尾肉食飲食法中，這些礦物質來源的細節，像是大骨湯、骨粉（bone meal），和骨髓等，都會在酸鹼值上來平衡蛋白質的的攝取。

再者，研究已經呈現，高蛋白質飲食會在腸胃道中，增加鈣質的吸收，這已與骨密度增加以及骨折風險較低呈關聯性。[註 30,31,32] 一篇由國際骨質疏鬆症基金會（International Osteoporosis Foundation）發表的合意聲明，作出了以下論述：

> 「在飲食中補充適當的蛋白質，對於理想的骨骼生長和維護健康的骨頭……在患有骨質疏鬆症的老年人中，較高的蛋白質攝取量（≥ 0.8 克／公斤體重／日，例如：高於現有的 RDA）與較高的骨質密度、較緩慢的骨質流失，以及降低的髖骨折風險具有關聯性，前提是飲食中有充分的鈣質攝取。補充飲食中蛋白質的介入性治療，減輕了與年齡相關之骨質密度降低情形，並且降低了骨更新指標之值，同時增加了 IGF-I 和降低了 PTH（譯注：副甲狀腺素）。並沒有證據顯示，來自飲食的酸負荷量對於骨骼健康有害。因此，在老年人之中，比起蛋白質超量，飲食中蛋白質攝取不足會造成更嚴重的問題。」

倘若我們想要擁有強壯的骨骼和肌肉，最好的答案就是：在我們的飲食中攝取充裕的高品質動物蛋白質，並加上鹼化礦物質來平衡。

紅肉會導致痛風的概念，則是另一個被加諸於動物食物上的不實指控。痛風由在體內關節的尿酸沉澱所導致，而血液中尿酸值的提升，似乎是此疾病病程的一項風險因子。我們還未完全理解尿酸在關節中結晶化的機制，然而，血液中尿酸值的升高似乎並不足以獨力導致痛風。進食會造成尿酸值的升高，可能是因為自噬作用中細胞分解的緣故。與痛風關聯性最強的，則似乎是會導致胰島素阻抗的狀況，這會對尿酸排泄帶來負面的影響，並且很有可能間接從其他方面推進了疾病的發展。[註33]

不出意料地，痛風和糖尿病間的強大關聯性眾所周知。[註34]

不過，要是肉類不會造成胰島素阻抗，為什麼卻被指控可能導致痛風呢？或許，這是因為肉類和貝類中的嘌呤會被分解成尿酸。因此，一般便會認定大量食用這類食物，會導致我們血液中的尿酸量升高。然而，檢視醫學文獻時，便會看到與這迥異的風景。

當我們吃下肉類中的嘌呤時，我們的身體實際上會增加尿酸的排泄，而尿酸值基本上還是維持不變。[註35] **痛風真正的幕後黑手，似乎是果糖和酒精**——兩種會創造胰島素阻抗，以及降低腎臟尿酸排泄的物質。在一篇包含了 125,000 名受試者的大型文獻回顧中，顯示了果糖攝取和痛風的發生有強烈的關聯性。[註36]

由於這是流行病學研究，我們無法主張因果關係。但是，果糖和酒精能夠導致痛風的機制已然相當明確。下一次，你再聽到有人說吃肉會造成痛風發作，可以問問他們：究竟吃了多少糖和喝了多少酒啊？再一次地，我們不應該落入怪罪肉類的陷阱中，有時這些後果是其他食物所造成的。如果你自己或者認識的人有痛風的情形，最好的辦法就是飲食中不攝取果糖、酒精，以及加工過的碳水化合物，並好好享受牛排。

● 長壽藍區的神話

在 2005 年，一篇國家地理雜誌文章中，丹·布特納（Dan Buettner）首次提出了長壽藍區的概念，並將此概念建立在他與米榭·普蘭（Michel

Poulain）和吉安尼·佩斯（Gianni Pes）合作的研究上。他們描述了世界上的五個地區，觀察到該處的人們活得比平均壽命要來得長，並且在檢視這些迥異人們的飲食和生活習慣的相異之處後，提出了長壽的可能原因。這些地區包括了：沖繩、薩丁尼雅（Sardinia）、加州羅馬琳達、哥斯大黎加的尼科雅（Nicoya）地區，以及希臘的伊卡利亞（Ikaria）。根據布特納，這些地區的共通點在於：抽煙率低、以家庭為重心、社群參與、持續且適當的肉體活動，以及以植物為重的飲食方式。他接著出版了一本書，宣揚這種生活方式能夠達到長壽和旺盛生命力。聽起來很棒，對吧？這就是青春之泉的神奇方程式！

　　不幸地是，事情沒有這麼單純，而在他的結論和論述方式中，存在著一些問題。首先，世界上有許多長壽程度相仿的地區，並沒有被納入藍區之中。香港是世界上預期壽命最高（85 歲）的地區之一，同時也是人均牛肉攝取量排名第三的地區，平均每日攝取幾乎 1.5 磅（譯注：約 0.68 公斤，四捨五入至小數點第二位）的肉。再者，比較預期壽命和從動物食物中獲得的熱量比率，會得到和布特納的藍區說非常不同的結果。[註37]

動物蛋白質攝取和預期壽命的增加

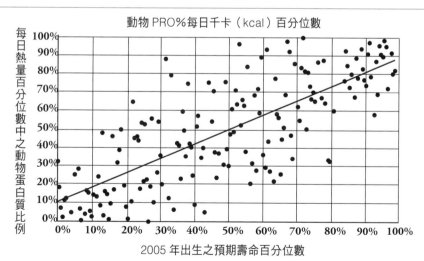

P·格拉斯魯伯（P. Grasruber）、M·賽貝拉（M. Sebera）、E·赫拉茲迪拉（E. Hrazdíra）、J·卡賽克（K. Cacek）、T·卡利納（T. Kalina）著，男性身高重大關聯：一項關於 105 個國家的研究，經濟 & 人類生物學，第 21 輯，2016，172-195 頁，ISSN 1570-677X，https://doi.org/10.1016/j.ehb.2016.01.005 (http://www.sciencedirect.com/science/article/pii/S1570677X16300065)

正如同你能從這份聯合國糧農組織（FAO）數據中看到的一樣，動物蛋白質量的增加，以及預期壽命較長之間的關聯性是十分清楚的。這是流行病學研究的數據，所以，一如往常，我們無法劃出因果關係，但是關聯性仍然十分的強大。隨著一個國家的富裕程度增加，他們所攝取的肉量也跟著增加，這一點也是真的——富裕與和較高的預期壽命具有關聯性。這項趨勢可能部分是因為寬裕的經濟狀況和肉類攝取的關聯性，但是，食用更多肉的國家人口，似乎並未隨之出現壽命較短的情形，這一點也是相當清楚的。

其他的流行病學研究，也無法展現出肉類攝取和長壽間的負向關聯。在 NHANES III 計畫中，對於 17,611 名個體進行了研究，並發現攝取白肉與男性死亡率降低有所關聯，且並沒有證據顯示紅肉的攝取會使得整體死亡率變得更糟。[註38] 類似地，在一個極大型的澳洲隊列中，並未觀察到植物性飲食對於總死亡率（all-cause mortality）有任何益處：

「在 243,096 名參與者中……總死亡率於素食主義者和非素食主義者之間，並沒有顯著的差異。魚素主義者（pesco-vegetarian）或是半素食主義者，與規律食肉者間，死亡風險也並無顯著的差異。對於遵循素食主義飲食法、半素食主義飲食法，或是魚素主義飲食法對於總死亡率的個別保護性效應，我們找不到證據。」[註39]

在英國，另一項大型的研究則比較了素食主義者和非素食主義者的總死亡率，並得到了相似的發現。[註40] 因此，有關植物性飲食和長壽，或是肉類在飲食中的有害效應，流行病學的文獻並未指出明確的關聯性。在有些研究中，紅肉的增加，甚至與總死亡率的進步呈現關聯性。就像我先前我提到過的，在亞洲有兩項研究呈現，紅肉攝取與男性中的心血管疾病死亡率，和女性中的癌症死亡率具有關聯性。[註4] 由於流行病學研究固有的限制，它們永遠無法為這場論辯拍板定案，但它們可以幫助我們描繪出以下概念的錯誤之處：植物為重的飲食普遍與壽命增長相關，或是肉類攝取會

讓你壽命縮短。

在長壽研究的世界中，端粒（telomeres）是一個熱門的話題。還記得DNA 含有我們的基因密碼，並且纏繞在組蛋白外，盤繞成染色體嗎？就像我們鞋帶尾端防止線頭四散的護片一樣，端粒會覆蓋著 DNA 的尾端，幫助保護我們的基因素材不受損傷。這些美妙的結構是由一系列的核苷酸鹼基（bases）重複所組成，並會隨著每次的細胞分裂逐漸縮短。研究人員會使用一個細胞的端粒長度，來了解這個細胞的生物年齡。儘管這個量測方式並沒有原先想像的那麼精準，較短的端粒通常也代表了較老的細胞，也較接近計畫性細胞死亡的來臨；較長的端粒，則意味著璀璨青春的細胞，並長著驚人了六塊肌。就像大家知道的，除了老化的過程之外，不良的生活習慣選擇也會提早縮短我們的端粒。好消息是，相對地，健康的生活習慣選擇則會增長我們的端粒。[註41]

哪些事情跟較長的端粒相關呢？對於素食主義者和非素食主義者來說，就是我們先前也提過的那些優良的生活習慣啦：運動、睡眠充足、適當的暴露於陽光之下、找出生活的意義，以及緊密的社交圈。不令人意外的，布特納在他的藍區中，也找到了這些共通點。但你猜怎麼著？說到食物的時候，只有一件事跟較長的端粒相關而已，而且並不是植物食物喔。是紅肉！

在一份長達三年的研究中，一組研究員觀察了二十八名受試者的端粒長度，並且對他們進行了問卷調查，了解他們吃了什麼。以下是他們的發現：

「在九種食物類型當中（穀類、水果、蔬菜、乳製品、紅肉、家禽肉、魚肉、甜點，以及鹹零食）以及八種飲料（果汁、咖啡、茶、礦泉水、酒精和甜碳水化合物），**只有紅肉的攝取與『端粒長度』相關**。攝取更多紅肉的個體具有更長的『端粒長度』，而最為顯著的差異則是出現在『從未』和『每日 1-2 次』的食用者中（p=0.02）。」[註42]

這份研究的作者們可能對於紅肉和端粒長度增加之間的關聯性相當驚訝，但是對我們這些旅程進行到此處的人們來說，則未必有那麼驚人。至此，我們已經知道動物食物究竟是多麼地有價值，並提供了我們充分的營養素含量，使我們得以達到滿意的抗氧化狀態，保護我們的細胞免於帶回DNA損傷和老化的氧化壓力。

當我們仔細審視布特納的藍區中真正的模式時，關於藍區說以及長壽是來自植物為主飲食的這一大問題，便顯現了出來。哥斯大黎加的尼科亞區域以特別長壽著稱，但只限於男性。比起哥斯大黎加的整體人口，這些幸運的傢伙們有七倍的機率更有機會能活超過一百歲，並且比另一個以長壽著稱的族群——日本的男性——預期壽命還要多出兩年。與哥斯大黎加的整體人口相比起來，這一群男性具有較低的心血管風險指標值、較長的端粒，以及較高的男性荷爾蒙。[註43] 聽起來真是一群矍鑠又健壯的老伙計們，可不是嗎？但猜猜怎麼著？他們也以偏好肉類著稱。尼科亞人使用動物脂肪烹調他們大部分的食物，食用更多動物食物，並且比整體的哥斯大黎加人口更加長壽。這其中顯然有什麼玄機呢！看來，布特納錯過了這些惱人的小細節。

同樣地，在布特納的著作中，有關薩丁尼亞和沖繩肉類食用的評估，顯然也大力低估了這些地區個體們飲食中，動物食物所扮演的重大角色。任何拜訪過世界上這些區域的人們，都會親身理解到，在這些人們的飲食中，動物食物扮演了非常重要的角色。薩丁尼亞以「薩爾達豬（Sarda Pig）」聞名，這是一種特別品種的豬隻，在島民所珍重的森林中，以開放範圍（open range）方式牧養。在一篇有關薩丁尼亞男性長壽的評論中，描述了薩丁尼亞牧羊人的典型飲食方式如下：

「由農民組成主要人口低地區域，以及山地區域主要差異比較如下：在山地區域，基本上以牧人為主，動物來源食物的攝取較多。」[註44]

聽起來不怎麼像是植物性飲食，對吧？

就像已經在多項有關飲食習慣之問卷調查中所詳細描述過的一樣，已知沖繩人也食用比整體日本人口更多的肉類。[註45] 一篇論文的作者們檢視了沖繩人的飲食方式，並論述：

「在沖繩，食物攝取模式與日本其他區域向來有所不同。這裡的人們從未受到佛教的影響。因此，對於飲食習慣並無禁忌。食用肉類並不會遭來責備，而歷史上，豬肉和山羊肉的攝取也相當高……肉類攝取在沖繩來得更高……出乎意料地，我們發現百歲人瑞中，並沒有任何的素食主義者。」

好啦，關於沖繩人的飲食，這是不是跟我們之前被誤導相信的光景大不相同呢？

布特納在飲食上編鑿的歪曲故事，也發生在伊卡利亞——羊肉和山羊肉是當地飲食的中心。在一篇關於伊卡利亞飲食的流行病學研究中，所調查的植物食物中，並無任何一樣與總死亡率的進步有關聯性，但食用最多熱量者，顯然活得最長。[註46]

不幸的是，動物食物在尼科亞人、薩丁尼亞人、沖繩人，和伊卡利亞人飲食中的核心地位，顯然在藍區概念中遭到忽視。如果你對於這項事實有任何的懷疑，我強烈建議你去參訪這些地區，並且親自體驗他們豐富的風俗、生命力，以及對於動物食物的熱誠。這是我的醫師處方！

還有一個藍區要考慮。而這一區則展現了一些非常有趣的趨勢，並更進一步地指向了：植物性飲食，跟乍看之下的不一樣。在五個號稱藍區的地區中，羅馬琳達代表了一個獨特的社群。它座落於南加州，也是一個大型安息日會聚落之所在。安息日會是一個頌揚植物性飲食，禁菸禁酒的宗教團體。對於羅馬琳達居民所進行的問卷調查指出，約有半數的人口是蛋奶素素食主義者，而有更小部分的人口，則是信奉完全的純素主義。儘管有些研究指出，與加州的整體人口相比，羅馬琳達的居民們平均多出了七年的壽命。[註47] 相似地壽命進步情形，也能夠在加州的其他宗教團體中見

到，像是摩門教徒——他們也避免菸酒，但卻不迴避食用肉類。[註48]

為什麼在羅馬琳達社區中，植物為主的飲食導致了長壽，而相似的長壽效益卻也在同一州中，愛吃牛排的摩門教徒中出現呢？[註49] 可能性更高的是，避免從事毀滅性的行為，才是羅馬琳達長壽現象的原因，而非增加植物的攝取量，以及降低對動物食物的攝取。乍看之下相當合理，不是嗎？假如你抽煙、喝酒，且周遭沒有一個良好並關心你的社群，你很有可能會更早翹辮子。

然而，我們關於羅馬琳達的調查還不止於此。這個高度進行植物性飲食的群體，甚至還能教導我們，更多選擇以植物食物作為飲食棟樑的潛在負面效應。在一項針對羅馬琳達 474 名男性所進行的研究中，研究人員發現，純素主義者和蛋奶素素食主義者，以及食肉者之間，精子品質有著非常驚人的差異。沒錯，我就是說精子品質！這其實是一項評估飲食中營養是否足夠，非常好的衡量標準。哈佛大學的一項研究顯示，食用最多水果和蔬菜的男性，其精子品質也最差。[註50] 這些啃青花菜的可憐蟲們展現了較低的精子數量，且精子們似乎無精打采的，而不是應有的精力充沛樣貌。關於羅馬琳達男性的研究也回應了這些發現：

> 「蛋奶素素食主義者的精子濃度較低。與非素食主義者相比，蛋奶素素食主義和純素主義族群的整體運動性較低。**純素主義者的多動運動性（hyperactive motility）最低**……本研究呈現，以蔬菜為主的食物攝取降低了精子品質。尤其，男性不孕（male factor）病患的精子品質減低會在臨床上相當顯著，並且需要更進一步探究。」[註51]

況且，這些還不是小差異而已。其中，純素主義者的精子運動性和精子量是最差勁的。比起吃肉的那些漢子，素食主義者的小小泳將們也不禁相形見絀。對你來說，羅馬琳達聽起來還像個藍區嗎？

除了健康生活習慣的行為之外，具有高於平均壽命的地區似乎也帶有與壽命延長相關的基因簇（clustering genes）。關於沖繩人和新英格蘭百歲

人瑞隊列的研究揭露，超群的壽命似乎會在家族中遺傳。[註52,53] 這意味了，存在著與發炎反應、胰島素敏感度，以及脂質代謝相關之一簇有利的基因多型性。帶有這些有利基因的個體們，似乎會在生命的較晚期才經歷疾病，這個現象又稱「疾病壓縮論（compression of morbidity）」。如果你已經有透過一般常見的方案取得了自己的基因評估的話，可以試著尋找像是FOXO3、sirtuins，或是如 IL-6 和 TNF-alpha 等的發炎細胞激素之基因多型性，好來了解在長壽上，你的基因「手牌（poker hand）」究竟是如何。然而，要記得，論及整體生活品質和健康的維持時，表觀遺傳學比起基因要來得重要多了。最終，我們所吃的食物和我們生活的方式究竟激進還是不激進，才是預測我們神通究竟有多廣大的最好指標。

隨著對於所謂藍區的討論告一段落，讓我們來測試一下這項概念，來總結我們的發現。儘管，居住在這些地區的人們似乎確實活得比他們的鄰居要來得長，這個世界上還有許多地區有著相似的超群壽命，且並未被納入考量。假使真有任何長壽因子的魔法方程式的話，最始終如一的共通性似乎就是避免如抽煙和喝酒等的毀滅性習慣、參與有意義的社群，以及有利的基因。與布特納提出的藍區論述恰恰相反，在這許多地區中，以及其他世界上預期壽命較長的區域裡，肉類是文化中相當重要的一環，並且經常被食用。羅馬琳達的預期壽命可能是比加州其他地區要來得長，但是也有其他食肉族群，壽命和羅馬琳達並駕齊驅，他們也避免了上述惡習，並重視社群和家庭。對於羅馬琳達那些進行植物性飲食的男性來說，他們的生殖力也不見好。我也不禁想問：這個群體到底藍在哪裡了？若是想要盡可能地活得越久、越充實，那麼我們必定得在飲食中納入營養豐富的動物食物，並且為社群和家庭奉獻時間，日復一日地找出生命的意義。

接下來，讓我們從破除藍區迷思，轉移到另一個有關動物性飲食的常見疑慮上吧。在我向大家保證，進行肉食飲食法後便很有可能會達到人生中的健康頂峰時，大家通常便會接著問我下面這個問題：

●只吃動物食物不會得壞血病嗎？

自從五十年前，萊納斯・鮑林（Linus Pauling）提倡了名聞遐邇的維生素 C 開始，對於這個分子的迷戀便廣為散佈，大家濃濃地嚮往它能成為某種萬靈丹。數篇研究已經試著證明這些假說，人們也吞下了一卡車又一卡車的維生素 C。不幸地是，這個維生素並未達到大眾的期待。

維生素 C，又稱抗壞血酸（ascorbic acid），是一種在 6 千萬年前我們體內似乎便停止合成的化合物。在靈長類支系原猴亞目（Strepsirrhini）和簡鼻亞目（Haplorhini）分家時，後者便不再生成維生素 C。[註 54] 乍看之下，這似乎是演化上的一大錯誤，但是，天擇是不會出錯的。當不利的突變發生時，它們很快便會從族群中被淘汰。

事實上，我們的前「人」們在失去合成維生素 C 的能力之後，很長一段時間裡都過得相當不錯。這也意味著，牠們有持續地獲取足量的此營養素，而且或許，從某方面來說，這項基因上的改變甚至是有利的。馬上我們就要從證據上來討論，究竟需要多少維生素 C 才能以最高效率來運作。不過，這個數值似乎比我們原先所想像的還要來得少。失去能分解尿酸的能力，似乎也差不多發生在維生素 C 合成能力產生變化的時刻，有些人甚至提出假說，這項分子可能也替代了維生素 C 的某些抗氧化角色。[註 55,56]

我並不打算抗辯維生素 C 在我們的生理機能中扮演重要的角色。已知此維生素參與了至少八種酵素反應，包括了體內肉鹼和膠原蛋白的生成。[註 54] 在後者的合成中，抗壞血酸參與了在單股膠原蛋白上加上一羥基的作用，並會使得這些膠原蛋白最終得以三股螺旋結構（triple-helix structure）纏繞在彼此身上，形成一個成熟的膠原蛋白分子，並被應用於我們的組織中。若沒有充分的維生素 C，我們便無法好好製造膠原蛋白，而會發展出壞血病——症狀包含傷口復原緩慢、牙齦出血、皮膚改變、髮質脆弱，牙齒鬆脫。這可不是什麼好光景哪！

自從 1747 年，詹姆斯・林德（James Lind）用檸檬治療英國水手壞血病的報告開始，歷史記載便引導我們相信，飲食中必須包含植物，才能獲

取充足的維生素 C。但是，你知道還有一件了不起的事情嗎？新鮮的肉類和動物臟器也能治療壞血病，這也是一件數百年以來廣為人知的歷史事實，但最近似乎被遺忘了。跟民間信仰恰恰相反：動物食物包含了維生素 C。研究已呈現，每磅的肌肉肉類包含了約 15 毫克的維生素 C。如腎臟、肝臟、胸腺，以及腦等內臟，則是此維生素更優質的來源，在每 100 克的分量中，便包含了 30-40 毫克的維生素 C。與維生素 K_2 的案例相似，此處的問題出在於，USDA 並未正式在肉類和臟器中測量此營養素的含量，因此報告往往顯示含量為零——但是事實顯然並非如此。與植物食物相比起來，在動物食物中，維生素 C 顯然也具有較高的熱安定性（heat-stable）。所以，烹調肉類和臟器不太會導致此營養素太大的流失。[註57]

　　儘管要抗辯維生素 C 在動物食物中的存在是相當困難的，肉食飲食法的批判者仍可能會主張，只吃動物無法讓我們得到充分的此營養素。有任何科學證據能支持這項批評嗎？而我們究竟需要多少維生素 C，才能達到最高效能的運作呢？

　　在 1940 年代，有一系列針對拒服兵役者（conscientious objectors）所進行的實驗，讓我們得以一瞥，需要多少量的維生素 C 才得以進行適當的膠原蛋白合成，並且預防壞血病。藉由完全抑制飲食中的維生素 C，壞血病的症狀在兩個月之內，便開始出現在這些拘留人中。當分別提供 10、30或是 70 毫克的維生素 C 時，所有組別都在數日之內便康復了，組別間並沒有任何顯著的臨床上差異。這個反應呈現了，如每日 10 毫克般的低劑量，便足以預防壞血病和臨床上缺乏維生素 C 的徵兆——比我們通常被告誡要服用的超高劑量還要來得低上許多。

　　於是，10 毫克的維生素 C 就足以預防壞血病。不過，一定有證據顯示，更高的劑量會在其他方面對我們有所幫助，對吧？數十載來，此維生素的效益已被廣為稱頌，於是你可能會認為，一定會有明顯的證據顯示，更高的劑量會提升抗氧化狀態，或是其他健康上的生物指標（biomarkers），但事實卻並非如此！儘管維生素 C 確實在我們體內扮演正當膠原蛋白生成之外的角色，我們卻還不清楚，超出能導正壞血病的劑量，是否會有更進一

步的效益。許多有關維生素 C 功效的誤解都是建立於流行病學研究之上，而再一次的，介入性研究則描述了相當不一樣的故事。

在總死亡率、心血管疾病、血壓，或是感冒的發生等端點上，補充額外維生素 C 劑量的介入性研究試圖呈現效益，卻總是反反覆覆地失敗了。[註 58,59] 補充維生素 C，也無法在氧化壓力，或是 DNA 損傷的生物指標上，導致任何的變化，也無法防範大腸直腸癌、皮膚癌、乳癌，或非何杰金氏淋巴瘤（non-Hodgkin's lymphoma）。[註 60,61,62,63] 此維生素跟宣傳的不一樣，並非什麼青春之泉啊！

為了要強調這些重點，且讓我們來細細檢視其中一項介入性研究吧。在這一個隨機實驗中，十九名男性和二十六名女性每日食用了三份以下的水果和蔬菜，並被分入兩組中。在十二週間，其中一組繼續進行他們原先的飲食；另一組則在飲食中，每日增加一磅的水果和蔬菜，以及 300 毫升的果汁。在研究的尾聲，獲得了兩組的血液維生素值、抗氧化能力，以及 DNA 損傷指標，並且與介入前的值相比較。除了飲食中攝取了顯著增量的維生素 C（70 毫克 vs.250 毫克），並且展現了血液中此營養素值的提升以外，在介入組任何量測的指標中，都未見到任何的進步！研究人員們陳述：

> 「儘管血漿維生素 C『增加了』35％，在抗氧化能力、DNA 損傷和血管健康上仍無顯著的變化。結論：12 週的介入（伴隨水果和蔬菜增量）並未和抗氧化狀態或是淋巴球 DNA 損傷有關聯性。」[註 64]

在本書較前的篇章中，我們已經檢視過相似的研究，呈現出水果和蔬菜，並未為氧化壓力或是 DNA 損傷的指標帶來進步，這些發現在根本上質疑了如多酚等植物性化合物在人類身上的任何效益。關於這項研究，最驚人的一點便是，研究人員們量測了維生素 C 攝取和介入前後的血液值，但在抗氧化指標或是 DNA 損傷上，也沒有任何的變化！

維生素 C 確實扮演了某些抗氧化防禦的角色，回收人體中的穀胱甘肽和維生素 E，但像是這樣的介入性研究清楚地呈現了，此營養素的適量攝

取已足以以理想方式來履行這些角色，而更高的劑量，則不會呈現明顯的效益。遵循我們老祖宗慣常的古法，食用新鮮的動物食物——除了肌肉肉類以外，靠著食用臟器肉類，便可以輕易地獲得每日介於 10-70 毫克的維生素 C。在第十二章中，我會分解肉食飲食法的食用方式，並從細節來談論，如何進行這種從鼻到尾的飲食方法。與萊納斯・鮑林和植物性飲食宣導者意圖說服你的恰恰相反，也有證據顯示，太多維生素 C 會對人類有害，有報告呈現出草酸鹽腎結石、噁心、脹氣、胃酸逆流、B$_{12}$ 缺乏，甚至是氧化壓力增加的發生次數增加。[註65,66] 當給予高劑量時，維生素 C 似乎會在我們的體內轉變成促氧化劑，並且，即使是在一般補給品中能見到的適量維生素 C（500 毫克至 1000 毫克），都已經被發現與腎結石的發生率增高有所連結。[註54,67]

在檢視營養素需求和其人體中的應用時，其中最大的一項挑戰便是，幾乎每項研究都進行在可能具有胰島素阻抗，或是攝取極不健康飲食的族群上。此種代謝功能異常似乎會帶來維生素 C 的吸收和減少。還有一項大型的研究呈現，在患有糖尿病以及無糖尿病受試者中，儘管攝取了相似劑量的維生素 C，後者血液中此營養素的值還是較低。[註68]

因此，在那些胰島素敏感性較高的人們當中，可能可以吸收並運用更多所攝取的維生素 C。再者，研究已經呈現，類黃酮會與維生素 C 競相被吸收，[註69] 而在肉食飲食法中，因為這些化合物的缺乏，很有可能會更進一步提升身體高效吸收此營養素的能力。成千上萬個遵循從鼻到尾肉食飲食法的人們中，有數十月到二十年經驗者，也並未報告任何壞血病或是其症狀案例。

我想要補充一些個人經驗：我衝浪的傷口最近復原都很順利，而且血液檢查中也沒有任何氧化壓力增加的證據。以下資訊提供給那些稍微比較有研究一點的讀者們：我已經親自查看過細節了，測量像是脂質過氧化作用（lipid peroxides）、8- 羥基 -2- 脫氧鳥苷（8-OH-2-deoxyguanosine）、麩胺轉酸酵素（GGT）、高敏感度 C 反應蛋白（hsCRP）、纖維蛋白原測定（fibrinogen）、骨髓過氧化酵素（myeloperoxidase）等許多血液指標，

且並沒有任何出問題的證據。

所以，我們到底需要多少維生素 C 呢？很顯然地，我們需要足量才能預防壞血病，而目前已確知該數值為每日 10 毫克。看來，每日從食物中攝取 30-100 毫克，並不會對我們產生什麼傷害。但也沒有證據顯示，我們需要攝取比這個量更多的維生素 C，才能達到最理想的健康狀態。當前維生素 C 的每日建議攝取量，不論是男性還是女性，皆為每日 60-80 毫克，這個數值顯然會為大部分的細胞帶來抗壞血酸的飽和，而且如果我們在飲食中納入臟器的話，便能輕易地從動物食物中獲得。

從這場論辯中我們學到了：當我們的基因改變，且停止製造維生素 C 時，大自然並沒有犯下錯誤，因為從食用新鮮的植物或者動物食物，便可以輕易地取得相當充裕的維生素 C。在我們的演化歷史過程中，維生素 C 很可能不是一種具有限制性的營養素。與一般大眾所想的恰好相反，我相信：在這段時間裡，我們的維生素 C 源自動物食物，既然植物來源有時可能較為稀少，還取決於季節和緯度。論及此營養素的補充，並沒有一丁點的證據顯示，超大量的維生素 C 補給品會有任何幫助，甚至還可能對我們有害。下一次你想要伸手拿顆橘子補充維生素 C 時，記得啊，你也可以吃肝臟、腎臟，或是牛排唷！

● 總結

對於有關紅肉的錯誤概念──如致癌或是減壽，我們得要感謝數十載以來糟糕的觀察性流行病學研究。令人欣慰的是，我們已經見到，許多證據揭發了這些斷言的謬誤，以及紮實科學基礎的缺乏。從先祖的角度來看，也立刻能明顯見到，紅肉或是動物食物會致癌或是縮短壽命的這件事，在演化角度上前後矛盾。這些是我們之所以能成為人類的食物，也是過去 2 百萬年中飲食裡的基礎食物。食用它們，讓我們得以長出更巨大的腦部，變得更加聰明、更加強壯，也成為更能善用資源的物種。

在下一章中，我們會直接攻擊另一個迷思——紅肉和動物食物會帶來心血管疾病。這又是另一個在演化上來說，十分荒謬的概念，並且完全構築於誤導人的流行病學研究上。前進吧，勇敢的戰士們。我們前方的道路還十分漫長，也還有許多不實謊言要戳破。

第十一章

迷思④：紅肉會讓心臟爆炸

　　勇氣十足的旅伴們，我們已經千里跋涉至此，快要來到我們尋根旅程的尾聲了，並且，即將尋獲我們的使用說明書中的完整內容。但是，就在為這段險阻的短暫逗留做出結論之前，我們還有最後一隻猛獸要斬殺，而牠的體型還不小哩！在大眾心目中的印象，鮮少有事物能像龐大又邪惡的膽固醇怪物一樣，能喚起如此巨大的恐懼。人們也會因為聯想到紅肉可能在我們的動脈中塞滿的斑塊（plaque）而驚慌不已。畢竟，心臟外科醫師已告訴我們，當他們從人們心臟或脖子的血管中取出斑塊時，它們外觀看起來就像是動物脂肪、蛋或是奶油啊。想必只剩下食用無害的植物一途，才能夠避免動脈粥樣硬化了。只要這麼做了，我們就可以活得又生生不息又繁榮昌盛，並且不必再擔心心血管疾病了，沒錯吧？才怪哩。事實可是恰好相反啊！

　　食用動物肉類、脂肪或是內臟，會對我們的心臟和血管不好——在這一章中，我們要來破解這個迷思，並一勞永逸地終結這個大魔王。我們將要看到，這些錯誤的信念，都建築在較會誤導人的流行病學研究上，而介入性和機械性研究（mechanistic studies）則講述了非常不一樣的故事。來吧，勇敢的冒險家們，摒棄毫無根據的意識形態，並且重拾老祖宗活力四射的健康——我們的宿命正在等著我們呢！

● 脂蛋白和膽固醇的基本知識

　　膽固醇和脂質是一個複雜的話題。為了要能夠真正了解，為何肉類對我們的心臟沒有害處——我們需要來了解優雅的脂質代謝系統中的主人翁

們。通常「膽固醇」一詞，在口語上意指我們血液中所有的脂蛋白，但實際上，膽固醇是一種類固醇骨幹分子，用於製造人類生理機能中各種關鍵化合物。

　　為了各種重要用途，我們的身體每日會製造 1,200 毫克的膽固醇；這些用途也包括了所有細胞膜正當的生成。若非膽固醇，細胞膜便會即刻崩毀，我們也會融化成一團地板上的肉糊。膽固醇分子也應用於我們全身所有類固醇荷爾蒙的前體。這包括了雌激素、睪固酮、皮質醇（cortisol）、黃體素和醛固酮（aldosterone）——要頭好壯壯，荷爾蒙可是相當重要的呢。用來幫助消化脂肪的膽酸，也是用膽固醇製造出來的。如果沒有後者的話，我們很快就會變得營養不良，並會缺乏如 A、K_2，或 E 等的脂溶性維生素。當我們的皮膚暴露於陽光之下時，膽固醇也是維生素 D 和膽固醇硫酸鹽生成的前體，有假說認為，這種分子有可能可以預防動脈粥樣硬化。

[註 1,2]

　　由於膽固醇無法溶於我們血液水性（水的）環境中，我們的身體會運用一種脂蛋白運輸系統，在肝臟和各類有需求的組織間運送它們，好來進行上述的所有機能。脂蛋白具有磷脂膜，其同時由脂溶性（厭水的（hydrophobic））和水溶性（親水的（hydrophilic））區塊所組成。他們能夠將脂溶性的膽固醇和三酸甘油脂（triglycerides）包裝在內部，並且在血液中水性的劃區內，依舊保持可溶的特性。這就是「脂蛋白」中「脂」的部分。而這些分子中「蛋白」的部分，指的則是特定的蛋白，又稱脂蛋白元（apolipoproteins），嵌入在脂質細胞膜間。我們得要來認識幾種人體中的脂蛋白，而它們全部都可以由細胞膜內所顯現的獨特脂蛋白元來指認。

　　我們所吃下的脂肪由我們的腸子吸收，接著和飲食中的膽固醇一起包裝成三酸甘油脂，變成一種叫做**乳糜微粒**（chylomicrons）的脂蛋白，並以脂蛋白元 B48 做標記。這些分子在血流中循環，在體內的細胞中遞送它們的內容物，最後成為乳糜微粒殘留物，並由肝臟收回。肝臟可以接著利用這些微粒中剩下的三酸甘油脂和膽固醇，或是將它們重新包裝成另一種叫做 VLDL（極低密度脂蛋白）的脂蛋白。VLDL 粒子會被遞送到末梢循環中，

為末梢的細胞輸送膽固醇和三酸甘油脂。當三酸甘油酯從 VLDL 中萃取出時，這些脂蛋白所包含的膽固醇比例會增高，本身密度也會增加，並變成中間密度脂蛋白，接著成為低密度脂蛋白（IDL & LDL）。

於是，含有三酸甘油脂和膽固醇的 LDL 粒子便在我們的血液中循環，並透過一種稱作 APOB100 的重要脂蛋白元（apolipoprotein）標記來指認。它們會繼續將三酸甘油脂和膽固醇遞送給有需要的細胞們，接著最終回到肝臟中，重新被吸收。高密度脂蛋白（HDL）也是在肝臟和腸道中製造出來的，並且由脂蛋白 APOA1 標記。這些微粒跟我們目前為止討論過的稍微有些不同。在它們被製造出來之時，內部基本上是空的，並會接著被血流中以及末梢細胞中的乳糜微粒之膽固醇和三酸甘油脂、VLDL、IDL 和 LDL 所填滿。HDL 的主要功能，便是將額外的膽固醇帶回肝臟中，參與一個稱為**膽固醇逆向運輸**（reverse cholesterol transport）的過程，但就像我們之後會看到的一樣，HDL 和其他脂蛋白也在免疫反應中扮演了重大的角色。

我們可以將這個膽固醇和三酸甘油脂在體內全部的運動過程，視為一個公車系統——內有各種路線，其中不同的公車載運各地的乘客們。載著飲食中脂肪和膽固醇的公車叫做乳糜微粒，從腸子出發前往肝臟——肝臟基本上就是中央轉運站。在此處，乘客們會離開乳糜微粒公車，並搭上即將出發的 VLDL 公車，他們會遇上來自肝臟的新乘客們。VLDL 公車在身體的各處停靠，最終乘客越來越少。一路上，它逐漸變成 LDL 公車，後者則會繼續它的路徑，最後回到肝臟。從肝臟或腸出發時，HDL 公車起先是空蕩蕩的，接著會從體內細胞或是其他公車中載取乘客，帶著它們回到中央肝臟轉運站。這是過度簡化了此一過程，我們體內的脂蛋白當然不單單只有運輸脂肪和膽固醇的功能而已。但是，基本上來說，這個模型描述了脂蛋白粒子運動和互動的方式。

在醫學上，「總膽固醇（total cholesterol）」一詞意指血液中所有膽固醇分子的總數，並通常經由實驗室測驗，直接來量測得知。而為了要知道到底有多少膽固醇居住在不同的脂蛋白之中，必須得個別進行測量才行。

現今大部分的脂質試驗會直接測量 HDL、LDL、VLDL，和三酸甘油脂，但舊有測量方式只會測量其中幾種，並且必須計算 LDL——你可能會看到這個項目又寫作 LDL-C。也基於這個原因，許多先前的研究都只有檢視總膽固醇，而非 LDL。在歷史上，通常假定高總膽固醇值與高 LDL 值互相對應，而除非三酸甘油脂特別的高，不然這個假說通常是個挺為合理。在本章會談論的研究中，我會特別指出研究人員所測量的究竟是總膽固醇值，還是 LDL 值。我也必須得說，冠狀動脈疾病、粥樣動脈硬化、心臟病，以及心血管疾病這些詞彙，通常指的是動脈壁上斑塊形成的過程，而在本章中，我會交替使用以上名詞。

● LDL 在我們體內的關鍵角色

我們體內大部分的細胞，都能夠無中生有地製造出一些膽固醇，但它們也必須高度仰賴輸送來膽固醇供給品，用以製造細胞膜和荷爾蒙。例如，在卵巢和睪丸中，對於製造我們可愛的性荷爾蒙——雌激素和睪固酮來說，由 LDL 送來的膽固醇是必須的，這對性慾和生殖功能而言可說是相當關鍵。若沒有 LDL，就無法有效率地製造它們，以及其他諸多類固醇荷爾蒙。等等，不是有人跟我們說過，LDL 是「壞膽固醇」，並且數值越低越棒嗎？關於 LDL 的本質，我必須得要悲傷地告訴你，我們一直以來都被誤導了。比起超級壞蛋，LDL 更像是個超級英雄啊。

除了傳輸建構組元和營養素的關鍵角色以外，LDL 也在免疫系統中，扮演了極重要的角色。沒錯，你耳朵可沒有聽錯了——LDL 在我們應對傳染性入侵者的攻擊時，佔有相當寶貴的職位。包括 HDL 的其他許多脂蛋白們也是如此。當格蘭氏陰性菌試圖侵入我們的身體時，它們會釋放一種稱作**內毒素**（endotoxin）的細胞壁成分。內毒素具有高度發炎性，並能夠對免疫系統進行強烈刺激。但別擔心，友善的守望相助大隊 LDL 就在附近，並可以將這個毒素結合起來，並預防狀況失控。LDL 也能夠結合格蘭氏陽性菌：金黃色葡萄球菌（Staph aureus）所製造的 α 毒素——此毒素具有

稱作 MRSA 的抗生素抗藥性（antibiotic resistant strains）。[註 3,4,5]

　　試圖侵犯我們的細菌們同時也會分泌一些分子，來知會彼此何時才是分散並展開攻擊的好時機。這種溝通系統又叫做**群聚感應**（quorum sensing），對於我們的免疫系統來說可是個壞消息。但 LDL 也會再次參戰，將這些分子結合起來，並且使得這些細菌的溝通訊號線路無效化。在實驗當中，LDL 值受到提升的小鼠，對內毒素能夠增加八倍的抵抗力。作為結果，當注射格蘭氏陰性菌時，牠們的死亡時間顯著地得到延遲。[註 6] 反過來說，培養出較低 LDL 值的大鼠，死亡率則更高，而在注射內毒素時，發炎指數也較低——這樣的缺陷應該由提供外源（exogenous）LDL 來彌補。[註 7]

　　讓我們稍歇片刻，充分吸收一下這些資訊吧。在人類和動物之中，已知脂蛋白和 LDL 能在免疫功能中扮演極重要的角色。在血流中增加 LDL 的量——這也是 99% 的醫師們所懼怕的——能夠為生存能力帶來深遠的效益。在暴露於細菌下時，低 LDL 值導致小鼠在短時間內大量死亡，但只要給這些可憐的小傢伙們一些 LDL，問題立刻就獲得解決。與小鼠的 LDL 耗盡實驗相仿，有一種人類疾病（史密斯 - 雷姆利 - 奧皮茲症候群）（Smith-Lemli-Optiz syndrome，譯注：此處原文有誤，應為 Smith-Lemli-Opitz 症候群，此病名尚未有繁體中文官方譯名，故採音譯），由於膽固醇合成路徑發生了基因突變，患者總膽固醇值極為低下。天生罹患此疾病的孩童往往胎死腹中，而存活下來者，則經常受嚴重的感染所苦，因而需要透過飲食補充膽固醇來治療，導致血流中 LDL 值較高。[註 8]

● 更多 LDL，有保庇？

　　那麼在人體中又是如何呢？是否有證據顯示，更高的 LDL 值能夠保護我們免受感染侵害？你猜得可沒錯！有許多研究顯示，高 LDL 值並不是在老年人口中增加總死亡率，或是心血管疾病死亡率的風險因子 [註 9]。更有甚者，有許多研究指出，隨著我們老化，較高的 LDL 值則更有保護效果，這很有可能與它在免疫系統中扮演的角色有所連結。[註 10,11,12-20]

強調這些研究中的其中幾項，可能可以幫助我們更清楚地描繪以上這個重點。在一個包含 347 名六十五歲以上個體的樣本中，與參考群體（reference population）相比起來，低總膽固醇值者之非血管疾病致死的風險較高。[註10] 另一項針對冰島 105 名八十歲以上個體的實驗則發現，總膽固醇值最高者，總死亡率僅有不到總膽固醇值較低者的一半。[註21] 而另一個名叫萊頓 85+ 研究（Leiden 85-plus study）的更大型調查，則得到了更驚人的結果。這項研究包含了居住於荷蘭的 724 名老年個體，並測量追蹤了這些對象的總膽固醇和總死亡率，長達十年的時間。作者們發現，在這段時間中，每分升中增加 38 毫克的總膽固醇，便會對應到死亡風險 15％ 的下降。他們做出結論：

「與其他所有類目相比起來，**總膽固醇最高之參與者的癌症與感染死亡率明顯較低**，這廣泛地解釋了此類目中總死亡率較低的原因。在超過 85 歲的人們中，由於癌症和感染死亡率較低，高總膽固醇濃度與長壽相關聯。」[註22]

有大量研究呈現了高總膽固醇值和老年個體長壽之關聯性，這正是 LDL 在人體中具保護功能的強力證據。然而，有些人主張，這項關聯性其實反應了一種人為產物，與已知會發生在癌症患者死亡前脂質值驟降的現象相關。因此，他們聲稱，此低膽固醇值與較為惡化之後果的關聯性，可能反應到了群體中已死亡的人們。不過，在大部分這些研究中，研究人員們已經在分析中，剔除了那些在樣本採集兩年內便死亡的人們，也就是說，這項干擾已經被移除了。在這些許多研究當中也呈現了，在總膽固醇值較高的人們中，癌症死亡的比率是較低的。若將上述狀況，與呈現此趨勢的大量研究一併納入考量，我們顯然可以很有把握地說，這項關聯性是真實的，而隨著我們的老化，LDL 似乎會變得相當有保護效果。

關於總膽固醇值和感染性疾病，也有大量的文獻更進一步地支持 LDL 是超級英雄，而非超級壞蛋的信念。一項針對 68,406 名個體之大型的統合

分析也發現了，總膽固醇值和呼吸疾病，以及胃腸疾病死因間的**逆相關性**，在病因學上，這些疾病大部分都屬感染性。[註23] 也就是說，在經歷這類疾病時，總膽固醇值最高者的死亡人數是最少的。相似地，在一項包含超過 12 萬名病患，歷經十五年的研究中，總膽固醇值最高者，其因感染性疾病送醫的風險是最低的。[註24] 在這項研究中，於總膽固醇和數種感染間，發現了據統計顯著的逆相關性，這些感染情況包含了尿道、病毒性、肌肉骨骼、皮膚、呼吸道以及胃腸感染。在另一項十五年間，針對 10 萬名病患所做的研究中，也重現了這些發現，該研究呈現了總膽固醇和因肺炎或流行性感冒入院間的逆相關。[註25] 在感染 HIV 的病患中，也有證據顯示，總膽固醇和愛滋病死亡率間的逆相關。[註26] 你還覺得 LDL 被封為可恥的「壞膽固醇」，是件公平的事嗎？

● 心臟疾病中的 LDL：罪犯還是消防員？

很顯然的，在我們的血液中，LDL 是一種很有價值的粒子，並且具有許多不可或缺的功效。大自然設計出這麼寶貴的東西，卻同時又讓它會傷害我們的動脈，且造成動脈粥樣硬化，這是不是前後有點矛盾啊？LDL 怎麼會又有保護性，又會傷害人呢？完全不合理呀！於是，正確答案是：LDL 本身是無害的，但在特定的情況下，它會牽涉在受傷和發炎的反應過程中——這時，它看起來就會像是那些只在犯罪場景飾演壞人的演員了。就讓我們來探索一下，相信 LDL 會導致動脈粥樣硬化的人們為了推廣他們的論點，所使用的證據吧。這麼一來，我們就可以清楚看到，在鏡頭後還有更陰險的幕後黑手在驅使心臟病的發生，而 LDL 並不是個雙面間諜，只是受到冤枉成了罪犯。

一些觀察性流行病學研究確實呈現了，總膽固醇或 LDL 值，以及心血管疾病之間的關聯性。既然你已經跟著我在這場史詩冒險跋涉了這麼久，就已經了解到，流行病學無法完整呈現故事的來龍去脈，而我們必須更加深入地檢視這項關聯性，才能知道真相究竟為何。在檢驗總膽固

醇值和心血管疾病發生的關係時，研究人員最常提及的就是佛拉明罕研究（The Framingham Study）。在這項研究中，5,129 名居住在麻州佛拉明罕（Massachusetts, Framingham）的受試者，歷經了長達十四年、每年兩次膽固醇的追蹤，並受到冠狀動脈疾病病發跡象的監測。在這個族群當中，研究人員們記錄到，隨著 LDL 值的提升，心臟疾病的發生也確實有所增加。[註27]

他們的意見也受到顯微研究（microscopic studies）的支持，其顯示了 LDL 往往以被動脈壁中巨噬細胞（macrophages）吸收的形式，在動脈粥樣硬化斑塊中呈現出來。[註28] 與顯示了 LDL 和心血管疾病關聯性的流行病學研究一同考量，這項發現帶領了許多人相信，LDL 值的提升就是動脈粥樣硬化起始和進展的罪魁禍首。然而，若我們檢驗斑塊形成的細節，仍無法得到證據足以證明 LDL 分子本身對我們的動脈是有害的，或是能夠獨力引發斑塊在動脈壁內的形成。

隨著我們繼續進行探尋動脈粥樣硬化真正根源的旅程，我們會需要稍歇片刻，先來細細檢視一下：我們的血管結構，以及發生在該處的斑塊形成過程。

靜脈和動脈的管壁由許多不同的管層所組成。離循環的血液最接近的單一細胞層稱作內皮（endothelium）── 在此之下則是內膜（intima）細胞 ── 接著則是一層平滑的肌肉細胞。有趣的是，就如同胃腸的上皮一樣，我們管壁中的內皮也具有醣質包被（glycocalyx），並由表層突起的醣蛋白所組成。如 LDL 等的脂蛋白為了要進入管壁中，必須得要穿越醣質包被的「森林」，通過內皮細胞層，並且進入內膜細胞層 ── 這位在內皮下（subendothelial）的空間中。在遞送出其中一些內容物之後，LDL 似乎接著便會離開，回到循環中，但它也有可能會卡在內膜最深層內的蛋白聚糖（proteoglycan）支架蛋白（scaffolding）上。[註29,30] 在 LDL 細胞膜中，已知有一區的 APOB100 分子會與蛋白聚糖結合，當從小鼠的 APOB 基因上移除此結合位置（binding site）時，便能在動物模型中預防動脈粥樣硬化的疾病發展。[註31] LDL 也能夠透過穿孔毛細管（perforating capillaries）的血流 ── 負責補給動脈壁深處內膜和肌肉層 ── 來抵達內皮下空間。[註32,33]

目前所廣為接受的斑塊形成典範，又稱作**保留反應假說**（response-to-retention hypothesis）。根據這個理論，我們血流中的 LDL 通過動脈壁的內皮，並可能會保留（「卡」）在下方的內膜層中。當 LDL 卡在動脈中時，便可能會氧化，改變其細胞膜之中的 APOB100 分子們，並且觸發免疫反應——其中內膜中的巨噬細胞吸收 LDL，並變成滿載著脂質的「泡沫細胞（foam cells）」。一般認為，這就是動脈粥樣硬化斑塊形成的開始。[註34]

於是，根據此保留反應假說，循環中的 LDL 量越高，它們可能在內皮下空間中保留，並帶來斑塊形成的風險也就越高。因此，任何會提升 LDL 值的事物，便會使大部分的醫師驚慌不已，並衝到醫藥櫃前，激動地將他汀類藥物和降膽固醇藥劑推薦給病患。在這裡出現了一個問題：**這個理論中最關鍵的部分，還尚未經過證實**。完全沒有決定性的研究地顯示了，動脈壁中所留存的 LDL 量，與血液循環中的 LDL 量具有直接連結，反而有許多研究都指向了反面論點。

在老年人當中，較高的 LDL 值顯然具有保護作用，且與較長的壽命相關聯。對於女性、加拿大和俄羅斯男性、毛利人，以及亞洲人所進行的流行病學研究，皆未顯示總膽固醇和 LDL 值，以及心臟疾病或總死亡率間的任何關聯性。[註 23,35-38] 為什麼 LDL 在我們一生不同階段中，或是在男性與女性間，或是在全球各地，會有如此極端不同的表現呢？**如果動脈粥樣硬化的過程真的跟「血液循環中 LDL 更高，便會帶來更多斑塊形成」這個論點一樣地簡單，這項關聯性便一定會呈現在所有的年齡、性別，以及文化族群當中。**

素食主義者也沒有免於動脈粥樣硬化的危機。儘管 LDL 值低於平均值，他們也展現了與整體人口相當的罹病率。[註 39] 再者，於他汀類藥物試驗中，在 LDL 值與斑塊形成程度之間，也沒有確實的劑量反應關係（dose-response relationship）。[註 40,41,42] 在使用他汀類藥物和 PCSK9 抑制劑（能夠低於每分升 40 毫克 LDL 值的抑制成效）的研究中，即便 LDL 值已經極為低下，大部分的病患仍然持續受心血管疾病惡化所苦。[註 43] 很顯然地，除了過去我們受到誤導的信念，在這個因果的方程式中，還有很多需要理解

的。而動脈粥樣硬化的病程，比起單單檢視血流中 LDL 量，還要來得更加複雜多了。

來自佛拉明罕研究的數據，對於保留反應假說的缺陷，提供了我們關鍵的洞見。[註44] 如果我們檢視，並比較此研究中所有參與者的總膽固醇值和心血管疾病的發生，並製作出圖表，便會得到如下結果：

佛拉明罕研究心血管疾病風險對照 LDL

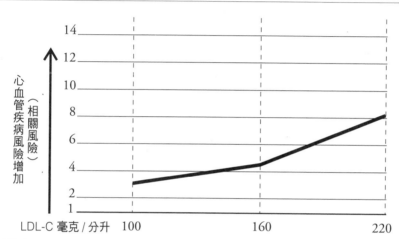

T·戈登（Gordon, T）等人著，（1977）。高密度脂蛋白作為冠狀心臟疾病之保護因子：佛拉明罕研究。（High density lipoprotein as a protective factor against coronary heart disease: The Framingham study.）美國醫藥期刊（The American Journal of Medicine），62(5): 707-714。

我們可以看到，為何研究人員會看到這樣的結果，便相信血液中的 LDL 量與心血管疾病有直接的關係：總膽固醇和 LDL 越高，此研究中之受試者經歷心血管問題的情況便增加。但是，當我們根據 HDL 值，將所有的研究對象分組後，這張圖表便會出現一項非常有趣的改變。

直到目前為止，我們只有在談論膽固醇逆向運輸時，簡短提及過 HDL。有關 HDL，一件非常有意思的事情，便是它的值與胰島素敏感性直接相關。[註45,46,47] 在具有胰島素阻抗的人們中，HDL 值驟降，而三酸甘油脂值提升，這樣的血液參數變化稱作血脂異常（dyslipidemia）。[註48] 因此，

與 HDL 較高的人們相比起來，那些此種脂蛋白值較低的人們，也更有可能
會具有胰島素阻抗。[註 49,50] 看看下面的這份圖表，立刻便會發現，HDL 的
差異為心血管疾病風險帶來了巨大的差別。記住，與上面的圖表相同，這
是來自佛拉明罕研究的一模一樣數據，只是將參與者依據 HDL 值分入不同
組別當中而已。

佛拉明罕研究心血管疾病風險對照 LDL 和 HDL

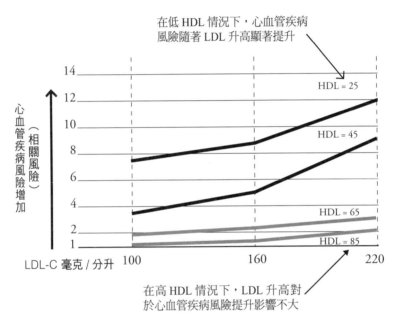

T・戈登等人著，（1977）。高密度脂蛋白作為冠狀心臟疾病之保護因子：佛拉明罕研究。美國醫藥期刊，
62(5): 707-714。

在檢視這張圖表時，我們很快就會注意到，在低 HDL（低於每分升 45
毫克）情況下，總膽固醇與心臟病間具有清楚的關聯性，但對於高 HDL 值
的人們來說，**這項關聯性卻幾乎完全消逝。**我們在此處所見的，正是保留
反應假說擁護者們所忽略的重點。動脈粥樣硬化比總膽固醇或是 LDL 還要
來得更加複雜多了。**對於那些具有胰島素敏感性的人們來說，LDL 值的提
升不會與心臟病發生率的提升有所關聯。**

在思考 LDL 值時，跳脫脈絡是一項危險的錯誤，更是個非常短視的觀點。當我們談及總膽固醇和 LDL 時，脈絡正是最重要的！假使我們有胰島素阻抗的狀況，高 LDL 值很有可能會間接導致斑塊的形成和發展，但假如我們具有胰島素敏感性，較高的 LDL 值便與動脈粥樣硬化的增加不相關聯，並且甚至可能有保護效果。

這些發現幫助我們解釋了，關於 LDL 和心臟疾病，流行病學數據之中的不一致現象。LDL 無法解釋一切，胰島素阻抗才是重點。當我們思考心臟病風險和脂質時，我們必須考慮到該個體的整體健康，而非只關注在 LDL 上。然而整體來說，當 LDL 是高升時，臨床醫師變得過度聚焦於這一點上，而忽略了 HDL 和三酸甘油脂，並且鮮少考慮其他能夠反應胰島素敏感性的血液指標——例如空腹胰島素。

●動脈粥樣硬化——一切都跟黏性有關！

目前為止，我們已經看到，假如 LDL 卡在內膜中，便會氧化，觸發免疫反應，並且引起巨噬細胞吞噬作用（engulfment）。[註51] 在這項過程中，利用隨之而來的氧化作用，將 LDL 與蛋白聚糖結合，似乎是一項關鍵的步驟。因為「原生（native）」或是非氧化的 LDL，並不會間接造成冠狀動脈疾病的發展。[註52]

如果只有「卡」在我們動脈壁中的 LDL 間接導致了動脈粥樣硬化，那麼在我們血液中更大量的 LDL，是否可能會在內皮下空間中，導致更多 LDL 的增加，並且令此症狀的發展加劇？乍看之下，你很可能會這麼認為，而這的確是保留反應假說的支持者們所相信的。但是，就像我們從佛拉明罕數據所看到的，在缺乏胰島素阻抗的情況下，血液中的 LDL 值並不會一致與冠狀動脈疾病相關聯。隨著稍加檢驗我們體內 LDL 的量以及斑塊的形成，我們就會見到為什麼，「更多 LDL 等於更多動脈粥樣硬化」的概念，顯然毫無根據。

在我們的血流中，有超過百萬的三次方（quintillion）（1,000,000,000, 000,000,000——或是 1×1018）個 LDL 微粒懸浮其中。LDL 微粒比我們全身上下的細胞數量多出 1,000 倍之多。假設，每個進入動脈內皮下空間的 LDL 都會導致一個斑塊的形成的話，我們早在滿週歲前就會翹辮子啦。每一天的每一秒中，如 LDL 等的脂蛋白的在靜脈和動脈壁中不斷地進進出出，運載著營養素給該處的細胞，提供能源和建造細胞膜。很顯然地，在這個等式當中，一定有另一部分因素導致了某些 LDL 微粒在動脈壁之內的保留。

有趣的是，和 LDL 相比之下，HDL 微粒還要來得更加微小，且數量多出了十倍之多。在我們的血流中，它們運載了更多的膽固醇。然而，這些粒子們卻不會參與動脈粥樣硬化病變的形成。為什麼呢？因為它們不會卡在內皮下空間當中。在動脈壁中，似乎僅有包含 APOB 分子的粒子，能夠與內膜中的蛋白聚糖結合，並因此受到保留。[註53] **重點並不在於進入血管壁中粒子的尺寸，或是數量，重點是脂蛋白會受到保留的可能性，才是它間接導致斑塊形成的決定性因素。**

如果你對著一道牆壁投擲網球，除非牆壁和網球上皆有魔鬼氈，否則它們並不會黏在一塊。你丟多少次並不是重點。同理，除非 LDL 和內膜空間具有黏性，否則不論我們體內漂浮著多少 LDL 粒子，這些 LDL「球」似乎只會黏在我們覆蓋著一層「分子魔鬼氈」，並因此具有黏性的內膜「牆」上。**LDL 本身不足以引發動脈粥樣硬化，它必須得要黏在動脈壁上，才會參與這個病變的過程。**

究竟是什麼決定 LDL 粒子和內膜空間的黏性呢？啊，我的朋友們，這可真是個價值百萬元的問題啊！好消息是，我相信我們已經有了價值百萬元的答案了，我們已經從佛拉明罕數據中，獲得了這個答案。在胰島素阻抗和發炎的狀態當中，有非常清楚的證據顯示，LDL 粒子和內膜空間都得到了「分子魔鬼氈」的覆蓋，並且黏性因此提升。[註54.55.56-58] 具體來說，關於糖尿病患者的動脈以及動脈壁受損的研究呈現了，蛋白聚糖基質（matrix）中的變化增加了對 LDL 的親和性（affinity）。[註59] 額外的研究

揭露了，在添加脂蛋白元（apolipoprotein）ApoC III 後，LDL 粒子在內膜空間中與蛋白聚糖結合──這個過程發生在胰島素阻抗的狀態之下──的可能性增加了，造就了一個危險的組合，大力提升了斑塊形成的傾向。在糖尿病患者中，動脈粥樣硬化的風險是如此之高，即使 LDL 值低下，這群人口中心臟病發的機率仍然居高不下。[註60]

這時，你可能會說，「好呀，我相信你，但動脈粥樣硬化不是也會發生在沒有糖尿病，或是糖尿病前期的人們當中嗎？」問得真是太好了！要是我可以跟你熱情地擊個掌的話就好了！可是答案可能會讓你十分驚訝：儘管美國人口中，有 35％的人口被診斷出糖尿病和糖尿病前期，有強力的證據顯示，胰島素阻抗比這兩者還要更加常見呢！

就像我們先前提過的，有證據顯示，高達 88％的美國人口具有某種程度的代謝異常。[註61]假如我們身邊絕大部分的人們都具有胰島素阻抗，那麼某些研究會呈現出 LDL 值和心血管疾病的關聯性，也沒有什麼好令人驚訝的吧？在整體美國人口的動脈中和脂蛋白上，幾乎都附有魔鬼氈，而網球當然就會黏在這些牆壁上啦！所以，要回答你先前的問題的話，我會這麼說：有相當清楚的證據顯示，當動脈粥樣硬化發生，幾乎都是發生在胰島素阻抗和代謝異常的狀態之下。

西方醫學所犯下最大的錯誤之一，就是將這些病狀歸咎於沒有胰島素阻抗以及沒有發炎情況的 12％人口上，並因而警告我們，只要 LD L 的提升，便會迅速引起特定的心血管疾病。

那些具有良好胰島素敏感性的人們，基本上根本就是另一個品種的人類。而在帶有「高 LDL」且對胰島素敏感的個體中，甚至有許多進行肉食飲食、或是生酮飲食後，斑塊退化的驚人故事存在。在缺乏胰島素阻抗和發炎的情況下，由於它們在免疫反應中的作用，更高的 LDL 值可能具有保護作用。想要活得長長久久嗎？依循肉食飲食法，便能讓你對胰島素有敏感性、降低發炎，並具有豐富的寶貴 LDL 粒子，有誰要加入我的行列嗎？

● 繼續鑽 LDL 的兔子洞

儘管在動脈粥樣硬化的斑塊中，確實發現了 LDL 的存在，但卻還未有研究證明它足以獨力引發斑塊的形成。只因為消防隊員出現在失火現場——或是警察出現在犯罪現場——不代表就是他們引起了這些騷亂。在動脈粥樣硬化的案例中，另一個說服力相當高的假說則是：**儘管 LDL 出現在動脈粥樣硬化斑塊當中，它的角色可能不是縱火的罪犯，反而是來到現場平息災禍的消防員**。有良好的證據引領我們相信，LDL 並沒有導致動脈粥樣硬化，而是反應了動脈壁受損，在斑塊中參與修補的過程。

假如只因「LDL 存在於動脈病變中」便足以將它定罪，那對於在這項病變過程中，它無罪的可能性，我們又具有什麼樣的證據呢？考慮下面這點：假使 LDL 足以獨立引起動脈粥樣硬化，為什麼只會在動脈中觀察到斑塊形成，而靜脈中卻沒有呢？在我們的血管中循環的 LDL 量，在全身上下皆是相同的，不論是在從心臟通往臟器和末梢的高壓動脈系統，還是將血液從這些末梢區域帶回我們的老朋友心臟的低壓靜脈系統。我們的血管組成了一個奔流不息的迴圈，裡頭均勻分布著定量的脂蛋白。靜脈的內皮，就跟動脈內皮一樣，暴露於等量的 LDL 之下——然而，卻只有後者會呈現動脈粥樣病變。

至於為什麼會發生這樣的現象，我們在常見斑塊積生的動脈分支點，發現了一道線索：在該處，湍急的血流可能會損傷動脈的內層。[註62] 動脈粥樣硬化斑塊似乎會發生在內皮受損的處所。這樣的損傷可能是由湍急的血流、發炎、胰島素阻抗，或是其他因素所導致。[註63,64] 有趣的是，在如心臟繞道手術（cardiac bypass surgery）這樣的案例中，當靜脈接受來自動脈血管樹的較高血壓時，它們很快地便會產生嚴重的動脈粥樣硬化病變。相似的情況也出現在動物模型中，移植至靜脈循環中的動脈，並不會發展出動脈粥樣硬化。[註65] 這些發現指向了，並非靜脈能夠保護自身不受斑塊形成所侵擾，而是動脈循環的系統血壓較高，使得動脈內皮更容易受到傷害。

針對這個複雜的主題，我們已經涵蓋了不少內容。且讓我們在此做個

小結，為動脈粥樣硬化斑塊的發展，作出一個全面性的整理吧。我們知道，LDL 和其他的脂蛋白在身體中扮演了關鍵性的角色——運送營養素給全身的細胞——若是沒有它們，我們便無法存活。我們動脈壁中的內膜細胞需要這些營養素，才能正常地運作，就像我們體內所有其他的細胞一樣。而它們會從血流中脂蛋白的散播接收這些營養素到內皮下空間中。[註32] 當一切都運作良好時，這些脂蛋白便會進入內膜細胞層中，接著再回到血流中，繼續它們的旅程，最終回到肝臟中。但是，當動脈壁受到胰島素阻抗、發炎、氧化壓力、高血糖（hyperglycemia），或是動脈湍急血流等的損傷時，便會呈現蛋白聚糖分子值增加的現象，而變得「更黏」。這會使得循環的脂蛋白被困住，也可能會讓它們鍍上一層「分子魔鬼氈」。一旦卡在內膜的最深層中，LDL 氧化的可能性便會變得更高，並受到巨噬細胞的吞噬，帶來動脈粥樣硬化的發展。[註33]

在這個理論架構中，脂蛋白在動脈壁中的堆積或許可以被視為一種分子修復機制。當此機制失控，並受到諸如胰島素阻抗和發炎等病態生理狀態（pathophysiological states）的驅使時，便可能會發展為動脈粥樣硬化。從這個角度來看，LDL 可能就像是來到火場的消防員。他們並沒有縱火，但假如火勢超出掌控，他們便會成群結隊地來到現場來對抗災禍。在動脈粥樣硬化的情況中，當一群 LDL 消防員開始抵達現場並卡在火場中時，便形成可能內皮下斑塊。這個動脈微創傷修復的過程，總是在我們的動脈壁中發生，但當情勢超出掌控時，便會帶來動脈粥樣硬化，最終引發心臟疾病。是動脈壁的受傷引起了斑塊的形成，而不是 LDL 所引起的。LDL 沉積可能引發斑塊形成的概念，確實可能是動脈修復機制中的一部分。而動脈壁中的 LDL 沉積現象，一致地展現在草食性動物、雜食性動物，以及肉食性動物等胎盤哺乳類（placental mammals）身上——這個事實也支持了上述的論點。[註 66,67,68,69]

也許我們應該要寄張卡片給 LDL，向它道歉：過去六十年中，當它單純只是想要幫助我們時，我們卻只是說它壞話。不過啊，轉念一想，LDL 可能會更希望你多吃點牛排和肝臟作為道歉禮。

●胰島素阻抗胖瘦之論

　　來到我們冒險的這個階段，我們已經見識到胰島素阻抗是多麼地奸險，讓我們的 LDL 跟動脈變得黏答答。但是，究竟是什麼導致了胰島素阻抗，而我們又要如何才能成為金字塔頂端那 12％的人口──具有胰島素敏感性，還有滑溜溜的「球和牆」呢？讓我們細細來探究這個病理過程，以及該怎麼避免它傷人的膜爪吧。

　　儘管胰島素阻抗並沒有正式的特性，它通常的定義如下：全身的組織對於胰島素作用反應減弱。胰島素是一種由胰臟 β 細胞所分泌的胜肽類荷爾蒙（peptide hormone），作為蛋白質或是碳水化合物攝取後的反應，但通常與後者較為相關。它傳遞信號給末梢的組織，要求它們從血流中吸收葡萄糖並增殖。當體內的細胞對胰島素變得有阻抗性時，會需要更多的胰島素才能達到與先前相同的效果，而血液中的胰島素值便開始升高。胰島素阻抗基本上與糖尿病前期是同義詞，但由於臨床特徵較難以被察覺，這個症狀往往遭到忽視。更高的胰島素值需求會為胰臟造成壓力，但起初胰臟能夠應付需求增加。如果狀況沒有改善的話，胰島素阻抗會漸漸惡化，而到了我們發展出全面性的糖尿病時，我們可憐的胰臟已經過度製造胰島素很長一段時間，並且無法再繼續跟進了。到了最後，第二型糖尿病往往會需要補充額外的胰島素，對於周邊組織的需求增加，由於胰臟已經無法適當地產生反應，血液葡萄糖值便開始顯著地升高。

　　關於胰島素阻抗的根源，大部分的證據指向了粒線體之中──這個胞器是我們的細胞能量工廠。在這些了不起的能源工廠之中，我們所吃下的蛋白質、脂肪和碳水化合物最終得以轉化為 ATP（譯注：三磷酸腺苷）形態的能源。在胰島素阻抗的狀態中，粒線體會以活性氧物種（ROS）的形式傳送信號給細胞的其他部分，並告訴它們能量已經超載了，這通常是因為熱量攝取過量所致。[註 70,71,72] 這些活性氧物種造成細胞拒絕胰島素傳來的信號，要求它們吸收葡萄糖和其他營養素，而胰島素阻抗便如此開展了。

　　在這個情況下，主要的問題通常是過度進食，特別是食用結合了脂肪

的碳水化合物。有趣的是，分別過度餵食這兩種個別巨量營養素，似乎不會帶來胰島素阻抗或是體重增加，但是當一起過度食用這兩者時，似乎就會在我們體內導致負面的代謝後果。[註73] 如果我們食用自然來源的碳水化合物和脂肪的話，我們的飽足感機制通常便會在恰當的時機發生作用，並預防上述情況的發生，但是**攝取加工食品，或是既有的代謝功能異常**（88%的美國人）會削弱這些過程，進而帶來各種問題。在胰島素阻抗的狀態下，其中一項最有效的治療介入方式，便是大量限制飲食中的碳水化合物或是脂肪，直到我們已經流失多餘的體重，並**回復正常的胰島素敏感性**。

既然這是一本關於肉食飲食法的書，你可能會猜到，針對與肥胖相關的胰島素阻抗，我偏好高脂肪、低碳水化合物的飲食方式。不過，高碳水化合物、低脂肪的飲食方式對某些人來說也可能會有所幫助。後者可能不具有生酮代謝（一種主要基於燃燒脂肪，而非碳水化合物的代謝方式）的神經保護作用或是飽足感效益，[註74] 而許多人會覺得，長期下來，高脂肪／低碳水化合物的策略對於減少體重和身體組成，較為容易維持。

在大自然當中，碳水化合物和脂肪的組合相當罕見，而除非是母乳這樣嬰孩期獨特的食物，這些巨量營養素幾乎向來都不會兜在一塊。與這些個別的巨量營養素相比之下，這項組合似乎對於我們的飽足感信號傳遞效果較差。而垃圾食物製造商將這個組合，槓桿經營到了極端的地步。論脂肪和碳水化合物這項奸惡的食物組合，概括其獨特演化歷程：母乳、糖果、冰淇淋，以及其他許多垃圾食物，在熱量盈餘（caloric surplus）之下食用時，以類似的方式短路了正常的飽足感機制，並引起了體重急遽增加和胰島素阻抗。

當年，我們的老祖宗們總是試圖尋找脂肪含量最高的動物，但除非他們的狩獵成功，否則他們飲食中大概沒有常常含有大量的脂肪。碳水化合物在自然界中也是一樣稀少。依緯度和季節而異，時不時可能會有少量的水果，但可能還是一樣少見。有趣的是，研究還已經發現，當過量攝取果糖——水果中普遍見到的五碳糖（five-carbon sugar）——時，會提升胰島素和瘦體素（一種飽足感荷爾蒙）阻抗性。[註75,76] 在第十二章中，我們會更

詳細地來討論這一點，但是就代謝和口腔健康來說，過度攝取水果大概不是什麼好主意。

在我們的演化過程中，我們可能時不時會以塊莖的形式得到碳水化合物，但這些食物中，有許多都含有如氰苷和草酸鹽等的有毒化合物。我們今日在超市所見的大部分塊莖，跟我們老祖宗當年所食用的版本完全不相像——老祖宗食用的版本體積可能更小，含有更多纖維，而且嚼起來糟糕透頂，只是為了生存不得不吃的食物罷了。還記得尼安德塔人和丹尼索瓦人所缺乏的澱粉酶基因複製嗎？這也指出，我們在演化過程的大部分時間裡，可能並沒有食用大量的塊莖。

這裡所要傳達的重點是：在肥胖的案例中，**胰島素阻抗通常是因為以碳水化合物與脂肪結合的形式過度攝取了熱量**，且透過活性氧物種增加，帶來了粒線體功能失調的結果。要矯正這一點的話，應透過不過度攝取熱量、避免加工食品，以及限制脂肪或是碳水化合物其中之一的攝取，來試圖減低體重。

● 胰島素阻抗其他成因

儘管當我們想到肥胖和胰島素阻抗時，首先通常便會聯想到營養過度。還有很多其他的因素會導致這項代謝的紊亂（derangement），包含感染、發炎，以及像是壓力和睡眠不足等的生活風格因素。

人體實驗顯示，靜脈注射來自革蘭氏陰性菌的內毒素，會導致免疫反應啟動，以及胰島素阻抗的代謝異常。[註77] 乍聽之下，這可能像是一件壞事，而在諸如慢性炎症等的狀況中，這確實不是件好事。但是，也有證據顯示，暫時性的胰島素阻抗，真的有可能是我們身體對於傳染性攻擊的正常反應。已知脂蛋白的濃度會在急性感染時改變，導致循環中所觀測到的 VLDL 和 LDL 值提升，很有可能與這些粒子在免疫反應中所扮演的角色相關。[註78]

胰島素阻抗也可能由系統性發炎所導致，並能在許多慢性自體免疫

疾病中觀察到，包括類風溼性關節炎、狼瘡、僵直性脊椎炎（ankylosing spondylitis）、多發性風濕肌痛（polymyalgia rheumatica）、憂鬱症，以及精神分裂症。[註79] 如果在上面的清單中看見憂鬱症讓你很驚訝的話，請記得，許多精神疾病在本質上似乎都是發炎性的。不出意料地，帶有這些發炎性疾病的人們，與整體人口相較之下，心臟疾病的發生率也大為提升。[註80] 就像先前所提到的，對於胃腸皮膜的損傷可能會帶來系統性發炎，這麼說來，腸漏可能會導致胰島素阻抗，並與糖尿病有著強烈連結的這一點，也沒什麼讓人好驚訝的。[註81] 透過這道機制，植物毒素——已知其會開啟胃腸道中的緊密連接 [註82]——可能會在某些個體中間接導致胰島素阻抗，也是相當合理的。顛茄類植物不只可能會讓我們關節疼痛，也有可能會造成腸漏和代謝功能異常。你還覺得番茄是健康的食物嗎？

和老祖宗相比之下，我們日常所經歷的壓力更加巨大，本質也相當不同。在為了生存而奮鬥，或者熬過一場暴風雨時，他們可能會經歷短時間的極大壓力，但是我們今日所經歷的持久不歇的中度壓力，對我們人類這個物種來說，還算是一項新體驗。現在，我們夜晚有更多的藍光，會擾亂我們的晝夜節律（circadian rhythm）。如果我們希望能盡可能地對於胰島素有敏感性，我們便需要在生活風格上，做到調節壓力，且重視優質的睡眠等等的調適。

量測我們健康最好的公制單位，便是我們的能量、整體心情、睡眠品質、性慾，以及身體組成，但是除了這些以外，實驗室測量出的指標也可以作為有用的參考。在附錄中的血液檢查篇章中，我納入了一些能夠給予我們胰島素敏感性指標的測驗。這些測驗包括了空腹血糖（fasting glucose）、空腹胰島素、C- 胜鏈胰島素（c-peptide）、果糖胺（fructosamine），以及空腹瘦體素。儘管，一般來說都會檢驗空腹血糖，卻極少查驗其他的檢驗項目——這些也是我們所能採集到，相當有價值的數據點。

三酸甘油脂和 HDL 值，也能夠作為胰島素敏感性的相對指標。我個人樂見低於每分升 75 毫克的三酸甘油脂，並且視低於 1 的三酸甘油脂／

HDL 比例為一個良好的指標。這些代表了一個人很有可能具有胰島素敏感性。通常，也會使用 LDL 微粒大小來作為代理指標——22 微米是一個胰島素阻抗的可能指標，不過這個衡量方式較為不明確一些。你可能會發現，我沒有將糖化血色素（hemoglobin A1c）納入清單之中。這項指標檢視了血色素附著糖分子的百分比，並且被當作過去一百日內平均血糖的指標。這個時長也是紅血球大約的壽命。然而，我已經發現，糖化血色素有點不太準確。了解我們平均血糖的方式是使用連續血糖監測（CGM）。這些監測器挺有價值的，因為它們可以顯示餐後（進食後）、以及日夜間，血糖值是如何變化的。餐後血糖值的提升，便可以做為某種程度的胰島素阻抗，或是代謝功能異常的徵兆，這些情況的發生可能來自於對特定食物的反應。研究建議，以基線為基礎的血糖差異（glucose excursions）不應超過每分升 50 毫克，而理想值應為每分升 30 毫克。並且，應該於一至二小時之內回到基線水平。[註 83,84]

當飯後我們的血糖激升時，我們的體內發生了什麼事呢？有充分的證據顯示，這些高血糖值會損傷我們血管的內皮，帶來血管壁的發炎以及動脈粥樣硬化。[註 85,86] 相同地，血糖的提升也被發現會直接傷害胃腸皮膜、腎臟的內皮，以及血腦障壁。[註 87,88,89] **血糖值的提升似乎會讓我們體內所有的組織變得有滲漏性**，這可不是一件好事，而如果我們希望能激進過活的話，就應該避免這個狀況的發生才行。

在進行從鼻到尾肉食飲食的人身上，連續血糖監測的讀數會長什麼樣子呢？要是看一眼下方數日間的讀數的話，你就會看到史上最無聊的曲線，但這是一件很棒的事情。這些讀數來自於我的一位顧客，他也允許我與你們分享這項數據。就如你所見，平均血糖讀數座落於每分升 80 毫克，並且在他進食時基本上沒有任何的改變。在進行肉食飲食法時，他基本上只食用蛋白質和脂肪，以及零碳水化合物，而這對他的血糖全無影響。若將此讀數與他食用了碳水化合物時的讀數相對比，你就會看到，在他進食之後，血糖升高了，並維持高升的狀態數個小時。正如我們已經看到的，這對他血管的內皮層來說，可能不是最好的事情。

2019年9月11日，星期三

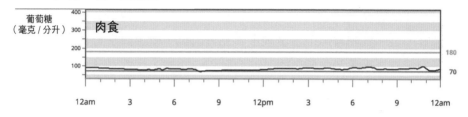

2019年9月11日，星期三

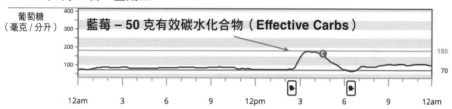

　　我不是要說，所有的碳水化合物都是壞的。當然，在我們演化的歷程中，有某些時刻，我們會需要食用一些水果或是塊莖。但是我並不相信，這些食物在我們飲食中佔據了重要的比例。確實，有原住民族們食用大量的碳水化合物，並仍保持良好的健康狀態，[註 90,91] 但是，也有像是皮馬印地安人（Pima Indians）這樣的族群，因為高碳水化合物飲食，而帶來了龐大的糖尿病比例（高於 80%），以及禍害深遠的負面健康後果。[註 92,93] 我們每個人似乎都具有一個基因設定點，決定我們究竟能夠接受多少的碳水化合物，而碳水化合物的種類，以及是否與脂肪同步攝取都相當有關係。如麵包、義大利麵、麵粉和糖等的加工碳水化合物，普遍具有害處，不過，有些人似乎能夠忍受一定量的非加工碳水化合物，而不會出現明顯的負面代謝後果。然而，對其他的人來說，適量的許多種碳水化合物似乎仍會間接導致體重增加、胃口控制困難，以及像是腦霧、疲勞、憂鬱和焦慮等疾病症狀的惡化。

　　關於胰島素阻抗討論的一大重點在於：它似乎透過使 LDL 和動脈壁產生黏性，驅使了動脈粥樣硬化的發生。胰島素阻抗十分普遍，並且扭曲了

許多研究的詮釋。許多事物都會造成這種狀態，包括慢性炎症、感染、腸漏、易受影響個體的過度碳水化合物和果糖攝取、慢性長期壓力，以及睡眠品質不良。我們當然不希望產生胰島素阻抗，但這似乎是當今西方人口中，驅使慢性疾病發生最為顯著的原動力。不過，好消息是，要偵測出胰島素阻抗是相當容易的，而如果我們關注飲食和生活習慣的話，便可以完全避免它的發生。

讓我們接著來討論脂蛋白的其他更多面向吧——深入探討生酮飲食中，LDL 值之所以升高的生物化學基礎，以及為什麼我們不需要太擔憂這一點。

● 為何 LDL 會因生酮飲食而攀升

當我們在過時的框架下思考 LDL 時，這個脂蛋白的升高乍看下十分嚇人。然而，就像我們在這一章中所看到的一樣，該是來修整 LDL 典範，並停止錯怪這個健康的生理機能中關鍵零組件的時刻了。只有在胰島素阻抗的狀態下，高升的 LDL 值才會是個問題。不過，要是我們沒有「黏答答」的 LDL 分子和動脈壁的話，更多 LDL 可能才是件好事哩！無論如何，為了要解釋這個生物現象，並排除疑慮，檢驗 LDL 在酮症狀態下提升的機制，會是一件很趣的事情。

檢視右頁這個膽固醇合成的圖表——此一過程又稱作甲羥戊酸路徑（mevalonate pathway）——我們會看到，在酮症過程中，我們的身體會自然地將脂肪酸分子分解成乙醯輔酶 A（Acetyl-CoA）。透過克氏循環（Krebs cycle），乙醯輔酶 A 能夠直接作為粒線體的能源使用。它也能夠被改造成 HMG-CoA，隨後再製成膽固醇，或是被改造成像是 β-羥基丁酸（BHB）這樣的酮體。酮症間接提升膽固醇合成的機制是相當複雜的，也尚未被完全理解。然而，既然酮體和膽固醇共享了此路徑，當更多乙醯輔酶 A 由於酮合成而被製造成 HMG-CoA 的時候，它們其中有些也會形成膽固醇。研究也觀察到如鏈甾醇（desmosterol）等的膽固醇前體分子，也在生酮飲食

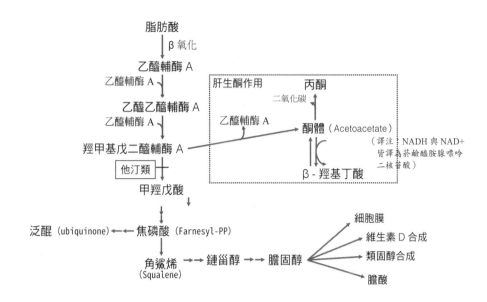

中增加了——這也強化並支持了此一假說。[註94] 已知酮體也會透過此一合成路徑,為快速成長的嬰兒和孩童腦部,提供大量膽固醇合成所需的基質。[註95]

再者,在空腹時,VLDL 以及 LDL 都會增加,這很有可能與此一生酮生理學,以及與之結合的膽固醇合成相關。[註96,97] 在我們演化的過程中,確知我們的老祖宗在狩獵不成功,且無法獲得足量的後備植物食物時,曾經歷過長期的熱量赤字或是完全的熱量剝奪。很多人聲稱 LDL 有害,但是,我們的身體會演化出一個在艱困的時刻中,對我們有害的分子反而卻會大量增加的系統,這聽起來合理嗎?根本不合理啊!當今,全球有數百萬人透過刻意禁食,而達到減重結果,並改善糖尿病況以及其他代謝的紊亂。這些人有在變得更健康的同時,也發展出動脈粥樣硬化嗎?當然沒有啦!在這一章中,我們已經在細節上談論過 LDL 為何不會造成動脈粥樣硬化背後的硬科學了,而從演化的角度上來看,這個可能性也顯得十分沒有邏輯。

就像我們先前在關於佛拉明罕研究的討論中所觀察到的,LDL 本身的提升似乎不會間接導致動脈粥樣硬化的發展。相似地,在生酮生理學中,LDL 的升高也幾乎不可能會間接導致斑塊的惡化,因此並不需要擔憂。

我們還必須稍微聊到另一個 LDL 升高的情況，又稱作家族性高膽固醇血症（familial hypercholesterolemia, FH）。在脂蛋白代謝中，有超過 2,000 種基因多型性會導致 FH。那些具有此一症狀的人們，往往會出現高攀至每分升 200 毫克 LDL 值的狀況。對於 FH 患者，保留反應假說的擁護者們往往會利用全基因組關聯分析（genome-wide association studies），或是孟德爾隨機化分析（mendelian randomization studies），來呈現 LDL 和心臟病之間的關聯性。不過，這之中有一個問題。FH 無法作為正常人類生理機能的代表，而這些基因多型性，往往與形成過量血栓的傾象共同發生。[註 98,99,100,101]。嗯，讓我們好好地思考一下這一點吧。在這些實驗中，共存的高凝血性是否帶來了干擾的效果呢？至少，我自己是這麼認為的啦！在考慮 LDL 和心臟病之間的關係時，我們可不能被這一類的數據所騙了。基於這個原因，若是想要預測 LDL 在生酮飲食的脈絡中提升的狀況，FH 很顯然不是一個很良好的模型系統。

● 應該要為了高漲的 LDL 服用他汀類藥物嗎？

如同大部分的肉食飲食法，假使我們要開始進行生酮飲食的話，很顯然地，我們的 LDL 值便會攀升。來到旅程的這個階段，我們知道這大概沒有什麼好擔心的，而且甚至可能對我們還有保護作用，但是，那些還停留在傳統的框架下思考脂質的人們，可能會相信：面對這樣的變化，可能會需要立刻服用他汀類藥物了。因此，稍微簡述這些藥物，並且檢視它們有限的益處，以及無限的壞處，是相當重要的。

在基本層面上，我們知道膽固醇在我們體內是個貴重的分子，並且扮演了許多不可或缺的要角。直覺來說，打斷如此寶貴之化合物的合成不會是一個非常糟糕的主意嗎？我們當然不想幹下這麼一件誤入歧途的事情啦。但是，這卻是全球上百萬人每天在服用他汀類藥物時，犯下的舉動。透過抑制 HMG-CoA 還原酶（HMG-CoA reductase）——甲羥戊酸路徑中一個關鍵的步驟——這些藥品會嚴重損傷我們的身體製造膽固醇的能力。

就像你能從先前描繪此一路徑的圖表中所見，從中搞亂這樣一個決定性的酵素，不只是會抑制膽固醇的形成而已，也會抑制所有下游的生產線。這包含了如 CoQ10（譯注：輔酶 Q10）等十分有價值的化合物，它在粒線體的正常運作中，扮演了極其重要的角色。我們先前已經談過了粒線體，但這些細胞發電廠在心臟和其他肌肉中特別的密集，而在胰島素敏感性中，它們更是扮演了非常要緊的角色。等等，我剛剛是不是暗示了，只要損傷了粒線體，他汀類也會帶來胰島素阻抗呢？沒錯，這就是我想要說的！耗盡 CoQ10 可能會帶來粒線體功能障礙，而不出所料地，研究已經顯示，他汀類使用與此分子數值較低、心臟衰竭率提升，以及糖尿病有關聯性。[註102,103] 研究也已顯示，他汀類的使用與認知功能障礙機率的提升有所關聯，因為腦中所需的膽固醇合成受到了這些藥物的妨礙。[註104] 在針對這些藥物的大型實驗中，暴力犯罪的死亡率提升了，受試者的情緒也變得更糟糕。[註105,106,107,108] 事實證明，在腦部剝奪像是膽固醇這麼關鍵的營養素，只會讓人們更加憤怒，且更不快樂。

難道，真的跟那些保留反應假說的擁戴者所說的一樣，這些藥物應該「摻水吃」嗎？[註109] 在像是 Fourier 或是 4S 的研究中，他汀類的使用降低了微小百分比的心臟病發作次數。[註43,110] 我不是在說，他汀類不會降低心血管疾病的死亡率。研究當然已經顯現，它們具有這樣的作用，但這不是因為降低 LDL 而發生的。就像我們在這一章稍早所討論過的，藉由他汀類而降低 LDL，以及後果的改善之間，並沒有藥劑（dose）與反應之間（dose-response）的關係。而許多不算在他汀類中，也會降低 LDL 的藥物，則從未在研究中顯示任何心血管疾病後果的效益。他汀類也具有其他多效性（pleiotropic）作用，包含抗發炎和免疫調節（immunomodulatory）效果，這很有可能便是研究中所觀察到，那些微小、卻重要的心血管端點改善的原因。

無論如何，我不是他汀類的粉絲。與其專注於降低 LDL，我相信，反而應該矯正胰島素阻抗，以及真正驅使動脈粥樣硬化的炎症。在大部分的人們身上，這些藥物的風險遠遠超越了它們的效益，而對於我們的心血

管健康來說，要帶來正向改變，飲食和生活習慣的調整，才是更有效率的方式。

● TMAO：披著狼皮的羊

關於食用紅肉，另一項最為普遍的批評，就是它會提升我們體內的 TMAO，或是氧化三甲胺（trimethylamine n-oxide）的數值。這個饒口的化合物是在我們肝臟內，由它們的前體 TMA 製造而來的。TMA 則是在我們食用膽鹼和肉鹼時，由我們腸道中特定的細菌所製造出來的。在第八章中，我談過這兩種物質。它們擁有獨特的效益，並且只存在於動物食物之中。怎麼啦？我是在誤導你嗎？不可能，我才不會這麼做呢！正如我們很快就會看到的，就跟 LDL 一樣，TMAO 的名聲也給弄臭了，其實根本就是個無辜的代罪羔羊。

我們應該回想一下，與神經傳導物質乙醯膽鹼一樣，膽鹼對於我們體內每個細胞中細胞膜的製造來說，都是關鍵的元素，且在我們生物化學核心的甲基化循環裡參了一角。此營養素的缺乏與脂肪肝疾病（fatty liver disease）相關聯，而取得它最好的食物來源則是蛋黃和臟器肉類。[註 111] 肉類中的肉鹼作為抗氧化劑，在體內的氧化還原平衡裡扮演了關鍵的角色，並能降低糖化終產物的終端產物數值。很顯然的，膽鹼和肉鹼相當寶貴。

應避免動物食物中的膽鹼和肉鹼 —— 為了要做出上述論辯，呈現 TMAO 對人類有害的論證可不頗為合理嗎？你當然會這麼認為，但從來沒有研究這麼顯示。TMAO 對我們有害的主張，完全建立於觀察性流行病學研究之上。[註 112,113] 有研究顯示，TMAO 值的升高對應了糖尿病和心血管疾病發生率的提升——但就跟我們所知的一樣，關聯性不等於因果關係。

關於 TMAO 故事中的疑點，第一項線索便是：許多種類的魚類都含有預先成型（pre-formed）的 TMAO，其數值比食用等量紅肉還要高出許多。然而，從未有研究將魚類以及心血管疾病和糖尿病的發生率畫上關聯。[註 114] 當我們食用蔬菜時，居住於胃腸道的細菌也會製造 TMAO，但那些聲稱

TMAO對我們有害的人們卻從未討論過這一項小小的資訊。[註115,116] 在食用魚類和蔬菜的人類中，也觀察到了比食用肉類者更高的TMAO值。[註117] 研究已經顯示了，在大鼠中，比普通數值高出四至五倍的TMAO劑量具有效益，並在高血壓模型中帶來了改善，且在循環系統中，並未呈現任何害處。[註118] 關於「**由於紅肉會製造TMAO，因此對我們有害**」這項聲明，怎麼都說不太通。

當我們檢視肝臟中，FMO3這項酵素所進行的TMAO之正常製造時，一切都漸漸說得通了。關於FMO3，它的活性能由胰島素向上調控（upregulated）。當周遭有更多胰島素時，FMO3能夠利用腸子中製造的TMA，在肝臟中加速生成更多TMAO。在哪些普遍的狀態下，胰島素的數值可能會增加呢？對於具有潛伏的胰島素阻抗糖尿病，以及心血管疾病患者來說，胰島素值是否會增加呢？沒錯！在具有某種程度之胰島素阻抗的88％人口中，很有可能地，高升的胰島素數值將肝臟的TMAO生成值給催高了。

檢視TMAO值和心血管疾病的流行病學研究時，其根本的缺陷便在於：儘管兩者之間呈現了關聯性，卻完全無法得知因果關係的方向究竟為何。也就是說，呈現了TMAO和這些疾病之對應性的流行病學研究，無法向我們明確顯示是否TMAO是否真的導致了糖尿病和心血管疾病，或者其實因果關係是反過來的。在這個案例中，基於FMO3對於胰島素的倚賴，很有可能是因為胰島素值的升高，驅使了TMAO的生成，而非TMAO引起了疾病。對於TMAO的研究，一項最近的統計分析也得出了一模一樣的結論：

「我們的發現支持了，T2DM和腎臟疾病會使得TMAO值增高，以及關於心血管疾病的觀察性證據可能是由於具干擾性或是因果倒置（reverse causality）所致一說。」[註119]

咦，這是不是在傳說中 TMAO 那吸血鬼般的心臟上，打了一根大木樁啊？關鍵的營養素在我們的腸子中形成了有害物質，從一開始聽起來就很可疑了，而研究現在也指向，「TMAO 會導致心血管疾病或是糖尿病」的這個概念，不過只是個障眼法罷了。我們不應該擔憂紅肉中的肉鹼和膽鹼。這些營養素對我們來說可是極其地寶貴，而且不應該只為了擔憂被捏造成怪物的 TMAO 就避免食用。

● 飽和脂肪：為何植物油公司說它壞話

要撰寫關於動物食物和心臟健康的篇章，缺少了關於飽和脂肪的討論，這一部分就無法完整。基於在脂肪分子的骨幹上所形成的碳之間，是否有雙鍵的存在，我們將脂肪命名為飽和或是非飽和。當脂肪不具有任何雙鍵時，便稱作飽和脂肪。一個具有單一雙鍵的分子稱之為單元不飽和脂肪（monounsaturated fat），而多元不飽和脂肪（polyunsaturated fats）則具有多個雙鍵。儘管飽和脂肪通常與動物脂肪連結，事實上，大部分的動物脂肪是由幾乎等比例的單元非飽和和飽和脂肪酸，以及少量的多元不飽和脂肪所組成的。而雖然，許多植物食物中含有某些程度的飽和脂肪，來自植物最高濃度的飽和脂肪則是椰子油和棕櫚油。比起動物食物，這兩者間所含有的飽和脂肪都更加顯著。

如果繼續探尋，關於哪些食物健康、哪些不健康的資訊，我們很快就會遇上「飽和脂肪對我們不好」的概念。猜猜這個概念是打哪來的啊？又是來自那些受到誤解、做得不好的流行病學研究。更準確地來說，飽和脂肪對我們有害的概念源自 1960 年代早期，安塞爾·基斯（Ancel Keys）出版了現今惡名昭彰七國研究（Seven Countries Study），探討居住於美國、日本、南斯拉夫（Yugoslavia）、希臘、義大利、荷蘭，以及芬蘭的同世代（cohort）中，飲食和心臟疾病的關係。這項觀察性研究呈現了，飲食中飽和脂肪攝取量和血液膽固醇值，以及心臟疾病發生的關聯性。這為「飲食－心臟（Diet-Heart）」假說奠下了根基，此說假定了我們飲食中的飽和脂肪

拉高了膽固醇值，並帶來了心臟疾病。在 1960 年代，這個理論很快就受到了美國心臟協會（AHA）的信奉，並深植在大眾健康的信念中——儘管，血液膽固醇值和粥樣動脈硬化程度之間的**無關聯性**，早在 1930 年代就已經有人注意到了。[註 120]

我們現在知道了，在基斯的研究中有多項漏洞，包含了他排除了許多不符合他的理論的國家，這一種偏差又稱作「採櫻桃謬誤（cherry picking）」。更糟糕的是，在 1960 年代，還有一種更惡毒、隱性的政治目的在驅使著飲食方針的制定。在食物產業中，製造植物油和低脂穀類食品的公司捐獻了上百萬美金給 AHA。這些公司從 AHA 的飲食建議中大大獲利，而大眾百姓的健康狀況衰減卻為此付出了代價。我們被教導要使用芥菜籽油和食用穀物，與此同時，在七〇、八〇和九〇年代間，我們的腰圍跟充氣球一樣膨大，心臟疾病的發生率也急遽升高。

萬幸地是，有更多的人們已經開始覺醒，並認知到飽和脂肪並不像是被貼標籤的那樣，是個法外之徒。在人類演化過程中，我們一直在食用含有飽和脂肪的動物食物。這使得我們成為了今日極端聰慧、強壯，具有高適應性以及巨大腦部的模樣。科學最近也開始支持我們已確知為真的事物，而研究也呈現，含有許多飽和脂肪之高脂肪的生酮飲食，能夠逆轉糖尿病和胰島素阻抗。[註 121,122] 它們也能帶來體重流失和發炎指標的改善，同時降低高血壓、失智、多囊性卵巢症候群（polycystic ovarian syndrome），以及許多其他症狀。[註 123,124,125-131] 動物研究顯示，飽和脂肪並不會引發腸漏，而如玉米油等的多元不飽和植物油，則會開啟緊密連接並傷害腸粘膜。[註 132] 也已經有研究顯示，當飲食中的飽和脂肪降低，而多元不飽和脂肪增加時，氧化的 LDL 值則會增加。[註 133] 就像我們先前所見到的，研究已指出，此一 LDL 氧化作用的過程，與粥樣動脈硬化的病程相關聯，因此我們不會想要驅策這個過程的開展的。並沒有介入性證據顯示，飽和脂肪會對人類產生傷害；卻有介入性研究指出，它在我們的體內具有寶貴的效用。

許多近期的流行病學研究也呈現，飽和脂肪和心血管疾病之間並沒有連結，而先前指出此一連結的研究結果，則遭到了質疑。出版於 2019 年，

一個對於四十三項研究所進行的大型整合分析，則在總脂肪或是飽和脂肪攝取，以及心血管疾病之間，完全找不到關聯性。[註 134] 毫無意外地，這項研究在植物油中的加工反式脂肪酸（processed trans fat）以及心臟病發風險間，找到了線性的關係。這意味著，過去六十年來 AHA 所向我們推介的那一種脂肪，正是現今心臟疾病大流行幕後真正的黑手之一啊。你可以想像嗎！

出版於 2016 年，另一項在歐洲四十二個國家進行的大型實驗，則呼應了上述的發現，並得到下面的結論：

「與低心血管疾病（CVD）風險關聯性最顯著的，是高總脂肪以及動物蛋白質攝取……而與高 CVD 風險最具關聯性的，主要是來自碳水化合物和酒精，或是馬鈴薯和穀物碳水化合物的能量佔比……我們的結果並不支持 CVDs 和飽和脂肪間的關聯性，此一關聯性仍被囊括在官方飲食指導方針中。反而，他們贊同近期研究——這些研究連結了 CVD 風險，以及碳水化合物性飲食的高升糖指數／負荷（glycemic index/load）。在沒有任何連結飽和脂肪和 CVDs 科學證據的情況下，這些發現顯示了，應重新檢討現今針對 CVDs 的飲食建議。」[註 135]

這項研究發現，人們食用**越多**動物脂肪和蛋白質，心血管疾病的經歷便**越少**；在此同時，那些食用最多碳水化合物的人們，這種病變的發生率則是最高的。一如既往地，所有關於流行病學的警告都在此適用，然而，這些結果還是打臉了那些過去六十年來主流媒體所吹捧的觀念，並且不可忽視。研究的作者們甚至指出，現今關於心血管疾病的飲食建議，根本就是胡說八道，這可是讓我小小的肉食之心心花朵朵開啊。希望這一次，我們能夠在過程中移除農業企業的利益。並不是飽和脂肪，或是動物肉類在導致心臟病，加工植物油和加工碳水化合物才是這裡真正的罪魁禍首啊！

● 健康聖地的邊境

　　好酒沉甕底，好戲留到最後頭，可不是嗎？在這一章中，我們遊遍了一些險峻的岩地，但在最後，我們終於抵達了香格里拉的邊境，毫髮無傷，努力也都得到了更好的回報。儘管許多主流的信念將 LDL 與「壞膽固醇」畫上了等號，並在一想到這個脂蛋白值的升高時，就嚇得皮皮挫，但我們現在已經知道，事實恰恰相反。LDL 不只在身體中扮演了不可或缺的重要角色，而在沒有胰島素阻抗的情況下，這個載著膽固醇的粒子值升高時，還可能對於傳染病具有保護效果，並且與老年人的長壽相關聯。這跟我們過去所聽說的恐怖床邊故事，根本風馬牛不相及。長久以來，我們受到觀察性流行病學研究所誤導。若是希望能找到我們所值得的理想健康狀態，千萬不能繼續犯下這個錯誤啊。

　　在這本書最後的章節中，我們要來討論該怎麼效法我們老祖宗的飲食方式。我們會談論，該如何進行從鼻到尾的肉食飲食法細節，並且制定一個能夠在日常生活中遵循的清楚計畫。一開始，這些概念的某些部分——像是食用臟器肉類——可能會顯得有些陌生，但是大前提是很簡單的：如果我們像是老祖宗那樣食用動物，並且視植物食物為生存食物，那我們就能夠蓬勃存續。

第四部

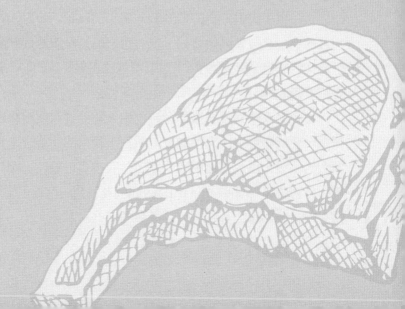

第十二章

該如何進行從鼻到尾肉食飲食

哎呀，朋友們，這段旅程是多麼地引人入勝啊。我們終於抵達應許之地了。當我們站在美麗浪花滾滾的海岸邊時，便發現周遭環繞著青翠的草場；在草地上，和煦豔陽下，健康的反芻動物們咀嚼著青草，並飲用乾淨的涓涓河水。在我們拾起弓箭，前往狩獵或是漫步至海邊收集貝類之前，且讓我們在草皮上暫歇片刻，並回顧我們來到這裡之前的旅程吧。

在這場我們為了尋找失落的使用說明書而展開的冒險初始，我們見證了化石的同位素分析，它們強烈地指向，我們的老祖宗們是高階的食肉動物。老祖宗們主要食用大型動物，並且展現了比其他同時期的食肉動物們——如鬣狗——更高的氮 15（$\delta 15$ nitrogen）。我們也探究了，有關唾液澱粉酶基因複製的相關數據，並且討論了為何只有智人具有此基因複製，這一點強烈地暗示了在我們演化的大部分時間裡，我們並沒有食用很多澱粉食物。檢驗人腦尺寸，便會揭示一項驚人的發現：在 200 萬年前，正當我們開始狩獵動物，並使用石器和武器時，我們的腦袋瓜開始產生戲劇化的成長。這項趨勢一直持續到約 4 萬年前為止。沒有人知道，為什麼我們的腦部在那之後會開始萎縮，但有意思的是，該時間點對應到了我們歷史上農業的崛起、維生素 B_{12}，以及其他源自動物食物的人類腦部關鍵營養素變得更難取得。

當我們考慮到新石器革命時，由人類飲食改變帶來的人體健康的劇烈衰退，便能體會用「人類歷史上所犯下最大的錯誤」來形容我們加入種子邪教的決策，可說是再精確不過了。在本書最後的一章中，我們要來談論單一作物農業（mono-crop agriculture）為我們的環境生態所帶來的影響——這可說是一點都不美好呢。這種農作方式會耗盡土壤中珍貴的營養素，並

帶來表土（topsoil）的侵蝕，而與此恰恰相反的是，反芻動物們食草的行為——就與它們在草原生態系統演化中，所扮演的角色特性一致——能使土壤更加肥沃，並增加土壤的碳負載量（carbon -carrying capacity）。[註1]

探索我們人類身為狩獵者的根源，並且回憶起狩獵和食用動物，是如何讓我們成為了今日了不起的模樣之後，我們又旅經了植物毒素的險境。在異硫氰酸脂的叢林中漫遊時，我們看到了，這些化合物其實並不是我們的朋友，它們只想傷害我們的甲狀腺和 DNA 罷了。而在內陸中，我們也見識到了多酚的本質。我們發現，這些植物防禦分子比想像中地更加厲害，並且只圖利了植物自身和補給品製造商而已。接著，我們勇敢地穿越了草酸鹽的荒漠，並且學習到這個分子有無數種可對關節和腎臟產生傷害的方式，以及它是如何地沉積在軟組織當中，導致了不必要的痛苦。而在穿越了植物凝集素狂暴的海洋，並觀察到這些分子們是如何傷害我們的腸子之後，我們終於抵達了旅程下一階段的彼岸了。

我們毫不喪志地繼續奮戰著，並且很快地就學到，動物食物不可思議的營養密度，還有，過去關於植物營養價值的耳聞不過是誤導人的迷思罷了。在這場探尋的下一段旅程中，我們歷經了一系列水深火熱的挑戰，並且徹底地破除了，植物纖維對於人類來說是為必要且有益的，以及紅肉會導致癌症、並減短壽命這兩個有害的概念。接著，我們展現了堅韌的過人力量，斬殺了這些敵人當中最巨大的惡龍：我們大破了「食用動物會導致心臟病，以及應該要對 LDL 心存畏懼」這些迷思。在我們謹慎地檢視了科學證據，並考慮了我們的演化歷程後，大地隆隆作響，這些巨獸們紛紛倒下。

就像我在冒險初始時所說過的，這本書會激怒不少人。你會看到不少毀謗者，而隨著我們繼續邁上康莊大道，並為盡可能地造福更多的人們，我也期待能繼續回應他們的批評。最後，在我們轉換成從鼻到尾肉食飲食時，所帶來的個人健康的改善，才能作為我在本書中分享之資訊的見證。在這一章中，我會詳細分解肉食飲食的步驟，好讓我們能擁有學習老祖宗飲食所需的工具。反過來，我也要向你要求一件事：如果你在這種飲食和

生活之道中得到了任何效益，別保持低調。跟周遭的親朋好友們，以及你認為可以從肉食飲食得利的人們，分享你的親身經歷吧。這個世界需要知道我們所學到的這些知識。他們需要知道，儘管我們失落了老祖宗之道，並且誤入了歧途，只要追本溯源，我們還是可以重獲旺盛生命力。

● 吃動物道德嗎？

隨著我們探索如何進行肉食飲食法的細節，且讓我們先來探討食用動物的倫理道德吧。純素食主義者們往往會嘲弄，殺生行為和食用動物是殘忍的。但是，這根本不符合事實。在我的人生中，很少有事物堪比在大自然中狩獵動物那麼感動人心。若要帶把弓箭追蹤一頭鹿，我得要長時間待在野外才行，而這是一項與自然世界進行溝通的經驗，且會改變任何一個人類的觀點。當殺死一頭極為美麗的鹿時，我便立刻感受到對於該動物的尊崇，以及一股要成為最好人類的**重責大任**。每當食用自力取得的肉類和臟器時，都會提醒我以上這一點。

不幸的是，我並沒有許多機會可以隨心所欲地獵捕自己的食物。理想中，我所有的食物，都應該源自於以充滿敬重之心方式所獵捕的動物。但現在，我只能從肉販子或是雜貨店取得肉和臟器。與自己狩獵取得食物的經驗相較之下，每當我購買肉類的時候，我感覺自己與滋潤我身心靈的動物是如此地遙不可及，這總是讓我大感震撼。當理解食物是從哪裡來的時候，我們會領悟到，為了使生命延續，其他生命必須死亡。這就是生命之道。當參與這美麗的生死循環時，我們都背負著隨之而來的責任，也就是帶著慈悲心和寬容活下去。

食用動物並不殘忍，這是我們為了要活得健康而必須做的事情。更有甚者，純素食或素食主義飲食會減少死亡的概念，根本是短視近利，並受誤導到了悲慘的地步。在植物採收過程中殺死的大量動物（如會殺死像是兔子、小鼠和其他鼠類等的大型機械），根本遠遠超過我們直接食用動物會失落的生命。長期下來，單一作物農業所帶來對生態系統的干擾，也破

壞了更多的有機體。植物性飲食所需要的單一作物農業，不只導致了更多生命的損失，以及生態系統的崩潰，它們也剝奪了我們的生命力，並且阻礙我們達到富足生活的最大潛力。

● 如何進行從鼻到尾肉食飲食

久等了的篇章終於到來啦！

既然我們已經一起長途跋涉至此，我就把你們每個人都視為我的同袍啦。也許哪天，我們甚至可以一起去打打獵呢。當我們的老祖宗跟他們部落的同袍們一起狩獵時，對動物的每個部位具有獨特的營養素這一點，他們總是心懷感激，並且絲毫不浪費。已知原住民族群會完整食用所殺死的動物，「從鼻到尾」。這麼一來，不只提供了他們所需的各種營養素，以及更高的熱量，也對於為了滋潤食用者而捐軀的動物獻上了尊重。效仿他們的歷史、從鼻到尾食用動物，能為我們提供最理想的人類營養素，也是尊重這些動物的生命最好的方式，並且也盡了我們在生死循環之中的義務。

任何我們在飲食中刻意做出的改變，不論是包含了大量的動物產品，或是排除了一些植物，都會導致我們健康狀況的顯著改善。我也醒悟到，我的飲食方式並不會完全適合這本書的所有讀者。於是，為了要讓肉食飲食更加地親民，我創造了五種等級的肉食飲食方式。這些所有等級中所描述的飲食方式，對我來說都非常了不起。我的建議是，找出對你最合適的方式，並且從那裡展開你的個人旅程。這麼一來，你便可以依據你個人的需求和目標來進步。今年稍晚，我也會跟我的朋友艾許莉（Ashley）和莎拉・阿姆斯壯（Sarah Armstrong）合作推出《肉食密碼食譜》（The Carnivore Cookbook），裡面會包含150種從鼻到尾的肉食料理，來拓展你的老祖宗飲食藍圖。且讓我們開始討論第一級吧，這也是肉食飲食法之中的最基本。

● 第一級：類－肉食飲食法

　　沒錯，在進行肉食類的飲食同時，還是繼續食用一些植物食物，完全是可行的。我將此稱之為**類－肉食飲食法**，而對於許多有減重、或是改善整體健康狀況訴求的人們來說，這是個很好的起跑點。如果你患有自體免疫疾病、嚴重的腸道問題，或是發炎的狀況，我則會建議你從第二級——或甚至第三級更好——的肉食飲食法開始。

　　第一級的肉食飲食法強調了在飲食中，主要攝取動物食物。但是，它仍保有一些空間給一些毒性較低的植物食物。由於動物食物富有最多具生物有效性的維生素和礦物質，它們也組成了這種飲食方式的絕大部分。在這種飲食法中，80-90％的飲食內容，幾乎都會是動物食物，並可能包含了牛肉、美洲野牛肉（bison）、羊肉、家禽肉和魚肉。它也可以包含蛋，以及一些特定的乳製品。除了這些食物之外，為了風味、個人喜好、口感，和色彩，也可以依照個人偏好，納入「低毒性」的植物食物。我要在此重申，我視植物食物為生存食物，並且不相信，它們能為人類提供動物食物所不具有的獨特營養素。更重要的是，還記得植物根本不想被吃掉，且含有會刺激我們腸子和免疫系統的特定毒素嗎？

　　假如我們決定要在以動物食物作為飲食主體的同時，納入一些植物食物，有哪些植物毒性較低，且不太可能會刺激我們的免疫系統呢？在下面的圖表中，你會找到我個人認為的植物毒性光譜。我通常認為，最不具有刺激性的植物食物會是不甜的水果，包含印度南瓜（winter squash）／櫛瓜（summer squash）、酪梨、小黃瓜（去皮去籽），以及橄欖，還有季節性莓果。特別是南瓜包含了較高的碳水化合物，並且會妨礙酮症的作用——如果那是你的目標的話。反過來說，對於那些為了要準備長時間劇烈運動，而有興趣在飲食中融入碳水化合物的人們來說，南瓜可能會是很好的選項。去除南瓜和小南瓜的表皮和種籽，便可以大大降低內含的凝集素。

那麼，毒性較高的食物有哪些呢？在光譜的另一端則是種籽、穀類、堅果和豆類。這些都是植物的種子，而它們都受到了植物毒素的嚴密防範。正如同我們先前所討論過的，種子含有凝集素、消化酵素抑制劑，以及大量的六磷酸肌醇。植物並不想被吃掉，而它們當然也不會想讓自己的種子寶寶被吃掉囉。所以，這些往往會是它們毒性最強的部位。即使是像是杏仁和核桃這樣的堅果，以及像是奇亞籽和亞麻籽這樣的種子——它們常常被認為是健康聖品——也會破壞健康的消化過程，並且讓免疫系統進入高度警備。由於這個原因，我並不是許多堅果替代麵粉的粉絲——這些堅果粉在傳統的生酮飲食中，相當常見。對於必須傳達下面這個壞消息，我感到很抱歉：但是使用杏仁粉製作的生酮餅乾，對我們來說一點好處都沒有。

植物毒性光譜

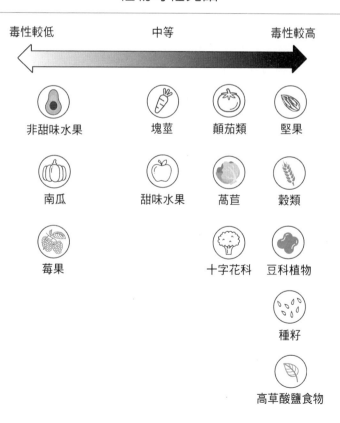

毒性較低　　　　中等　　　　毒性較高

非甜味水果　　塊莖　　顛茄類　　堅果

南瓜　　甜味水果　　萵苣　　穀類

莓果　　　　十字花科　豆科植物

種籽

高草酸鹽食物

人工甘味劑和香料

談到生酮垃圾食物，我們也應該來討論甜菊糖（stevia）以及人工甘味劑。我完全不是這兩者的粉絲。甜菊這種植物被亞馬遜部落用來當作一種節育工具。研究已呈現，在動物模型中，甜菊會降低生育力，並且為荷爾蒙平衡帶來負面的影響。[註2,3] 在患有濕疹和過敏病史的孩童身上，也發現了高比率對於甜菊的過敏和過敏性反應（anaphylaxis）。[註4] 還有更進一步的證據發現，如蔗糖素（sucralose）和糖精（saccharin）這樣的人工甜味劑，能夠改變我們腸道菌群的組成，並讓我們容易肥胖：[註5,6,7]

> 「在動物模型和人類中的數據，都指出人工甜味劑的作用可能會間接帶來代謝症候群以及肥胖的流行（obesity epidemic）。人工甜味劑似乎會改變宿主的微生物基因組，並帶來飽足感的減低，並改變葡萄糖恆定（glucose homeostasis），而且也與熱量攝取和體重的增加呈相關性。人工甜味劑被作為糖的健康替代品，以及減重工具來行銷。然而，數據卻指出，這個預期的效果並未對應到在臨床實務上所見的狀況。」[註8]

在此處，我們所學到的重點是：不論是源自植物還是合成的人工甜味劑，在健康的飲食中都不該保有一席之地，反而很有可能會害我們為減重、飽足感和整體健康情形改善，所付出的努力付諸東流。如果你無論如何，都需要在你的食物或是飲料中帶有一絲甜味的話，我會建議使用甘胺酸，但最終，任何具有甜味的分子都會導致腸泌素（incretin）的釋放，這是一系列會對飽足感產生負面影響的荷爾蒙。[註9] 如果我們的重點放在減重上的話，跟甜味說分手——至少暫時的也好——能夠大大幫助我們達成目標。

有許多香料也是由植物的種子所製成的，而在任何一種肉食飲食法中，最好都應該避免。這些包含了黑白胡椒、香菜、孜然、小荳蔻（cardamom）、肉豆蔻（nutmeg）、丁香（cloves）、芥末，以及葛縷子（caraway）。肉桂是由樹皮所製成的，並也有可能會在某些人身上導致免疫反應。植物的葉所製成的香料通常會稱作香草（herbs），也可能會比種子性的香料更能

被耐受，但仍因人而異。這些香草包括了牛至（oregano）、羅勒、迷迭香、洋香菜、蒔蘿（dill）、鼠尾草，以及薄荷，他們通通都可以作為類－肉食飲食中，調味和增加變化的選項，但我不認為他們有任何獨特的效益。

說到食物的調味，對於大部分的人們來說，最棒的起始點就是經典的海鹽了。我個人偏好瑞德蒙天然礦物鹽（Redmond Real Salt），這些鹽是從猶他州（Utah）地底的內陸礦床所採集來的。不幸的是，許多來自海洋的海鹽都受到了塑膠微粒（microplastic）和其他環境污染物的毒害。當轉換成生酮飲食或是禁食時，留意鹽分的攝取是很重要的，而大部分的人們會認為，每日 6-10 克的鹽分攝取，感受是最良好的。在下一章談到潛在阻礙時，我們還會來深入說明這些問題。

除了植物種子之外，高草酸鹽的食物也在植物毒性光譜上遠居最毒的一端，並且最好還是完全避免為上。在第七章中，我們詳細地討論過了草酸鹽，並且描述了它們會間接導致腎結石、慢性疼痛，以及其他身體的負面影響的各種方式。你可能會想要回顧一下該章節中，呈現了草酸鹽含量最高食物的圖表——最糟糕的罪犯們，就是菠菜、薑黃、杏仁、馬鈴薯、海軍豆，以及甜菜根。

顛茄類家族也在光譜上高毒性的那一端，研究也已得知它是個常見的免疫刺激物。這一類的蔬菜包括了番茄、茄子、白肉馬鈴薯（white potatoes）、枸杞、甜椒、紅甜椒，以及辣椒。就像我們先前已經看到的一樣，研究已經呈現，來自這個族群的食物，會打開胃腸道當中的緊密聯接，創造出腸漏的狀況。[註10] 能免則免啊！

由於十字花科蔬菜含有異硫氰酸脂，我也會將它們遠遠丟在植物毒性光譜的最毒端。請記得，羽衣甘藍不愛你，而且對我們的甲狀腺，或是體內的細胞膜來說，也有害無益。假如因為某種原因，你還在趕蘿蔔硫素的潮流的話，就應該回顧一下第四章中，我們對於這個分子的深入探討。這樣你就可以回憶起：我們並不需要它，才能達到最理想的抗氧化狀態。

我們的老祖宗沒有吃水果嗎？

對於我把大部分的水果放在植物毒性光譜的壞人堆中，你可能會感到驚訝。在這個圖表中，「甜味水果」基本上就是我們一般所認定的所有水果，除了莓果之外——這個我們稍後會來討論。這些水果包含了蘋果、梨子、葡萄、芒果等。乍看之下，這一類的水果可能像是我們老祖宗會吃的東西——如果他們能夠取得的話，而老祖宗們時不時可能真的有在食用它們。但是，他們在一年當中，只有在很有限的一小段時間裡，以及非常特定的一些地理位置，才會這麼做。你可以想像一下像是森林、沙漠、平原，以及我們居住地附近的一些野外環境。我們什麼時候有看見水果生長在野外啦？很罕見的！

接近赤道處，水果則更加常見，但仍然依季節而定。我們每天在超市中看見的形形色色水果，跟在自然界中它們存在的真實情形相比之下，差距是相當大的。在這個星球上，香瓜、芒果、莓果、蘋果，以及柑橘類水果在一年四季都生長在一塊，這根本就是不可能的。而這些許多水果在老祖宗的年代時，跟我們今日在超市貨架上看到的，根本是不一樣的版本。在過去的數百年來，透過農業上雜交的實踐，我們所食用的大部分水果，都被改造成比它們野外表親更甜、更巨大的模樣。

當思考吃水果這件事時，我們也需要捫心自問：這麼做能讓我們獲得怎麼樣的營養效益呢？我們先前討論過了，「水果多酚色素會為人類帶來真實效益」的這個謬論。我們也不需要透過每天吃五顆橘子，來獲得充足的維生素 C，而橫跨各個緯度地區的老祖宗們，更是不可能這麼做的。有良好的證據顯示，只要一點點的這個營養素，就能夠滿足我們的需求，而超過這個量後，維生素 C 的效益便大不靠譜了。於是，如果不是為了多酚或是維生素 C 的話，我們到底為什麼要吃這些水果啊？

除了缺乏效益以外，水果中的果糖和葡萄糖可能會對我們有害，也是一大疑慮。過量攝取這兩個糖分子，已經被研究顯示，會對人體產生各種各樣的有害影響：糖化終產物的增加、胰島素阻抗、代謝症候群、高血壓、心血管疾病、瘦體素阻抗、粒線體功能異常，以及肥胖。[註 11,12,13-20] 更有甚

者，已知果糖和葡萄糖也會對腸道的微生物基因組帶來負面影響。[註 7,21]

過度享用水果，也與口腔中酸鹼值的改變相連結，這可能會帶來牙齒的腐蝕。只要哪裡有人吃一大堆水果的，牙醫的工作就有保障啦。相對而言，像肉食飲食這種低碳水化合物的飲食法，其對口腔的效益則被研究所證實：齲齒和牙齦卟啉單胞菌（P gingivalis）的減少──這種細菌會促使牙齦炎，並與阿茲海默症連結。[註 22,23,24,25] 也有許多進行肉食飲食法的人們報告了，牙齦炎和牙齦萎縮病況的逆轉情形──這些證據更進一步顯示了，只要經過妥善規劃，這種飲食之道便能夠提供足量的維生素 C。

水果通常圖利植物本身，更甚於食用它們的動物。植物是非常狡猾的生物，而透過水果，它們發現了一種能使動物幫助廣播子嗣的巧妙手段。透過在種籽的外圍裹上一層天然的糖果，植物得以誘惑動物來食用它們，並且在另一個地點排出來，正好落在一堆肥料當中。就像我們已經見到的，植物也在這些水果的種籽中，包含了有毒物質，來勸退想要大啖這個珍貴貨物的動物們。水果就像是衣著光鮮的畫報女郎一樣，植物將之懸掛在我們的面前誘惑我們，然而最終，卻只是想利用我們罷了，而非進入一段長期、互利的關係。除了熱量之外，水果並沒有什麼營養價值可以作為補償。它們只不過是植物所使用的手段，為了要讓我們幫點小忙、將種子散播到肥沃的地點。也許在我們過去演化歷程中的某段時間裡，它們在人類的飲食中參與了一角，提供生存所需之熱量，但現今在西方世界中，有缺乏熱量危險的人們已經大為減少了。

蜂蜜則是另一個富含果糖的食物，且大概不應該在任何健康的飲食當中，佔上太大的比例。在特定的非洲部落和太平洋島民中，狂熱的蜂蜜食用者展現了蛀牙的情況，這項證據也再次見證了，過量攝取這類含糖類高食物，對口腔的不利影響。[註 26,27] 與餐用砂糖、甜菊糖，或是其他人工甜味劑相比之下，偶爾使用少量的蜂蜜作為甜味劑是比較好的，但對我們大部分的人來說，朝著在飲食中排除甜味的目標努力──至少在轉換至肉食飲食的起初幾個月中──會是非常有幫助的。

塊莖和莓果

在植物毒性光譜的正中央，我們可以看到塊莖和莓果。儘管莓果基本上算是一種水果，但由於它們的含糖量較低，我認為比起上一節所討論的「甜味水果」來說，它們比較不會惹麻煩。莓果中的多酚對我們來說可能不怎麼好，而且實際上，也不過就是植物色素罷了。但假如我們要食用水果的話，莓果這個選項，比起其他更甜的水果，會還要來得好一些。

至於塊莖的部分，儘管我們的老祖宗可能有食用它們，後者卻不在前者的飲食中佔有顯著的地位，而幾乎很有可能只是「後備」的食物而已。你有沒有吃過野外的紅蘿蔔啊？它們不過只有你小拇指的一半大而已呢！假使周遭還有其他更有營養價值、熱量更高的食物的話，消耗能量在尋找這類的食物上，可是很浪費時間的。重要的是，還請記得：塊莖和莓果兩者都含有大量的草酸鹽，而許多野外塊莖也內含有毒的氰苷。[註28] 如果我們要將這些食物納入類－肉食飲食中，最好不要過度食用。

有些高碳水化合物原始人飲食的擁護者們也爭論，在現代狩獵採集者——例如哈札人或是龔人——的飲食中，有一半的熱量源自於塊莖。[註29] 但正如許多人類學家所指出的一樣，這些族群受到了邊緣化，而被迫必須改變他們的狩獵習慣，已經不能準確再現過去幾代的原住民族的飲食習慣了。[註30] 這些族群現在被迫要居住在較為狹小的土地上，也不被允許狩獵大象，以及其他他們先祖們數千年來賴以維生的大型獵物。[註31] 無法再繼續以傳統的遊牧方式生活後，他們被迫在飲食中加入更多植物食物作為補充。還有一件有趣的事，那便是在過去數百年間，許多原住民族們的身高都變矮了，我們可以將這個改變解讀為他們受到邊緣化，並且改變生活型態的結果。[註32,33]

菌類呢？

關於**類－肉食飲食法**，還有許多人會問到菇類。基本上來說，真菌和植物屬於完全不同的界（kingdom），但它們也會製造許多毒素來防範動物的掠食。雙孢蘑菇（Agaricus bisporus），俗稱白洋菇，但也包含了一般超

市常見的波特菇（portobello）和褐色蘑菇（crimini）這兩種變種。這一種蘑菇們會製造一種叫做蘑菇氨酸（agaritine）的黴菌毒素（mycotoxin），已知會與人體DNA結合，進而傷害我們[註34]，並在動物實驗中導致癌症。[註35] 好消息是，大部分的蘑菇氨酸都能夠透過烹飪來變性，然而，若非必要，我們真的想要把這樣的物質吃進身體裡嗎？大部分的蘑菇也含有大量的草酸鹽，而我們也已經談論過，與過度攝取白樺茸相關的草酸鹽毒性案例。[註36] 與黴菌菌種：紫紅麴菌（Moascus Purpureus）一同栽培的稻米，稱作紅麴米（red yeast rice），內含有黴菌毒素：紅麴菌素（monacoline K），或是樂瓦司他汀（lovastatin）——就跟其他他汀類藥物一樣，它會抑制HMG-CoA還原酶。[註37] 從我們先前的討論當中，我們得知若要擁有功能良好的粒線體，他汀類就不是什麼好東西。針對猴頭菇這樣的蘑菇所進行的實驗指出，它們可能具有某些效益，[註38] 但我仍無法完全相信，有哪一種蘑菇作為食物，是完全無害的，或是能提供獨特的效益——我們靠著激進過活：運動、太陽、熱、冷、酮症、禁食，以及攝取動物食物，也能得到同樣的效益。在心理疾病的治療中，運用例如裸蓋菇鹼（psilocybin）這類源自真菌的分子，來治療憂鬱症、焦慮症、創傷後壓力症候群（PTSD），以及癌症相關的失志（demoralization），具有相當明確的用途，這點是相當重要的。[註39,40,41,42] 我也相信，在這些許多精神疾病背後，暗藏著腦部的炎症。我們也應該要就這一點對症治療，才能達成最好的效果。

肉食飲食法該飲什麼？

在我的私人執業當中，沒有什麼比要求我的顧客們從飲食中排除咖啡，還要更能讓人痛苦悲鳴的了。然而，那些有辦法改變這項生活習慣的人們，回報了更穩定的能量值、睡眠改善，以及整體情緒的進步。

咖啡是由烘焙阿拉比卡（Coffea arabica）或是羅布斯塔（Coffea canephora）植物的種子所製成。就跟我們前面所學到的一樣，這些植物的種子往往懷有一些最危險的毒素，而咖啡豆也不例外，內含多酚（咖啡酸（caffeic acid）和綠原酸（chlorogenic acid）），研究也已發現，只要一杯

咖啡的含量，便會損傷 DNA。[註43] 在關於植物殺蟲劑的論文中，布魯斯‧艾姆斯（Bruce Ames）記錄道：

「已知烘焙咖啡含有 826 種易揮發化學物質；有 21 種已經透過長期實驗所驗證，而有 16 種是鼠類致癌物；其中也包含了咖啡酸，一種非揮發性的鼠類致癌物。一杯普通的咖啡中，包含了至少 10 毫克（40ppm）的鼠類致癌物（大部分為咖啡酸、兒茶酚、糠醛（furfural）、對苯二酚（hydroquinone）和過氧化氫）。」

艾姆斯博士並不是唯一強調了咖啡中化合物突變潛能的人。研究員路易絲‧曼能（Louise Mennen）也寫道：

「在高劑量或是高濃度時，有些多酚可能具有致癌或是遺傳毒性的效果。例如，當在飲食中存在 2% 的值時，咖啡酸便會在大鼠和小鼠身上，誘發前胃（forestomach）和腎臟腫瘤。在這些數據中，使用線性插值法（linear extrapolation），也暗示了在普通飲食數值當中，也具有可觀的風險。」[註44]

沒錯，我知道，你現在一定很恨我，而且可能剛把你的早餐咖啡在書上吐得整頁都是。你還是可以買一本全新的啦，並在交換禮物時，把這一本當作地獄禮物送給別人。我知道咖啡能幫助你早上清醒跟大便，但你不需要像是咖啡因這樣的興奮劑，也應該要可以順利達成這兩件事才對，而且，我跟你保證，你絕對可以辦得到的。

介入性研究能展現飲用咖啡者抗氧化狀態的改善，但這裡發生的情況也跟蘿蔔硫素非常接近。[註45] 咖啡多酚在人體中，能扮演促氧化劑的角色，並觸發 NRF2 路徑，這會帶來更多穀胱甘肽的形成。[註46] 這些增量的穀胱甘肽會在短期內，讓氧化壓力參數乍看之下像是產生了進步。但就像異硫氰酸脂一樣，研究也已經顯示，咖啡中的多酚會傷害 DNA，並且也會在身

體的其他部分產生傷害。[註 47,48]

　　對大部分飲用咖啡的人們來說，咖啡因是一項寶貴的附屬品，但這個分子也是植物設計來作為防禦化合物的。這是一種咖啡植物放置於種子中的抗菌素，用以威嚇想吃掉它們的動物們。植物們才不希望它們的寶寶被吃掉呢！儘管若是真的想殺死你，得要非常大量的咖啡才行（大約七十五杯），咖啡因對人體來說，確實能有足以致死的劑量。然而，每天只喝幾杯的咖啡可能會帶來成癮性，並且會在人類身上，發揮負面的生理學效應，包含心率、血壓、血糖，以及急性焦慮的主觀經驗等的增加。[註 49] 咖啡因成癮也與慢性憂鬱症和焦慮症連結，而此物質的戒斷，則是一件非常不快的經驗。[註 50,51]

　　丙烯醯胺則是咖啡的另一個負向效應。在許多食物的烘焙過程中，都會形成這個物質，這包含了堅果、餅乾、麵包、早餐穀片、薯條，以及洋芋片，並且也能在香菸煙霧中找到。丙烯醯胺被美國國家癌症研究所歸於 2A 類的致癌物當中，並且被其他美國政府機關歸類為潛力致癌物，以及「極為危險」物質。在 2018 年的一項法律裁決後，由於咖啡內含有丙烯醯胺，加州的 7-11 現在必須得放置 65 號提案的警告標示，列出咖啡中的有害化學物質。嗯！

　　研究已經顯示，丙烯醯胺會在動物模型當中，導致各種的癌症。[註 52,53] 在人類流行病學研究當中，它與腎臟、子宮內膜以及卵巢癌症相關聯。[註 54] 就機制上來說，丙烯醯胺似乎會干擾荷爾蒙信號傳遞、細胞骨架組成，以及我們細胞中鈣質的流動。關於它對腎臟，以及生殖、免疫和神經系統所帶來的有害影響，也有許多疑慮。在這方面還需要更進一步的研究，但我們真的會想要在體內有更多這種化學物質嗎？

　　除非我們飲用有機咖啡，不然就算我們只是每天來一杯，也會同時喝下一劑可觀的人造殺蟲劑。在咖啡作物上，灑了大量如嘉磷塞（glyphosate）和 2-4-D 這樣的殺蟲劑，這兩者都已經在研究中與癌症連結，並呈現出會打亂人體的生物化學。[註 55,56,57-59] 在咖啡收成之後，這些咖啡豆往往在加工過程中，會被收納很長的一段時間，在此期間它們可能會發霉、受到包含

赭麴毒素 A 和 B（ochratoxins A & B）、青黴素酸（penicillin acid）、橘黴素（citrinin）、伏馬鐮孢菌毒素（fumonisin）以及黃麴毒素（aflatoxin）等黴菌毒素的汙染。[註 60,61,62] 上述的這些毒素都會在人體中，對 DNA 產生傷害，並且與腦和腎臟的毒性連結。[註 63,64,65,66] 咖啡豆的濕式加工法可能可以降低黴菌毒素值，但這種加工法很少見。

就算我們不相信咖啡中的黴菌毒素是個問題，這些化合物也已經在許多其他植物食物中被找到，包括穀類、葡萄酒、啤酒、黑巧克力，以及花生醬。[註 67,68,69] 在飲食中排除這些植物食物和咖啡，無疑地會降低我們暴露於這一系列壞東東的程度。

研究也已經顯示，綠茶中的多酚化合物會傷害 DNA，並且與腎臟損傷和甲狀腺素合成失調相連結。[註 48,70,71] 就像我們在第四章和第五章中所看到的，沒有證據顯示我們需要植物化合物，才能達到健全的穀胱甘肽值，或是最理想的抗氧化狀態。從水果和蔬菜耗盡的實驗中，我們也見到了，當移除所有多酚和異硫氰酸脂時，氧化壓力和發炎的指標便不會增加。[註 72] 為了毒物興奮效應的空頭支票，冒著損傷我們 DNA 的風險，在我而言聽起來可划不來。

於是，論到進行肉食飲食時，「飲」的部分，我們到底該喝什麼呢？抱歉，這可能會聽起來很乏味，但喝水聽起來如何呢？在過去 4 百萬年來，這便是我們老祖宗們一直在喝的東西，可能當中還摻了一點血就是了。當我們回歸這個簡單的方法，品質優良的水，便成為了在根本上解渴又令人享受的經驗。注意到，我這邊強調品質優良這件事。考慮飲用更高品質的水，而非從水龍頭直接流出來，含有氟、氯以及充滿了化學藥劑的液體。[註 73] 我個人偏好來自經常進行污染物檢驗泉源的泉水。在附錄中有資源，可以讓你來尋找離家最近的泉水。要是不幸地，附近沒有泉水的話，可以考慮在你家中，或是至少在廚房中，建立濾水系統，這會是一項很好的投資。氣泡礦泉水也是一個選項，而與自來水相比起來，這些氣泡礦泉水含有較多的良好礦物質（鈣和鎂）溶於其中。我要是沒提到 Gerolsteiner 和聖沛黎洛（Pellegrino）這兩個牌子的氣泡水的話，可就是粗心大意啦。

酒精呢？

　　我衷心希望，現在閱讀著這本書的任何人中，沒有人認為酒精對他們有任何好處。已知這個物質對肝臟具有毒性，而儘管我們能夠代謝少量酒精，不論量有多少，都還是會對我們的身體造成壓力。在第五章中，我們破除了白藜蘆醇在我們飲食中具有寶貴作用的迷思，而在對於黴菌毒素進行討論過後，我們又更進一步地見識到了，「葡萄酒對我們有益」這一點，基本上也是個誤會。最後，就跟咖啡很像，以傳統方式栽種的葡萄上頭也灑了許多殺蟲劑，而許多葡萄酒內都添加了亞硫酸鹽（sulfites）。也難怪我們之中許多人在喝了紅酒之後，都頭痛欲裂。像是伏特加或是威士忌等的蒸餾酒，可能含有較少會對於某些人帶來負面影響的污染物。假如我們偶爾想要適度地來享受飲酒之歡的話，它們可能會是比較「乾淨」的選項，但是啤酒和葡萄酒可就慘遭淘汰啦。

進行肉食飲食法時，何時該吃？

　　在你餓的時候進食，並在大部分的日子中，設立特定的進食區段（eating window）。我確實認為，對於你個人的肉食飲食生活方式來說，進行限時進食的間歇性斷食法，並進行較長時間的禁食，會是一個很好的附加項目。

　　在進行這種飲食方式的時候，一天之中，人們進食的次數經常會越來越少，因為他們不再如以往一樣飢餓了。而在實行了一年半的從鼻到尾肉食飲食法之後，我甚至都不知道一天有沒有吃到三餐了。對我，以及許多其他人來說，一天兩餐成了常態。在大部分的日子中，我進行限時進食法，在早上九點到下午四點的七個小時之間，食用兩頓大分量餐點。我發現，在第一餐之後，便十分飽足，並在接下來的一天當中，都不需要吃任何的零食，並接著在四點時，再食用一份中等大小的餐點，然後開始禁食到隔天早晨為止。

　　我偏好將我的進食區段盡可能地提前，好增加我最後一餐到睡眠前的時間間隔。研究已經顯示，將進食區段在一天中提早，（又稱作 eTRF，譯

注：early time-restricted feeding，提早限時進食法）能夠增進許多指標的進步，正如下面這些作者們所撰寫的一樣：

> 「在早晨餐前，eTRF 會增加酮體、膽固醇，以及壓力反應和老化基因 Sirtuin1 和自噬基因 LC3A（所有 p 皆 <0.04）的表現；而在傍晚，它則會增加 mTOR（p=0.007）的表現……eTRF 也會改變日間的皮質醇和數種晝夜節律基因（p<0.05）的模式。eTRF 會改善 24 小時的葡萄糖值，改變脂質代謝以及晝夜節律基因的表現，並會增加自噬作用，也會在人體之中具有抗老化的效果。」[註74]

這個發現真是了不起啊，可不是嗎？不禁讓我們開始反思，吃晚餐究竟是不是個好主意了。許多進行自我量化追蹤的人們（self-quantifiers）也都記錄到了類似的狀況——在睡前至少三到四小時之前，便食用完最後一餐，帶來了睡眠量測紀錄的進步。

對於某些人來說，一天只食用一餐，又稱作 OMAD（一天一餐），也是一種很有效的方式。我個人發現，進行這種飲食方式，難以取得足夠的熱量。但是對於那些每日熱量需求較少，且希望能拉長禁食區間的人們來說，這可能也會是個很好的選項。

假如對你來說，第一級肉食飲食法聽起來挺合適的話，我們可以從低毒性的植物開始，並增加毒性中等的食物，來看看你的耐受度如何。這些應該要有意地進行，並且留心可能出現的反應才行。在飲食中，應該完全避免高毒性的植物。在下方，我提供了一個**類－肉食飲食法**的金字塔，這可能可以幫助你更清楚理解，在這種飲食法中常吃的食物。

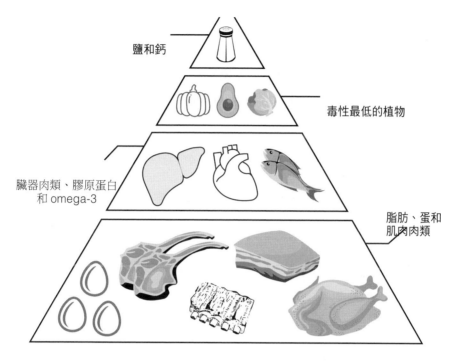

大約 85％為動物食物，可能有 15％植物食物

　　以下為在第一級肉食飲食法當中，典型的進食內容範例。所有這些典型的樣本都會根據我們的目標、身體組成，和代謝率來改變。

第一級肉食飲食法典型的一天

早餐

- 3 顆蛋和 1 湯匙印度酥油（ghee）（澄清奶油）
- 3 片培根
- 1/2 個酪梨加鹽

午餐

- 10 盎司草飼肋眼牛排加鹽（其他選項包括 10 盎司牛絞肉、10 盎司燉牛肉（chuck roast），或是 10 盎司牛腰肉（sirloin））
- 小黃瓜片、蘿蔓生菜（romaine lettuce）加上橄欖油／醋沙拉醬
- 1/2 杯覆盆莓

晚餐

- 8 盎司小羊排（其他選項包括 8 盎司裙帶牛排（skirt steak）、8 盎司嫩角尖牛排、8 盎司牛腰肉、8 盎司燉牛肉，或是任何其他的肉片）
- 橄欖
- 1/2 個酪梨
- 1/2 杯覆盆莓

● 第二級：肉和水的肉食飲食法

這是肉食飲食法之中，最基本也最簡單的一種。這種飲食法適合那些想要在食物排除療法（elimination diet）的框架下，在短期間實驗原形食物（whole foods）以及動物性飲食的人們。我個人認為，長期進行這一類的肉食飲食法並不理想，但可以作為簡單的入門方式。

在第二級的肉食飲食當中，「吃肉、飲水」是最經典的四字箴言。這是個簡單的公式，而作為一種食物排除療法，它是種很強大的工具。儘管，有很多案例顯示，長期進行這種飲食方式對人們有許多好處，似乎不是每個人在這樣的飲食下都頭好壯壯。對於超過一定的短期間實施此飲食方式，我最大的擔憂便是營養不足的可能性。儘管在排除碳水化合物時，我們的身體對於特定營養的需求會產生變化，論及大部分的營養素，RDA 所建議

的攝取量依然可能會是個合理的參考標準。儘管肌肉肉類富含許多維生素和礦物質——B₃、B₆、B₁₂、鉀、鋅，和硒——它還是缺乏了一些人類所要能理想運作，所需要的營養素。

雖然，我確實認為第二級的肉食飲食法對某些人來說非常地有幫助，加入像蛋這樣的食物，或是偶爾來點海鮮，還是能幫助填補許多潛在的營養缺口。就演化上來說，我也不相信人類過去只吃動物肌肉而已。在人類學的文獻中，有許多例子都指出，原住民族們一直以來都珍視臟器肉類。[註5]

第二級肉食飲食法典型的一天

早餐
- 10 盎司草飼牛肋眼排加鹽

午餐
- 8 盎司小羊漢堡排加鹽、4 片培根

晚餐
- 12 盎司草飼紐約客牛排加鹽

● 第三級：新鮮人肉食飲食法

有時候，在我們升上校隊二軍之前，得先加入新鮮人隊，而這也沒有什麼關係的！新鮮人肉食飲食法在第二級的肉與水計畫上，添加了幾項元素。這也是大部分的食肉者們的起始點，而當他們對食用臟器肉類越來越有興趣之後，便通常會繼續向第四級和第五級邁進。第三級的肉食飲食法

包含了肉、蛋、海鮮，以及乳製品——若你可以耐受的話。蛋本身能夠添加充足的維生素 A、肉鹼、維生素 K_2、DHA，以及葉酸，但在第三級的肉食飲食法中，還是可能存在著一些營養漏洞。我認為，大部分的人在飲食當中添加了一些臟器肉類之後，感受與效能都會有所提升。但是，比起第二級的肉與水飲食法，第三級的新鮮人肉食飲食法則更有永續性。

肉食飲食法中的海鮮？

海鮮則是肉食飲食法當中，另一個貴重的部分。像是野生鮭魚和沙丁魚這樣含汞量低的魚類，對於補充 EPA 和 DHA，以及製造甲狀腺素所必須的碘來說，是很好的食物來源。貝類也極為營養，其中，牡蠣更是個富含鋅、omega-3 的超級英雄；而淡菜（mussels）則含有了滿滿的錳（manganese）。

在思考海鮮時，重點是要謹記：人類很不幸地污染了海洋和湖泊，而大致上來說，與自由放牧的陸生動物相比之下，淡水和鹹水海鮮可能在毒性上，負載量都較高。儘管，我確實認為，海鮮和一些淡水魚類在肉食飲食法中，具有一定的作用，但很重要的是，若我們決定要食用牠們，也必須對於其中含有的重金屬物質有所認知才行。像是鮪魚、大比目魚（halibut）、帝王鯖魚（king mackerel）、旗魚，以及鯊魚都含有極高的汞，和其他重金屬，應該完全避免食用。相對地，野生鮭魚的汞含量會低上許多。想要的話，可以一週吃上一至兩次。

貝類的鎘（cadmium）以及其他重金屬元素含量可能較高。對於肉食飲食法來說，每週食用一至兩次的淡菜、牡蠣、蛤蠣、蝦、蟹、龍蝦，或是扇貝，會是很好的額外添加。但是，若是想要讓海鮮成為我們動物食物的主體的話，就應該得監控血液中的重金屬值才行。

雞肉、火雞肉，和其他飛禽呢？

儘管上述所有的肉類都能夠為肉食飲食帶來很不錯的多樣性，許多人會發現，像是牛肉、水牛、羊肉和鹿肉（venison）這樣的反芻動物，食用

起來更有飽足感，也更有樂趣。從營養學的角度來看，就我們的維生素和礦物質需求來說，反芻動物的肌肉和臟器通常會是比較好的來源。然而，雞肉的黑肉（dark chicken meat）部分，對於維生素 K_2 來說，是很好的來源；而雞皮則富含了膠原蛋白。雞腿、雞骨、脖子和背部則能用來製作濃郁的雞骨湯。

豬肉呢？

豬是單胃動物，跟人類一樣只有一個胃，而不是像反芻動物的消化系統中常見的，具有多個胃。除非你有認識的在地農場主，否則要找到被餵食高品質食物的豬隻，是很困難的。大部分的豬都食用像是玉米、大豆和小米這樣低品質的穀類。牠們的菜單，就跟傳統在飼育場中餵養的牛隻差不多。對於草飼動物肉品，以及餵養給動物的穀類中，含有黴菌毒素的潛在危險，在本書後面的篇章中，我會討論到上述這兩點的重要性。這裡要記住最重要的一點便是：動物所食用的食物，也會影響到牠們肉類和臟器的品質。我們真的想要吃那些餵了受殺蟲劑和黴菌毒素所污染穀類的動物嗎？在考量我們所食用之雞肉、火雞肉，和蛋的來源時，也應該將這一點銘記在心。我相信，如果我們選擇要在飲食中納入這些食物的話，這也會是食用有機家禽肉類和豬肉背後，一個強力的論據。

第三級肉食飲食法典型的一天

早餐

- 3 顆蛋，以牛脂（tallow）（於牛脂肪中慢煮）或是印度酥油烹調
- 4 盎司紐約客牛排

午餐

- 6 盎司野生帝王鮭加上奶油或是印度酥油
- 3 盎司山羊奶優格

晚餐

- 6 盎司蝦
- 8 盎司草飼肋眼牛排加鹽

● 第四級：校隊二軍肉食飲食法

這個等級是留給那些對肉食飲食，以及內臟有興趣的勇將的。如果我們真的希望，能將我們所居住的這個肉身容器，轉變成最精密的機器的話，那我們就得提供所有能讓生化引擎最高速運轉的營養素才行。從鼻到尾食用動物的習俗，也受到了當代知識的支持──臟器肉類含有不可或缺的營養價值。在這一級的肉食飲食法當中，為了添補一些甘胺酸來配合富含甲硫胺酸的肌肉肉類，也該適時來思考，將肌腱和結締組織也加入我們的飲食當中了。

肝的魔法

對於那些想要試試水溫，試著在飲食中納入臟器肉類的人們來說，肝和心臟是一個很好的起始點。加入這些食物，我們便可以顯著地在營養均衡上升級，屌炸天指數瞬間向上飆升。

在營養成分上，心臟和肌肉肉類相似，但含有更多一點的 CoQ10。它嚐起來風味稍微有些不同，而假如烹煮得宜的話，口感柔嫩。要小心別煮過頭就是了，嚼起來會變得有些堅韌。

關於肝臟，有件很重要的事：它並**不是**身體中的過濾器，也沒有裝滿

了毒素！在身體中，肝臟含有絕大多數參與解毒作用的酵素系統，而透過第一階段和第二階段解毒路徑，化合物便準備好透過膽汁或是尿液來排泄，這些的確沒有錯。肝臟並不會儲存毒素，它會轉變毒素的化學性質。這就是我們除去徘徊在體內的討厭化學物質和化合物的方法，這些物質包括了蘿蔔硫素、薑黃素、白藜蘆醇、類黃酮，以及重金屬。

所以肝臟並不是個過濾器。那麼，它真的有獨特的營養價值嗎？答對啦！那麼，究竟有哪些營養素呢？肝臟含有特別多的礦物質和維生素 B 群，剛好可以彌補肌肉肉類中不足 0220 的部分。

每 100 克	藍莓	羽衣甘藍	肋眼	牛肝	魚卵	蛋黃
維生素 A（視黃醇）	0	0	5 微克	4968 微克	90 微克	191 微克
硫胺素（B₁）	微量	0.1 毫克	0.1 毫克	0.2 毫克	0.3 毫克	0.2 毫克
核黃素（B₂）	微量	0.3 毫克	0.2 毫克	2.8 毫克	0.7 毫克	0.5 毫克
菸鹼酸（Niacin）	0.4 毫克	1.2 毫克	3.6 毫克	13.2 毫克	1.8 毫克	0.02 毫克
維生素 B₆	0.05 毫克	0.1 毫克	0.4 毫克	1.1 毫克	0.2 毫克	0.4 毫克
生物素（B₇）	0.5 毫克	0	微量	42 毫克	100 毫克	55 毫克
葉酸（B₉）	6 微克	62 微克	3 微克	290 微克	80 微克	146 微克
維生素 B₁₂	0	0	3 微克	59.3 微克	10 微克	2 微克
維生素 C*	9.7 毫克	93 毫克	3.5 毫克	25 毫克	16 毫克	0
維生素 D	0	0	4IU	49IU	484IU	218IU
維生素 E（毫克）	0.6 毫克	0.7 毫克	0.1 毫克	0.4 毫克	7 毫克	2.6 毫克
維生素 K₂	0	0	15 微克	263 微克	1 微克	34 微克
鈣	6 毫克	254 毫克	6 毫克	5 毫克	22 毫克	129 毫克
膽鹼	6 毫克	0.4 毫克	57 毫克	333 毫克	335 毫克	820 毫克
銅	0.05 毫克	0.15 毫克	0.1 毫克	9.8 毫克	0.1 毫克	0.1 毫克
鐵	0.3 毫克	1.6 毫克	2.6 毫克	4.9 毫克	0.6 毫克	2.7 毫克
鎂	6 毫克	33 毫克	24 毫克	18 毫克	20 毫克	5 毫克
磷	12 毫克	55 毫克	210 毫克	387 毫克	402 毫克	390 毫克
鉀	77 毫克	348 毫克	357 毫克	313 毫克	221 毫克	109 毫克
硒	0.1 微克	0.9 微克	24 微克	40 微克	40 微克	56 微克
鋅	0.2 毫克	0.4 毫克	7.8 毫克	4 毫克	1 毫克	2.3 毫克

看看這張我們先前見過的圖表，比較了動物和植物食物的營養價值。我們可以比較肌肉肉類和肝臟，並且很快地就會發現，後者含有更豐富的許多營養素，包含生物素、葉酸、核黃素、維生素 C、膽鹼、維生素 A、維生素 K_2，以及銅。

論及礦物質，肝臟則是銅最優良的來源之一。對於像超氧化物歧化酶（SOD）（super oxide dismutase）這樣的酵素來說，銅是必需品。SOD 在我們體內氧化還原的調控系統中，扮演了關鍵的角色，它會將超氧自由基（superoxide radical）（O_2-）轉化為分子氧（molecular oxygen）（O_2）或是過氧化氫（H_2O_2）。缺銅會導致 O_2- 的累積（accumulation），這可能會帶來過度的氧化壓力，導致災難性的後果，這種礦物質缺乏的情況相當罕見，但是當我們攝取太多鋅，卻沒有一些銅來平衡時，便可能發生。這種狀況的最可能的成因，便是鋅的過度補充。但是假若我們從肌肉肉類中獲得了許多鋅，卻沒有食用肝臟或是其他富含銅的食物的話，也有可能因為這樣的飲食食慣，而導致缺銅的現象。臨床上，缺銅的症狀會表露於神經症狀上，與缺乏 B_{12} 的症狀相似，其中包含了平衡和行走困難。

肝臟也富含了膽鹼，這對於全身上下的細胞膜來說非常重要。我們也已經討論過了，維生素 K_2 對於正常鈣分割（partitioning）的運作和心臟健康的關鍵性——而就此營養素來說，肝臟也是一個珍貴的食物來源。從鹿特丹研究中，我們看到了，飲食中含有最多 K_2 的人們，呈現了心血管疾病發生較少的明顯趨勢，而植物中弱不拉機的 K_1，則對這些人們幫助不大。[註76]

我們已經討論過了，核黃素和葉酸在 MTHFR 酵素的功能中，扮演的關鍵角色。在像是肝臟和腎臟這樣的臟器肉類當中，維生素 B 群含有相當豐富的含量，但這些含量在肌肉肉類當中，則減少了許多，帶來了同半胱胺酸值的升高，以及在解毒過程、神經傳導物質合成，以及體內數百種生化過程中，甲基化作用的潛在問題。我們先前已經詳細討論過維生素 C 了，但這裡有趣的一點是：就這種營養素來說，肝臟和其他臟器肉類的含量，也遠比肌肉肉類要來得高。

生物素，或是維生素 B7，常常會被世人所遺忘。它對於毛髮、皮膚和指甲的健康來說相當重要。事實上，生物素起先被命名為「維生素 H」，從德文句子「haar und haut」衍生而來，譯作髮與膚。在我們討論生物素的同時，重要的是，你可以注意到，儘管生蛋黃對於牛排或是韃靼牛肉（tartare）來說，可以在美味上增色不少，但食用生蛋白卻是個壞主意。在生蛋白中，有一種叫做**抗生物素蛋**白（avidin）的化合物，能夠與生物素結合，並導致此營養素的缺乏。對於生物素的攝取，RDA 的建議是每日 30 微克，而在幾盎司的肝臟或是腎臟中，便具有相當的含量，但是我們卻得要吃下 21 盎司的牛排，才能獲得相同的含量。

簡單來說，肝臟是一個營養素的大糧倉，能夠與肌肉肉類相互補足，而透過在我們飲食之中，納入適當含量的肝臟，我們定會獲益深遠。

有吃太多肝這回事嗎？

我們可能都聽過，北極探險家因為食用北極熊肝臟，而發生維生素 A 過量中毒的傳說。[註77] 儘管我們知道，維生素 A 是一種珍貴的營養素，「我們究竟該吃多少」往往是個大哉問。與過量維生素 A 相關的毒性報告確實存在，但其中絕大部分都與補給品相關，而並非攝取了肝臟中的維生素 A。由於有些研究將維生素 A 值攝取較高與先天缺陷相對應，懷孕婦女因而會被警告不應過量攝取。然而這項研究並沒有將食物和補給品這兩種來源區分開來。[註78] 在豬隻的實驗中，源自補給品的維生素 A 代謝，似乎與源自食物的代謝並不相同。[註79] 前者的血液含量會隨劑量含量持續升高，但在餵給豬隻肝臟時，並沒有觀察到相同的模式。

儘管反芻動物的肝臟是一種營養含量非常高的食物，而維生素 A 含量也遠比北極熊肝臟（大約是每克 180IU 對比上每克 20,000IU）來得低，在維生素 A 的研究更加成熟前，還是先不要過量攝取比較好。對大部分的人們來說，每週食用 8-16 盎司的肝臟，在維生素 A 攝取量來說，會是完全安全的，也能夠充分提供此臟器所賦予的其他豐富營養素。當今對於懷孕婦女的建議攝取量，是每日不超過 10,000IU（國際單位，international units）

的維生素 A，相等於差不多 2 盎司肝臟的含量。源自非反芻動物——例如雞——身上的肝臟，也是相當營養的食物來源，但不如牛或羔羊來得豐富。

為何甲硫胺酸／甘胺酸平衡如此重要

如果我們成功晉級了校隊二軍，那麼也該是考慮將結締組織結合到飲食中，並優化甲硫胺酸和甘胺酸平衡的時刻了。這兩種胺基酸參與了我們體內微妙的一場平衡之舞。甲硫胺酸是一種含硫的基本胺基酸，也是參與了許多生化反應的甲基來源之一。回顧一下，在葉酸循環中，MTHFR 製造了 L- 甲基葉酸，後者會捐一個甲基給同半胱胺酸，形成甲硫胺酸，這會接著再被製造成 S- 腺苷甲硫胺酸（SAMe），這種分子在數百種化學反應中，也扮演了甲基捐獻者的角色。

我們的身體非常小心地控制著甲基的流動，而以甲硫胺酸形式存在之多餘的甲基，則會受到甘胺酸的緩衝，形成肌胺酸（sarcosine），這會接著被回收或者排泄掉。多餘的甲硫胺酸也會導致我們浪費甘胺酸，並可能帶來這種胺基酸數值低下。與我們必須從飲食中獲得的甲硫胺酸相反，我們每日能夠製造出少量的甘胺酸，但研究指出，我們所製造的量遠遠低於所需的量，因此為了理想的健康，我們必須從飲食中獲取充足的補給才行。[註80] 甘胺酸在體內扮演了許多重要的角色，包括膠原蛋白和穀胱甘肽的形成，並也作為腦中的神經傳導物質。[註81]

在健康界的一些人們已經陳述，高甲硫胺酸的飲食習慣會縮短我們的壽命，並引用了 1990 年代時在大鼠身上進行的實驗。[註82] 但他們遺漏了一點，也就是在之後的研究中，當餵食給大鼠相似量的甲硫胺酸，但也同時補充與之平衡的甘胺酸時，所有高甲硫胺酸飲食所會帶來的負面效果，都跟著消失了。[註83] 並非高甲硫胺酸飲食有害，而是這類型的飲食會創造出甘胺酸的不足現象，進而引起負面健康後果。其他在動物模型中進行的研究顯示，甲硫胺酸限制會增長壽命，[註84] 但這裡發生的狀況是相同的。並非限制甲硫胺酸，重點是用甘胺酸來平衡這種肝基酸。當平衡達成時，便能觀察到相似的長壽效益。[註85]

要從飲食中獲取充分的甘胺酸，最簡單的方法就是學習我們的老祖宗，當他們吃下整隻的動物時，也食用了肌腱和結締組織。儘管我們很多人可能不習慣這麼做，這其實只是意味著吃下牛排中較有嚼勁的部分，或是喝下用膠質組織所製作的大骨湯，像是和尚頭（beef knuckles）、雞背肉、脖子，以及腳或是肌腱。水解膠原蛋白（hydrolyzed collagen）補給品也能夠補充我們的這項飲食需求，但我們應該確保選用最高品質的來源，也就是草飼牛才行。

這裡的重點是，肌肉肉類富含甲硫胺酸，而結締組織則富含甘胺酸。儘管我們並不常在超市中見到，動物其實有一半是肌肉，另一半則是結締組織。如果我們想要模仿演化歷程中，一直以來的飲食方式，那麼不論是肌肉還是結締組織，我們都應該要食用適當的量，如此一來，才能確保我們生化引擎的最佳效能。

第四級肉食飲食法典型的一天

早餐

- 3 顆雞蛋，以印度酥油烹煮
- 6 盎司牛腰內肉（tenderloin steak）
- 2 盎司肝臟

午餐

- 8 顆牡蠣
- 8 盎司大骨湯
- 3 盎司帝王鮭

晚餐

- 8 盎司草飼紐約客牛排，確保吃下「難咬的部分」
- 6 盎司清蒸淡菜

●第五級：大專代表隊肉食飲食法

太棒啦！你已經攀上肉食者的巔峰了。我並沒有覺得其他的等級比較差，但是我會認為，第五級才是最接近肉食理想的飲食法。這是我每天的飲食方式，因為我想要盡可能地，達到最佳的身心表現。如果你所追求的是特斯拉跑車版的肉食飲食法，那你就選對了。第五級的肉食飲食法——建立在先前幾級的根基之上——包含了草飼動物肌肉肉類、結締組織、肝臟、海鮮，以及雞蛋。它還增加了更多臟器肉類，並且依據所追求的表現目標，還一併考量了脂肪／蛋白質的比例。

在第三級或第四級的肉食飲食討論中，我並沒有提到魚卵（魚子）這種海鮮。這是一種數千年以來，受到原住民族群所珍視的食物。就像你會看到的，當我們回顧「超級食物」圖表時，鮭魚卵富含了許多種營養素，包含 DHA、維生素 C、維生素 E、維生素 D，以及硒。論及許多魚肉中的重金屬污染物，魚子內的含量也低上許多。此外，所食用的份量也較少，這使我們能更紮實地從魚身上獲取許多效益。鮭魚卵中的 DHA 是磷脂型態——研究已經顯示，與其他形式的這種 omega-3 脂肪酸相比，磷脂形式較具生物有效性，並且也更容易被整合到我們的神經組織中。[註86] 在第五級（或是任何其他等級）的肉食飲食當中，為了其獨特的營養組成，值得考慮時不時納入這種食物。

其他器官

儘管肝臟是個了不起的臟器，這還不是我們老祖宗們唯一食用的器官，

而且可能應該要與其他的臟器一起，在我們的飲食中輪替食用。如果我們準備好要加下第五級肉食飲食法的先發陣容，腎臟便是下一個我們應該要考慮食用的臟器肉類。在西方文化中，這不是我們習慣吃的食物，但這個器官受到了許多原住民族群的珍重，也是個營養素的大糧倉。維爾雅墨·史岱凡松觀察到，因紐特人會把腎臟給小孩吃，「就跟在發糖果一樣」。[註87] 雖然它們嚐起來跟士力架巧克力（Snickers）有點不太一樣，腎臟就跟肝臟含有一樣多的核黃素、K$_2$、葉酸，以及維生素 C。對於那些想從飲食中獲得更多核黃素的人們來說，腎臟是個很好的選擇，核黃素對我們來說也好處多多。除了這些益處以外，對於具有組織胺敏感性的人們來說，腎臟還含有了雙胺氧化酶（diamine oxidase）這個酵素。我們的身體使用此酵素來分解組織胺，而許多人在飲食中納入了這個臟器之後，便發現症狀得到了改善。

　　探索腎臟之外的臟器肉類，的確是件大膽的行為。而那些決心食用的人們，當在飲食中納入更多種類的臟器食物時，通常在整體上會感覺更加良好，也會更有能量。在一週中，除了主食肝和腎以外，我可能會食用腦、脾臟、胰臟、胸腺，以及「生蠔」（睪丸）。你剛剛是不是扮了一個「矮噁」的鬼臉啊？沒有關係！這些不是非吃不可，但假如你有興趣的話，它們也是一種選項。在接下來要推出的《肉食密碼食譜》中，會有許多食譜點子，包含各種不同的臟器，是你可以加入自己的飲食中的。如果你就是不想納入臟器肉類的話，可以先試試乾燥臟器補給品，作為一種初步的進階。

我們究竟該吃多少器官肉類？

　　先前，我們說過，每週 8-16 盎司的肝臟是個很好的數值，但其他的臟器又怎麼說呢？如果肝臟是主要的吉他手，那麼腎臟就是鼓手了，而誰不喜歡來點快活的節奏呢？對於我們的肉食飲食來說，每週 8 盎司左右的劑量，會是很棒的額畫龍點睛。我們也可以將其他的臟器，像是心臟、胰臟、脾臟、腦，以及「牡蠣」想像成唱和聲的歌手，而在一週當中，納入較少的分量。這個樂團當中，誰是主唱呢？嗯，這絕對是個重唱樂團——就由

肌肉肉類和脂肪一起。唱出性感的高音嘶吼囉。基於我們的個人目標，且讓我們來逐一討論這兩者，並檢視慎重考慮過的脂肪／蛋白質比例之重要性吧。

多少蛋白質以及多少脂肪

就像我們在第一章中所看到的，人類是脂肪獵人。有許多人類學文獻支持這個論點：原住民族們和我們的老祖宗都追求此營養素，更甚於他者。[註31] 就像人類學家大衛・洛克威爾（David Rockwell）所寫道的：

> 「克里人認為不論在任何動物身上，脂肪都是最重要的一個部位。
> 他們重視熊勝過其他動物，其中一個原因便是熊的體脂肪。」[註88]

除了克里人之外，研究因紐特（阿拉斯加），以及許多美洲原住民族部落，還有澳洲原住民族的人類學家，也記錄到了這些部族對於脂肪的偏好。在我們旅程的初始，曾經討論過，由於人類代謝的機制，我們其實只能從蛋白質上獲取總體需求 40%的熱量，若是超過這個範圍，便會開始對我們體內的生物化學造成壓力。我們無法直接以胺基酸作為燃料——在需求產生時，我們會透過糖質新生作用，將它們轉化成葡萄糖。最好，還是把蛋白質想像成是建構組元，並將脂肪和碳水化合物視作代謝引擎的燃料。一旦我們取得生長和修復體內結構組件所需的蛋白質之後，多攝取的部分似乎便毫無幫助。攝取過多的話，來自胺基酸之多餘的氮基則會在排泄過程中，給我們的身體帶來負擔。[註89]

就蛋白質攝取來說，似乎存在著一個「擊球甜蜜點」，既能為我們提供在結構成長和修復上，建構組元所需的剛好分量，又不會給我們的代謝和生物化學造成太大的負擔。這個量對每個個體來說，可能會依肌肉量、從事的活動類型，以及運動目標，而有所不同。每日依據每磅的體重，攝取 1 克的蛋白質，對於我們大部分的人來說，就可說是擊球甜蜜點了，既能足夠維持肌肉量，也不會對生物化學造成負擔。我身高五呎十寸（譯注：

177.8 公分），體重 165 磅（譯注：約 74.84 公斤），也就是說，我適合每日攝取 170 克的蛋白質。對於孩童、老年人，或是想要增加肌肉量的人們來說，則可能會需要更多一些——也許對每磅的體重來說，1-1.2 克蛋白質較佳。但超出這個量之後，更多的蛋白質大概就沒什麼效益了。

每磅的肌肉肉類重約 454 克，並含有大約 100 克的蛋白質。肉其餘的重量則重在水分。許多人因為這項事實困惑不已，但你可以試想一下，在製作肉乾時，肉便輕上許多。在製作過程當中，蛋白質並沒有消失，只是移除了水分罷了。所以，對我來說，每日大約 170 克的蛋白質，便是我的「擊球甜蜜點」，而這通常等同於每日 28 盎司的肉和臟器。但要留意甲硫胺酸和甘胺酸的平衡——我偏好富含結締組織的肉類部位，也納入了使用肌腱和其他膠質所製作的大骨湯。

從微量營養素的角度來看，一旦我們學會鑑別蛋白質攝取目標後，剩下的熱量便會來自於脂肪和碳水化合物。關於飲食中個別究竟該吃多少脂肪和碳水化合物，才能達到理想健康，這項辯論可說是永無止盡，但我相信，使用脂肪作為主要的燃料，對我們大部分的人來說，表現都會是最佳的。至少，對於患有有糖尿病，或是具有胰島素阻抗和代謝異常狀況的人們來說，事實顯然是如此。

生酮、脂肪性代謝的效益有很多。有證據顯明，這種的飲食方式能夠逆轉胰島素阻抗和糖尿病、降低血壓、增加粒線體生體合成（biogenesis）、開啟長壽基因，並且減少氧化壓力和 DNA 損傷。[註 90,91,92-95] 還有更多證據顯示，這些飲食方式能夠減少食慾，帶來巨大的體重流失、增進情緒，並保護我們的腦部。[註 96,97,98,99] 從心血管風險的角度來看，生酮飲食也已經被研究顯示，會降低三酸甘油脂和代謝血脂異常（metabolic dyslipidemia），並同時增加 HDL。[註 100,101] 另一方面，低脂飲食通常則會增加三酸甘油脂、降低 HDL，並提升胰島素值。[註 102]

上述生酮飲食的效益，可真是了不起，不是嗎？真正該問的問題可能是，我們怎麼會不想要無時不刻都靠脂肪來運轉呢？對一些高級的運動員來說，偶爾、適量地攝取碳水化合物可能是有益的，但對於我們絕大部分

的人來說，比起碳水化合物為主的代謝，以生酮代謝為主，顯然是一種大大的升級。

如果我們進行肉食飲食，並從兩者之中，選擇脂肪作為燃料來源，那我們究竟該吃多少脂肪呢？再一次地，這個數值對於每個人來說都會不一樣。但也再一次地，我們設計了一個飲食指導方針，來幫助我們從肉類和臟器中，找到我們「不多不少恰恰好」的蛋白質量，而剩下的熱量就靠脂肪了。對於大部分的人來說，我通常會建議，脂肪和蛋白質比例為 1:1（克），但有些人還是會吃比這更多的脂肪。對我來說，這通常也代表著每日 170 克的脂肪。我大部分會從草飼動物脂肪切塊（fat trimmings）、板油（suet）和蛋黃中獲得這個脂肪量。隨著這些巨量營養素，我也得以維持我的肌肉量，並不會增加脂肪組織（adipose tissue）。

我們許多人都受到了誤導，相信食用大量脂肪會導致體重增加，但這並不是真的。在我已經描述過的任何一種肉食飲食當中，以 1:1 的比例食用脂肪和蛋白質，是完全可能帶來減重結果的。這其中的祕密便是：作為巨量營養素，脂肪是非常飽足的。一旦我們開始在飲食當中結合更多優質的脂肪食物來源，便再也不會跟許多進行高碳水化合物飲食的人們一樣，無時不刻受到食慾所掌控。

我們不習慣把動物脂肪當作營養來源看待，但它是個特別有價值的食物，而在人類存在的歷史中，我們也一直偏好著它。因此，不應該忽視或是小看脂肪了。就像臟器肉類獨具營養特性一樣，動物脂肪也是如此。我相信，應該要將它刻意納入精心設計的從鼻到尾肉食飲食法當中。蛤？脂肪具有營養素喔？你猜得沒錯。動物脂肪，對於像是 E 和 K$_2$ 這樣的脂溶性維生素來說，是個非常好的來源。草飼動物脂肪也是 omega-3 脂肪酸——EPA、DHA 和 DPA 的來源之一。

假如我們食用草飼肉品，像是肋眼排和紐約客牛排，其中的確會有一些脂肪，但算不上很多。現在，大部分的脂肪都會被屠夫給修剪掉，所以我們會需要在購買時，特別要求脂肪切塊，或是腎臟旁邊的脂肪——稱作板油——才行。穀飼肉類雖比草飼肉類要來得肥，但我卻對於其中毒

素的累積有所擔憂——像是會模擬雌激素的化合物、殺蟲劑，和戴奧辛類（dioxins）。在附錄中，你可以看到，該如何找到你所需高品質的草飼脂肪資源。使用它們來作為你身體的最佳燃料吧。

骨頭也是器官肉類！

另一個作為優良的脂肪來源，且可以考慮納入第五級肉食飲食法中的，便是骨髓。無論是過去還是現在，在數不清的原住民族案例中，都描述了對這種食物世世代代以來的珍愛。骨髓也是很好的鈣質來源。目前為止，我們還沒好好討論過這個礦物質，但它非常重要。就像其他的礦物質——鈉、鉀和鎂一樣，我們無法製造鈣，而必須從飲食中獲得。有些人害怕，食用高鈣食物會增加動脈鈣化（arterial calcification）的風險，但當我們的飲食含有豐富的維生素 K_2 時，便不必擔憂這樣的情形。除了我們稍後要來討論的乳製品之外，肉食飲食中的鈣質來源，還包含了大骨湯、骨髓、骨粉和蛋殼。蛤，你說我在唬爛？誰會吃這些鬼東東啊？當然是我們的老祖宗們囉，而許多現代的原住民也吃呢！

如果我們決定要使用骨粉來補充鈣質，便必須要審慎選擇重金屬含量低的品項。不幸地是，由於人類污染了地球，骨粉可能受到了濃縮環境毒素的污染，所以，我們一定要小心選擇骨粉來源，也就是：飲用乾淨水源的牛隻。我將我偏好的骨粉來源和劑量列在附錄當中，而我也要強調，它們皆是從紐西蘭的年輕草飼動物身上取得的，並且達到了 65 號提案對於鉛和其他重金屬的標準。

在肉食飲食法中，蛋殼則是另一個很好的鈣質來源，但是食用它們的主意一定會讓不少人皺起眉頭。再一次地，品質是很重要的。對任何一種肉食飲食法來說，當從有機雞、鴨或是火雞身上取得時，蛋殼會是非常珍貴的附加品。針對女性骨質疏鬆症患者所進行的臨床研究呈現，蛋殼能夠減低疼痛並遏止骨質流失。[註103] 更進一步的研究也顯示，蛋殼的鈣質極具生物有效性，也含有其他對骨質健康來說十分寶貴的微量礦物質，包括鍶（strontium），以及其他像是 **TGF-beta** 和**抑鈣素**（calcitonin）這樣的生

長因子。[註 104] 幸運的是，重金屬並不會集中在蛋殼中，而諸多分析都已經呈現，蛋殼並沒有受到這些物質的污染。[註 105] 但在食用前，蛋殼還是應該先在滾水中浸泡，來避免任何可能的污染——像是可能會附在蛋殼外部的沙門氏桿菌（Salmonella）或是曲狀桿菌（Campylobacter）。

為了要使得大骨湯內的鈣質含量最大化，可以利用酸性溶液來燉煮（通常會使用醋）十二到二十四小時。關於這種祖傳萬靈丹，研究顯示，若是使用這種方法來準備，所萃取的鈣和鎂能夠增加十六倍之多。[註 106]

關於鈣質攝取的適當性，若有任何的疑慮，檢查副甲狀腺激素（PTH）和血清游離（serum ionized）以及血清總鈣濃度值，是有幫助的。如果血清總鈣為正常偏高，可能意味著我們在飲食中獲取了足夠的鈣。若要使身體擁有健康的鈣衡定，我們也會需要取得適量的維生素 D 和 K_2 值，這透過適量的曬太陽和臟器肉類便能有效獲得。

乳製品呢？

我不相信，與其他動物相比，在我們的演化歷程中，有接觸多少的乳製品。儘管，像是馬賽戰士這樣的一些現代原住民族群，在飲食中確實納入了乳製品，在人類社會中，畜牧業（animal husbandry）卻是一種相當新興的變遷適應，並只在大約 10,000 年前才開始。

由於乳製品當中，含有數種會刺激免疫系統的蛋白質，我們大部分的人，似乎對於來自反芻動物的乳製品並不是很習慣。其中，最常見的一種蛋白質就是 β-酪啡肽（beta-casomorphin），它是酪蛋白分解後的產物之一。這個分子的名稱跟「嗎啡（morphine）」很相似，在人體之中作用的方式也雷同。它會開啟鴉片類（opioid）信號傳遞的路徑，並會**擾亂正常的飽足感信號**，為許多個體帶來飢餓感以及體重的增加。[註 107,108] 想一想——在吃起司時，你是否有真的感到飽足過呢？在個人的經驗裡，我知道我可以吃下大量的乳製品，但卻完全不會經驗到與動物肉類和脂肪相同的飽足感信號，這往往會導致過度進食。

乳製品中，這種跟鴉片類藥物相似的性質，也讓它們變得稍具成癮性，

這很有可能跟演化上為了鼓勵嬰兒多喝奶，好盡可能獲取更多熱量和營養素的適應性有關。身為成人的我們，不再需要快速增重，也可以從固體食物中得到所有需要的營養素。奶中也含有糖（乳糖，lactose）和脂肪，這是一種會干擾飽足感的巨量營養素組合，在自然界中極為不常見。在植物食物以及動物和植物脂肪中，有許多複雜的碳水化合物和糖的來源，但奶是它們當中，唯一出現這種組合的地方。脂肪和碳水化合物會讓我們正常的食慾調控機制短路，而早在數十年前，垃圾食物製造商就發現了這一點。就像我們先前提到過的，糖果、冰淇淋以及其他許多我們貪得無厭的食物，都是由糖和脂肪組成的。這些食物狹持了我們的腦，並對我們繼承自老祖宗的系統帶來了負面的刺激。除了會開啟鴉片類藥物信號傳遞的串級反應以外，酪蛋白也會刺激免疫系統。它擁有兩種變體：A1 和 A2，並會分解成獨特的 β - 酪啡肽形式。A1 酪蛋白可以在美國大部分的牛隻的奶中找到，而 A2 變體則出現在像是水牛、山羊，和綿羊等其他反芻動物的奶中。A1 變異體會變成 β - 酪啡肽 7，在研究中，這種分子已與第一型糖尿病、乳糜瀉、橋本氏甲狀腺炎、潰瘍性結腸炎（ulcerative colitis）、心血管疾病，以及其他自體免疫疾病連結。[註 109,110,111] 這種分子值高升的狀況，也在精神分裂症患者的身上發現，而在隨後的血液透析，或是進行去酪蛋白的飲食之後，他們的症狀便有所改善。[註 112]

A1 酪蛋白的衍生物可能會對我們的腸道有害，並在較為敏感的個體身上，引燃不適當的免疫反應。我不認為 A1 乳製品應該出現在任何為了改善健康而進行的飲食當中。儘管就自體免疫的角度來看，有些個體可能有辦法耐受 A2 乳製品，但這些另類的 β - 酪啡肽變體仍然會活化鴉片類信號傳遞路徑，並會對飽足感帶來負面的影響。我個人已經發現，所有類型的乳製品都會刺激我的濕疹，而對我長期的顧客們來說，排除乳製品會使得飽足感提升，炎症減輕，減重也變得輕鬆多了。如果我們患有某種自體免疫疾病，或是對於減重有興趣的話，我會建議，在進行肉食飲食的前六十到九十天內，避免乳製品。這包含了來自所有動物的奶類、優格、奶油，以及酥油。

硼——常被忽視但卻至關重要的礦物質

當我們在肉食飲食法上，追求精益求精時，最後一個要考量的礦物質便是硼了。對於這個礦物質在人體中所扮演的角色，我們的知識不斷地增長著。不過，在這個領域我們還有許多要學習的。我們所知道的是，硼似乎在骨礦化（bone mineralization）和荷爾蒙合成中，扮演了關鍵的角色。[註113] 關於此礦物質的介入性研究發現，不論是男性和女性，都呈現出睪固酮和其他荷爾蒙值的改善，而其他患有腎結石和關節炎的人們身上，也帶來了改善的狀況。[註114,115,116] 在這個世界上，硼攝取量較低（每日 1 毫克）之地區的人們身上，與飲食中硼值較高（每日 3-10 毫克）的人們相比之下，也觀察到了較高的關節炎發生率。

無論選擇什麼樣的飲食策略，在我們的飲食中納入這個礦物質，都是很重要的，並且應該要確保獲取了足夠的劑量。在肉食飲食當中，硼最好的來源便是骨粉和 A2 乳製品——如果身體能夠耐受的話。

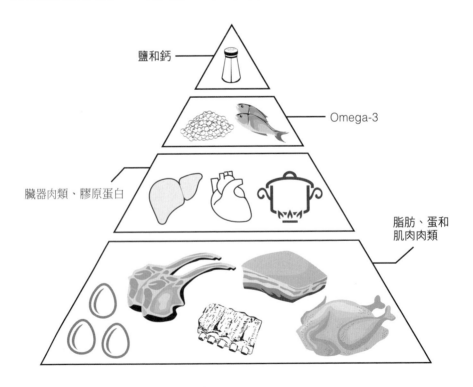

鹽和鈣

Omega-3

臟器肉類、膠原蛋白

脂肪、蛋和肌肉肉類

第五級肉食飲食法典型的一天（保羅版）

早餐

清醒後，我會食用 3 克的瑞德蒙天然礦物鹽，搭配一大杯的泉水。接著，我會冥想，並且做一系列輕鬆的早晨運動。之後，才會開始我的一天。我已經發現，一天兩餐對我來說是最合適的。

10:00 a.m. 午餐

- 6 顆蛋黃
- 2 盎司肝臟
- 2 盎司腎臟
- 14 盎司肋眼牛排搭配瑞德蒙天然礦物鹽

3:30 p.m. 晚餐

- 3 顆生蠔
- 80 克牛板油／脂肪切塊
- 10 盎司紐約客牛排
- 2 盎司胸腺
- 2 盎司胰臟
- 2 盎司骨髓
- 8 盎司大骨湯以及 1/2 茶匙骨粉

讀到這裡，你可能會說，「保羅，你瘋啦！」放心，我還被叫過更難聽的話哩！但是，為了給予你第五級肉食飲食的另類選項，我會提供給你下面這個「非－保羅」的版本：

第五級肉食飲食法典型的一天（一般版）

早餐

- -3 顆蛋，以牛脂肪烹調
- -2 盎司牛肝臟
- -1 盎司腎臟
- -10 盎司紐約克牛排加鹽
- -14 盎司生山羊奶

午餐

- -60 克牛板油／脂肪切塊
- -4 盎司扇貝，以牛脂肪烹調
- -2 盎司骨髓和 1/2 茶匙骨粉

晚餐

- -70 克牛板油／脂肪切塊
- -10 盎司肋眼牛排
- -6 隻大蝦（jumbo shrimp）
- -8 盎司大骨湯

關於肉食飲食各種不同的進行方式，我們已經談論了許多內容。第五級基本上就是我每天飲食的方式。就像我先前說過的，這一類的肉食飲食可能不總是適合每個人，而我也不認為，為了要從肉食飲食獲益，每個人都得要跟我吃得一模一樣才行。旅行也讓食用高品質動物肉品、臟器和脂肪時而變得有些困難。當我們生活當下的情況，比較適合進行第一到四級

的肉食飲食，或是它們對我們較為有效時，也完全沒有關係。就像我先前強調過的，任何在飲食上，能夠增加高品質動物食物、斬除最有毒的植物食物的介入性治療，都會改善我們整體的生活品質。談完了肉食飲食中的食物類型，且讓我們接著來討論一些細節，並且更進一步地完全掌握它——該如何將這種飲食方式融合到我們的生活中呢？

● 如何活激進人生

我們所吃下的食物，就是針對健康和疾病最大、也最有影響力的手段——我以上述主張開啟了這本書。目前為止，我們已經見過所有食物會傷害我們，或是深深滋養我們的方式。從對於外源性毒物興奮效應的謬論，以及利用環境中毒物興奮效應重要性的討論中，我們也已經見到：理想的健康不只與吃進體內的東西有關，也與激進生活的程度相關。

有些人會試圖說服我們，激進生活離我們很遙遠，並需要大量的補給品、花俏的小配件、嚴格規劃，但我們的演化歷程則提供了相反的論證。如果激進生活真的有那麼困難的話，我們的老祖宗老早就死光光了，而人類也不會成為主宰這個星球的物種。激進過活的方程式很簡單：從鼻到尾的肉食飲食法供給了我們所有頭好壯壯所需的營養素，而且不含有任何相關的毒素。此外，我們也必須要待在陽光下——玩耍、狩獵以及探索——並且在晚上睡覺，並且不受我們在西方社會中所經歷到、持續不斷的低度壓力所束縛。在這個方程式中，一些熱度、寒冷，以及強度運動也是很重要的一部分，而與家人和社群相處，並在我們追求生命中的熱情之同時，付出與接收愛。就如同我們在檢視長壽藍區時所見的相同，這些也是能彌補我們有意的飲食抉擇，並創造富饒長壽人生的其他面向。當我們重新發掘這些來自老祖宗、遺忘已久的原則和智慧，並且將它們融合到我們的生活中時，就能夠收復旺盛的健康，並且恢復我們要注定成為的、了不起又天賦異稟的存在。

方程式很簡單，就是：享受吧！肉，玩，愛。（譯注：此處改寫了《享

受吧！一個人的旅行（Eat. Pray. Love.）》的標題，變成 Meat. Play. Love.）

● 清淨肉食重置（CCR）

我們的免疫系統具有記憶力，而且記性還相當優秀呢！當我們從飲食中去除持續傷害腸黏膜，並導致發炎的植物食物的之後，必須得要花上一些時間，身體才能療癒，免疫系統也才會冷靜下來。我們體內所使用主要的抗體（IgG）的半衰期為二十一天。[註117] 這也代表著，當我們的免疫細胞對入侵者，或是來自食物的外來分子產生反應時，得花上九十天，或是幾乎五個半衰期，在這段期間循環裡所產生的抗體才會完全消逝。要花九十天哪！這也就是為什麼，了解究竟是哪些食物刺激了免疫系統，是件十分困難的事，以及為何去過敏原飲食是如此強效。往往，是從飲食中去除特定食物的過程，而非加入最新潮的「超級食物」，才會帶來最有效的療癒效果。

相信我：你的纖維肌痛症（fibromyalgia）、狼瘡、橋本氏症，或是溼疹，並不是源於缺乏薑黃素。而是因為你的免疫系統被吃下的食物給過度刺激了，它們在傷害你的腸皮膜，並造成腸漏的現象。我們不習慣上述的思考模式，但就算去除了 95％ 會激怒免疫系統的食物，剩下的一些刺激源頭仍會導致症狀的持續，而揪出真正的幕後黑手也是一件極為困難的事情。我們可以將透過排除植物食物，來改善我們的健康的決定，視為一項實驗。然而，為了要得到最精確的數據，必須盡可能地小心進行這項實驗才行。為了要正確察知是哪些植物食物在影響我們，必須得要有意地完全避免它們，長達三個月的時間才行。

我並不是在說，你的人生會需要從吃植物轉變為再也不吃任何植物。對我們大部分的人來說，這樣子永久改變人生的飲食決策，不容小覷。但考慮進行一個九十天長的實驗，便顯得輕鬆多了。在成長中的肉食飲食社群中，有許多人感到，不吃植物食物的身心感受是最良好的，並也計劃未來再也不食用它們。但對所有人來說，這並不是常態。**在清淨肉食重置的**

脈絡下，肉食飲食也可以作為「終極去過敏原飲食法」。它能夠幫助我們回到徹底改善健康狀態的原點，從那裡開始，我們可以在飲食中加回毒性較低的植物食物，並小心翼翼地注意可能的症狀復發情形。我並不喜歡「淨化」這個詞，因為在主流印象中，這個詞暗示，並且連結到無用的補給品和愚蠢的果昔。但是，假如我們可以創造一種由真正的食物所組成的淨化法，其中不需任何花俏的花招，我倒是願意支持這個概念。這麼說來，或許可以將清淨肉食重置視為一種「牛排淨化」。有誰不喜歡這個主意呀？

● 肉食飲食法之案例與見證

我們已經學到了所有避免植物的原因、動物食物令人驚艷的營養價值，以及如何進行肉食飲食法的眉角。現在，我想要來分享關於這種飲食方式，已出版的一些案例文獻，以及一些改行肉食飲食法人們的真實經驗。

克隆氏症是一種自體免疫疾病，其症狀為胃腸道壁發炎，其症狀往往嚴重到腸壁的完全侵蝕和穿透。一名診斷為克隆氏症的十四歲少年，對於傳統的療法反應不佳，當以肉食飲食法治療時，這種飲食方式的介入性功效便彰顯出來了。[註 118] 他起先受腹痛、胃腸出血，以及貧血所苦，並在照了上下內視鏡之後，得到了診斷。在使用許多種免疫抑制劑都無法改善症狀之後，他接受了從鼻到尾肉食飲食法的處方，並且立即體驗到驚人的療效。在飲食改變的兩週之內，他的症狀顯著改善，甚至能夠完全停止服藥。到了第四週時，他的貧血狀況完全得到矯正，而血液中的發炎指標也顯著改善。他的小腸超音波影像在接下來的六個月中，都顯示出逐步的改進，而在八個月後，便完全恢復正常，不再呈現出末端迴腸（terminal ileum）的增厚現象。在這段時間裡，他的身高和體重都逐漸增加，而腸道通透性也恢復正常。真了不起啊！

生酮飲食法是出了名地能逆轉胰島素阻抗的症狀，並能治療第二型糖尿病。[註 119,120] 在直接比較試驗（head-to-head trials）中，與低熱量飲食法（reduced-calorie diets）相比之下，針對這種病症，它們顯示了出更優越的

應對結果。[註 121] 當我們知道了這一點之後，再重新思考：本質上是一種生酮飲食的肉食飲食法，在醫療文獻中已經呈現出對第二型糖尿病病患的療效——這也沒什麼好令人驚訝的。[註 122]

相對地，第一型糖尿病並非源於胰島素阻抗，而是由胰島 β 細胞的自體免疫破壞（autoimmune destruction）所導致。這往往發生在童年，並廢止了胰臟調控血糖的能力，而使得第一型糖尿病患者在一生中，都必須額外補充胰島素才行。而肉食飲食法在此又大顯神通。研究已經呈現，在診斷出第一型糖尿病後，迅速地施行肉食飲食，能夠反轉這種自體免疫的過程，讓胰臟得已繼續自行分泌胰島素。[註 123,124] 兩樁逆轉第一型糖尿病（T1DM）的案例紀錄如下：

「於此，我們呈現一名 19 歲男性病例，病例剛診斷出 T1DM。該病患起先接受胰島素療法。二十天之後，他改成進行『肉食飲食』並成功停用了胰島素。嚴格遵循此飲食法帶來了正常的葡萄糖值，以及超過三倍的 C- 胜鏈胰島素值提升，這意味著胰島素生產的回復。現在，該病患已經持續進行『肉食飲食』長達 6.5 個月的時間。他不再受病症所苦，也未經歷任何的副作用。我們做出結論：『肉食飲食法』具有療效，並在處理此一新診斷出 T1DM 的案例時，是安全的。」

「一名患有 T1DM 的九歲孩童，起先接受胰島素療法，並同時進行高碳水化合物飲食，接著接受了進行『肉食飲食』的處方。隨著此飲食上的轉換，葡萄糖值恢復正常，而他也得以停用胰島素。在進行此飲食法時，並未有任何低血糖事件發作，還帶來了許多其他效益，包括體適能改善、上呼吸道感染以及濕疹的減少。現在，他已經持續進行此飲食法 19 個月了。轉換為『肉食飲食』，在不需額外補充胰島素的情況下，確保了血糖濃度正常（normoglycemia）。這種飲食方式在長期下來具有永續性。不僅沒有發生併發症，也並未因此飲食法而產生副作用。」

第一型糖尿病的主流療法，是無法達到上面的結果的。這很有可能是因為自體免疫疾病的普遍治療典範，並沒有考量來自食物之誘因（trigger）的緣故。很顯然地，假如在做出診斷之後，迅速地開始執行像是肉食飲食法這樣的飲食規範，便有可能以透過去除病灶來逆轉自體免疫疾病，並且保全在這樣疾病中會受到傷害的組織。

肉食飲食法也已經被證實，對於腦癌、子宮頸癌、吉伯特氏症候群（Gilbert's syndrome）、高血壓、肥胖，以及小兒失神性癲癇（childhood absence seizures）的治療具有功效。[註 122,125,126-129] 就跟生酮飲食一樣，在肉食飲食法能作為可能的介入性治療，並能被醫學社群廣為接受之前，還需要進行更多正式的研究。各種已出版的病例報告，以及成千上萬受益於這種飲食方式的真實案例，都指出了它的安全性，以及使人們重返健康的潛力。

而當我們想要了解哪些食物會損傷腸子，並刺激免疫系統時，去過敏原飲食便是一項非常強大的利器。這就是為什麼肉食飲食法這麼地厲害。透過排除所有潛在的植物食物刺激，肉食飲食法是對於自體免疫和發炎性疾病，最有效的介入性療法之一，而我深信，在接下來的幾年中，會有更多的臨床醫師開始醒悟到這件事，並且將這種飲食方式整合到他們的治療當中，施惠上千的病患。

＊ ＊ ＊

朱蒂（Judy）的故事

大家一直覺得我很瘦。而我曾經認為維持纖瘦最好的方法，就是當個素食主義者，並偶爾吃點魚。我過去施行低脂、高纖飲食，搭配菠菜沙拉，就這麼吃了十二年。

儘管我在人前維持苗條，代謝指標也十分「完美」；在人後，我卻與嚴重的飲食失調（eating disorder）搏鬥著，並且時不時憂鬱和焦慮發作。現在回頭一看，我知道飲食中缺乏脂肪和肉，總會讓我感

到更飢餓。我依賴了大量的綠茶、咖啡和高纖蔬果來讓自己保持飽足。腹脹（stomach distention）是我過去唯一能讓自己感到飽脹的方法。確實感到飽脹，但卻無法真正滿足。

當我大兒子出生時，我的人生一切都崩毀了。在他六個月大的時候，我得了乳腺炎，並必須服用抗生素。額外的擠奶，加上幾乎沒有供給我的身體營養，以及睡眠不足，終究把我給壓垮了。我終於崩潰了。坦白說，有兩個禮拜的時間，我完全失去了記憶。

醫生們一直無法解釋到底發生了什麼，但是卻為我下了嚴重產後憂鬱症（postpartum depression）的診斷。我得到了津普速（Zyprexa）的處方——這是一種抗精神病藥物，而且會讓人無法哺乳。在我「瘋」掉的時候，也停止了哺乳。在醫院裡，每天都有人跟我重述，兒子為何沒有跟我在一起，以及我停止餵奶的原因。每次我都會哭著要求看我的兒子。大家都跟我說那畫面是多麼地令人心痛。我一邊寫這段文字的同時，仍感到悲痛不已。

就好像我親自出演了《今天暫時停止（Groundhog Day）》或是《我的失憶女友（50 first dates）》一樣，但不同的是，電影劇情是我自己的人生。

我從未談論過生命中的這段篇章，因為這是我人生中最黑暗的時刻。我報名了飲食失調治療機構的門診，試著「治癒」我的飲食壞習慣。我被迫要跟心理師和營養師們朝夕相處，讓他們監控我的三餐。他們完全不忌口，且鼓勵進行高碳水化合物飲食，搭配高含糖量的甜點。

一切適可而止，就是飲食失調的解藥。也許這就是為什麼飲食失調的復發率往往超過50％。

我的精神科醫師說，我一直以來都有輕度憂鬱症狀，且必須終身服藥才行。這種失衡是我的一部分。在懷上第二胎時，我便立下了遺囑和預立醫療指示（medical directive）。會這麼做，就怕萬一我又再次崩潰，然後再也「醒」不過來。萬幸的是，那一天始終沒有來到。

在生下第二胎之後，我便決心要過得更健康。透過生酮飲食社群，我找到了肉食飲食法，並毅然決然走上這一條路。現在，我已經食肉兩年了，而且也再也沒有服下一顆抗憂鬱劑或抗精神病藥物。

從我開始吃肉起，我便痊癒了。在寫這篇文章的同時，我還在哺育三歲大的兒子。我的飲食失調行為已不在了。確實，有時我還是會過度進食，但那股衝動已不見了。我相信，過去所發生的一切是因為我的低脂素食主義飲食的緣故。一直以來，我的身體需要靠著暴食來滿足對於脂肪的需求，但我卻把這個需求歸咎於自制力不足。

如果我們仔細過篩營養學的錯誤資訊，便能開始療癒的旅程。讓我們受苦的許多困境，並不是因為我們內在有哪裡出錯了。而是因為我們用錯誤的事物來滋養我們的身體——像是植物性、碳水化合物為主、低脂的飲食方式。

肉給了我重生的第二次機會，而我打從內心底感恩不已。

保羅的筆記

你可以在 Instagram 跟其他社群媒體平台上，使用 @nutritionwithjudy 來找到朱蒂·曹（Cho）的資訊。她便是助我一臂之力，創造出這本書中許多製圖的繪師。對於她自身經歷的分享，我感到非常高興，並且非常感謝她對於這項企劃的幫助。

艾里絲（Alyse）的故事

我對於「純素食主義是超人飲食法」的幻想，在短短二十四小時之內，被破壞殆盡。

好啦，吃就吃吧——吃下四年半來第一口動物食物時，我這麼想著。在那個時刻，我必須得完全放棄和撒手，所有深植在我身心靈中的純素意識形態。你可以想像，作為一個「純素食主義網紅」，並且在所有社群媒體上，有接近 1 百萬的粉絲追蹤的我，對這個剎那是感到多麼地超現實。

在數年間，涉獵了天底下所有的植物性飲食之後——生機素食（raw vegan）、高碳低脂、高脂低碳，全天然、垃圾食物、生機素食生酮等等——我開始反思我的健康狀態（或者我所缺乏的健康）。

一直要到我看見一些好友們轉變他們的飲食習慣，並經歷到巨大的慰藉和療癒效果之後，我才終於考慮到，純素食主義其實導致了我健康走下坡的可能性。我受到消化不良、腦霧、記憶喪失、倦怠和缺乏性慾所苦，這些都深深影響了我的生活品質。

一旦我容許自己開始質疑我的飲食，眼前彷彿有一片薄紗被緩緩揭開。我醒悟到，在我的純素旅程中，唯一不受消化不良所困的時刻，便是我幾乎沒有攝取任何熱量的時候——那麼一來，我的消化系統便不需要做什麼苦力。我的腦霧和倦怠感節節高升。我的專注力和清晰溝通能力幾乎完全喪失。而身為一個熱愛學習和創作的人，我真的感到自己開始失去自我認同，且再也無法執行任何能啟發生命力的任務。

我懸掛在生命繩索的最末端，為了再次感到健康，無所不用其極。所以，當朋友們向我提議三十天的肉食飲食時——我認真考慮了。不知為何，這個 180 度大轉變顯得非常有趣，甚至吸引人。在慎重思考之後，我決定試吃七天。

在幾乎五年下來，我非純素的第一餐，是 8 盎司的煙燻鮭魚。我永遠也忘不了隔天醒來的感受。我的思路比往年來要清晰和專注許多。而對我來說，這樣就夠了。純素主義是超人飲食的幻想，一夜之間完

全消散殆盡。我不禁感到謙卑了。

　　從那時起，我幾乎都進行肉食飲食 —— 主要食用牛肉、鮭魚，和蛋。我無法想像，如果當年沒有向那個七天飲食實驗投降的話，我今天人會在哪裡。數年以來，第一次，我又感覺像是我自己了。當我遵循以肉為主食，消化便堪稱完美，心智明晰，性慾健康，肌肉回復（還有成長呢！），一切都有所進步，而能量也極為穩定。

　　每一天，我都感謝滋養了我身心的動物們，也感謝擁護這種飲食方式的醫師和公眾人物。如果不是因為他人源源不斷的啟發，這條路走起來會有些寂寞的。但萬幸的是，我們有彼此互相扶持！

保羅的筆記

你可以在 YouTube 上找到艾里斯·帕克（Parker），她擁有超過 700,000 的訂閱者，而在其他社群媒體上，可以使用 @alyseparkerr 來找到她。

戴夫（Dave）的故事

　　我名叫戴夫，是個來自世界另一端 —— 澳洲墨爾本 —— 的三十三歲男子。

　　首先，我只想說：謝謝你，謝謝你，謝謝你！

　　我愛死了你所推出的一切內容，而且你不只向我引薦了這些內容，甚至推廣給普羅大眾，我實在無法表達我的感激。這實在改變了我人生的道路。

　　在一段不算長的時間內，我歷經了巨大的改變，有趣的是，不只是生理上，心理上也是。下列是一些我目前為止感受到的變化，而且

還不只於此：大幅改善的睡眠，皮膚和牙齒健康的提升，完美的消化，能量提升，體脂消減，肌肉瘦肉明顯增加，胃食道逆流完全緩解，痛風（GOUT）完全緩解（任何內含玉米糖漿的食物及其他許多過敏原都會刺激我的痛風），前所未見的心智清晰度，還有，更重要的是——這種飲食方式似乎完全驅逐了我的長期焦慮／恐慌發作。

物理上的進步當然非常棒，儘管我一直都算是蠻纖瘦，也蠻有活力的。我最感激的其實是心理上的助益。在過去的十六到十八年來，我一直有各種程度的焦慮症狀。過去兩年來症狀則無庸置疑地最為嚴重。在對抗過敏藥物　普生產生過敏性反應（anaphylactic response）幾週後，我發展出了嚴重的恐慌／焦慮發作症狀。我在一家高級律師事務所的企業環境中擔任分析師。我相信你也能想像，對於罹患焦慮相關症狀的人來說，這並不是一個理想的環境。這對我的生活有深遠的影響。

而現在……焦慮已經消失了……我也不知道該說什麼。它就這麼消失了。現在，我有了過去從未擁有的自信。坦白說，我大為驚艷，也嘖嘖稱奇。過去，我真心認為，焦慮症是我的一部分，而我在後半生，也會一直為此所苦。在開始進行 100％肉食飲食的前兩三週，我便開始注意到了症狀的改善。而現在，說老實的，簡直就像有人把我腦袋中的焦慮開關給關掉了一樣。

班（Ben）的故事

十三歲時，被診斷出慢性脫髓鞘神經炎（chronic inflammatory demyelinating polyneuropathy）（CIDP），粉碎了我成為陸軍游騎兵、絕地武士（Jedi），和 NBA、MLB 和 NHL 職業運動員的夢想（閃邊去吧，波‧傑克森，Bo Jackson）。

神經上保護髓鞘的崩解，在我人生許多面向上，都大大掃了興致，包括反應能力，以及擁有足夠的力量來切自己的食物。在現代醫學和醫生讓我大大失望之後，我決定要暫時放下這些傳統的智識。我向來

擁有一種強烈的「咬緊牙關給它過」心態，總是認為人生就給它過下去，假裝慢性疼痛和腦霧不是什麼大問題。神經受損，以及腦與末梢神經系統間的溝通不良，並不會有什麼長期的副作用，對吧？

時間快轉，數年後，忽然之間，一些醫學界邊緣人開始引起了我的關注。我開始學習關於炎症的相關資訊，並且學到，由於我的慢性發炎狀態，所有在心血管疾病、糖尿病、癌症，以及所有其他疾病的風險都提升了。我那時還是遵循著自己「避免所有傳統醫師的保證」的信念，所以決定要來自己做研究。我學到了，標準美國飲食方式導致了我大部分的健康問題。我決心要改變飲食方式，而不知為何，我開始弄懂一些針對肉類的心理戰爭了。我決定要購買一個榨汁機，並試著實驗看看：只靠著新鮮蔬果榨汁，我可以活多久。就這樣進行了三週之久，起先感受非常良好。我接著嘗試了生機純素飲食法，但又開始感到非常不適了。我不記得，這樣究竟持續了多久，大概也因為營養不良造成腦無法正常運作，而幕後的真正原因，可能是缺乏了……動物脂肪吧。

我在標準美國飲食和類似原始人飲食之間，擺盪了數年，最後終於專心遵循嚴格的原始人飲食法。大約進行了一年後，我決定要改試生酮。在進行生酮飲食法時，我的認知功能有了一百八十度的改進，而我也真的感受到了炎症逐漸離開我的身體。我愛吃蔬菜，所以會實驗究竟在保持生酮狀態下，可以吃下多少碳水化合物和纖維。我很快地就發現，吃越多纖維，我感受越糟糕。

這還不是我最終的答案，那時我還想在終於放棄，並到神經科掛號之前，再試試別的方法。那時我 CIDP 發作，症狀顯得愈發惡化。幸運的是，我找到另一名醫學界的邊緣人，他似乎真的想要幫助他人，並探索健康的因果效應。觀看保羅·薩拉迪諾醫師的影片和 podcast，真的回答了很多我關於只吃肉的疑問和疑慮。我決定要給肉食飲食法一次機會，而老實說，我原本希望它會失敗的。

我一直熱愛水果和蔬菜，並且無法想像，沒有這些我飲食中核心

的社會常態食物，人生會變成什麼樣子。在只吃牛肉、鹽，和只喝水十天之後，我能進行的仰臥起坐次數增加了兩倍，而終於可以像個成年人一樣，靠著一己之力起床並上下樓梯，而不是像以前，跟幼兒一樣，一次雙腳只能爬一階（因為疼痛的關係）。在十天的肉食飲食之後，我的感受比過往二十五年都要好過許多。我的發炎症狀大部分都消退了，腦霧也消失了，而我的情緒也比過去好長一段時間都進步很多。我非常有自信，是從鼻到尾肉食飲食法讓我的 CIDP 得到了緩解，而我鼓勵每個人都嘗試看看。就算你認為身體沒有問題，它也會幫助你立下一個根基，再逐漸納入其他食物，看看身體反應怎麼樣。我發現了，我對於許多食物其實相當敏感，而以前我卻一無所知。往往，一直要到你感受絕佳後，才會發現自己過去感覺究竟多糟。

* * *

● 總結

這些人們跟我分享了個人經歷，並讓我得以在本書中和你們分享，對此我感到十分感激。這真的是愛的工作啊。

撰寫《肉食密碼》的目標，並不是要說服世上每個人都停止食用植物。而是要為了幫我們了解，植物具有滿強的毒性，而靠著在飲食中排除大部分的植物，並增加更具有營養的動物食物，在各方面我們都可以有所提升。但是，唯有我們願意小心地遵循這種飲食法，且長達特定的時間之後，才有可能發生。如果對你來說，長期下來在飲食中去除植物太過於激進的話，你可以考慮進行清淨肉食重置，把它想像成一個四十五天或是九十天的實驗就好。在這段時間結束後，我很有信心，你一定會對所發生的正面改變大為驚奇的。

然而，通往健康和理想人生的道路並不輕鬆，而路上也難免有荊棘崎嶇。在下一章中，我們會來討論，在習慣肉食飲食法的過程中，可能會遭

遇到的困境。並且，我也會對於人們展開這趟英雄旅程時，所作出的許多
常見發問，來進行回應。

第十三章

開始肉飲食法的常見阻礙

還記得《險境逃脫（Pitfall!）》這款電動遊戲嗎？遊戲中，玩家必須得掛在藤蔓上，盪過圈套重重的陷阱。好吧，你可能不是 80 年代的小孩，跟我不一樣。但是，當我說我們的旅程是場大冒險時，可沒有騙你喲。就像我們目前為止已經渡過許多激流，在嶄新飲食風景的個人探索歷程中，你也會經歷到許多挑戰。不過，莫驚莫怕，有我罩著你。不論你的旅程將領你前往何處，我希望你在自己的冒險中，也能夠大獲全勝。

在這一章中，對於人們在轉換成肉食飲食法時，所經歷到的常見困境，我會逐一進行分解。我希望能夠幫助你，在經歷此生活之道時，盡可能地越輕鬆越好。我想強調的是，當改進行新的飲食方式時，必定會經過一些適應過程，而這並不總是代表了身體對這種飲食法的不良反應。對許多人來說，這樣的路障十分不適，往往使得肉食飲食 —— 或是任何一種飲食方式 —— 宣告終止，但我會勸你撐過前兩到三週的調適期。接下來，有許多美好的寶藏在等著你呢，包括了心智清晰度、情緒改善、體重流失、腸道健康和炎症改善，以及性慾的增加！在附錄中，你也能看到許多常見問題，來幫助你更進一步面對許多可能會產生的疑問。

● 挫屎

不出意料地，在轉換為肉食飲食法時，最常遇到的狀況便是腸胃的問題。就如同我們在本書中持續談論到的一樣，當我們吃下的食物對免疫系統產生反應時，腸子就是反應的原爆點。我們也知道，腸道微生物基因組的組成，受到所食用之食物強烈的影響。當我們吃下碳水化合物和植物纖

維時，便會偏向餵食靠這些食物維生的細菌。當我們的飲食主要由蛋白質、動物纖維，和脂肪所組成時，腸子的微生物基因組便會隨之調整，而偏好這些能源的細菌數量便會擴增，喜愛碳水化合物的生物則是跟著減少。

　　然而，腸子並不總是個寧靜的處所，大家也不是總是和諧相處著。那裡其實比較接近中世紀的歐洲，有多方勢力爭奪著權利和領土。一個家族為了要能繁榮發展，便必須要跟其他競爭的家族打仗才行，而掠奪品便屬於勝利的一方。這完全就是胃腸道中，不同菌種們之間相處的模式。如果我們餵養了「食肉微生物基因組」，基本上便等同於將資源分派給這些微生物家族，並且讓其他被排擠到一邊去的生物們挨餓，在過程中漸漸死去。

　　當我們服用益生菌或是抗生素時，細菌族群更替的狀況也會發生，而許多人們對於上述這兩種介入性療法所帶來的腸胃不適相當熟悉。簡單來說，當我們在生活中作出會讓不同細菌種類數值產生變化的行為時，這些族群間便會發生爭戰，也會帶來人員傷亡。而這樣的情形對我們來說並不總是舒適的。然而，就飲食改變或是益生菌來說，微生物基因組的更替會帶來更好的結果，最有益的家族便能夠掌握我們體內的中世紀世界。

　　對於肉食生活風格的探險家們來說，所會遭遇到最常見的困境之一，便是我們所謂的「挫屎（disaster pants）」，也就是稀糞或是腹瀉的狀況。這當然不好玩啦，但通常只會持續個幾天而已。對於一些原本就患有腸道問題，並且有許多糟糕微生物基因組尸位素餐的人們來說，稀糞的狀況可能會持續數週之久。講明白點：這樣的狀況不代表我們的身體不適合肉食飲食法。這顯然代表著，在我們開始進行這種飲食方式之前，腸道本身就有問題了，所以會花更長的時間才能痊癒。在轉換成肉食飲食一開始所發生的腹瀉情況，往往是腸道細菌族群更替的結果——喜愛碳水化合物的細菌逐漸死亡。這也有可能是膽囊和膽道（biliary tree）膽酸分泌增加的結果，這對於乳化（emulsify）飲食中的脂肪成分來說是必須的。通常，膽酸會在小腸中被再吸收，但是由於膽汁增加，小腸可能會需要一些時間才能適應。於是，沒有被吸收的膽酸會來到大腸，往往導致了腹瀉。

　　稀糞並不是中止肉食飲食法的理由。在轉換為新的飲食方式時，也

有一些能幫助我們平息體內戰亂的應對方式。第一種方式，便是服用鈣補給品。額外的鈣能夠與製造出來多餘的膽酸結合，並防止它們在大腸中造成瀉藥（cathartic）作用。良好的鈣質來源包括了骨粉、碎蛋殼，或是鈣補給品。如果選擇後者，我會強烈建議，避免使用了羥甲基纖維素（hydroxymethylcellulose）、二氧化鈦（titanium dioxide）或是二氧化硫黏合劑的藥丸。在我與顧客們合作時，我們鮮少才會使用補給品，而所選用的補給品向來不含任何可能會傷害腸子，或是刺激免疫反應的黏合劑。

為了要更進一步來協助改善拉肚子的狀況，有些人會發現，補充消化酵素是有幫助的，這可能包含了解脂酶或是某種乾燥胰臟補給品。根據腸微生物基因組的組成，益生菌也可能會有效益，但必須得小心選用，所選擇的菌株（strain）十分重要的。如果稀糞的狀況持續了超過數週之久，我會建議請教醫師，透過正式的糞便檢驗，來看看腸子出了什麼狀況。在附錄中，我已經記錄了一些糞便檢測的選項，還有關於消化酵素、益生菌，以及其他補給品的資訊。

有些人會聲稱，「食肉微生物基因組」並不是一個健康的組合，而我們必須得要仰賴植物纖維，才能使「健康的」細菌在腸子中繁榮發展。但就像我們在第十章中所見的一樣，這些宣稱不過只建立在臆測之上，而食肉者在臨床上所呈現的結果，則強烈地駁斥了這些無憑無據的概念。從鼻到尾的肉食飲食法提供了充裕的動物纖維，我們腸道中的微生物們透過這些纖維，便可以製造短鏈脂肪酸。而在 PEG 400 測試的研究中也已經證明，肉食飲食法在減緩腸漏症狀上是具有效果的。[註1]一個「健康的」微生物基因組，便是我們在腸子健康時所具有的微生物基因組，不受腸胃症狀和系統性發炎所苦。

● 便祕

在同一個光譜上，與挫屎相反的另一個極端，則是大塞車，又稱便祕啦。在肉食飲食中，這種情況較為少見，不過仍然值得深思熟慮。需要注

意的重點在於，當從高植物纖維飲食轉換為動物食物為主的飲食時，觀察到糞便品質、頻率和體積出現變化，是完全正常的現象。更具體地來說，肉食飲食法初心者通常會經歷到糞便頻率和體積減少的情況，並伴隨著品質的改善，以及胃腸氣、脹氣，以及疼痛症狀的緩解。但是，在基線上來說，究竟什麼才是「正常」或是「健康」的腸子習性呢？儘管，大部分的胃腸病學專家只會在病患已在三天內都沒有排便，或是每週少於三次排便的狀況下，才會作出便祕的診斷，我卻相信這個標準太過於寬容了。假如腸子一切正常，我們也沒有在禁食，或是吃下的食物品質大量減低，那麼我們應該每天都會排便一次才對。如果在進行肉食飲食之前，這並不是我們所習慣的頻率的話，那麼你可能本身就有一些既有的問題，有待解決。有很多因素會帶來便祕，包含小腸菌叢過度增生（SIBO）、微生態失調，以及腸運動功能不良。這些所有的症狀，都有可能可以透過去除植物食物來改善，但是在某些案例當中，可能需要額外的介入性治療。

有成千上萬進行全肉食飲食法的人們，每天都輕鬆地排便。很顯然地，我們不需要植物纖維才能上大號，但有些人確實在開始動物性飲食時，回報了便祕的狀況。往往，這些人在開始肉食飲食法之前，便已經有此症狀，接著再轉換到含有更多動物食物的飲食法時，便觀察到排便間隔的時間增加。雖然我不認為，每三到四天才排便一次是正常的，但這項改變很有可能是因為在進行動物性飲食時，所製造的糞便量減少的緣故。對我來說，聽聞有人在開始肉食飲食時，從原先完全正常的排便狀況發展出便祕，是件極為罕見的狀況。如果這麼罕見的狀況確實發生了，可能會需要考慮飲食中蛋白質／脂肪的比例，並增加更多的脂肪攝取。我們也可以嘗試像是鼠李糖乳桿菌（Lactobacillus GG）或是洛德乳桿菌（Lactobacillus reuteri）這樣的益生菌——研究已經顯示了它們在便祕案例中的功效。[註2]

此處的重點是，在剛開始進行肉食飲食時，可能會經歷到暫時性的胃腸問題，而稀糞會比便祕要來得更常見。但絕大多數的人們都會發現，胃腸氣、脹氣和先前其他疼痛的症狀，都得到了不可思議的改善。

就我個人而言，想要補充一點便是：在進行肉食飲食法前，我並沒有

任何的腸子問題，但在開始這種飲食之道後，的確經歷了持續約二週的稀糞狀況。從那時開始，每天早上我的排便變得跟上了發條一樣準時。這世界上還有哪個醫生會激進到跟你分享他們的排便習慣呀？不過，對於植物性飲食擁戴者們來說，這可能是件好事。當我跟你說，你不會想知道他們的廁所裡發生什麼事時，你就相信我吧。那些臭氣沖天的可憐蟲們上完廁所後，你不會想要立刻進去的。

● 生酮「流感」

很多加入食肉俱樂部的人們，原先就在進行某種生酮類型的飲食法。對於這些人們來說，轉換到不含植物性碳水化合物的飲食法，通常會滿平順的。對於那些沒有在進行生酮飲食的人們來說，通往康莊大道的調適過程則可能會遭遇一些路障。當我們食用碳水化合物時，我們的身體會使用它們作為能源，而非使用能製造酮類的「燃脂模式」。而透過選擇以脂肪作為能源，而非碳水化合物，我們必須得要隨之更換我們的代謝裝置才行，而這項調整對我們的身體來說，會需要花上一些時間。在這個轉換期間的前三到四天，我們可能會感到疲倦、易怒，以及疼痛——這些症狀有時又被稱作「生酮流感」。然而，這並不是感染造成的，而是我們的身體正在啟動能夠燃燒脂肪作為能源的代謝裝置。

當我們轉換為生酮代謝時，會發生的主要變化之一，便是胰島素值的驟降。長遠來說，這是一件非常棒的事情，因為這通常對應到了胰島素敏感性的顯著改善。但是在短期間，我們的身體可能要花上幾週才能適應。胰島素在我們體內所扮演的許多角色之一，便是傳遞訊號給我們的腎臟，要求它們保存鈉。在生酮轉換期間，當這種荷爾蒙驟降時，便導致這種礦物質的急劇流失。儘管許多年下來，在主流認知中，鈉一直都被妖魔化，它對我們的生存卻至關重要，並且在人體中扮演了許多關鍵的角色。它的平衡在我們的生理機能中，受到了緊密的調節。當鈉值低下時，我們會從尿液中流失、浪費如鎂和鉀這些其他重要的礦物質。如果我們不提供足量

的鈉，來滿足生酮初期增加的需求，我們的身體可能不只會耗盡鈉，還有鎂和鉀。「生酮流感」的許多症狀，很有可能是因為電解質失衡而導致的，並可以靠著在轉換期間，留意鈉、鎂和鉀的攝取來改善。這項過程並非易事，但是我們的身體正在建造能夠燃燒清淨能源的全新代謝引擎，所以一切都是值得的！

● 疲倦

　　儘管，一點點疲倦的症狀，可能是在轉換到肉食飲食法時、生酮適應期初期的一部分，卻不該持續超過一週。超過這個期間的話，在進行肉食飲食時能量值較低的狀況，往往與低於理想值的脂肪／蛋白質比例、鹽攝取不足，或是怠忽了熱量赤字的狀況有關。還記得我們先前關於蛋白質作為建構組元之本質，以及以脂肪或碳水化合物為燃料的討論嗎？當我聽到有人說，他們在進行肉食飲食法時，感覺好像「少了個零件」時，往往他們使用了蛋白質作為熱量的主要來源，而沒有攝取足量的脂肪。儘管每餐吃牛排，可能是進行肉食飲食最簡單的方法，對大部分的人而言，這仍然無法提供充足的脂肪。而在食用瘦肉的極端案例中，可能會導致一種稱為「兔肉綜合症」的症狀，會造成氨生產過剩。我們絕對不能單靠雞胸瘦肉、瘦漢堡肉，或是牛排瘦肉來組成肉食飲食。這注定導致失敗。

　　在健康圈子中，某些人為了減重，會建議在生酮和肉食飲食當中，增加蛋白質，並限制脂肪攝取，但我不認為應該要實行到極端程度。就像存在著每日每磅體重，對應到 1 克的蛋白質攝取的甜蜜擊球點一樣，對於我們為了總體理想健康，究竟應該攝取多少脂肪，似乎也存在著甜蜜擊球點。如果我們選擇過度限制脂肪，並過度攝取蛋白質，在短期間體重的確可能會流失，但很快地，便會發展成失衡的狀況，並阻礙我們達成長期目標，以及獲得最大化的生命力。而如同我們在前面的篇章所談論過的一樣，我通常認為，在不攝取碳水化合物的情況下，1 克：1 克的脂肪和蛋白質比例，對大部分的人們來說是最理想的。當過度限制脂肪攝取時，表現和荷爾蒙

平衡便因而變差。

　　減重的重點在於創造熱量赤字，而達到這個目標最簡單的方法，便是吃能提升飽足感的食物。在這些食物之中，高品質的動物脂肪便是王者。[註3] 在西方世界中，我們不習慣食用脂肪切塊、骨髓和板油，或是會否定這些食物的價值，但其實它們可是祕寶呢。草飼脂肪含有許多寶貴的微量營養素，包含維生素 K_2、omega-3 脂肪酸（EPA、DHA、DPA）、維生素 E 和共軛亞麻油酸（conjugated linoleic acid）（CLA）。而且還是人間美味。

　　在轉換成肉食飲食法時，另一個導致疲勞的原因，可能是因為鈉攝取不足。我們一天究竟應該吃下多少鹽呢？根據體型，大部分的人們會感受到每日 6-10 克（1.5-2 茶匙）的鹽分攝取最為理想，儘管有些人會偏好攝取更多。如果你目前在進行低鈉飲食，在增加攝取前，請徵詢你醫師的意見。在我每天兩餐中，透過使用鹽來調味，以及用幾克的鹽摻水來開啟每一天。我也因而發現每日食用約 10-12 克的鹽，便伴隨能量和運動表現的改善。如果我們不確定究竟應該食用多少鹽的話，一開始可以每天測量 8-10 克的鹽，並觀察一天下來食用這個量的感受如何。我會建議使用這個數值作為一個粗略的估計表準，來測試你的感受。如果 8 克太多或是太少的話，可以根據這個數字進行調整。你只要謹記，鹽對於我們整體的電解質平衡來說，可說是關鍵。

　　在罕見案例中，疲勞也有可能與熱量攝取不足相關聯。如果我們的目標是減重的話，熱量赤字便會是我們飲食中常見的特點。但對於專注於提昇表現的人們來說——目標是維持，甚至增加體重——沒有辦法取得充足的熱量，便可能會擾亂了一切。熱量攝取不足也有可能與蛋白質與脂肪比值過高有關。就像我們先前說過的，對於需要多少蛋白質，我們的身體自有門檻。如果試圖超出這個門檻，對我們來說，高蛋白質食物並無法刺激食慾。相對地，如果我們需要熱量的話，身體永遠歡迎更多的脂肪。對我們大部分的人來說，要搞清楚究竟該從何獲取脂肪，才是難處，因為我們並不習慣食用動物脂肪。草飼脂肪切塊、板油，以及骨髓，正是我們所需。

●失眠

在進行肉食飲食法時，有許多阻塞型睡眠呼吸中止症（obstructive sleep apnea）改善的案例，很有可能是由於體重流失和後咽淋巴結腫大（posterior pharyngeal lymphadenopathy）得到了緩解。我知道這個詞聽起來很繞口！我所指的是在喉嚨後方的淋巴（免疫）組織腫脹，並在夜間堵塞呼吸道，導致阻塞和呼吸困難的狀況。進行肉食飲食法者之睡眠呼吸中止症改善的案例，有可能與後咽腫脹消減有關，這指出了先前飲食中的食物刺激，導致了這些淋巴組織免疫反應的啟動。植物不只有激發腸內免疫系統的潛力，它們也會刺激全身上下的免疫組織，其中也包括了呼吸道。

儘管在進行肉食飲食時，大部分人們的睡眠都得到改善，但偶爾，還是會有些人回報失眠的情況。在這些案例中，再一次地，我會聯想到蛋白質過多、鹽分過少，以及與臟器肉類食用不足相關的甲基化失調情形。我們需要一些特定的營養素，才能使得甲基化循環正常運作。其中最容易缺乏的兩種，就是核黃素和葉酸。對大部分的人來說，肌肉肉類所含有的這兩種營養素是不夠的。但如在飲食中加入肝臟和腎臟，便能大幅改善這個情形。要理解我們的甲基化循環運作是否良好，可以檢查血液中的同半胱胺酸值。凡是濃度超過每公升 8 微莫耳的，都意味著會需要更多來自臟器肉類的葉酸和核黃素。如果我們不想要食用臟器肉類的話，乾燥臟器補給品對這個飲食法來說，也會是很好的附屬品。

在健康圈子裡，很多人提出了錯誤的觀念：要讓色胺酸（tryptophan）得以作為褪黑激素（melatonin）前體進入腦中，必須要有碳水化合物。在體內循環的色胺酸受白蛋白（albumin）結合，並與其他的胺基酸（酪胺酸（tyrosine）、蘇胺酸（threonine）、甲硫胺酸、纈氨酸（valine）、異白胺酸（isoleucine）、組胺酸（histidine）和苯丙胺酸（phenylalanine）爭相通過血腦障壁進入腦中。隨著攝取碳水化合物，而跟著提升的胰島素值可能會導致其他胺基酸值下降，因為它們會被肌肉所吸收，帶來色胺酸濃度，以及隨後腦部攝取量的增加。[註 4,5]

色胺酸進入腦部的運動，並非仰賴於碳水化合物，反而倚賴著濃度。假如這種胺基酸值比起其他種類的胺基酸要來得低，通過血腦障壁的值可能會低於理想——帶來褪黑激素生產值不足，並干擾睡眠。另一方面，不論碳水化合物攝取為何，假如色胺酸的相對值較高的話——因為在高蛋白肉食飲食中，也囊括了它們——這種胺基酸能夠輕易地穿越到腦部中，製造褪黑激素，也就不會有這種荷爾蒙生產不足的隱憂。

再者，單看胰島素值，並無法提供胰島素信號傳遞真正的數值。我們體內可能存在著許多胰島素，但在胰島素阻抗的狀態下，在細胞層級的信號傳遞還是非常薄弱。相反地，在生酮飲食的狀態中，整體的胰島素量是低的，但信號傳遞卻非常蓬勃，由於在腦這樣的組織中，有高度的胰島素敏感性。即使在不含碳水化合物的生酮肉食飲食中，還是有充分的胰島素傳遞和色胺酸，能夠創造出足以讓這種胺基酸進入腦部，並參與褪黑激素製造的濃度梯度（gradient）。

●肌肉抽筋

在生酮和肉食飲食適應期初，有些人會經驗到肌肉抽筋的情況。這很有可能是因為缺乏了如鈉、鎂和鉀等電解質所造成的。其中，缺鈉是最為常見，其矯正也最為重要且首要。就像我們先前所討論過的，在生酮飲食最初的幾天和幾週，由於胰島素信號傳遞的衰減，會造成鈉和其他礦物質的過度浪費。最終，身體會調適過來，但在最一開始，關注這種礦物質的攝取是極為重要的。如果我們已經攝取了 6-10 克富含礦物質的鹽，卻還是經歷肌肉抽筋的問題，那麼可能值得考慮補充鎂。就跟先前討論過的一樣，我們應該要檢視飲食，並確保我們獲取了充分的鈣和硼。進行一些血檢，並檢視我們紅血球（RBCs）中這些礦物質的值，也可能會有幫助。單看血漿中鎂和鉀的量，無法明確估計肌肉中這些礦物質的儲藏量，不過 RBC 值則能更清楚地描繪狀況。

儘管這本書不應被誤認為醫療忠告，但針對電解質劑量和來源，我想

要提供一些大致的建議，並作出警告：如果我們的腎功能不正常，以補給品形式，添加額外的鎂和鉀，可能會造成危險。

對於鎂的補充，我會建議先從每日 400-600 毫克開始，補充甘胺酸鎂粉（magnesium glycinate powder）——不含大部分補給品中常見的黏著劑。要記得，為了要從甘胺酸鎂中獲取 400-600 毫克的鎂，你得要食用 3 克的粉末才行，其中絕大部分都是這種分子中的甘胺酸鹽的部分。

即使是適中劑量的鎂，也可能導致稀糞，但這種礦物質的甘胺酸鹽似乎最不易造成這樣的後果。一旦超越了每次 200 毫克的劑量，檸檬酸鹽（citrate）、氧化物（oxide）、蘋果酸鹽（malate），或是其他形式的鎂幾乎都會導致稀糞。如果肌肉鎂值低下，許多人們會需要補充這種礦物質數週到數個月的時間，來抵銷這樣的情形。並沒有令人信服的證據顯示，局部外用形式的鎂能夠被良好吸收，或提升體內整體的鎂值，所以我不會只透過這類形式來補充鎂。[註6]

我並不建議口服補鉀，也尚未發現這會有所幫助，或是有所必要的。肉類本來就是這種礦物質良好的來源，而如果我們獲得了足夠的鈉，便也能保留鉀。對於腎功能低於理想的人們來說，補充鉀也可能具有危險性，並且不應在沒有醫師監督的狀態下進行。進行肉食飲食法，並遵循建議的蛋白質攝取量，便足以提供我們充分的鉀了。而且，我並不相信額外服用鉀會有助益，在動物性飲食的狀態下，也非必要。

如果肌肉抽筋發生，其他要考量的礦物質還有鈣和硼。在第十二章中，我們討論過，在肉食飲食法中這兩者的來源，而我也提到過，我偏愛高品質的大骨湯、骨髓、骨粉、蛋殼，或是乳製品——若能耐受的話。

若在滿足了鈉、鎂、硼和鈣的需求之後，肌肉抽筋仍持續的話，我會建議徵詢醫師的幫助，來檢視更廣泛的微量營養素值。我往往會視指甲上的白色區塊為營養素缺乏的臨床徵兆。然而，這個發現不夠明確，也可能與許多不同營養素的缺乏相關，包含了鋅、鈣、硒、錳、銅，或是其他礦物質。因此，有必要施行更精確的營養素測試，來聚焦究竟是何者缺失。

儘管在轉型到肉食飲食的期間，補充電解質往往相當有幫助。但是，

如果我們在飲食中獲得了足夠的鹽，並且有食用第四級和第五級中，所提及之許多種類的動物食物的話，長期下來卻通常並非必要。

●組織胺不耐

新鮮的動物食物不含有顯著的組織胺量，但不新鮮或是加工的肉品、起司、水解膠原蛋白（hydrolyzed collagen）、大骨湯和貝類，肯定會刺激具有組織胺敏感性的人們。組織胺不耐的根源還尚未被完全理解，但這種症狀有可能與腸漏，以及肝臟無法適當地分解食物中的含組織胺化合物有關。[註7]我們體內主要分解組織胺的酵素之一——雙胺氧化酶（diamine oxidase）（DAO）的基因多型性，也會帶來這種化合物的不耐。要預防組織胺敏感性相關的症狀，只食用新鮮、非加工的動物食物，是最有效的介入方式。但對某些人來說，補充DAO也可能會有幫助。腎臟也富含DAO，而許多人已經發現，在飲食中納入這種臟器，或是服用肝臟乾燥補給品，能夠為他們的組織胺不耐帶來改善。

大部分與我合作，且具有組織胺不耐的顧客們，在進行肉食飲食時，都逐漸經歷到了組織胺不耐的改善。這很有可能與排除了會傷害我們的植物食物後，腸子的痊癒相關。

●脂肪或紅肉消化困難

開始進行肉食飲食之前，我們之中有很多人可能本身就缺乏某些營養素，特別是當我們原先進行的是著重植物的飲食，並且不習慣食用動物食物時。在這樣的狀況下，紅肉或是脂肪的消化困難往往被視為這些食物「看我們不順眼」，而且對我們的身體不好。但事實卻與這相差了十萬八千里。就像我們已經在旅程中看到的，人類在演化的過程中食用動物。這些食物作為達到理想效能所需之最佳營養素來源，被「鐫刻」在我們的生命之書中。如果我們無法好好消化動物肉類或脂肪，有可能是因為這些食物我們

還吃得不夠所帶來的營養素缺乏，而非意味著我們無法耐受它們。

　　若要消化肉類，我們的胃需要強酸的環境。為了要產出這些酸，該處的細胞必須具有足夠的鋅，和其他常在肉類中找到的營養素。[註8] 研究已經呈現，補充鋅能夠透過增加胃酸製造，來改善胃食道逆流，並帶來胃食道括約肌功能的進步。[註9] 猜猜看，在植物界中，有多少優良的鋅來源啊？答案是零。那麼，在動物界中，誰是鋅的優良來源啊？就是紅肉！還記得我們在第八章當中討論過，當牡蠣與像豆類和墨西哥捲餅等含有六磷酸肌醇的食物一起食用時，鋅的吸收便大幅減低嗎？如果我們不吃紅肉，或是常吃高六磷酸肌醇和草酸鹽的食物，便很有可能會缺乏鋅，以及其他消化這種祖宗珍視的食物所需的營養素——這應該沒有什麼好令人意外的吧。如果食用牛肉或羊肉時，胃部感到不舒服，那麼可以嘗試較小的份量。另外，檢查我們的鋅值也是個好主意。然而，到頭來，答案通常是繼續吃這些食物，來獲取其中的營養素，而非持續避免它們。

　　時不時地，我也會聽到有人消化脂肪時遇到困難。這也有可能與胃酸不足有關，但更有可能是因為膽汁或是胰臟酵素產量不足。膽汁在肝臟中製造，並聚集在膽囊之中，並在吃下有蛋白質和脂肪的食物時，作為反應釋放。在食物受到胃酸部分消化之後，會進入十二指腸，並與膽汁混合，降低混合物的降低。膽鹽（bile salts）能乳化部分消化食物內部的脂肪，使得這些混合物得已溶於水，並為胰臟酵素們創造出更大的平面來進行作用。如果我們無法製造出足夠的膽汁的話，食物中的脂肪會經過我們消化道，並在稱作吸收不良（malabsorption）的狀態下排泄掉。後果便是糞便顏色蒼白，而非正常的棕色。

　　如果一個人脂肪消化困難，並且有糞便蒼白的問題，很有可能便是膽汁製造不足的結果。這種症狀通常是源於缺乏膽鹼，研究也已經發現這會損傷膽酸至肝臟膽汁輸送的正常運作。[註10] 就像我們先前學到的，此營養素唯有在動物食物中，才具有可觀的量。雷同地：脂肪消化困難通常不是因為脂肪本身，而往往是因為缺乏了唯有進行富含動物食物的飲食，才能獲取的足量營養素。如果你在食用肉食飲食建議的脂肪量時，遭遇動物

脂肪不耐的情形的話，可以暫時減少攝取量，並努力增加攝取高膽鹼的食物——例如蛋黃和肝臟。在這段期間，你也可能會考慮服用乾燥膽囊補給品。在數週之後，應該就能夠開始逐漸增加脂肪攝取，並且不會再經歷消化道的不適了。

儘管沒有像缺乏膽鹼那麼常見，在肉食飲食初期，胰臟酵素生產不足，也是另一個會帶來脂肪消化困難的可能性。若是如此，在身體適應肉食飲食的起初幾週中，消化酵素的補充或許能夠有所助益。

● 膽結石為何形成以及如何避免它們

膽汁由膽紅素（bilirubin）、膽鹽（又稱膽酸），以及膽固醇所組成。膽酸在肝臟中由膽固醇合成，並接著輸送到膽管（bile ducts）中，而膽管仰賴膽鹼連接到膽囊。如果我們無法製造足夠的膽鹽，或是肝臟中製造的膽鹽無法被輸送到膽汁中的話，膽汁中的膽固醇濃度便可能過高，帶來最常見類型的膽結石形成。[註11,12] 高膽固醇膽結石的累積又稱作膽石病（cholelithiasis），這種病症在美國人口中有15%的發生率，雖然實際的發生率甚至可能要來得更高。

如果其中一顆膽結石卡在膽囊頸中的話，腸子中的細菌可能會遷移到其中滯留的空間中，並導致感染，帶來急性膽石病。在偵測到無症狀膽結石時，往往必須取出膽囊作為預防措施，或是使用如熊去氧膽酸（ursodiol）和鵝去氧膽酸（chenodiol）這樣的外源膽酸藥品，來幫助溶解膽固醇結石。[註13] 然而，到頭來，這些膽結石的形成仍然是膽鹽產量不足所造成的疾病，且可以由增加膽鹼攝取來矯正。[註14]

既然這本書充滿了大膽的言論，我就再發表一則好了：只要進行富含膽鹼的飲食法，便能完全預防膽固醇膽結石所造成的膽石病發生。如果我們有膽結石，但還保有膽囊，或是希望預防膽結石，那麼，我們便應該確保在飲食中獲得大量的膽鹼——有蛋黃和肝臟就贏定啦！千萬別提早放棄了你的膽囊啊！

簡言之，若消化脂肪遇上了困難，稍微減少我們食用的量是沒有關係的，這是為了要讓我們的身體有時間從動物性飲食中獲取營養素，來幫助我們渡過這個轉型過程。如果具有膽囊結石病史，專注於膽鹼攝取則是關鍵，而短期間補充牛膽汁或是乾燥膽囊，也可能會有所幫助。對於胰臟酵素產量不足的案例來說，在我們的身體逐漸適應之前，以補給品形式補充這些酵素，也可能會有幫助。

● 缺乏變化

通常，當我向人們描述肉食飲食法時，他們都會開心又不可置信地說：「你是說，我可以一天到晚吃牛排、蛋、干貝、鮭魚，以及生蠔，還可以變得更健康啊？」然而，有時候，有些聽聞肉食飲食法的人們也會擔憂缺乏變化，飲食變得千篇一律，但現實中，通常一旦入了坑，其實不太會發生這樣的狀況。

讓我來跟你分享一個我個人的小故事，作為例證吧。許多年前，我與一位朋友一同出發，展開了我人生中最豪邁的一場旅程：太平洋屋脊步道的通徑徒步。我們一路往北，穿過了加州、奧勒岡（Oregon），以及華盛頓州的山脈，從墨西哥邊境徒步至加拿大，總共步行了 2,700 英里（譯注：約 4345.23 公里，四捨五入至小數點第二位）。當我在打包旅程所需的食物時，非常確信像是花生醬、燕麥片，以及其他當時我所鍾愛的植物食物，是絕對不會讓我感到無聊的。於是，我將它們納入了整趟旅程中的每日配給量中。在徒步的前幾週，還算吃得下去，但很快地，我就厭倦了花生醬和燕麥片。在旅程進行到 1,000 英里時，每次補給時，我都將它們扔掉，或是試著跟其他登山客們交換更好的食物。最有意思的就是，雖然我當時每天也吃牛肉乾，卻從來沒有感到厭倦過。事實上，在我的行囊中，它們很快就變成了最珍藏的食物。

在這段長達三個半月、史詩般的冒險當中，我學習到，即使我認為最令人享受的植物食物，也很快就會變得無聊透頂，但動物食物卻從不曾給

我這樣的感受。當時，我為此十分驚訝，但現在一切都顯得合理了。動物食物才是我們身體真正渴望的食物。如果我們日復一日吃相同的植物食物，其中特定的毒素便會堆積在我們的系統中，而我們的厭惡感也會穩定地提升。還記得嗎？植物食物是生存不得已才吃的食物——它們不適合規律食用。一旦開始進行肉食飲食，我認為你定會感到驚訝：你會開始期待每頓餐點的到來。動物食物永遠不會過時、無聊，或是顯得重複性高，因為我們就是設計要來享用它們的，而且它們還含有極為豐富的營養素呢！

　　如果僅食用動物食物的主意聽起來難以達成，那我要詢問你下列問題：我們真正想要的究竟是什麼？我們最高的生活品質是什麼？以及為了達成這個目標，我們願意做些什麼呢？在現代，儘管我們擁有了無限供應各種選項的食物環境，卻反而需要比以往更強的紀律，這樣的便利也更容易妨礙我們為了改善生活風格，所付出的努力。對於重拾或保持理想健康狀態，如果我們真正想要作出承擔，達成這個目標的方法便是：有紀律地選擇食物——就這麼簡單。幸好，動物食物是人間美味。

● 在帶有 APOE4 基因多型性狀況下進行肉食飲食法

　　雖然這並不完全算是進行肉食飲食法時，會遭遇到的困境，關於這種基因多型性和 FTO 的問題卻十分常見，因此，在本書這個階段，對此提出說明是相當重要的。

　　關於 APOE4 的討論很快地就變得十分複雜，但我認為，有關「對 APOE4 來說飽和脂肪不好」的流言，是過於簡化後的結論。APOE 是一種在脂蛋白表面穿梭的脂蛋白元，並且在這些粒子上頭扮演了標記的角色。在腦中，APOE 由星狀神經膠細胞（astrocytes）所製造，並且是膽固醇的主要載體（carrier），將這個寶貴的貨物運送給神經元們。對於正常的細胞膜功能和流動性來說，適量的膽固醇不可或缺。但血液中的膽固醇無法跨越血腦障壁，所以腦必須靠自己來製造。APOE 是這種膽固醇輸送給神經元的橋樑，而在具有 APOE4 基因多型性的人們身上，且在胰島素阻抗狀

態下，這項傳輸過程似乎會變得更加緩慢。西方人口的研究指出，帶有一到二項 APOE4——而非 APOE3 或是 APOE2——基因多型性複製的個體身上，阿茲海默症病發風險顯著增加了。這種情況使得很多人相信，這種基因型具有不祥的預後（prognosis），但真實情況要比這來得更加複雜許多。[註 15,16]

　　並非所有帶有 APOE4 基因多型性的個體，都會發展出失智症。在許多非西方化、且暴露在更多傳染病和寄生蟲之下的族群——例如玻利維亞茲依曼人（Tsimane）和奈及利亞約魯巴人（Yoruba）——中，這種基因變異似乎對認知功能衰減和發炎具有保護性。[註 17,18,19]演化上的研究也揭示，APOE4 是最古老的變異型。一直到 200,000 年前，在我們老祖宗們身上，都帶有這種基因型，之後 APOE3 才出現，並在 120,000 年後，才冒出 APOE2。[註 20,21]這代表了在我們演化歷程中，大部分的時間裡，APOE4 是這個等位基因（allele）之中，唯一的變異型，且很有可能幫助保護我們免受感染。我們真的相信所有的老祖宗——帶著 APOE4 等位基因，且食用大量的動物食物——不約而同地都發展出嚴重的神經認知問題嗎？聽起來又在演化上的前後矛盾了。今日影響我們失智風險的等式中，一定還有哪個部分遺失了。猜猜看究竟是什麼啊？

　　如果你回答胰島素阻抗的話，就答對囉。研究已經證實了阿茲海默症和胰島素阻抗間的連結，而這種類型的失智症又被稱作「第三型糖尿病」，因為它又與胰島素信號傳遞相關聯。[註 22]雖然在過去 4 百萬年間，APOE4 變異很有可能保護了我們免於傳染病，當我們食用跟演化歷程不一致的食物時，它卻似乎讓我們更容易發展出腦部的胰島素阻抗。[註 23,24,25]但就像我們在茲依曼人和約魯巴人的案例中所看到的，**APOE4 顯然對具胰島素敏感性的族群來說，是無害的**。為何在西方人中，這種基因變異和阿茲海默症之間還具有如此強烈的關聯性呢？當 88％ 的人口都呈現代謝功能異常和胰島素阻抗時，APOE4 當然就顯得像個壞蛋啦！[註 26]

　　在這裡學到的一課是：進行肉食飲食，讓我們得以躋身擁有無懈可擊胰島素敏感性的菁英階層。還有，在此狀況下，帶有 APOE4 基因多型性是

無害的。事實上，在帶有 APOE4 變異以及認知損傷的個體身上，使用高飽和脂肪生酮飲食能帶來胰島素阻抗指標，以及包含記憶、執行功能，和抽象思考等腦部功能的進步。[註 27]

●在帶有 FTO 基因多型性狀況下進行肉食飲食法

關於像是肉食飲食這種含較高飽和脂肪的飲食法，我常被問到的另一個常見基因變異，就是 FTO 基因多型性。再一次地，這裡最簡短的回應，便是：這也不是個問題。不過，就讓我們從細節上來解釋一番吧。

正如它名稱所揭示，FTO 基因多型性，或是脂肪量和**肥胖相關基因（fat mass and obesity-associated gene）**，對應到肥胖傾向。在針對 38,759 名歐洲人的一項大型人口研究中，帶有此風險等位基因（rs9939609 T->A）一項複製的人們，比不帶有基因複製的人們重 2.6 磅（譯注：約 1.18 公斤，四捨五入至小數點第二位），與此同時，與此變異同型接合（homozygous）的個體們則重了 6.6 磅（譯注：約 2.99 公斤，四捨五入至小數點第二位），並且，肥胖率增加了 1.67 倍。[註 28]

有關基因多型性的討論，很快地就演變成大亂鬥，但我會試著盡量簡化說明。在這裡，「rs9939609」指的是 FTO 基因序列中，一個特定的位置。在此，有些人們具有核苷酸鹼基腺嘌呤（A），而非胸腺嘧啶（T）。這就叫做「基因多型性」，當一種基因複製帶有如此的變異時，個體就被稱作同型接合。同型接合性所指的是：在序列中特定的位置上，兩種基因複製呈基因多型的狀況。

帶有 FTO 基因多型性，不代表就無法避免肥胖。根據估計，74 % 的高加索人種帶有這種基因變異的至少一項複製，這其中也包括了我本人。但是，我們大部分的人並沒有肥胖的現象。[註 29] 大部分關於動物性飲食中 FTO 的憂慮，都源於一項流行病學研究。此研究呈現了，在患有代謝症候群的個體中，rs9939609 基因型以及肥胖的關聯性，而在那些食用更多飽和脂肪的人們身上，此關聯性又更加強烈了。[註 30] 我們立刻就可以發現這裡

出現的問題。試圖將在具有胰島素阻抗的族群上，所進行之觀察性流行病學研究，帶入到我們這些代謝健康的人口身上，根本就是誤入歧途，又短視近利。在我們的旅程中，已經不斷地重複看到，在胰島素阻抗的狀態下，一切都會有所不同。在經歷胰島素阻抗的族群中所進行的研究，對於具有胰島素敏感性的人們來說，完全不適用。我們也已經看到，研究是如何會受到不健康使用者偏差所干擾。另一個有關這項研究銳利的質問就是：這些個體們還跟飽和脂肪一起，吃下了哪些垃圾食物呀？

FTO 基因的存在不只是為了讓我們增重而已。在人體中，它還在 RNA 的去甲基化作用中，扮演了重要的角色，但就像 APOE4 一樣，當我們偏離了老祖宗的生活之道時，那些帶有基因多型性的人們，便更有可能發展出這些負面後果。

在這裡學到的一課是：帶有 FTO 基因的多型性，是一件極為正常的事，因此並非避免肉食飲食中飽和脂肪的好理由。重點是要醒悟：研究中的族群往往具有胰島素阻抗，並嚴重地限制了研究結果在代謝健康個體上的適用性。我們萬萬不可被爛科學，以及關於飽和脂肪危險性的無憑無據亂起鬨給誤導了。

● 總結

我希望，在你肉食飲食旅程之始，這一章和前一章能作為全面性的指南。我已經盡可能地試著回應許多常見的困境和疑慮了。在附錄中，還有一份常見問題清單，包含了這一章所沒有的疑問。因為我自身的經驗，以及我的顧客們和整個肉食社群，我全心相信這是在根本上最契合我們系統的飲食方式。為了撰寫這本書所做的許多研究，也強化了我的信念——從鼻到尾肉食飲食法被鑴刻在我們的生命之書當中，並且也是我們一路上苦苦尋覓的使用者說明之中，所尋獲的答案。透過食用動物，我們獲得了這個星球所能供應之營養最豐富的食物。透過選擇它們作為飲食的中心，同時摒棄植物食物，以及它們其中所含有的毒素，我們模仿了老祖宗的飲食

之道，並且也收復了全面性健康的天賦人權。

在本書的最後一章，我們會來思考在今日這個變遷的世界上，食用動物食物的道德和環境影響。我們會發現，反芻動物可能是我們反轉全球氣候變遷中，唯一的希望之一，而非問題的一部分。最後一場冒險還在等著我們呢。

第十四章

道路之終點以及開始新生活

對於你決定要與我同行這條康莊大道，並且和我一起抵達旅程的終點，我感到非常榮幸。我最大的希望便是，所提供給你的資訊能對你有所幫助，並且豐富你的人生。我深信，回憶我們從老祖宗承繼來的生理藍圖，以及食用從鼻到尾的肉食飲食法或是類－肉食飲食法，能夠為我們帶來激進的健康成長，以及深遠地增進生活品質。隨著我們一同接近道路的終點，我只有一個小小的請求：如果你認為我所分享的資訊有任何價值的話，千萬別保持沉默。這個世界需要知道我們學到了什麼。這個社會中的錯誤資訊可說是排山倒海，而且還在持續增加中。這之中很多是受到了用意良善的醫師，以及其他勢力所驅使，而他們並不知道自己的醫學典範是錯誤的。對於這些人而言，我則希望這本書和其中的訊息，能作為喚醒他們的號角，促使他們仔細檢驗自己的信念。但令人心碎的現實是，許多我們遭遇到的錯誤資訊，都是源於利慾薰心的企業。

● 食肉的環境保護影響

如果你對這些動機有任何存疑的話，請記得，在近代歷史中企業們參與了妖魔化動物脂肪的行動。一看支持荒謬的 EAT- 刺胳針（EAT-Lancet）飲食方針的企業名單，真相便水落石出。這個飲食方針假藉著保護環境的名義，建議我們一天只食用 14 克的肉。完整的企業清單請見附錄，但其中包括了拜耳（Bayer）、孟山都（Monsanto）、家樂氏（Kelloggs）、百事（Pepsi）、嘉吉（Cargills）、雀巢（Nestle），和先正達（Syngenta）。有看到這其中的模式了嗎？就跟一些會從大眾百姓們「動物脂肪壞壞、植

物油棒棒」的信念中大大得利的公司們一樣,這些農業企業說服我們,植物性食物才是較健康、也對環境較為負責的選項,並從中賺取了上億的收入。本書至今為止,我們已經花了許多篇幅談到「動物食物不健康,植物食物才能拯救我們」的聲明,是如何胡說八道,但現在我也想花一些時間,來檢驗食用動物食物對於環境的影響。先劇透一下:在美國,這些公司製造了比牛隻要多上十倍的溫室氣體,而事實上,再生反芻動物農業反而能減少大氣層中的二氧化碳哦!

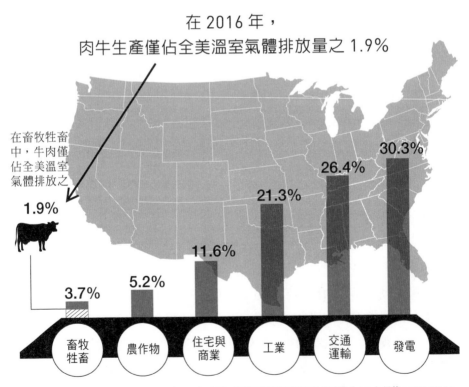

在 2016 年,
肉牛生產僅佔全美溫室氣體排放量之 1.9%

在畜牧牲畜中,牛肉僅佔全美溫室氣體排放之

1.9%

3.7%　5.2%　11.6%　21.3%　26.4%　30.3%

畜牧牲畜　農作物　住宅與商業　工業　交通運輸　發電

美國國家環境保護局,EPA 430-R-16-002(2016 年四月)美國溫室氣體排放以及承受體(sinks)目錄:1990-2014;摘自 https://www.epa.gov/sites/productions/-files/2016-04/documents/us-ghg-inventory-2016-main-text-pdf

我們就直截了當，來問問最重要的問題吧：對於美國整體溫室氣體的排放來說，牛隻們究竟貢獻了多少呢？答案是——相當少量。只要我們看一眼上圖——也就是直接利用 EPA2016 年報告當中數據，來製作的圖表——就會立刻發現，牛隻的貢獻究竟明顯有多麼地微小。根據這項數據，牛肉整體而言僅佔了 2016 年總溫室氣體排放量的 1.9％而已。**1.9％而已唷**！這只有植物農業的一半，少於工業或是交通的 1/10，還少於發電的 1/15——這也是溫室氣體最大的生產源。那麼為什麼，我們一向都只聽到政客跟那些環保倡議者們提到反芻動物排放的甲烷啊？

朋友們，一切都是因為錢哪。除了會演變成全面的生態大災難之外，消滅美國的畜牧業，只會降低溫室氣體排放的 2.6％，以及在全球降低 0.36％的排放，也就是根本微不足道。[註 1,2] 然而，在許多論壇中，這顯然已經成了主要重心，而提也不提另外 98％的貢獻。這很有可能是因為，倘若聚光燈轉向許多大企業，並要求他們為我們環境中毀滅性的影響負責的話，他們大概會損失上億的利益吧。

在這項等式中，往往被忽視的另一項元素，也就是牲畜所排放的甲烷是碳循環中的一部分，並且不會增加大氣層中整體的碳量。相對地，工業、交通運輸，以及發電所產生的二氧化碳則代表了新創造出的碳，並且會增添大氣層中這項元素的總量。這兩者間有個細微的差距。讓我們更進一步地來探索，並詳細解釋溫室氣體是如何影響我們的環境、自然的碳循環，以及反芻動物（像是牛、水牛、綿羊和鹿等具有專門發酵植物物質上消化道的動物）是如何融入這個等式中的吧。

各種溫室氣體——包含了水蒸氣、二氧化碳（CO_2）、甲烷（CH_4）、一氧化二氮（nitrous oxide），以及臭氧（ozone）——聚集在地球的大氣層中。它們都會吸收來自太陽的紅外線輻射（infrared radiation），並且暖化我們星球的表面。這些氣體一向存在，如果沒有它們，我們地球的表面會變成冰寒刺骨的華氏零度。[註 3] 自從工業革命在十八世紀中開展以來，大氣層中的二氧化碳濃度從 280ppm（譯注：ppm，百萬分之一）增加到 2019 年的 415ppm。[註 4] 作為結果，科學家們擔憂，假如這個數值持續攀升，全

球暖化便會進展到危險的程度。如果你對於大氣層中的 CO2 值是如何在過去七十年飆升有興趣的話，可以稍微查一下基林曲線（Keeling Curve）這個東西。

作為碳循環中的一部分，反芻動物所製造的甲烷會進入大氣層，並且在大約十年後，被分解成二氧化碳。這項大氣層的二氧化碳，會接著被植物的呼吸作用所利用，並生成碳水化合物。牛隻們則會接著吃掉這些植物，並消化其中的碳水化合物，釋放甲烷回到環境中，循環持續進行下去。注意，在這項過程當中，牛隻所製造的甲烷不代表大氣層中新的碳，而是作為地球生命中必然的碳循環當中的一部分。來自牛隻的、甲烷分子中所包含的碳，曾經是大氣層中正常存在的二氧化碳的一部分。這跟來自燃燒化石燃料所釋放的二氧化碳，完全相反──這項過程會分解來自土地中的長鏈含碳分子，並釋放出新的二氧化碳至環境中，增加大氣層當中的總量。正是這種新的碳，將二氧化碳量提升到了 415ppm，而不是來自牛隻的甲烷。後者參與了碳循環，並且一向存在於大氣層當中。真正的問題在於我們化石燃料的使用，而在現在這個當下，似乎是個不可避免的拐杖──但也支持了以下論證：在不久的未來，我們非得轉向其他可再生形式的能源前進不可，而非繼續仰賴石油和天然氣。但天然氣和石油公司可不會喜歡這樣的，而兩者也都不是 EAT- 刺胳針飲食方針的支持者，這些人們都會因為化石燃料的使用降低，損失大筆金錢。

來自反芻動物的甲烷，也僅是每日釋放到大氣層中的甲烷中的一小部分而已。從整體來看，甲烷在我們大氣層中的溫室氣體中，佔據了 8%，而其中大部分來自於採煤、天然氣使用、垃圾掩埋場中的垃圾分解，以及濕地和白蟻等自然來源。往往，我們會聽到嘲弄畜牧業的人們聲稱，甲烷是最危險的溫室氣體，因為它有能力大幅增強全球暖化，但這些人們從來不會承認，他們的垃圾和電力使用也有巨大的貢獻。他們也不會承認自然濕地和昆蟲生態系統的相等貢獻，這些對於這個星球的整體健康，顯然都相當關鍵。在這裡最簡單的事實就是：來自反芻動物的甲烷並不成問題。它們一直是我們星球大氣層的一部分，並且與其他溫室氣來的來源相比，根

本不足為懼。

　　許多人提議，以食用木屑、竹子和氧化籽油所製成的人造肉（fake meat）來替代反芻動物。他們聲稱，這樣的選擇對於環境較為友善，而忽視了比起妥善飼養的反芻動物，這些工業製造的漢堡肉，反而貢獻了更多的溫室氣體排放量。更有甚者，栽種現代大部分植物食物的單一作物農業，在耕作過程中，透過將土地深層暴露在氧化作用之下，會傷害土壤並且減少有機物質。[註5] 一旦這些土壤層受到破壞，在下雨時，它們便更容易發生侵蝕和逕流（runoff）。這會更進一步地，消耗土地中栽種健康植物所需的營養素，並摧毀自然生態系統。不幸的是，EAT-Lancet（譯注：英國權威醫學期刊《刺胳針（The Lancet）》委約的 EAT-Lancet 委員會）公布的飲食方針以及這些人造肉產品，似乎更在乎塞滿跨國企業的錢包，而非反轉我們今日環境中的危險變遷。他們的重點很顯然不放在改善我們的健康上。

　　然而，希望尚存。重心已經開始轉向太陽能、風力，以及水力發電，而我們也學習到了更多再生農業中，固存（sequester）土壤中碳的實踐。當土壤健康時，植物能夠從環境中汲取更大量的二氧化碳到土壤中，以及它們的根部系統中。相對地，傳統耕作和單一作物農業耗盡土壤中的營養素，降低其固存二氧化碳的能力，並摧毀纖弱的生態系統。適當的反芻動物放牧，能夠豐富土壤中的有機物質，因此，能夠增加土壤負載碳的能力。[註6,7] 再生農業實踐能促進這些演化上恰當的放牧方式，並且，研究也已經顯示，將以此種風格畜牧的牛隻，放置於營養耗盡的草場上，能夠使這些生態系統恢復生機。對於如喬治亞州的白橡樹牧場等農場所進行的分析已顯示，再生農業實踐帶來了負碳排（carbon negative）的生態系統。[註8] 在像這樣的農場，以及其他進行相似放牧實踐的農場上，有更多的碳被固存至土壤中，而非釋放到大氣層中。隨著在土地上養育草飼牛，帶來了溫室氣體排放淨減少的結果。這是不是大翻盤，並且展現了事實全然不同的一面呢？**比起減少在這個星球上飼育的牛肉，增加草飼、再生飼育的牛隻畜牧，或許正是我們能成為更健康人類，並且保護我們生存環境，最大的希望所在。**

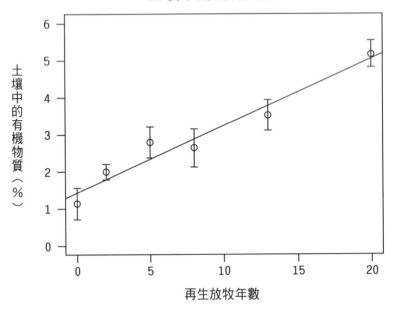

土壤中的有機物質

來自白橡樹牧場，數據來自於該處進行的土壤分析

　　我們千萬不能被那些試圖妖魔化反芻動物者的聲明所誤導了，他們使用了建立在錯誤資訊之上的訊息妖言惑眾。如果我們真心想要盡這個星球好管家的職責，一定得透過食用能夠豐潤我們身體和腦部的動物食物，來成為能力所及之最健康、最有策略性的人類。我們接著便能透過集體的創意，來對付工業中氣候變遷的真正源頭，並發展出可行的長期策略，來解決並反轉已經釀下的破壞。

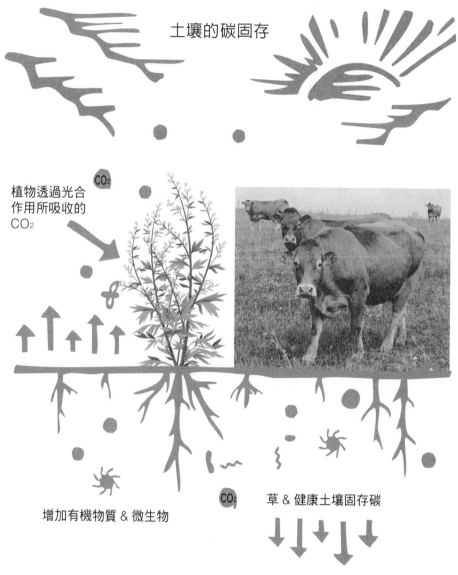

土壤的碳固存

植物透過光合作用所吸收的 CO_2

增加有機物質 & 微生物

CO_2

草 & 健康土壤固存碳

● 全部總結

本書從頭到尾，有幾個主題反覆出現，並在我們的旅程終點，值得再次回顧一番。或許，在這之中最令人震驚的，就是胰島素阻抗對於我們生理機能的深遠負面影響，它就是許多疾病中的幕後「黑手」。我們知道，

胰島素阻抗是如糖尿病、高血壓、和 PCOS（譯注：多囊性卵巢症候群）等疾病的元兇，而在第十一章中，我們看到了，它也會讓我們的 LDL 和動脈壁黏性增加，並也很有可能是粥樣動脈硬化過程中，真正的大壞蛋。在我們的生物學中，像是 LDL 這樣的物質，在同一時間點上，對我們既好又壞，在演化上來說根本就前後矛盾。當我們健康的時候，根本就沒什麼好怕這個脂蛋白的，而且它在我們的生理機能中，扮演了許許多多關鍵又具有保護作用的角色。

在關於阿茲海默失智症的討論中，胰島素阻抗又再一次地受到牽連，成為這項令人衰弱的認知功能障礙背後，可能的主要驅動力。我們發現，那些具有 APOE4 基因多型性的人們，在背離老祖宗飲食之道時，更容易發生胰島素信號傳遞能力的明顯衰弱。具有 FTO 基因多型性的個體，在胰島素阻抗狀態下，也似乎更具有體重增加和肥胖的傾象。不過，在我們之中，帶有這些基因變異，卻具有胰島素敏感性的人們，便能避免這些問題發生。關於胰島素阻抗的好消息是，只要進行從鼻到尾肉食飲食法，便能輕鬆維持健康體重，並且排除會傷害我們腸子並導致發炎的食物。朋友們，只要作為具有胰島素敏感性的個體，我們就躋身菁英階級啦。

另一項我們在旅程中反覆出現的主題，便是流行病學研究在根本上的限制，它往往會受到健康和不健康使用者偏差所混淆。這一類的觀察性科學，很容易就會被扭曲，用以支持特定的聲明——而在具有控制組設計的介入性研究中，它們卻完全無法被證實。當我們檢視流行病學研究時，很重要的是要記得，美國人口中，有 88% 的人們在代謝上是不健康的，而所有的關聯性都必須在這個脈絡下進行解讀。由於我們身邊大部分的人們，都具有某種程度的胰島素阻抗，便必須審慎對待這些研究的詮釋才行。我們必須總是小心翼翼地，透過這個觀點來檢視這類研究，並且與介入性研究，以及在不具有代謝異常的人口身上進行的研究相比較。就如同我們在旅程中所見到的，這類的科學證據總會論述完全不一樣的故事。

一旦透過老祖宗的觀點來看待健康和醫學，許多挑戰了肉食飲食法的論點都失去了立足之地。為什麼像是肉這種食物——一種我們已經吃了超

過4百萬年，並且讓我們的腦部得以劇烈成長的食物——會對我們的身體不好呢？植物對我們怎麼會是好的呢？它們可是為了嚇阻掠食者，發展出了化學防禦呢。還有，它們怎麼可能會含有神奇的健康促進化合物？世界上不存在能讓我們翻身成為最佳版本的神奇植物化合物，而任何試著做出相反聲明的人們，都只是想賺你的錢而已啦。相反地，使用動物食物來供給我們大部分所需的營養，才絕對會是能使我們健康、表現和壽命最佳化的最佳手段。

●最終的思考

關於我們食物選擇對於環境影響的討論，提醒了我們對於土地和土壤之間的連結。我們的老祖宗知曉這一點，並且依此行動，通常小心不過度狩獵，或是摧毀了他們仰賴供應營養和生計的生態系統。儘管現在我們活在現代世界，往往與這些人類的根本實踐脫節了，回憶起這樣的精神還是深具啟發性的。這才是本書真正的意義。我最喜愛的諺語之一也提醒了我們這一點。

> 「當你血管中的血液回歸海洋，你骨頭中的塵土回歸大地，或許你
> 會記起，這片土地並不屬於你，你才是屬於這片大地的。」
>
> —— 作者不詳

進行從鼻到尾肉食飲食法，比起知道人類該吃哪些食物才能使健康最優化，還要更加有深度。在此飲食的核心，這項運動的重點是：要回憶起鐫刻在我們自身的生命之書上的、老祖宗的生活之道。數百萬年以來，我們一直都食用動物作為我們的主食。這讓我們得以成為善於解決問題的聰慧生物。同一時間，我們也一直在自然景觀當中運動著。一直在肌膚上感受著陽光照耀，並感受腳底的塵土。一直從自然的水域中啜飲著，也一直在持續建立我們真心關愛的部落。如果我們真的想要繁榮發展，並且成

為理應成為之天賦最異稟的生物的話，光是記得老祖宗們進食之道是不夠的——我們還必須憶起他們的**生命之道**才行。

肉食飲食法其實是採取一種生活風格，在這其中，盡可能經常努力進行所有我們與生俱來應該從事的行為：赤足穿梭樹林，並且花時間玩耍嬉戲；在戶外活動並且蹦蹦跳跳——在陽光之下，在白雪之中，也在冰冷的湖水和河流之中；也是歡慶周遭的社群，並且賦予人生意義。本書由馬克·西森的前言起始，他很擅於提醒我們，回歸原始生活風格之根的喜悅。

隨著我們一同來到了旅程的終點，且讓我們別忘了，總有一天，我們都會離開這塊大地。也許，沒有什麼比在這短短的時日當中，盡可能地以最大喜悅和活力活著，更加重要的了。我最深層的希望便是：這本書能驅散那些往往蒙蔽了我們視野，並混淆我們活得更精彩的謊言，並且提供我們重拾天賦人權之激進健康所需的工具。老祖宗已經展現給我們了這條康莊大道。我們只需要聆聽他們的教誨，就能成為理應成為之最美麗，最強大，最光芒燦爛的人類。

保持激進！

常見問題

在開始撰寫這本書時，我就明白，要一一回答所有可能產生的問題，是不可能的——這也成了我寫續集的動力來源。不過，我還是盡可能地網羅了一些常見的問題。就跟這本書前面的篇章一樣，我盡可能地收集了所有參考資料，以便讓讀者能搜索更多資訊，自行前往「更深的兔子洞」中探險。

Q：草飼肉比穀飼肉更優良嗎？

絕對是的。

草飼肉在許多方面都比穀飼肉來得更優良。不論是就環境、營養和毒素觀點來看，吃草長大的牛對人類來說，無疑是較優越的食物來源。

在本書的最後一章中，我們探討了吃肉對環境的影響，並討論到：反芻動物畜牧業對溫室氣體總排放量的貢獻微小。但就這小部分的百分比當中，完全草飼的反芻動物畜牧業，與傳統的飼料畜養相較之下，顯然排放更少的溫室氣體。除了在動物生命週期中以草餵養，許多牧場現在也開始使用艾倫·薩沃裡（Alan Savory）的理論施行再生畜牧業。這種畜牧方式試圖模仿野生動物的放牧模式。諸如喬治亞州的白橡樹牧場和北加州的貝爾坎波牧場，都持續使用這種方法——研究也已證明為負碳排——來將更多的溫室氣體固存至土壤中，而不會在家畜收成過程中產生溫室氣體。

草飼肉也是營養含量更高的食物來源。根據研究，相較於傳統穀飼肉，草飼肉含有更高的維生素 C、維生素 E、和穀胱甘肽。[註1] 在營養概況上，草飼肉也提供了較優秀的脂肪酸，其中 DHA、DPA 和 CLA 的水平更為提升。[註2] 直觀來說，這是相當有道理的——當牛和水牛食用演化歷程素來習慣的食物時，自然會比受飼育場所限、以劣質飼料為食的牛隻們健康狀況

更佳。聽起來跟人類是不是有點像呢？如果我們食用進化歷程習慣的食物，便會更加健康，但如果我們仰賴一些備用的食物，健康狀況肯定會節節衰敗。我是不知道你怎麼想啦，但吃最健康的牛，聽起來是項不錯的投資。

而當我們**比較草飼肉和穀飼肉的毒素含量時**，便會發現最顯著的品質差異。餵食給牛的穀物噴灑了殺蟲劑，並往往受到黴菌的高度污染。餵食了這些穀物的牛隻暴露於高水平的嘉磷塞、2-4-D、草脫淨（Atrazine）和黴菌毒素之下，這些所有的毒素最終都會以生物累積（bioacumulate）的方式蓄積在這些動物的肉和脂肪中。穀飼牛也更容易接觸到持久性的有機污染物，例如來自飼育場的水缸的戴奧辛——水缸的木材可能經五氯苯硫酚（pentachlorophenol）處理過。[註3] 在飼育場裡，這些動物也時不時地，被餵食其他同步製造的副產品，包括糖果、餅乾屑、馬鈴薯廢料。[註4] 而在第十二章中，我們討論過嘉磷塞和 2-4-D 等殺蟲劑的相關問題，這兩者都可能對人體有害。草脫淨是一種脂溶性除草劑，已知作為雌激素擬態，具有干擾內分泌的特性，並時常噴灑在飼餵牛的玉米之上。[註5] 令人震驚的是，當雄性青蛙在發育早期，暴露於中劑量的草脫淨之下時，由於雌激素作用，這種化合物會將牠們轉變成雌性。[註6] 嗯，我覺得我體內的荷爾蒙還是維持現狀就好了啦，謝謝！

然而，穀飼肉的缺點不只於此，還記得我們之前討論咖啡時，曾提到的黴菌毒素嗎？其中之一便是伏馬鎌孢毒素，已知美國大部分的玉米都受其污染。牛在飼育場中都吃些什麼呢？牠們大部分的食物內容是玉米，以及其他發霉、灑滿了農藥的穀物。伏馬鎌孢毒素以及相關的黴菌毒素，都是具有雌激素作用的內分泌干擾物，它們廣泛散佈在穀物中，並且，在我們所有的穀物食品中，都能被檢測到。[註7,8] 矮額！如果我們能夠避免這些毒素，並支持更多有意識和更為健康的畜牧方式，何樂不為？我們真的希望吃下的肉和內臟是這種品質嗎？雖然草飼動物食品會稍微貴一些，但我覺得，這筆投資挺值得的啦。

在結束比較草飼肉與穀飼肉的討論前，我必須先強調「放養」一詞，往往受到誤用，這一點非常重要。它不同於草飼、或是完全草飼（grassfinished，譯注：意指以草餵食直至動物生命終點）的動物。我甚至曾經看到雜貨店將穀飼肉錯標為「放養」，卻沒有澄清這些動物終其一生醫生，都在飼育場以飼料餵養。不要被這種素稱「漂綠（greenwashing）」的陰險廣告手段給騙了！

Q：當我不小心破戒時，該怎麼辦？

別責備自己，只要重新開始盡可能有意識、清淨地進食即可。

如果我們吃了略為差勁的食物，並不需要使用昂貴的補給品來進行什麼特殊的淨化。只要為我們的身體提供動物食物美妙的營養素，身體就會自行排毒和再平衡。若不小心遇上了顛簸，吃了不該吃的食物，確實可以考慮進行二十四到四十八小時的禁食。不過，我對作出可能會被視為「懲罰」手段的建議，則持保留意見。如果我們不用負面眼光來看待禁食的話，是可以用它作為糟糕飲食時期之後，良好的介入性措施，但這並非必要。

Q：我該如何烹飪我的食材？

雖然在烤架上或以高溫烹調的肉十分美味，但有證據顯示，雜環胺化合物和多環芳香烴碳氫化合物，確實會引起某種程度的氧化壓力，活化肝臟中的 NRF2 路徑。[註9] 我們的祖先的確可能食用過在火堆上煮熟的肉，而我們確實具有生物化學路徑，專門處理適量的上述化合物。但是，如果我們想要盡可能地降低氧化壓力製造的話，以更溫和的手段來烹調我們的肉，在大部分的狀況下，可能會是個比較好的主意。

使用較低溫的烹飪手段，如壓力鍋、燉鍋（crock pot）、蒸汽烘烤爐（steam convection oven），或是以平底鍋慢煮，都能顯著降低 HCA 和 PAH 的生成。如果我們選擇用平底鍋來烹調肉，我會建議不要使用油，因為油會隨著加熱而氧化。最好的選擇，是使用高品質的不銹鋼鍋。避免使用任何類型的不沾鍋，因為這些鍋上的化學塗層，也可能對人類具有毒性。

Q：我應該如何獲取我的脂肪？

結交一位從草飼牧場採購肉的屠夫為朋友吧！認識一位能提供優質肉類、臟器和脂肪的屠夫，將會大大地幫助我們取得地球上最好的食物。如果我們的屠夫朋友能幫我們獲取草飼脂肪切塊（牛排上會切除的脂肪部分），那麼我們應該寫封信跟他們道謝，送花給他們，或為他們引吭高歌，因為他或她很快就要成為我們最喜歡的人之一啦。

如果這不可行，本書附錄中含有販售草飼脂肪的農場資源。我偏好從動物身上取得的脂肪，更勝於現今常見的液體淬煉脂肪，如牛油或酥油等。未經提煉的脂肪可能含有更多的脂溶性營養素，伴隨著膠原蛋白來源的結締組織。而且，對大部分人來說，它也更容易被消化。

Q：關於大麻

大麻含有多酚，而就跟我們在第五章曾討論的所有其他多酚一樣，研究已顯示透過損傷 DNA 和降低睪固酮和其他雄性激素值，可能會對人類有害。在細胞培養中，研究娛樂性用途劑量時，發現大麻素（cannabinoids）大麻二酚（cannabidiol）和次大麻二酚（cannabidivarin）會帶來負面影響：

> 「我們的研究結果顯示，低濃度的大麻二酚和次大麻二酚會導致人類衍生細胞中的遺傳物質受損。此外，早期的研究表明，它們會導致小鼠骨髓中的染色體畸變和微核。以染色體損傷形式修復 DNA 損傷，通常被認為在惡性腫瘤的多重步驟過程（multistep process）中是為基本，因此，現有的數據指向，大麻素具有致癌潛力。」[註10]

我相信大麻及其相關化合物可能在醫療應用上，具有其功效，但我不認為對健康個體們的生活方式而言，它們能帶來任何的增益。如果大麻對我們的焦慮或睡眠有幫助，它或許只能作為暫時的輔助角色，但我們更應該積極探索這些問題的根源。與一名精明的醫生合作，幫我們探尋病灶，

並使用這本書作為指南針,來改善我們的飲食,將有可能引領我們到達一個不再需要大麻、或是大麻素的境界。

Q:蛋白質不會在我們的腸道中腐爛嗎?它不是我們身體最難消化的東西嗎?

各位觀眾朋友,聽過這個都市傳說嗎?

與大眾的信念相反,肉類比植物更容易被身體消化。在本書中學到過各種植物謀劃、讓我們難以消化它們的手段之後,這應該沒什麼好讓人驚訝的吧。靠著我們的胃酸和長長的小腸,我們對於吸收動物食物的營養物質,演化出了獨特的適應性和高效率。但對於植物食物而言,卻非如此。關於這一點的證據,可以在我們的糞便中輕易找到!進行肉食飲食法的人們很快就會注意到,糞便的體積顯著減少,而在排便後,不會在馬桶中見到未消化的食物,跟在吃沙拉或其他植物食物後的情況大不相同。

肉類會在結腸中腐爛的概念,也是完全錯誤的。除非我們的消化系統出現重大問題,否則動物食品中未消化的蛋白質中,不會有任何可觀的量進入大腸。該是打破這個神話的時候了。有膽就對素食主義者下個挑戰,比賽「誰的大便比較美」!

Q:我們的祖先是從哪裡獲得鈉的,而他們又吃了多少鈉呢?

是一個很有趣的問題,並與其他電解質的討論環環相扣。在八到十二週的生酮適應期間,隨著胰島素值驟降,我們對鈉的需求似乎顯著上升。許多人發現,在此期間以及之後,每天攝取高達 6-10 克的食鹽會非常有幫助。大型流行病學研究指出,攝取這麼多鹽分的人,其心血管死亡率和總死亡率最低,[註11] 而這跟與我們經常聽到的,散播關於鹽的恐慌言論恰恰相反。

跟許多其它動物一樣,我們的祖先似乎很可能曾經尋找鹽層,來獲取這種營養素。在較近代的歷史中,鹽一直被視為珍寶,並當作一種貨幣,「薪水(salary)」一詞便是由此而來的。也曾經因為鹽引發過戰爭。而在1812 年戰爭時,在戰場上,鹽水也曾被用來當作支付給士兵的報酬。將密

蘇里河附近、價值連城之鹽山獻給湯瑪斯・傑佛遜（Thomas Jefferson）總統，並作為路易斯（Louis）和克拉克（Clark）在 1804 年前往路易斯安那領地探險時的理由——也有這樣的故事存在著。

我們不應該害怕鹽，反而要記住，這種物質在人類歷史上了不起的價值。我偏愛瑞德蒙天然礦物鹽，它來自於猶他州地下內陸的礦床中，不含傳統海鹽中常見的微塑料和其他污染物。

Q：我們的祖先從哪裡獲得鎂／鉀？

我們的老祖宗們所食用的大部分鎂，可能來自於他們的飲用水。泉水中的鎂和其他礦物質的含量，遠高於當今可用的自來水。在 Gerolsteiner 礦泉水中，每公升含有 100 毫克的鎂和 345 毫克的鈣，而自來水與之相形見絀。[註12] 肌肉肉類中，也含有相當可觀的鎂，每磅約有 100 毫克之多。每天喝幾公升礦泉水，並只要吃 1 磅的肌肉肉類，就可以從高生物有效性的來源，輕易獲取 RDA 的鎂建議攝取量。

更有甚者，植物是鎂最佳來源的概念，根本是完全錯誤的。要從植物中獲得 RDA 所建議攝取的 400 毫克，實際上是非常困難的。為了達到這個攝取值，我們必須得吃 2 磅的羽衣甘藍才行！我根本不想想像，在那之後會放多少屁，還要承受多少胃痛。還有，請記住：由於六磷酸肌醇和草酸鹽的螯合特性，植物中含有的鎂，生物有效性其實是很低的。

肉類也是鉀的豐富來源之一，每磅便有超過 1,400 毫克含量。對於這種礦物質，RDA 沒有特別的建議，而我認為，沒有人真正知道究竟該攝取多少，才是理想值。流行病學研究顯示，每天攝取超過 2,000 毫克的鉀，與全因死亡率的降低相關聯，但是，心血管疾病死亡率，並不會隨著攝入量的增加而改善。[註11] 考量種種發現，每天 2,000 毫克的鉀攝取量，似乎相當合理。但我確實認為，不必憂心如何大量攝取鉀。只要我們的血壓在正常範圍內，沒有介入性研究的數據檢視，大量的鉀會是有益的。如果血壓高升，首先可能要考慮的是：如何應對潛在的胰島素阻抗問題。

這裡學到的一課是：吃動物食物，喝優質來源的水，這麼一來便能提

供我們充足的上述礦物質，只要我們從老祖宗的觀點來考慮鈉的攝取，便足夠了。就跟第十二章中討論過的一樣，說到維持礦物質平衡，也必須考慮鈣和硼的食物來源才行。

Q：椰子油可以嗎？那橄欖油呢？

動物脂肪作為像是 K$_2$ 這樣的脂溶性維生素來源，其含量遠較植物脂肪來得更豐富，而在轉換到肉食或是類－肉食飲食法時，比起椰子油、橄欖油，或是酪梨油，我更推薦動物脂肪。再者，儘管我們經常會將植物油視為單純的脂肪，它們還含有稱作**油體膜蛋白**（oleosins）的蛋白質，對於某些人們來說，**可能會刺激免疫系統**。[註 13] 已知花生油和芝麻油中的油體膜蛋白，會在敏感個體身上，引起強烈的過敏反應。[註 14,15] 從椰子油和橄欖油中分離出的油體膜蛋白，可能也會產生同樣的效果。[註 16,17,18] 如果我們的目標，是排除可能會刺激免疫系統的植物食物，避免所有的植物油，可能會是個好主意。

橄欖油中的多酚已經被大量炒作，但我一點也不相信，它們對人類提供什麼獨特的效益。請參閱第五章，我們討論過，多酚本質上沒那麼神奇。它們只不過是植物為了自身所製造的植物分子，跟我們體內的生物系統不怎麼相容，更沒有確鑿的證據表明，我們需要它們才能達到理想健康。

況且，橄欖油和椰子油皆含有水楊酸鹽——又是一個避開它們好理由啊。

Q：椰子在植物毒性光譜中的哪個位置？

我會把椰子放在光譜中央某處。比起其他堅果和種子，人體似乎更能耐受它們，但對某些人來說，肯定還是會造成問題，或許是因為含有水楊酸鹽的緣故。在第五章中，我們曾簡單談過水楊酸鹽，並提過它是種常見於許多食物中的植物毒素。

在下列網址，你可以找到一份相當不錯的含水楊酸鹽食物清單：

atpscience.com/salicylate-foods-sensitivity-intolerances-and-food-list

如果我們真的想清楚地試圖了解哪些食物可能會刺激免疫反應，那麼最好將椰子排除在我們的飲食之外。在類－肉食飲食法中，或許具有一定、但受限的效益，但在納入時，應該謹慎留意可能產生的症狀。

Q：在進行肉食飲食時，需要補充營養品嗎？

不需要。

當開始進行新的飲食變化時，每個人都處於一個獨特的營養充足／不足狀態。如果我們在飲食中納入了各種臟器肉類，便可以滿足所有的營養需求。然而，前提是充分的營養吸收，以及大致上健康的腸道。但如乳糜瀉、小腸菌叢過度增生，以及自體免疫的症狀，會影響胃和胃腸道，並導致吸收不良，並限制了身體吸收食物中營養素的能力。如果我們的排便習慣正常，並且沒有胃腸道症狀，那麼我們身體能夠良好地吸收食物中營養素的機會挺高的。但如果我們不確定的話，進行包含糞便脂肪和衡量了胃腸道炎症的糞便測試，便可斷定是否有吸收不良的問題。

在固有營養缺乏的案例中，補充一些營養補給品可能會有所幫助，但這也必須與醫生討論，根據詳細的血液檢查，就個案進行分析之後，才能確定。

Q：我的 LDL ／膽固醇會在進行肉食飲食時升高嗎？

可能會。

對於每個進行這種飲食之道的人們來說，LDL 不見得都會升高，但對許多人來說，LDL 確實會升高，而且這可能是一件好事。倘若你仍然對 LDL 心懷畏懼的話，可能需要回顧一下我們先前的討論：這項粒子在人體中扮演許多珍貴的角色，而所有的數據都指出——在沒有胰島素阻抗的人們身上——更多的 LDL，由於其在免疫學上的功能，可能還更具保護作用。

在第十一章中，我們也討論過了，在進行肉食飲食時，由於在與酮類共用的合成途徑中，膽固醇的產量提升了，LDL 可能會隨之升高。只要你的胰島素敏感性和發炎指標保持在低水平，我不認為在生酮或是肉食飲食

中，提升的 LDL 值有什麼好憂心的。如果你還是心懷顧慮，可以諮詢熟悉生酮生理學的醫生，或許能夠有所幫助。

重點：LDL 不是敵人，並且，沒有證據顯示它足以獨力引發動脈粥樣硬化。

Q：在開始進行肉食飲食之前或之後，我應該進行哪些血液檢查？

我知道很多人會問這個問題，所以我把這項資訊放在附錄當中。

Q：如果我不想吃臟器肉類該怎麼辦呢？

在剛開始進行肉食飲食時，許多人都會遭遇這個問題。我們了解，臟器肉類可能非常營養，但在成長的過程中並沒有食用它們的習慣，也不知道如何烹飪，並感到它們的風味和質感相當怪異。在這樣的狀況下，來自高品質草飼動物的乾燥內臟，可能會是優質的選項。由於冷凍乾燥過程相當溫和，且使用低溫脫水步驟，因此能良好地好存內臟中的營養素。在附錄當中，我推薦了這類補給品最優良的來源。

稍作警告：由於對於乾燥內臟的效用和方便性意識普遍提升，許多公司開始在市場引進品質及為低劣的版本。我只會推薦源自美國或是紐西蘭的草飼內臟複合補給品（complex supplements）。分析顯示，來自阿根廷或是其他南美洲國家的內臟補給品，品質和純度都低劣許多。在這些國家表現出其標準改善之前，應該避免這些產品。

另一項好消息則是，我會與我的好友，艾許莉和莎拉・阿姆斯壯一同推出一本從鼻到尾肉食飲食法烹飪書，其中包含了 150 道絕讚的食譜，並且含有許多臟器肉類。敬請期待，**《肉食密碼食譜》**！

Q：如果我沒有膽囊，還可以進行肉食飲食嗎？

當然可以。

正如我們在第十三章中討論過的，膽汁在肝臟製造，並輸送到膽樹，

在該處才儲存在膽囊中。就算你的膽囊被移除了，肝臟還是會生產等量的膽汁，只不過它們現在儲存在膽管——在膽囊切除術後，膽管往往會擴大，並適應更巨大的容積。即使沒有膽囊，在吃東西時，身體還是會從膽樹釋放出膽汁。在這樣的情況下，富含膽鹼的飲食，便是得以充分生產膽鹽的關鍵。因此，這不是個限制動物食物攝取的理由哦。

Q：進行肉食飲食時，我究竟該吃多少食物呢？

用飽足感作為你的指標吧。

如果你肚子餓，就吃。如果你不餓，就別吃。在許多人們轉型到肉食飲食時，會遭遇到的挑戰之一，便是打破吃零食的老習慣，或是在兩餐之間，進食作為消遣。在轉型到這種飲食之道時，許多人會發現，他們嘴饞的感受顯著降低，在進行肉食飲食時，也較不會受到「誘惑」。

我並不計算熱量，也不認為你會在進行肉食飲食時，需要這麼做。很多人在進行從鼻到尾肉食飲食法時，都會維持健康的體重，或是若先前有肥胖的狀況，便會在進行這種飲食時得到減重效果。如果你發現自己毫無預警地體重增加，有可能是有其他症狀影響。罪魁禍首可能是甲狀腺問題，或是代謝功能異常。你可能會想要徵詢醫師的意見，並進一步探尋問題根源。

Q：禁食呢？

禁食是件很棒的事，但並非必要。

如果你的目標是減重，偶爾或是規律地將禁食，與肉食飲食法合併實施，能幫助你更快達到目標。對我們這些擁有健康體重，但卻具有自體免疫或是發炎病症的人們來說，禁食也可能會是個有效的介入性治療，因為它讓腸道得以休息，並為免疫系統提供了冷靜下來的機會。對於那些試著增加體重，或是先前營養不足的人們來說，我則建議不應禁食。

儘管禁食號稱有**自噬作用**（細胞的「大掃除」）效益，請記得，生酮飲食會為體內帶來許多相同的生化變化，即使是在吃飽時也是。[註19] 限時進食法也會在進食窗口時，帶來一些自噬作用的效果，[註20] 該效益透過低

碳水化合物飲食，會更加顯著。

我還想指出重要的一點：如果你尚未適應生酮飲食（這可能需要進行該飲食法數週以上，並每日攝取低於 20 克的碳水化合物），在碳水化合物性的代謝基礎上，禁食很有可能會相當痛苦。如果我們對禁食有興趣的話，最好是在開始前，進行至少一週的低碳水化合物飲食。

Q：你怎麼看待作弊餐？

我不是作弊餐的粉絲。

許多今日的飲食之道都容忍時不時來頓作弊餐，但我不認為這是個好主意。請回憶起本書序章中的生活方程式。作出「我們最高的生活品質有時並非肉食飲食法」是一件事，但「覺得我們一週有六天被剝奪快樂，只有在第七天才允許自己吃垃圾食物」卻是個完全不同的心態。這是全然的本末導致，這會在一週大部分的時間當中，創造出所謂的稀缺心態氛圍，並將垃圾食物視為犒賞。

肉食飲食法的重點不在於限制我們能吃什麼，而是在於理解在進行這種飲食時，我們能夠食用這個星球上最能賦予生命力、最富含營養素的食物。這種飲食法對我們而言是豐盛的，就跟在能夠取得動物食物時，珍愛它們的老祖宗們一樣的心態。不正當地使用作弊餐，會將我們的心態轉移為稀缺，並視垃圾食物為豐盛。這會妨礙我們為長遠、正面生活風格帶來改變，所付出的努力。在原先的飲食習慣和心態做出轉換，是相當困難的，但是，為健康做出正向的選擇，重點不在於剝奪我們享受的事物。重點在於，了解哪些食物能帶來健康基礎，並且頌讚這些食物。

從免疫學的角度來看，作弊餐也會帶來大災難。請記得，免疫系統具有記憶性，而如果我們不斷讓它回憶起那些具有刺激性的食物，它便無法完全冷靜下來。清淨肉食重置的重點便是，讓我們擁有足夠的時間來了解，不受刺激的良好感受，並隨著謹慎地重新納入各種食物，接著探索究竟是哪些食物在刺激我們。作弊餐完全小看了這項珍貴的自我實驗。隨著我們轉型到肉食飲食法，我會強烈建議：考慮進行四十五天到九十天的肉食重

置，來看看在重新納入作弊餐，弄濁一泓清水前，你的感受究竟能有多麼良好。

Q：動物食物中的持久性有機污染物（POPs）該怎麼辦？

如果我們食用草飼肉、脂肪和臟器的話，這就沒有好擔心的。

從 1970 年代起，POP 暴露已經下降了 95％，而我們今日主要的暴露來源，很有可能是去年夏天在沙灘上生的火堆。[註 21,22] 在我們比較草飼與穀飼肉類的討論中，也談論過，我們所食用的食物，會影響我們受暴露的戴奧辛，和許多其他有害化學物質等化合物。對動物來說，主要會暴露於戴奧辛的來源，便是加入於飼料中的焚化爐廢物（incinerator waste）（這項措施已被禁止），以及在飼育場接觸經五氯苯硫酚處理過的木材來餵食。[註 3] 草飼反芻動物不會暴露於這些污染源之下，也因此較不可能會含有高升的戴奧辛和其他毒素值。

戴奧辛只會在動物食物中發現這項概念，並不正確。在荷蘭、芬蘭和希臘等不同國家中，研究已經量測到，不同食物中含有不同的戴奧辛值，而許多植物產品也被發現含有相當高的數值。[註 23,24,25] 在植物和動物食物樣本中，含量似乎極為不一。

Q：生酮飲食對身體有害嗎？是否會提升皮質酮呢？

不會。

就跟我們在上一章討論過的一樣，研究已經呈現，生酮飲食會在粒線體層級上，降低氧化壓力，以及降低血壓，並且在腦部創傷的典範中，呈現保護神經的效果（neuroprotective）。[註 26,27,28,29] 許多研究已經發現，在短期的生酮適應、低碳水化合物飲食之後，皮質酮值不會增加，也不會活化交感神經系統（sympathetic nervous system）。[註 30,31] 反之，來自介入性實驗的證據顯示，碳水化合物可能會增加皮質酮值，並且透過下視丘－腦垂腺－腎上腺軸（hypothalamic-pituitary-adrenal axis）增大身體的壓力反應。[註 32] 好啦，現在你是不是換個角度來看待它了呢？

在肥胖個體身上，長達六個月的研究也已經發現，生酮飲食不會帶來負面後果。[註33] 它們也已被發現，在患有 PCOS 的婦女身上，能增進生育能力。[註34,35] 於血管功能上，在孩童進行兩年的生酮飲食之後，並沒有發現任何改變。[註36] 關於自律神經系統功能（autonomic nervous system）的研究中，也沒有發現任何心律變異（heart rate variability）──這是交感（「戰鬥或是逃跑」）神經系統活化的衡量措施。[註37]

儘管在進行生酮飲食時，甲狀腺血檢結果通常會出現變化，這種飲食法對荷爾蒙平衡有害的聲明，卻毫無根據。關於甲狀腺荷爾蒙的討論很快地就變得十分複雜，但且讓我快速地解釋一下。大部分的醫師檢視甲狀腺功能的檢驗項目是 TSH，或是促甲狀腺激素，這是腦垂腺前葉（anterior pituitary）分泌，傳送至甲狀腺，要求製造四碘甲狀腺素（thyroxine）──或稱 T4──的信號。它會被釋放到血流中，並轉換為三碘甲狀腺素（triiodothyronine）──或稱 T3──後者為甲狀腺荷爾蒙的最活躍型態。在進行生酮飲食時，TSH 通常不會有所改變，但 T3 可能會稍微降低，不過幾乎總是落在正常參考範圍（reference range）內。就跟胰島素的狀況類似，在生酮狀態時，我們對於甲狀腺荷爾蒙的組織敏感性似乎會有所增加，帶來數值較低的情況。這似乎並非一種病態的改變，而是反映了我們生理學上做出的適應。TSH 缺乏改變，在基礎代謝率（basal metabolic rate）上也未觀察到變化，指出了在該狀態下，甲狀腺功能整體上並無衰減的情形。[註38,39,40] 再者，研究已經顯示，低碳水化合物飲食，能夠改善自體免疫甲狀腺狀態，並且帶來各種抗甲狀腺抗體的減少。[註41] 在進行生酮肉食飲食法時，你的甲狀腺和其他荷爾蒙沒問題的啦！

重點：生酮飲食非常安全，也有充分證據顯示，它們在各方面都具有保護性。

Q：如果我是運動員，而且想進行肉食飲食的話，該怎麼辦？

有許多頂尖運動員運用稍加修整版本的肉食飲食法，並且得到了巨大的成功。其中包含了百英里超馬世界紀錄保持者札克·彼特（Zach Bitter），

以及 Kona 鐵人（Kona Iron Man）冠軍彼特・傑克伯斯（Pete Jacobs）。

　　關於耐力運動員（endurance athletes）進行生酮飲食的研究，指出這種飲食之道在表現上的優勢，並且呈現在六到八週的生酮適應期之後，肝醣儲存和補充率，會與那些進行碳水化合物為主飲食的運動員相當。[註 40, 42]

　　「與進行高碳水化合物飲食之高強度訓練、超級耐力運動員相比之下，長期的生酮適應，導致極端高的脂肪氧化率，而在 3 小時長跑後，肌肉肝醣運用和補充模式則相仿。」[註 43]

　　這些研究也顯示，適應生酮的運動員在費力時，更擅長使用脂肪作為燃料，這讓他們得以在長時間運動時，使用更有效率的代謝引擎。

　　基本上，像是短跑或是舉重這樣的爆發力活動，仰賴著肌酸和肝醣存量。在進行肉食飲食法時，能儲值我們的肌酸存量，而上述的研究也指出，在一段生酮適應期之後，肝醣儲存和補充，便會跟那些倚賴碳水化合物的運動員相當。應該要注意的一點是，許多用來治療癲癇症孩童的傳統生酮飲食，做出食用大量脂肪以及極低蛋白質的處方，脂肪比蛋白質，克比克比例約為 4：1。在這些極端案例中，蛋白質和碳水化合物限制之下，有可能會耗盡肌肉肝醣存量。但依照第十二章中所建議的，顯著提升蛋白質和較低脂肪的狀況下，這便不成問題。

　　在極長時間的有氧運動過後——例如馬拉松。或更長時間的運動——我們會需要在比賽期間和訓練中，補充燃料，好避免肝醣存量的完全耗盡。透過「乾淨」碳水化合物來源來補充，可能會是比較好的方式，例如葡萄糖（dextrose）或是蜂蜜，而非高度加工過的凝膠或是其他補給品。對於時長和強度不至於耗盡肝醣的運動，在訓練中補充碳水化合物則非必要，而在運動之後進行肉食飲食，便得以完全補充肝醣存量。

　　在一項為期十二週的研究中，將生酮飲食，與標準的高碳水化合物飲食相比較，在高強度持續或間歇性運動、最大心血管表現，或是心律變異中，並未發現任何差異。[註 37] 這代表了，即使在這段生酮適應期間，並未

觀察到進行生酮飲食，在高強度間歇性訓練或是最大努力之下，有任何表現下降的狀況。在這項研究當中，也沒有證據顯示對於交感神經系統的負面效果。

最近，在進行了長達十八個月的純第五級肉食飲食法之後，處於完全生酮狀態之下，我完成了人生中最困難的訓練之一、名副其實的「野蠻人訓練」。訓練內容包括背負 70 磅壺鈴，上下坡行走一英里、在柏油路上拖拉 120 磅重的雪橇，並且背負兩個 70 磅的壺鈴，並且在雙踝各綁上 10 磅加重物。不必多說，這項訓練極為殘酷，而我也受了極大的苦難。我花了一小時又五十三分鐘，才完成訓練，但我從未感到受心血管體適能或能量水平所限。我所感受到的限制僅在於，我 170 磅重的身軀，必須在這樣的距離下，背負體重兩倍的重量。通常，我不會進行這樣自虐的訓練，而偏好像是武術或是衝浪等著重力量、速度和柔軟度平衡的運動。

我在這裡要強調的重點是，若非肌肉中巨大的肝醣存量，我是無法完成這項訓練的。它也顯現了，在運動前、當中，或是之後，不倚靠碳水化合物的狀況下，長時間、高強度的運動是完全可能的。至於碳水化合物是否能使人獲得更大的力量，則尚未有定論。就如我們從先前的討論所得知的，若我們想要得到合成代謝的最大化，透過標靶方式，我們能以蛋白質來刺激 mTOR。只要我得到足夠的熱量，並在獲取「甜蜜擊球點」的同時，食用大量的脂肪。與我過去進行原始人飲食法，食用適量碳水化合物的時期相比，至今還沒注意到任何身體表現的下降，而從運動員的角度來看，整體感受也提升許多。是否選擇使用碳水化合物，端賴我們選擇的運動項目和目標，但我相信，只要給予身體適應生酮的時間，大部分的人都不會再需要碳水化合物。如果增進力量是我們的主要目標的話，增加每日進食頻率，來盡可能刺激 mTOR，會是一個相當明智的策略。

Q：要是在進行肉食飲食法時，我的症狀沒有改善，該怎麼辦？

檢查腸道。檢視其他可能因子。

肉食飲食法去除了所有的植物毒素，以及絕大多數可能傷害腸道的食

物,但有些人們在進行這項強大的生活風格改變之後,還是持續經歷過去的症狀。在這樣的案例中,我建議與醫師合作,更進一步地來檢視胃腸道中的情況,並考量其他可能引起發炎的原因,例如是否暴露於重金屬或是其他毒素之下。肉食飲食法是一種極為強大的工具,但若有顯著的毒素負擔,可能不足以去除腸道中致病的有機物。輔助療法或許能幫助你更快回歸理想健康。在很罕見的情況下,有些人們對牛肉、豬肉、雞肉,或是其他肉食飲食中食用的肉類,會有敏感的情形,而在這樣的案例中,移除你過於敏感的肉類,並且倚靠其他類型得動物食物,也許會有所幫助。

Q:在進行肉食飲食法時,我會需要益生菌嗎?

不需要。

對於大部分的人們來說,動物食物中富含膠原蛋白的結締組織,做為「動物纖維」,生成短鏈脂肪酸,已然足夠。在特定具有固有胃腸道問題的案例中,例如小腸菌叢過度增生的病例,益生菌或許會有所幫助。但對大部分的人們來說,並非必要。

康普茶(Kombucha)以及其他發酵飲料,對我們的牙齒來說不是很好,而其所保證的腸道健康改善不過只是空談。它們不過只是昂貴、充滿泡泡、酸酸的糖水罷了。錢省起來,買高品質的礦泉水吧。

Q:我需要發酵食物,才能獲得健康的腸道微生物基因組嗎?

不需要。

我們的老祖宗們似乎使用發酵,來去除植物食物的毒性。假如我們想要吃植物的話,將它們進行發酵,來分解像是異硫氰酸脂等的有害化合物,似乎不是個壞主意,但是發酵過程本身,似乎並不會為這些食物增加任何獨特的價值。主導多菌發酵的乳酸桿菌在環境中無所不在,我們也無時不刻暴露在它們之下。如果在檢驗腸道之後,發現我們缺乏這類小生物,很有可能是由於像是微生態失調(胃腸道中菌群失衡)或是腸道發炎等其他潛在因素,而食用發酵植物或其他發酵食物,則不太可能解決這樣的問題。

在發酵過程中所形成的酸類，也可有能對我們牙齒的琺瑯質產生相當的傷害，而許多傷害的案例，皆由過度攝取發酵食物而來。[註44] 許多發酵食物中也添加了辣椒屬（capsicum）（辣椒），研究已顯示，它會干擾腸道黏膜的完整性。

康普茶？算了吧。韓式泡菜？別提了。德國酸菜？比生甘藍菜還要好些，但仍舊只是生存不得已才吃的食物。

Q：長期進行肉食飲食法真的健康嗎？

是的，我相信是如此。

針對肉食飲食法，常見的一項批評便是：對於長期進行這種飲食方式的人們，現今尚無任何的研究。但事實上，這樣的研究是存在的唷！還記得我們跟因紐特人同居過的老朋友，維爾雅墨・史岱凡松嗎？當他從北極冒險歸來時，曾公開地談過他的經驗，難以克制關於所學的興奮之情。然而，當時醫學機構持懷疑態度，並且並不相信，他能夠只靠動物食物維生長達數年的時間，而不會發展出壞血病或是其他疾病。聽起來很熟悉，對吧？為了向懷疑人士證明他所說的都是真的，維爾雅墨和一名朋友同意了，在醫師觀察之下，於貝爾維醫院（Bellevue Hospital）住院一整年的時間，同時進行從鼻到尾肉食飲食法。當時他們沒有把這種飲食方式稱作第五級肉食飲食法，但基本上就是同一件事啊！其中包含了肌肉、肝臟、腎臟、腦、骨髓、鹽，以及脂肪！在 1930 年，出版了關於這項重大實驗的發現，猜猜看結果如何啊？

「在一年的尾聲，實驗對象精神清晰、身體活躍，並且在身體各系統中，並未呈現任何物理變化……並未發生維生素缺乏的情況……腎臟功能測驗並未揭示任何腎臟損傷的證據……臨床研究和實驗證據也未顯示任何長期純肉飲食的負面效應。」[註45]

很酷，對吧？關於從鼻到尾肉食飲食法，事實上真的有一項長期、控

制組的研究呢，而且還已經有九十年歷史了喲！是不是又是個捧麥的好時機啦？我是這麼認為的啦！

要是你好奇，當年這兩人在貝維爾醫院食用的微量營養素比例的話，它們其實長得跟我在第五級肉食飲食法所推薦的十分相像喔：每日 100-160 克蛋白質，搭配 170 克脂肪。這些傢伙們當年鐵定處於酮症狀態！

Q：女性們所進行的生酮肉食飲食法會有所不同嗎？

從荷爾蒙的觀點來看，男性和女性有所不同，但在生化層級來說，我們卻十分相似。在演化過程中，兩性也都暴露於相同的環境之下，並食用相同的食物，一同享受成功狩獵之後的犒賞。男性和女性可以採取相似的肉食飲食法。他們應該都要考慮該攝取多少蛋白質，才能支持除脂體重（lean body mass），並由脂肪取得剩餘的熱量，同時盡可能地納入越多臟器肉類越好。

許多先前引用過、顯示出生酮飲食安全性和效力的試驗，研究對象皆包含了男性和女性。其中數項針對女性族群所進行的研究，也顯示了相似的結果，以及特別在這個族群中，對於減重，生酮飲食之於低脂肪飲食的優越性。[註 46,47] 已知生酮飲食也能反轉多囊性卵巢症候群，以及女性中其他胰島素敏感性的疾病。[註 35] 對於女性來說，最主要的困境似乎在於，由於這類飲食的飽足效果，所帶來熱量限制的怠慢。如果你想要減重的話，這是件好事，但尋求維持體重或是增加肌肉的女性們，應該要注意，確保熱量的充分攝取。

在熱量赤字時，可能會發生月經失調的狀況，但若留意這個方面的問題，大部分的女性不應在生酮或是肉食飲食時，經歷到這樣不穩定的情況。

重點：不論是對於女性還是男性，肉食飲食法都極讚無比，而且對於非懷孕的婦女來說，在進行這種飲食方式時，也不需要任何特殊考量。請參見下一個關於懷孕和哺乳的問題。

Q：生酮肉食飲食法對懷孕、哺乳和孩童合適嗎？

我相信是的，沒錯。

針對這個問題，沒有任何正式的研究來應對，但在演化過程中，無數健康的受孕，都在酮症狀態與動物性為主的飲食下發生了。如果事實不是如此的話，像是因紐特、阿留申（Aleut）、蒙古，或是薩米（Sami）這些北方文明，又是如何在歷史上留存至今的呢？

在早期發展中，酮症在人體是非常常見的。大部分一歲大以前的嬰孩，主要時間都處於酮症狀態中，在幾小時不進食之後，很快地便轉換為脂肪性的代謝，並在血液中呈現酮體。[註48] 對於酮體能夠為直接轉換為膽固醇，並製造腦部和體內細胞膜的發現，展現出這些分子在嬰兒及孩童神經元快速發展時，所扮演的中心角色。[註49] 再一次地強調了這些分子在人類生物學中，所扮演之不可或缺的角色。研究也已經顯示，健康懷孕的女性，也往往處在酮症狀態下，與非懷孕狀態相比，體內的酮體顯著地提升了。[註50] 處於酮症狀態，對於母親和寶寶來說，似乎是全然安全的。

從鼻到尾的肉食飲食法，將為母親和成長中的孩童，提供所有健全發展所需的營養素。在懷孕和哺乳時，最主要的考量會是，確保我們得到足以驅動雙方引擎的熱量燃料。如果你想要在這些狀態之下進行肉食飲食，確保在飲食中納入許多高品質的脂肪，來提供你身體、發育中胚胎或是哺乳中嬰孩所需的能源。

對於孩童來說，往往會產生的問題便是，生酮或是肉食飲食限制成長的可能性。關於孩童使用生酮類飲食來控制第一型糖尿病的研究，至今尚未展現出發育延緩的證據，[註51] 但還需要更進一步的研究。回憶一下我們先前關於 mTOR 和 IGF-1 的討論，其中蛋白質和碳水化合物，都能為身體提供合成代謝的訊號。

重點：在歷史上，處於酮症狀態，對於懷孕中母親、嬰孩，以及幼童，是個常見的現象。從鼻到尾肉食飲食法含有所需的所有豐富營養素，足以讓我們富有生育力，並哺育健康的孩童。如果我們選擇在這些時期進行肉

食飲食，那麼獲得足夠應付懷孕和哺乳時提升的熱量需求，便是關鍵。

Q：進行肉食飲食真的很昂貴嗎？

當然不需要花大錢啦！

說到食物，品質當然很重要，而我也強烈相信，獲取最高品質的食物，是我們所能做到最棒的一筆長期投資。我也了解到，對某些人來說，經濟因素會是一大限制。從鼻到尾肉食飲食中，最棒的一點就是，肌肉肉類只是這個方程式中的一部分而已。許多屠夫都會免費提供你脂肪切塊，或是便宜賣給你富含營養素的臟器肉類，價格只有肋眼排的一小部分而已。當你的飲食大部分都源自這些食物，肉食飲食法也就變得更容易負擔了。使用牛絞肉或是燉牛肉，作為你主要的肌肉肉類來源，每天只需花十五美金（譯注：台幣 446.11 元，2022 年 6 月參考匯率），便可以進行完全草飼、從鼻到尾的肉食飲食法。還覺得這是個昂貴的飲食法嗎？

Q：保羅醫師是怎麼進行肉食飲食法的？

臉上帶著大大的笑容，一邊進行囉。

我在第五級的肉食飲食法討論中，已經描述了大部分的詳情。你最好相信，我真的是大專代表隊選手——我這可不是才出了一本書來說明嗎！我特別有意識地選擇了我熟識且信任的牧場，來取得完全草飼的肉、脂肪和內臟。白橡樹牧場和貝爾坎波都是很棒的範例，他們皆實施再生畜牧業，在盡可能以最健康的方式養育動物的同時，使土壤保持肥沃。使用這些手段，他們也得以達到「負碳排」，肥沃了土壤品質，並比起排放，固存更多溫室氣體。儘管比起傳統畜牧方式的肉類還要更加昂貴，我相信「用我的錢來投票」才是我所能做出最好的投資。

Q：保羅醫師怎麼運動？

運動時，我選擇在戶外，與大自然互動。這也代表了我大部分從事的運動，是衝浪、山岳滑雪、攀岩，以及偶爾，盡可能快速地奔跑上山。沒

有什麼比捕捉美麗的波浪，並感受到海洋在我身下律動，或是在白雪中飄浮下山，還要來得更美妙的了。從事這些活動，幫助我感受到與野外的連結，也提醒了我——即使我活在現代世界中——野外才是我的根源啊。

作為例外，儘管這不是在戶外，我還是會時不時與一些聖地牙哥的朋友們，進行武術或是壺鈴訓練。我也享受體重律動（bodyweight movement）、體操（受到伊多·波爾塔（Ido Portal，譯注：以色列訓練師）所啟發），或者甚至來點傳統的硬舉。

我的目標，是將身體盡可能維持強壯，並在人生大部分的時光中，用來作為經驗周遭世界、柔軟又敏捷的利器。

附錄

要在進行從鼻到尾肉食飲食法時,成為最屌版本的自己,你會需要下列工具。

再生牧場

喬治亞州白橡樹牧場:WhiteOakPastures.com

加州貝爾坎波(Belcampo):Belcampo.com

自然力肉品(Force of Nature Meats):ForceOfNatureMeats.com

喬伊斯牧場(Joyce Farms):Joyce-Farms.com

尋找你家附近供應高品質肉類的牧場

EatWild.com

血液檢查

■ 入門基本檢驗項目

全血細胞計數:包含白血球分類(Complete Blood Count w/Differential)

生化全項(Comprehensive Metabolic Panel)

麩胺轉酸酶(GGT)

血清鎂、磷(Serum Magnesium, Phosphorous)

高敏感性 C- 反應蛋白(hs-CRP)

空腹胰島素

C- 胜鏈胰島素

糖化血色素 A1c(儘管如書中所討論的,有些不準確)

果糖胺(Fructosamine)(譯注:原文拼音有誤,應為 Fructosamine)

血脂檢測（Lipid Panel）

鈣，總鈣（Total）與游離鈣（Ionized）

副甲狀腺素

同半胱胺酸

鐵檢測（Iron Panel）

甲狀腺檢測：游離和總三碘甲狀腺素／四碘甲狀腺素（T3/T4）、甲狀
腺刺激素（TSH）、逆位三碘甲狀腺素（reverse T3）、
抗甲狀腺球蛋白抗體（anti-thyroglobulin antibody）、抗
甲狀腺過氧化酶抗體（anti-thyroid peroxidase antibody）

尿酸

荷爾蒙：濾泡刺激素（FSH）／黃體化激素（LH）、游離／總睪固酮、
脫氫異雄固酮 - 硫酸（DHEA-S）、雌二醇、黃體酮、催乳激
素（Prolactin）、性荷爾蒙結合球蛋白（SHBG）、AM 皮質
酮（AM cortisol）

尿液分析（Urinalysis）

■ 更多進階檢驗項目

核磁共振（NMR）脂質檢測

空腹瘦體素

類胰島素生長因子（IGF-1）

花生四烯酸過氧化物（F2-Isoprostanes）／肌酸酐（Creatinine）比（尿液）

骨髓過氧化酶（Myeloperoxidase）

ADMA ／ SDMA 比（譯注：ADMA，非對稱性二甲基精氨酸，SDMA，
二甲基精氨酸）

8- 羥基 -2- 脫氧鳥苷（8 OH 2 Deoxy Guanosine）

脂質過氧化物（Lipid Peroxides）

穀胱甘肽（總量以及氧化／還原分離（fractionated））

24 小時唾液皮質醇曲線（24 Salivary Cortisol Curve）與皮質醇覺醒反

應（Cortisol Awakening Response）

糞便檢測：GI Map

A 多樣性分析：Onegevity（飲食建議有可能會不準確）

營養學檢測：Genova Nutreval

毒素：

大平原實驗室（Great Plains）：GPL TOX（非金屬）（有毒非金屬化學品測驗）

血清重金屬檢測（包括鉛、汞、砷、鎘（cadmium），和錫）

尿液重金屬

益生菌：

在進行肉食飲食時，我通常不會認為有使用益生菌的必要，但如果遭遇便秘或腹瀉的話，它們也許派得上用場。如果你想要服用益生菌，我會建議下列的菌株：鼠李糖乳桿菌（康萃樂，Culturelle）

羅伊氏乳桿菌 DSM 17938 以及羅伊氏乳桿菌 ATCC PTA 6475（寶乖亞健胃益生菌，Bio Gaia Gastrus）

布拉酵母菌（S. Boulardii）Lyo CNCM l 745 （Florastor）

一般「補給品」

骨粉：來自像是白橡樹牧場這種再生飼養牧場的

骨頭，或是傳統食物市集（Traditional Foods Market）的全骨鈣（Whole Bone Calcium）

膠原蛋白：Great Lakes 水解膠原蛋白（每日 1-2 勺）

可能會對稀糞有所幫助的補給品

脂酶

乾燥胰臟／膽囊

牛膽汁（在膽酸吸收不良的案例中，這可能會使稀糞狀況惡化）

蛋殼粉

資助 EAT- 刺胳針飲食方針的公司

（譯注：以下公司譯名皆採取台灣官方翻譯，若查無官方譯名，則保留品
　　牌原名）

貝克・麥堅時（Baker Mackenzie）

巴斯夫（BASF）

拜耳

波士頓顧問公司（BCG）

伯樂（Bohler）

嘉吉公司

塞馬克漁業（Cermaq）

正大集團（C.P Group）

達能集團（Danone）

勤業眾信（Deloitte）

帝斯曼（DSM）

杜邦（Dupont）

愛德曼公關（Edelman Financial）

贏創（Evonik）

奇華頓（Givaudan）

谷歌（Google）

宜家家居（Ikea）

國際香精香料公司（IFF）

國際電信電話株式會社（KDD）

家樂氏

雀巢

奧蘭國際（Olam）

百事公司

Protix

Quantis

Sigma

Sonae

斯道拉恩索公司（Stora Enso）

Symrise

先正達

聯合利華（Unilever）

雅苒（YARA）

水

FindASpring.com

逆滲透濾水器能夠去除氟化物和其他污染物質，但過濾後的水應要經過再礦化（remineralized）。

參考文獻

第一章

1. Zink, K. D., & Lieberman, D. E. (2016). Impact of meat and lower palaeolithic food processing techniques on chewing in humans. Nature, 531(7595), 500-503. doi:10.1038/nature16990

2. Nowell, A., & Davidson, I. (2011). Stone tools and the evolution of human cognition. Boulder, CO: University Press of Colorado.

3. Grine, F. E., Fleagle, J. G., & Leakey, R. E. (2009). The first humans: Origin and early evolution of the genus Homo. Berlin, Germany: Springer Science & Business Media.

4. Domínguez-Rodrigo, M. (2002). Hunting and scavenging by early humans: The state of the debate. Journal of world prehistory, 16(1), 1-54. doi:10.1023/A:1014507129795

5. Blasco, R., Rosell, J., Arilla, M., Margalida, A., Villalba, D., Gopher, A., & Barkai, R. (2019). Bone marrow storage and delayed consumption at middle pleistocene qesem cave, Israel (420 to 200 ka). Science Advances, 5(10), eaav9822. doi:10.1126/sciadv.aav9822

6. Arnold, D. C. (1961). Possible origin of the use of fire by early man. Nature, 192(4809), 1318-1318. doi:10.1038/1921318a0

7. Milton, K. (2003). The critical role played by animal source foods in human (Homo) evolution. The Journal of Nutrition, 133(11), 3886S-3892S. doi:10.1093/jn/133.11.3886s

8. Balter, V., Braga, J., Télouk, P., & Thackeray, J. F. (2012). Evidence for dietary change but not landscape use in South African early Hominins. Nature, 489(7417), 558-560. doi:10.1038/nature11349

9. Cordain, L., Miller, J. B., Eaton, S. B., Mann, N., Holt, S. H., & Speth, J. D. (2000). Plant-animal subsistence ratios and macronutrient energy estimations in worldwide hunter-gatherer diets. The American Journal of Clinical Nutrition, 71(3), 682-692. doi:10.1093/ajcn/71.3.682

10. Mann, N. (2007). Meat in the human diet: An anthropological perspective. Nutrition & Dietetics, 64(s4 The Role of), S102-S107. doi:10.1111/j.1747-0080.2007.00194.x

11. Stefánsson, V. (2018). The home life of stone age man. In the fat of the land. (pp. 48)

12. Speth, J. D. (2010). The paleoanthropology and archaeology of big-game hunting: Protein, fat, or politics? Berlin, Germany: Springer Science & Business Media.

13. Ingold, T., & Lee, R. B. (1981). The !kung san: Men, women and work in a foraging society. Man, 16(1), 153. doi:10.2307/2801993

14. Rockwell, D. (2003). Giving voice to bear: North American Indian myths, rituals, and images of the bear. Roberts Rinehart.

15. Tindale, N. B. 1972. The Pitjandjara. In Bicchieri, M. G. (ed.), Hunters and gatherers today: A socioeconomic study of eleven such cultures in the twentieth century, 217-268. New York: Holt, Rinehart and Winston

16. Speth, J. D., & Spielmann, K. A. (1983). Energy source, protein metabolism, and hunter-gatherer subsistence strategies. Journal of Anthropological Archaeology, 2(1), 1-31. doi:10.1016/0278-4165(83)90006-5

17. Bilsborough, S., & Mann, N. (2006). A review of issues of dietary protein intake in humans. International Journal of Sport Nutrition and 5xercise Metabolism, 16(2), 129-152. doi:10.1123/ijsnem.16.2.129

18. Beasley, D. E., Koltz, A. M., Lambert, J. E., Fierer, N., & Dunn, R. R. (2015). The evolution of stomach acidity and its relevance to the human microbiome. PLOS ON5, 10(7), e0134116. doi:10.1371/journal.pone.0134116

19. Fohl, A. L., & Regal, R. E. (2011). Proton pump inhibitor-associated pneumonia: Not a breath of fresh air after all? World Journal of Gastrointestinal Pharmacology and Therapeutics, 2(3), 17. doi:10.4292/wjgpt.v2.i3.17

20. Jordakieva, G., Kundi, M., Untersmayr, E., Pali-Schöll, I., Reichardt, B., & Jensen-Jarolim, E. (2019). Country-wide medical records infer increased allergy risk of gastric acid inhibition. Nature

Communications, 10(1). doi:10.1038/s41467-019-10914-6

21. Aiello, L. C. (1997). Brains and guts in human evolution: The expensive tissue hypothesis. Brazilian Journal of Genetics, 20(1), 141-148. doi:10.1590/s0100-84551997000100023

22. Perry, G. H., Kistler, L., Kelaita, M. A., & Sams, A. J. (2015). Insights into hominin phenotypic and dietary evolution from ancient DNA sequence data. Journal of Human 5volution, 79, 55-63. doi:10.1016/j.jhevol.2014.10.018

23. Rogers, A. R., Bohlender, R. J., & Huff, C. D. (2017). Early history of Neanderthals and Denisovans. Proceedings of the National Academy of Sciences, 114(37), 9859-9863. doi:10.1073/ pnas.1706426114

24. Ben-dor, M. (2018). The causal association between megafaunal extinction and Neandertal extinction in Western 5urope – Application of the obligatory dietary fat bioenergetic model (Unpublished doctoral dissertation). Tel Aviv University, Tel Aviv, Israel.

25. Innis, S. M. (2008). Dietary omega 3 fatty acids and the developing brain. Brain Research, 1237, 35-43. doi:10.1016/j.brainres.2008.08.078

26. Coletta, J. M., Bell, S. J., & Roman, A. S. (2010). Omega-3 fatty acids and pregnancy. Reviews in obstetrics & gynecology, 3(4), 163–171.

27. Dyall, S. C. (2015). Long-chain omega-3 fatty acids and the brain: a review of the independent and shared effects of EPA, DPA and DHA. Frontiers in Aging Neuroscience, 7. doi:10.3389/fnagi.2015.00052

28. Kuhn, J. E. (2016). Throwing, the shoulder, and human evolution. Am J Orthop (Belle Mead NJ), 45(3), 110-114. Retrieved from https://www.ncbi.nlm.nih.gov/pubmed/26991561

29. Bramble, D. M., & Lieberman, D. E. (2004). Endurance running and the evolution of Homo. Nature, 432(7015), 345-352. doi:10.1038/nature03052

30. Holowka, N. B., & Lieberman, D. E. (2018). Rethinking the evolution of the human foot: insights from experimental research. The Journal of 5xperimental Biology, 221(17), jeb174425. doi:10.1242/jeb.174425

31. Kobayashi, H., & Kohshima, S. (2001). Unique morphology of the human eye and its adaptive meaning: comparative studies on external morphology of the primate eye. Journal of Human 5volution, 40(5), 419-435. doi:10.1006/jhev.2001.0468

第二章

1. Diamond, J. M. (1987). The worst mistake in the history of the human race (pp. 64-66). New York City, NY: Discover Magazine.

2. Gurven, M., & Kaplan, H. (2007). Longevity among hunter- gatherers: A cross-cultural examina- tion. Population and Development Review, 33(2), 321-365. doi:10.1111/j.1728-4457.2007.00171.x

3. Araújo, J., Cai, J., & Stevens, J. (2019). Prevalence of optimal metabolic health in american adults: National health and nutrition examination survey 2009–2016. Metabolic Syndrome and Related Disorders, 17(1), 46-52. doi:10.1089/met.2018.0105

4. Depression. (2019, December 4). Retrieved from https://www.who.int/news-room/fact-sheets/detail/depression

5. Cordain, L., Eaton, S., Miller, J. B., Mann, N., & Hill, K. (2002). The paradoxical nature of hunter-gatherer diets: meat-based, yet non-atherogenic. European Journal of Clinical Nutrition, 56(S1), S42-S52. doi:10.1038/ sj.ejcn.1601353

6. Cordain, L., Miller, J. B., Eaton, S. B., Mann, N., Holt, S. H., & Speth, J. D. (2000). Plant-animal subsistence ratios and macronutrient energy estimations in worldwide hunter-gatherer diets. The American Journal of Clinical Nutrition, 71(3), 682-692. doi:10.1093/ajcn/71.3.682

7. Pontzer, H., Wood, B. M., & Raichlen, D. A. (2018). Hunter-gatherers as models in public health. Obesity Reviews, 19, 24-35. doi:10.1111/obr.12785

8. Kaplan, H., Thompson, R. C., Trumble, B. C., Wann, L. S., Allam, A. H., Beheim, B., ... Thomas, G. S. (2017). Coronary atherosclerosis in indigenous South American Tsimane: a cross-sectional cohort study. The Lancet, 389(10080), 1730-1739. doi:10.1016/s0140-6736(17)30752-3

9. Goodman, A. and Armelagos, G. (1985) Disease and death at Dr. Dickson's Mounds. Natural History

Magazine, 94, 12-18.

10. Latham, K. J. (2013). Human health and the neolithic revolution: an Overview of impacts of the agricultural transition on oral health, epidemiology, and the human body. Nebraska Anthropologist, 28, 95-102.

11. Grasgruber, P., Sebera, M., Hrazdíra, E., Cacek, J., & Kalina, T. (2016). Major correlates of male height: A study of 105 countries. 5conomics & Human Biology, 21, 172–195. doi: 10.1016/j.ehb.2016.01.005

12. Perkins, J. M., Subramanian, S., Davey Smith, G., & Özaltin, E. (2016). Adult height, nutrition, and population health. Nutrition Reviews, 74(3), 149-165. doi:10.1093/nutrit/nuv105

13. Conference on Paleopathology and Socioeconomic Change at the Origins of Agriculture, Cohen, M. N., Armelagos, G. J., Wenner-Gren Foundation for Anthropological Research., & State University of New York College at Plattsburgh. (1984). Paleopathology at the origins of agriculture. New York: Academic Press.

14. Price, W. A., & Price-Pottenger Nutrition Foundation. (2003). Nutrition and physical degeneration. (pp. 124-126, 253) La Mesa, CA: Price-Pottenger Nutrition Foundation.

15. Stefansson, V. (1935, November). Adventures in diet (part I). Harper's Magazine.

第三章

1. Mithöfer, A., & Maffei, M. E. (2017). General mechanisms of plant defense and plant toxins. Plant Toxins, 3-24. doi:10.1007/978-94-007-6464-4_21

2. Ames, B. N., Profet, M., & Gold, L. S. (1990). Dietary pesticides (99.99% all natural). Proceedings of the National Academy of Sciences of the United States of America, 87(19), 7777–7781. doi:10.1073/pnas.87.19.7777

3. Van Kranendonk, M. J., Deamer, D. W., & Djokic, T. (2017, August). Life on earth came from a hot volcanic pool, not the sea, new evidence suggests. Scientific American, 27(3). Retrieved from https://www.scientificamerican.com/article/life-on-earth-came-from-a-hot-volcanic-pool-not-the-sea-new-evidence-suggests/

4. Damer, B., & Deamer, D. (2015). Coupled phases and combinatorial selection in fluctuating hydrothermal pools: A scenario to guide experimental approaches to the origin of cellular life. Life, 5(1), 872-887. doi:10.3390/life5010872

5. Young, J., Dragsted L.O.*, Haraldsdóttir, J., Daneshvar, B., Kall, M., Loft, S., ... Sandström, B. (2002). Green tea e[tract only affects markers of o[idative status postprandially: lasting antio[idant effect of flavo- noid-free diet. British Journal of Nutrition, 87(4), 343-355. doi:10.1079/bjnbjn2002523

6. Crane, T. E., Kubota, C., West, J. L., Kroggel, M. A., Wertheim, B. C., & Thomson, C. A. (2011). Increasing the vegetable intake dose is associated with a rise in plasma carotenoids without modifying oxidative stress or inflammation in overweight or obese postmenopausal women. The Journal of Nutrition, 141(10), 1827- 1833. doi:10.3945/jn.111.139659

7. Møller, P., Vogel, U., Pedersen, A., Dragsted, L. O., Sandström, B., & Loft, S. (2003). No effect of 600 grams fruit and vegetables per day on oxidative dna damage and repair in healthy nonsmokers. Cancer 5pidemiology, Biomarkers & Prevention, 12, 1016-1022.

8. Peluso, I., Raguzzini, A., Catasta, G., Cammisotto, V., Perrone, A., Tomino, C., ... Serafini, M. (2018). Effects of high consumption of vegetables on clinical, immunological, and antioxidant mark- ers in subjects at risk of cardiovascular diseases. Oxidative Medicine and Cellular Longevity, 2018, 1-9. doi:10.1155/2018/5417165

9. Bjelakovic, G., Nikolova, D., Gluud, L. L., Simonetti, R. G., & Gluud, C. (2008). Antioxidant supplements for prevention of mortality in healthy participants and patients with various diseases. Cochrane Database of Systematic Reviews. doi:10.1002/14651858.cd007176

10. Vivekananthan, D. P., Penn, M. S., Sapp, S. K., Hsu, A., & Topol, E. J. (2003). Use of antioxidant vitamins for the prevention of cardiovascular disease: meta-analysis of randomised trials. The Lancet, 361(9374), 2017-2023. doi:10.1016/s0140-6736(03)13637-9

11. Liguori, I., Russo, G., Curcio, F., Bulli, G., Aran, L., Della-Morte, D., ... Abete, P. (2018). Oxidative stress, aging, and diseases. Clinical interventions in aging, 13, 757–772. doi:10.2147/CIA.S158513

12. Wild Herbivores Cope with Plant Toxins. (n.d.). Retrieved from https://www.webpages.uidaho.edu/range556/appl_behave/projects/toxins-wildlife.htm
13. Mithöfer, A., & Maffei, M. E. (2017). General mechanisms of plant defense and plant toxins. Plant Toxins, 3-24. doi:10.1007/978-94-007-6464-4_21
14. Wöll, S., Kim, S. H., Greten, H. J., & Efferth, T. (2013). Animal plant warfare and secondary metabolite evolution. Natural Products and Bioprospecting, 3(1), 1-7. doi:10.1007/s13659-013-0004-0
15. Van Ohlen, M., Herfurth, A., & Wittstock, U. (2017). Herbivore adaptations to plant cyanide de- fenses. Herbivores. doi:10.5772/66277
16. Laycock, W. A. (1978). Coevolution of poisonous plants and large herbivores on rangelands. Journal of Range Management, 31(5), 335. doi:10.2307/3897355
17. Freeland, W. J., & Janzen, D. H. (1974). Strategies in herbivory by mammals: The role of plant secondary compounds. The American Naturalist, 108(961), 269-289. doi:10.1086/282907
18. Pfister, J. (1999). Behavioral strategies for coping with poisonous plants. Bulletin, 45.

第四章

1. Ishidate, M., Harnois, M., & Sofuni, T. (1988). A comparative analysis of data on the clastogenicity of 951 chemical substances tested in mammalian cell cultures. Mutation Research/Reviews in Genetic Toxicology, 195(2), 151-213. doi:10.1016/0165-1110(88)90023-1
2. Randerath, K., Randerath, E., Agrawal, H. P., Gupta, R. C., Schurdak, M. E., & Reddy, M. V. (1985). Postlabeling methods for carcinogen-DNA adduct analysis. 5nvironmental Health Perspectives, 62, 57. doi:10.2307/3430093
3. Kassie, F., Parzefall, W., Musk, S., Johnson, I., Lamprecht, G., Sontag, G., & Knasmüller, S. (1996). Genotoxic effects of crude juices from Brassica vegetables and juices and extracts from phytopharmaceutical preparations and spices of cruciferous plants origin in bacterial and mammalian cells. Chemico-Biological Interactions, 102(1), 1-16. doi:10.1016/0009-2797(96)03728-3
4. Baasanjav-Gerber, C., Hollnagel, H. M., Brauchmann, J., Iori, R., & Glatt, H. (2010). Detection of genotoxicants in Brassicales using endogenous DNA as a surrogate target and adducts determined by 32P-postlabelling as an experimental end point. Mutagenesis, 26(3), 407-413. doi:10.1093/mutage/geq108
5. Latté, K. P., Appel, K., & Lampen, A. (2011). Health benefits and possible risks of broccoli – An over- view. Food and Chemical Toxicology, 49(12), 3287-3309. doi:10.1016/j.fct.2011.08.019
6. Soca a, K., Nieoczym, D., Kowalczuk-Vasilev, E., Wyska, E., & Wla , P. (2017). Increased seizure susceptibility and other toxicity symptoms following acute sulforaphane treatment in mice. Toxicology and Applied Pharmacology, 326, 43-53. doi:10.1016/j.taap.2017.04.010
7. Smith, T. K., Mithen, R., & Johnson, I. T. (2003). Effects of Brassica vegetable juice on the induction of apoptosis and aberrant crypt foci in rat colonic mucosal crypts in vivo. Carcinogenesis, 24(3), 491-495. doi:10.1093/carcin/24.3.491
8. Lynn, A., Collins, A., Fuller, Z., Hillman, K., & Ratcliffe, B. (2006). Cruciferous vegetables and colo-rectal cancer. Proceedings of the Nutrition Society, 65(1), 135-144. doi:10.1079/pns2005486
9. Baasanjav-Gerber, C., Hollnagel, H. M., Brauchmann, J., Iori, R., & Glatt, H. (2010). Detection of genotoxicants in Brassicales using endogenous DNA as a surrogate target and adducts determined by 32P-postlabelling as an experimental end point. Mutagenesis, 26(3), 407-413. doi:10.1093/mutage/geq108
10. Lynn, A., Fuller, Z., Collins, A. R., & Ratcliffe, B. (2015). Comparison of the effect of raw and blanched-frozen broccoli on DNA damage in colonocytes. Cell Biochemistry and Function, 33(5), 266-276. doi:10.1002/cbf.3106
11. Heres-Pulido, M. E., Dueñas-García, I., Castañeda-Partida, L., Santos-Cruz, L. F., Vega-Contreras, V., Rebollar-Vega, R., ... Durán-Díaz, Á. (2010). Genotoxicity studies of organically grown broccoli (Brassica oleracea var. italica) and its interactions with urethane, methyl methanesulfonate and 4-nitroquinoline-1-ox- ide genotoxicity in the wing spot test of Drosophila melanogaster. Food and Chemical Toxicology, 48(1), 120- 128. doi:10.1016/j.fct.2009.09.027

12. Basu, A. (2018). DNA damage, mutagenesis and cancer. International Journal of Molecular Sciences, 19(4), 970. doi:10.3390/ijms19040970

13. Sharma, R., Sharma, A., Chaudhary, P., Pearce, V., Vatsyayan, R., Singh, S. V., ... Awasthi, Y. C. (2010). Role of lipid peroxidation in cellular responses to d,l-sulforaphane, a promising cancer chemopreventive agent. Biochemistry, 49(14), 3191-3202. doi:10.1021/bi100104e

14. Bajaj, J. K., Salwan, P., & Salwan, S. (2016). Various possible toxicants involved in thyroid dysfunction: A review. Journal of Clinical and Diagnostic Research. doi:10.7860/jcdr/2016/15195.7092

15. Felker, P., Bunch, R., & Leung, A. M. (2016). Concentrations of thiocyanate and goitrin in human plasma, their precursor concentrations in brassica vegetables, and associated potential risk for hypothyroidism. Nutrition Reviews, 74(4), 248-258. doi:10.1093/nutrit/nuv110

16. Eastman, C. J., & Zimmermann, M. B. (2018). The iodine deficiency disorders. 5ndotext }Internet]. Retrieved from www.endotext.org

17. Lamberg, B. (1991). Endemic goitre—iodine deficiency disorders. Annals of Medicine, 23(4), 367-372. doi:10.3109/07853899109148075

18. Truong, T., Baron-Dubourdieu, D., Rougier, Y., & Guénel, P. (2010). Role of dietary iodine and cruciferous vegetables in thyroid cancer: a countrywide case–control study in New Caledonia. Cancer Causes & Control, 21(8), 1183-1192. doi:10.1007/s10552-010-9545-2

19. Chandra, A. K., & De, N. (2010). Goitrogenic/antithyroidal potential of green tea extract in relation to catechin in rats. Food and Chemical Toxicology, 48(8-9), 2304-2311. doi:10.1016/j.fct.2010.05.064

20. Chandra, A. K., & De, N. (2012). Catechin induced modulation in the activities of thyroid hormone synthe- sizing enzymes leading to hypothyroidism. Molecular and Cellular Biochemistry, 374(1-2), 37-48. doi:10.1007/ s11010-012-1503-8

21. Patel, Satish & Nag, Mukesh Kumar & Daharwal, S.J. & Rawat Singh, Manju & Singh, Deependra. (2013). Plant toxins: An overview. Research J. Pharmacology and Pharmacodynamics. 5. 283-288.

22. National Research Council. 1973. Toxicants occurring naturally in foods. Washington, DC: The National Academies Press. https://doi.org/10.17226/21278.

23. Van Ohlen, M., Herfurth, A., & Wittstock, U. (2017). Herbivore adaptations to plant cyanide de- fenses. Herbivores. doi:10.5772/66277

24. Bongiovanni, A. M. (1974). Endemic goitre and cassava. The Lancet, 304(7889), 1143. doi:10.1016/ s0140-6736(74)90906-4

25. Mlingi, N. L., Bokanga, M., Kavishe, F. P., Gebre-Medhin, M., & Rosling, H. (1996). Milling reduces the goitrogenic potential of cassava. International Journal of Food Sciences and Nutrition, 47(6), 445-454. doi:10.3109/09637489609031873

26. Akindahunsi, A. A., Grissom, F. E., Adewusi, S. R., Afolabi, O. A., Torimiro, S. E., & Oke, O. L. (1998). Parameters of thyroid function in the endemic goitre of Akungba and Oke-Agbe villages of Akoko area of southwestern Nigeria. Afr J Med Med Sci, 27(3-4), 239-242.

27. Jiang, X., Liu, Y., Ma, L., Ji, R., Qu, Y., Xin, Y., & Lv, G. (2018). Chemopreventive activity of sulfora- phane. Drug design, development and therapy, 12, 2905–2913. doi:10.2147/DDDT.S100534

28. De Figueiredo, S., Binda, N., Nogueira-Machado, J., Vieira-Filho, S., & Caligiorne, R. (2015). The antioxidant properties of organosulfur compounds (sulforaphane). Recent Patents on 5ndocrine, Metabolic & Immune Drug Discovery, 9(1), 24-39. doi:10.2174/1872214809666150505164138

29. Wong, C. P., Hsu, A., Buchanan, A., Palomera-Sanchez, Z., Beaver, L. M., Houseman, E. A., ... Ho, E. (2014). Effects of sulforaphane and 3,3'-diindolylmethane on genome-wide promoter methylation in normal prostate epithelial cells and prostate cancer cells. PLoS ON5, 9(1), e86787. doi:10.1371/journal.pone.0086787

30. Glaser, J., & Holzgrabe, U. (2016). Focus on PAINS: false friends in the quest for selective anti-protozoal lead structures from Nature? MedChemComm, 7(2), 214-223. doi:10.1039/c5md00481k

31. Ferreira de Oliveira, J. M., Costa, M., Pedrosa, T., Pinto, P., Remédios, C., Oliveira, H., ... Santos, C. (2014). Sulforaphane induces oxidative stress and death by p53-independent mechanism: Implication of impaired glutathione recycling. PLoS ON5, 9(3), e92980. doi:10.1371/journal.pone.0092980

32. Zhao, S., Ghosh, A., Lo, C., Chenier, I., Scholey, J. W., Filep, J. G., ... Chan, J. S. (2017). NRF2 Deficiency upregulates intrarenal angiotensin-converting enzyme-2 and angiotensin 1-7 receptor expression and attenuates hypertension and nephropathy in diabetic mice. 5ndocrinology, 159(2), 836-852. doi:10.1210/en.2017-00752

33. Simmons, S. O., Fan, C., Yeoman, K., Wakefield, J., & Ramabhadran, R. (2011). NRF2 o[ida- tive stress induced by heavy metals is cell type dependent. Current Chemical Genomics, 5, 1-12. doi:10.2174/1875397301105010001

34. Müller, T., & Hengstermann, A. (2012). NRF2: Friend and foe in preventing cigarette smoking-dependent lung disease. Chemical Research in Toxicology, 25(9), 1805-1824. doi:10.1021/tx300145n

35. Jadeja, R. N., Upadhyay, K. K., Devkar, R. V., & Khurana, S. (2016). Naturally occurring NRF2 ac- tivators: potential in treatment of liver injury. Oxidative Medicine and Cellular Longevity, 2016, 1-13. doi:10.1155/2016/3453926

36. Varady, J., Gessner, D. K., Most, E., Eder, K., & Ringseis, R. (2012). Dietary moderately oxidized oil activates the NRF2 signaling pathway in the liver of pigs. Lipids in Health and Disease, 11(1), 31. doi:10.1186/1476-511x-11-31

37. Crane, T. E., Kubota, C., West, J. L., Kroggel, M. A., Wertheim, B. C., & Thomson, C. A. (2011). Increasing the vegetable intake dose Is associated with a rise in plasma carotenoids without modifying oxidative stress or inflammation in overweight or obese postmenopausal women. The Journal of Nutrition, 141(10), 1827- 1833. doi:10.3945/jn.111.139659

38. Møller, P., Vogel, U., Pedersen, A., Dragsted, L. O., Sandström, B., & Loft, S. (2003). No effect of 600 grams fruit and vegetables per day on oxidative dna damage and repair in healthy nonsmokers. Cancer 5pidemiology, Biomarkers & Prevention, 12, 1016-1022.

39. Peluso, I., Raguzzini, A., Catasta, G., Cammisotto, V., Perrone, A., Tomino, C., ... Serafini, M. (2018). Effects of high consumption of vegetables on clinical, immunological, and antioxidant mark- ers in subjects at risk of cardiovascular diseases. Oxidative Medicine and Cellular Longevity, 2018, 1-9. doi:10.1155/2018/5417165

40. Young, J., Dragsted L.O.*, Haraldsdóttir, J., Daneshvar, B., Kall, M., Loft, S., ... Sandström, B. (2002). Green tea e[tract only affects markers of o[idative status postprandially: lasting antio[idant effect of flavo- noid-free diet. British Journal of Nutrition, 87(4), 343-355. doi:10.1079/bjnbjn2002523

41. Kumsta, C., Chang, J. T., Schmalz, J., & Hansen, M. (2017). Hormetic heat stress and HSF-1 induce au- tophagy to improve survival and proteostasis in C. elegans. Nature Communications, 8(1). doi:10.1038/ncomms14337

42. Ohtsuka, Y., Yabunaka, N., Fujisawa, H., Watanabe, I., & Agishi, Y. (1994). Effect of thermal stress on glutathione metabolism in human erythrocytes. 5uropean Journal of Applied Physiology and Occupational Physiology, 68(1), 87-91. doi:10.1007/bf00599247

43. Siems, W. G., Van Kuijk, F. J., Maass, R., & Brenke, R. (1994). Uric acid and glutathione levels during short-term whole body cold exposure. Free Radical Biology and Medicine, 16(3), 299-305. doi:10.1016/0891-5849(94)90030-2

44. Duthie, S. J., Duthie, G. G., Russell, W. R., Kyle, J. A., Macdiarmid, J. I., Rungapamestry, V., ...Bestwick, C. S. (2017). Effect of increasing fruit and vegetable intake by dietary intervention on nutritional biomarkers and attitudes to dietary change: a randomised trial. European Journal of Nutrition, 57(5), 1855- 1872. doi:10.1007/s00394-017-1469-0

45. Palani, K., Harbaum-Piayda, B., Meske, D., Keppler, J. K., Bockelmann, W., Heller, K. J., & Schwarz, K. (2016). Influence of fermentation on glucosinolates and glucobrassicin degradation products in sauer- kraut. Food Chemistry, 190, 755-762. doi:10.1016/j.foodchem.2015.06.012

46. Albertini, B., Schoubben, A., Guarnaccia, D., Pinelli, F., Della Vecchia, M., Ricci, M., ... Blasi, P. (2015). Effect of Fermentation and Drying on Cocoa Polyphenols. Journal of Agricultural and Food Chemistry, 63(45), 9948-9953. doi:10.1021/acs.jafc.5b01062

第五章

1. Bellavia, A., Larsson, S. C., Bottai, M., Wolk, A., & Orsini, N. (2013). Fruit and vegetable consumption and all-cause mortality: a dose-response analysis. The American Journal of Clinical Nutrition, 98(2), 454-459. doi:10.3945/ajcn.112.056119

2. Crane, T. E., Kubota, C., West, J. L., Kroggel, M. A., Wertheim, B. C., & Thomson, C. A. (2011). Increasing the vegetable intake dose is associated with a rise in plasma carotenoids without modifying oxidative stress or inflammation in overweight or obese postmenopausal women. The Journal of Nutrition, 141(10), 1827- 1833. doi:10.3945/jn.111.139659

3. Møller, P., Vogel, U., Pedersen, A., Dragsted, L. O., Sandström, B., & Loft, S. (2003). No effect of 600 grams fruit and vegetables per day on oxidative dna damage and repair in healthy nonsmokers. Cancer 5pidemiology, Biomarkers & Prevention, 12, 1016-1022.

4. Peluso, I., Raguzzini, A., Catasta, G., Cammisotto, V., Perrone, A., Tomino, C., ... Serafini, M. (2018). Effects of high consumption of vegetables on clinical, immunological, and antioxidant mark- ers in subjects at risk of cardiovascular diseases. Oxidative Medicine and Cellular Longevity, 2018, 1-9. doi:10.1155/2018/5417165

5. Young, J., Dragsted L.O.*, Haraldsdóttir, J., Daneshvar, B., Kall, M., Loft, S., ... Sandström, B. (2002). Green tea e[tract only affects markers of o[idative status postprandially: lasting antio[idant effect of flavo- noid-free diet. British Journal of Nutrition, 87(4), 343-355. doi:10.1079/bjnbjn2002523

6. Lee, J. E., McLerran, D. F., Rolland, B., Chen, Y., Grant, E. J., Vedanthan, R., ... Sinha, R. (2013). Meat in- take and cause-specific mortality: a pooled analysis of Asian prospective cohort studies. The American Journal of Clinical Nutrition, 98(4), 1032-1041. doi:10.3945/ajcn.113.062638

7. Sauvaget, C., Nagano, J., Hayashi, M., & Yamada, M. (2004). Animal protein, animal fat, and choles- terol intakes and risk of cerebral infarction mortality in the adult health study. Stroke, 35(7), 1531-1537. doi:10.1161/01.str.0000130426.52064.09

8. Shrank, W. H., Patrick, A. R., & Alan Brookhart, M. (2011). Healthy user and related biases in observational studies of preventive interventions: A primer for physicians. Journal of General Internal Medicine, 26(5), 546- 550. doi:10.1007/s11606-010-1609-1

9. Appleby, P. N., Key, T. J., Thorogood, M., Burr, M. L., & Mann, J. (2002). Mortality in British vegetari- ans. Public Health Nutrition, 5(1), 29-36. doi:10.1079/phn2001248

10. Burgos-Morón, E., Calderón-Montaño, J. M., Salvador, J., Robles, A., & López-Lázaro M, M. (2010). The dark side of curcumin. Int J Cancer, 126(7), 1771-1775. doi: 10.1002/ijc.24967

11. Hewlings, S., & Kalman, D. (2017). Curcumin: A review of its effects on human health. Foods, 6(10), 92. doi:10.3390/foods6100092

12. Fang, J., Lu, J., & Holmgren, A. (2005). Thioredo[in reductase is irreversibly modified by curcumin. Journal of Biological Chemistry, 280(26), 25284-25290. doi:10.1074/jbc.m414645200

13. Collins, H. M., Abdelghany, M. K., Messmer, M., Yue, B., Deeves, S. E., Kindle, K. B., ... Heery, D. M. (2013). Differential effects of garcinol and curcumin on histone and p53 modifications in tumour cells. BMC Cancer, 13(1). doi:10.1186/1471-2407-13-37

14. Hallman, K., Aleck, K., Dwyer, B., Lloyd, V., Quigley, M., Sitto, N., ... Dinda, S. (2017). The effects of turmeric (curcumin) on tumor suppressor protein (p53) and estrogen receptor (ERa) in breast cancer cells. Breast Cancer: Targets and Therapy, Volume 9, 153-161. doi:10.2147/bctt.s125783

15. Singh, J., Dubey, R. K., & Atal, C. K. (1986). Piperine-mediated inhibition of glucuronidation activity in iso- lated epithelial cells of the guinea-pig small intestine: evidence that piperine lowers the endogeneous UDP- glucuronic acid content. J Pharmacol 5xp Ther, 236(2), 488-493. Retrieved from http://jpet. aspetjournals. org/content/236/2/488.long

16. Bjelakovic, G., Nikolova, D., Gluud, L. L., Simonetti, R. G., & Gluud, C. (2007). Mortality in randomized trials of antioxidant supplements for primary and secondary Prevention. JAMA, 297(8), 842. doi:10.1001/jama.297.8.842

17. Vivekananthan, D. P., Penn, M. S., Sapp, S. K., Hsu, A., & Topol, E. J. (2003). Use of antioxidant vitamins for

the prevention of cardiovascular disease: meta-analysis of randomised trials. The Lancet, 361(9374), 2017-2023. doi:10.1016/s0140-6736(03)13637-9

18. Miksicek, R. J. (1993). Commonly occurring plant flavonoids have estrogenic activity. Mol Pharmacol, 44(1), 37-43. Retrieved from https://www.ncbi.nlm.nih.gov/pubmed/8341277

19. Collins-Burow, B. M., Burow, M. E., Duong, B. N., & McLachlan, J. A. (2000). Estrogenic and antiestrogenic activities of flavonoid phytochemicals through estrogen receptor binding-dependent and -independent mechanisms. Nutrition and Cancer, 38(2), 229-244. doi:10.1207/s15327914nc382_13

20. Messina, M. (2016). Soy and health update: Evaluation of the clinical and epidemiologic litera- ture. Nutrients, 8(12), 754. doi:10.3390/nu8120754

21. Bar-El Dadon, S., & Reifen, R. (2010). Soy as an endocrine disruptor: Cause for caution? Journal of Pediatric 5ndocrinology and Metabolism, 23(9). doi:10.1515/jpem.2010.138

22. Habito, R., Montalto, J., Leslie, E., & Ball, M. (2000). Effects of replacing meat with soybean in the diet on sex hormone concentrations in healthy adult males. British Journal of Nutrition, 84(4), 557-563. doi:10.1017/ S0007114500001872

23. Dinsdale, E. C., & Ward, W. E. (2010). Early e[posure to soy isoflavones and effects on reproductive health: a review of human and animal studies. Nutrients, 2(11), 1156–1187. doi:10.3390/nu2111156

24. Chavarro, J. E., Toth, T. L., Sadio, S. M., & Hauser, R. (2008). Soy food and isoflavone intake in relation to semen quality parameters among men from an infertility clinic. Human Reproduction, 23(11), 2584-2590. doi:10.1093/humrep/den243

25. Mennen, L. I., Walker, R., Bennetau-Pelissero, C., & Scalbert, A. (2005). Risks and safety of polyphenol consumption. The American Journal of Clinical Nutrition, 81(1), 326S-329S. doi:10.1093/ajcn/81.1.326s

26. Chandra, A. K., & De, N. (2012). Catechin induced modulation in the activities of thyroid hormone synthe- sizing enzymes leading to hypothyroidism. Molecular and Cellular Biochemistry, 374(1-2), 37-48. doi:10.1007/ s11010-012-1503-8

27. Ferguson, J., Ryan, M., Gibney, E., Brennan, L., Roche, H., & Reilly, M. (2014). Dietary isoflavone intake is associated with evoked responses to inflammatory cardiometabolic stimuli and improved glucose homeo- stasis in healthy volunteers. Nutrition, Metabolism and Cardiovascular Diseases, 24(9), 996-1003. doi:10.1016/j. numecd.2014.03.010

28. Resende, F. A., De Oliveira, A. P., De Camargo, M. S., Vilegas, W., & Varanda, E. A. (2013). Evaluation of estrogenic potential of flavonoids using a recombinant yeast strain and MCF7/BUS cell proliferation assay. PLoS ON5, 8(10), e74881. doi:10.1371/journal.pone.0074881

29. Van Duursen, M. B., Sanderson, J. T., Chr. de Jong, P., Kraaij, M., & Van den Berg, M. (2004). Phytochemicals inhibit catechol-o-methyltransferase activity in cytosolic fractions from healthy human mammary tissues: Implications for catechol estrogen-induced DNA damage. Toxicological Sciences, 81(2), 316-324. doi:10.1093/toxsci/kfh216

30. Ju, Y. H., Carlson, K. E., Sun, J., Pathak, D., Katzenellenbogen, B. S., Katzenellenbogen, J. A., & Helferich, W. G. (2000). Estrogenic effects of e[tracts from cabbage, fermented cabbage, and acidified brussels sprouts on growth and gene expression of estrogen-dependent human breast cancer (MCF-7) cells. Journal of Agricultural and Food Chemistry, 48(10), 4628-4634. doi:10.1021/jf000164z

31. Socci, V., Tempesta, D., Desideri, G., De Gennaro, L., & Ferrara, M. (2017). Enhancing human cognition with cocoa flavonoids. Frontiers in Nutrition, 4. doi:10.3389/fnut.2017.00019

32. Sarwar Gilani, G., Wu Xiao, C., & Cockell, K. A. (2012). Impact of antinutritional factors in food proteins on the digestibility of protein and the bioavailability of amino acids and on protein quality. British Journal of Nutrition, 108(S2), S315-S332. doi:10.1017/s0007114512002371

33. Griffiths, D. W. (1986). The inhibition of digestive enzymes by polyphenolic compounds. Advances in 5xperimental Medicine and Biology, 509-516. doi:10.1007/978-1-4757-0022-0_29

34. Song, J., Kwon, O., Chen, S., Daruwala, R., Eck, P., Park, J. B., & Levine, M. (2002). Flavonoid inhibition of sodium-dependent vitamin C transporter 1 (SVCT1) and glucose transporter isoform 2 (GLUT2), intestinal transporters for vitamin C and glucose. Journal of Biological Chemistry, 277(18), 15252-15260. doi:10.1074/ jbc. m110496200

35. Hussein, L., & Abbas, H. (1986). Nitrogen balance studies among boys fed combinations of faba beans and wheat differing in polyphenolic contents. AGRIS (International System for Agricultural Science and Technology), 31(1), 67-81.

36. Van Huijsduijnen, R. A., Alblas, S. W., De Rijk, R. H., & Bol, J. F. (1986). Induction by salicylic acid of pathogenesis-related proteins and resistance to alfalfa mosaic virus infection in various plant species. Journal of General Virology, 67(10), 2135-2143. doi:10.1099/0022-1317-67-10-2135

37. Weinshilboum, R. M. (1986). Phenol sulfotransferase in humans: Properties, regulation, and func- tion. Federation Proceedings, 45(8), 2223-2228.

38. Lawrence, J. R., Peter, R., Baxter, G. J., Robson, J., Graham, A. B., & Paterson, J. R. (2003). Urinary excre- tion of salicyluric and salicylic acids by non-vegetarians, vegetarians, and patients taking low dose aspi- rin. Journal of Clinical Pathology, 56(9), 651-653. doi:10.1136/jcp.56.9.651

39. Sommer, D. D., Rotenberg, B. W., Sowerby, L. J., Lee, J. M., Janjua, A., Witterick, I. J., ... Nayan, S. (2016). A novel treatment adjunct for aspirin exacerbated respiratory disease: the low-salicylate diet: A multicenter randomized control crossover trial. International Forum of Allergy & Rhinology, 6(4), 385-391. doi:10.1002/alr.21678

40. Kjær, T. N., Ornstrup, M. J., Poulsen, M. M., Stødkilde-Jørgensen, H., Jessen, N., Jørgensen, J. O., ... Pedersen, S. B. (2017). No beneficial effects of resveratrol on the metabolic syndrome: A randomized place- bo-controlled clinical trial. The Journal of Clinical 5ndocrinology & Metabolism, 102(5), 1642-1651. doi:10.1210/ jc.2016-2160

41. Heebøll, S., Kreuzfeldt, M., Hamilton-Dutoit, S., Kjær Poulsen, M., Stødkilde-Jørgensen, H., Møller, H. J., ... Grønbæk, H. (2016). Placebo-controlled, randomised clinical trial: high-dose resveratrol treatment for non-alcoholic fatty liver disease. Scandinavian Journal of Gastroenterology, 51(4), 456-464. doi:10.3109/0036552 1.2015.1107620

42. Kjaer, T. N., Ornstrup, M. J., Poulsen, M. M., Jørgensen, J. O., Hougaard, D. M., Cohen, A. S., ... Pedersen, S. B. (2015). Resveratrol reduces the levels of circulating androgen precursors but has no effect on, testosterone, dihydrotestosterone, PSA levels or prostate volume. A 4-month randomised trial in mid- dle-aged men. The Prostate, 75(12), 1255-1263. doi:10.1002/pros.23006

43. Ahmad, A., Syed, F. A., Singh, S., & Hadi, S. (2005). Prooxidant activity of resveratrol in the pres- ence of copper ions: Mutagenicity in plasmid DNA. Toxicology Letters, 159(1), 1-12. doi:10.1016/j. toxlet.2005.04.001

44. Gadacha, W., Ben-Attia, M., Bonnefont-Rousselot, D., Aouani, E., Ghanem-Boughanmi, N., & Touitou, Y. (2009). Resveratrol opposite effects on rat tissue lipoperoxidation: pro-oxidant during day-time and antioxi- dant at night. Redox Report, 14(4), 154-158. doi:10.1179/135100009x466131

第六章

1. Wang, Z., Zheng, Y., Zhao, B., Zhang, Y., Liu, Z., Xu, J., ... Abliz, Z. (2015). Human metabolic responses to chronic environmental polycyclic aromatic hydrocarbon exposure by a metabolomic approach. Journal of Proteome Research, 14(6), 2583-2593. doi:10.1021/acs.jproteome.5b00134

2. Prasad, R., & Shivay, Y. S. (2017). Oxalic acid/oxalates in plants: From self-defense to phytoremedia- tion. Current Science, 112(08), 1665. doi:10.18520/cs/v112/i08/1665-1667

3. Korth, K. L., Doege, S. J., Park, S., Goggin, F. L., Wang, Q., Gomez, S. K., ... Nakata, P. A. (2006). Medicago truncatula mutants demonstrate the role of plant calcium oxalate crystals as an effective defense against chewing insects. Plant Physiology, 141(1), 188-195. doi:10.1104/pp.106.076737

4. Sippy, J. J. (1919). Death from rhubarb leaves due to oxalic acid poisoning. Journal of the American Medical Association, 73(8), 627. doi:10.1001/jama.1919.02610340059028

5. James, L. F. (1972). Oxalate toxicosis. Clinical Toxicology, 5(2), 231-243. doi:10.3109/15563657208991002

6. Sanz, P., & Reig, R. (1992). Clinical and pathological findings in fatal plant o[alosis. The American Journal of Forensic Medicine and Pathology, 13(4), 342-345. doi:10.1097/00000433-199212000-00016

7. Farre, M. (1989). Fatal oxalic acid poisoning from sorrel soup. The Lancet, 334(8678-8679), 1524. doi:10.1016/s0140-6736(89)92967-x

8. Makkapati, S., D' Agati, V. D., & Balsam, L. (2018). "Green smoothie cleanse" causing acute oxalate ne- phropathy. American Journal of Kidney Diseases, 71(2), 281-286. doi:10.1053/j.ajkd.2017.08.002

9. Park, H., Eom, M., Won Yang, J., Geun Han, B., Ok Choi, S., & Kim, J. S. (2014). Peanut-induced acute ox- alate nephropathy with acute kidney injury. Kidney Research and Clinical Practice, 33(2), 109-111. doi:10.1016/j. krcp.2014.03.003

10. Ellis, D., & Lieb, J. (2015). Hyperoxaluria and genitourinary disorders in children ingesting almond milk products. The Journal of Pediatrics, 167(5), 1155-1158. doi:10.1016/j.jpeds.2015.08.029

11. Christison, R., & Coindet, C. W. (1823). An experimental inquiry on poisoning by oxalic acid. 5dinburgh medical and surgical journal, 19(76), 323–337.

12. Beug, M. W. (2019). Oxalates in chaga – a potential health threat. North American Mycological Association. Retrieved from https://namyco.org/

13. Tsai, M., Chang, W., Lui, C., Chung, K., Hsu, K., Huang, C., ... Chuang, Y. (2005). Status epilepticus in- duced by star fruit intoxication in patients with chronic renal disease. Seizure, 14(7), 521-525. doi:10.1016/j. seizure.2005.08.004

14. Wahl, R., Fuchs, R., & Kallee, E. (1993). Oxalate in the human thyroid gland. Clinical Chemistry and Laboratory Medicine, 31(9). doi:10.1515/cclm.1993.31.9.559

15. Frishberg, Y., Feinstein, S., Rinat, C., & Drukker, A. (2000). Hypothyroidism in primary hyperoxaluria type 1. The Journal of Pediatrics, 136(2), 255-257. doi:10.1016/s0022-3476(00)70112-0

16. Konstantynowicz, J., Porowski, T., Zoch-Zwierz, W., Wasilewska, J., Kadziela-Olech, H., Kulak, W., ... Kaczmarski, M. (2012). A potential pathogenic role of oxalate in autism. 5uropean Journal of Paediatric Neurology, 16(5), 485-491. doi:10.1016/j.ejpn.2011.08.004

17. Gonzalez, J. E., Caldwell, R. G., & Valaitis, J. (1991). Calcium oxalate crystals in the breast. Pathology and significance. The American Journal of Surgical Pathology, 15(6), 586-591. doi: 10.1097/00000478-199106000- 00007

18. Castellaro, A. M., Tonda, A., Cejas, H. H., Ferreyra, H., Caputto, B. L., Pucci, O. A., & Gil, G. A. (2015). Oxalate induces breast cancer. BMC Cancer, 15(1). doi:10.1186/s12885-015-1747-2

19. Ermer, T., Eckardt, K., Aronson, P. S., & Knauf, F. (2016). O[alate, inflammasome, and progres- sion of kidney disease. Current Opinion in Nephrology and Hypertension, 25(4), 363-371. doi:10.1097/ mnh.0000000000000229

20. Mulay, S. R., Kulkarni, O. P., Rupanagudi, K. V., Migliorini, A., Darisipudi, M. N., Vilaysane, A., ... Anders, H. (2012). Calcium o[alate crystals induce renal inflammation by NLRP3-mediated IL-1p secre- tion. Journal of Clinical Investigation, 123(1), 236-246. doi:10.1172/jci63679

21. Balcke, P., Zazgornik, J., Sunder-Plassmann, G., Kiss, A., Hauser, A., Gremmel, F., ... Schmidt, P. (1989). Transient hyperoxaluria after Ingestion of chocolate as a high risk factor for calcium oxalate cal- culi. Nephron, 51(1), 32-34. doi:10.1159/000185238

22. Holmes, R. P., Goodman, H. O., & Assimos, D. G. (2001). Contribution of dietary oxalate to urinary oxa- late excretion. Kidney International, 59(1), 270-276. doi:10.1046/j.1523-1755.2001.00488.x

23. Tang, M., Larson-Meyer, D. E., & Liebman, M. (2008). Effect of cinnamon and turmeric on urinary oxalate excretion, plasma lipids, and plasma glucose in healthy subjects. The American Journal of Clinical Nutrition, 87(5), 1262-1267. doi:10.1093/ajcn/87.5.1262

24. Gasi a ska, A., & Gajewska, D. (2007). Tea and coffee as the main sources of o[alate in diets of patients with kidney oxalate stones. Rocz Panstw Zakl Hig, 58(1), 61-67.

25. Abratt, V. R., & Reid, S. J. (2010). Oxalate-degrading bacteria of the human gut as probiotics in the manage- ment of kidney stone disease. Advances in Applied Microbiology, 63-87. doi:10.1016/s0065-2164(10)72003-7

第七章

1. Sandlin, D. (2013, September 30). The elvis impersonator, the karate instructor, a fridge full of sev- ered heads, and the plot 2 kill the president. GQ Magazine. Retrieved from https://www.gq.com/story/ paul-kevin-curtis-elvis-impersonator-ricin-assassinations

2. Sperti, S., Montanaro, L., Mattioli, A., & Stirpe, F. (1973). Inhibition by ricin of protein synthesisin vitro: 60S ribosomal subunit as the target of the toxin (Short Communication). Biochemical Journal, 136(3), 813-815. doi:10.1042/bj1360813

3. Hayes, A. W., & Kruger, C. L. (2014). Hayes' principles and methods of toxicology, sixth edition. Boca Raton, FL: CRC Press.

4. Rodhouse, J. C., Haugh, C. A., Roberts, D., & Gilbert, R. J. (1990). Red kidney bean poisoning in the UK: An analysis of 50 suspected incidents between 1976 and 1989. 5pidemiology and Infection, 105(3), 485-491. doi:10.1017/s095026880004810x

5. De Oliveira, J., Pusztai, A., & Grant, G. (1988). Changes in organs and tissues induced by feeding of purified kidney bean (Phaseolus vulgaris) lectins. Nutrition Research, 8(8), 943-947. doi:10.1016/ s0271-5317(88)80133-7

6. Ceri, H., Banwell, J. G., & Fang, R. (1998). Lectin ingestion: changes in mucin secretion and bacterial adhesion to intestinal tissue. Lectin Methods and Protocols, 495-504. doi:10.1385/0-89603-396-1:495

7. Shen, H., Lu, Z., Xu, Z., & Shen, Z. (2017). Diet-induced reconstruction of mucosal microbiota associated with alterations of epithelium lectin expression and regulation in the maintenance of rumen homeostasis. Scientifc Reports, 7(1). doi:10.1038/s41598-017-03478-2

8. Dicker, A. J., Crichton, M. L., Cassidy, A. J., Brady, G., Hapca, A., Tavendale, R., ... Chalmers, J. D. (2017). Genetic mannose binding lectin deficiency is associated with airway microbiota diversity and reduced e[ac- erbation frequency in COPD. Thorax, 73(6), 510-518. doi:10.1136/thoraxjnl-2016-209931

9. Banwell, J. G., Howard, R., Kabir, I., & Costerton, J. W. (1988). Bacterial overgrowth by indige- nous microflora in the phytohemagglutinin-fed rat. Canadian Journal of Microbiology, 34(8), 1009-1013. doi:10.1139/m88-177

10. Ceri, H., Falkenberg-Anderson, K., Fang, R., Costerton, J. W., Howard, R., & Banwell, J. G. (1988). Bacteria–lectin interactions in phytohemagglutinin-induced bacterial overgrowth of the small intes- tine. Canadian Journal of Microbiology, 34(8), 1003-1008. doi:10.1139/m88-176

11. Shanshan Kong, Yanhui H. Zhang, and Weiqiang Zhang, "Regulation of Intestinal Epithelial Cells Properties and Functions by Amino Acids," BioMed Research International, vol. 2018, Article ID 2819154, 10 pages, 2018. https://doi.org/10.1155/2018/2819154.

12. Fasano, A. (2011). Zonulin and its regulation of intestinal barrier function: The biological door to inflam- mation, autoimmunity, and cancer. Physiological Reviews, 91(1), 151-175. doi:10.1152/physrev.00003.2008

13. Fasano, A. (2012). Zonulin, regulation of tight junctions, and autoimmune diseases. Annals of the New York Academy of Sciences, 1258(1), 25-33. doi:10.1111/j.1749-6632.2012.06538.x

14. Hansson, G. C. (2012). Role of mucus layers in gut infection and inflammation. Current Opinion in Microbiology, 15(1), 57-62. doi:10.1016/j.mib.2011.11.002

15. Pellegrina, C. D., Perbellini, O., Scupoli, M. T., Tomelleri, C., Zanetti, C., Zoccatelli, G., ... Chignola, R. (2009). Effects of wheat germ agglutinin on human gastrointestinal epithelium: Insights from an exper- imental model of immune/epithelial cell interaction. Toxicology and Applied Pharmacology, 237(2), 146-153. doi:10.1016/j.taap.2009.03.012

16. Elli, L., Dolfini, E., & Bardella, M. T. (2003). Gliadín cytoto[icity and in vitro cell cultures. Toxicology Letters, 146(1), 1-8. doi:10.1016/j.toxlet.2003.09.004

17. Clemente, M. G., Virgiliis, S. D., Kang, J. S., Macatagney, R., Musu, M. P., Di Pierro, M. R., ... Drago, S. (2003). Early effects of gliadin on enterocyte intracellular signaling involved in intestinal barrier func- tion. Gut, 52(2), 218-223. doi:10.1136/gut.52.2.218

18. Rivabene, R., Mancini, E., & De Vincenzi, M. (1999). In vitro cytotoxic effect of wheat gliadin-derived pep- tides on the Caco-2 intestinal cell line is associated with intracellular oxidative imbalance: implications for coeliac disease. Biochimica et Biophysica Acta (BBA) - Molecular Basis of Disease, 1453(1), 152-160. doi:10.1016/ s0925-4439(98)00095-7

19. Ryder, S. D., Jacyna, M. R., Levi, A., Rizzi, P. M., & Rhodes, J. M. (1998). Peanut ingestion increases rectal proliferation in individuals with mucosal expression of peanut lectin receptor. Gastroenterology, 114(1), 44-49. doi:10.1016/s0016-5085(98)70631-6

20. Wang, Q., Yu, L., Campbell, B. J., Milton, J. D., & Rhodes, J. M. (1998). Identification of intact peanut lectin in peripheral venous blood. The Lancet, 352(9143), 1831-1832. doi:10.1016/s0140-6736(05)79894-9

21. Pramod, S. N., Venkatesh, Y. P., & Mahesh, P. A. (2007). Potato lectin activates basophils and mast cells of atopic subjects by its interaction with core chitobiose of cell-bound non-specific immunoglobulin E. Clinical & 5xperimental Immunology, 148(3), 391-401. doi:10.1111/j.1365-2249.2007.03368.x

22. Haas, H., Falcone, F. H., Schramm, G., Haisch, K., Gibbs, B. F., Klaucke, J., … Schlaak, M. (1999). Dietary lectins can induce in vitro release of IL-4 and IL-13 from human basophils. European Journal of Immunology, 29(03), 918-927. doi:10.1002/(sici)1521-4141(199903)29:03<918::aid-immu918>3.3.co;2-k

23. Svensson, E., Horváth-Puhó, E., Thomsen, R. W., Djurhuus, J. C., Pedersen, L., Borghammer, P., & Sørensen, H. T. (2015). Vagotomy and subsequent risk of Parkinson's disease. Annals of Neurology, 78(4), 522-529. doi:10.1002/ana.24448

24. Zheng, J., Wang, M., Wei, W., Keller, J. N., Adhikari, B., King, J. F., … Laine, R. A. (2016). Dietary plant lectins appear to be transported from the gut to gain access to and alter dopaminergic neurons of caenorhabditis elegans, a potential etiology of Parkinson's disease. Frontiers in Nutrition, 3. doi:10.3389/fnut.2016.00007

25. Goedert, M., Spillantini, M. G., Del Tredici, K., & Braak, H. (2012). 100 years of Lewy pathology. Nature Reviews Neurology, 9(1), 13-24. doi:10.1038/nrneurol.2012.242

26. Anselmi, L., Bove, C., Coleman, F. H., Le, K., Subramanian, M. P., Venkiteswaran, K., … Travagli, R. A. (2018). Ingestion of subthreshold doses of environmental toxins induces ascending Parkinsonism in the rat. npj Parkinson's Disease, 4(1). doi:10.1038/s41531-018-0066-0

27. Shechter, Y. (1983). Bound lectins that mimic insulin produce persistent insulin-like activi- ties. 5ndocrinology, 113(6), 1921-1926. doi:10.1210/endo-113-6-1921

28. Kamikubo, Y., Dellas, C., Loskutoff, D., Quigley, J., & Ruggeri, Z. (2008). Contribution of leptin receptor N-linked glycans to leptin binding. Biochemical Journal, 410(3), 595-604. doi:10.1042/bj20071137

29. Gundry, S. R. (2018). Abstract P238: remission/cure of autoimmune diseases by a lectin limite diet supple-mented with probiotics, prebiotics, and polyphenols. Circulation, 137(1), 238.

30. Nachbar, M. S., & Oppenheim, J. D. (1980). Lectins in the United States diet: a survey of lectins in com-monly consumed foods and a review of the literature. The American Journal of Clinical Nutrition, 33(11), 2338- 2345. doi:10.1093/ajcn/33.11.2338

31. Freed, D. L. (1999). Do dietary lectins cause disease? BMJ, 318(7190), 1023-1024. doi:10.1136/bmj.318.7190.1023

第八章

1. Rae, C., Digney, A. L., McEwan, S. R., & Bates, T. C. (2003). Oral creatine monohydrate supplementation improves brain performance: a double–blind, placebo–controlled, cross–over trial. Proceedings of the Royal Society of London. Series B: Biological Sciences, 270(1529), 2147-2150. doi:10.1098/rspb.2003.2492

2. Benton, D., & Donohoe, R. (2010). The influence of creatine supplementation on the cognitive func-tioning of vegetarians and omnivores. British Journal of Nutrition, 105(7), 1100-1105. doi:10.1017/s0007114510004733

3. Burke, D. G., Chilibeck, P. D., Parise, G., Candow, D. G., Mahoney, D., & Tarnopolsky, M. (2003). Effect of creatine and weight training on muscle creatine and performance in vegetarians. Medicine & Science in Sports & Exercise, 35(11), 1946-1955. doi:10.1249/01.mss.0000093614.17517.79

4. Zeisel, S. H., & Da Costa, K. (2009). Choline: an essential nutrient for public health. Nutrition Reviews, 67(11), 615-623. doi:10.1111/j.1753-4887.2009.00246.x

5. Derbyshire, E. (2019). Could we be overlooking a potential choline crisis in the United Kingdom? BMJ Nutrition, Prevention & Health, bmjnph-2019-000037. doi:10.1136/bmjnph-2019-000037

6. Yin, J., Nielsen, M., Li, S., & Shi, J. (2019). Ketones improves apolipoprotein E4-related memory deficiency via sirtuin 3. Aging. doi: 10.18632/aging.102070

7. Miller, V. J., Villamena, F. A., & Volek, J. S. (2018). Nutritional ketosis and mitohormesis: Potential im-

plications for mitochondrial function and human health. Journal of Nutrition and Metabolism, 2018, 1-27. doi:10.1155/2018/5157645

8. Stephens, F. B., Marimuthu, K., Cheng, Y., Patel, N., Constantin, D., Simpson, E. J., & Greenhaff, P. L. (2011). Vegetarians have a reduced skeletal muscle carnitine transport capacity. American Journal of Clinical Nutrition, 94(3), 938-944. doi:10.3945/ajcn.111.012047

9. Nasca, C., Bigio, B., Lee, F. S., Young, S. P., Kautz, M. M., Albright, A., ... Rasgon, N. (2018). Acetyl- l-carnitine deficiency in patients with major depressive disorder. Proceedings of the National Academy of Sciences, 115(34), 8627-8632. doi:10.1073/pnas.1801609115

10. Hagen, T. M., Liu, J., Lykkesfeldt, J., Wehr, C. M., Ingersoll, R. T., Vinarsky, V., ... Ames, B. N. (2002). Feeding acetyl-l-carnitine and lipoic acid to old rats significantly improves metabolic function while decreasing oxidative stress. Proceedings of the National Academy of Sciences, 99(4), 1870-1875. doi:10.1073/pnas.261708898

11. Wang, S., Han, C., Lee, S., Patkar, A. A., Masand, P. S., & Pae, C. (2014). A review of current evidence for acetyl-l-carnitine in the treatment of depression. Journal of Psychiatric Research, 53, 30-37. doi:10.1016/j.jpsychires.2014.02.005

12. Veronese, N., Stubbs, B., Solmi, M., Ajnakina, O., Carvalho, A. F., & Maggi, S. (2018). Acetyl-l-carnitine supplementation and the treatment of depressive symptoms: A systematic review and meta-analysis. Psychosomatic Medicine, 80(2), 154-159. doi:10.1097/psy.0000000000000537

13. Harris, R. C., Wise, J. A., Price, K. A., Kim, H. J., Kim, C. K., & Sale, C. (2012). Determinants of muscle carnosine content. Amino Acids, 43(1), 5-12. doi:10.1007/s00726-012-1233-y

14. Everaert, I., Mooyaart, A., Baguet, A., Zutinic, A., Baelde, H., Achten, E., ... Derave, W. (2010). Vegetarianism, female gender and increasing age, but not CNDP1 genotype, are associated with reduced muscle carnosine levels in humans. Amino Acids, 40(4), 1221-1229. doi:10.1007/s00726-010-0749-2

15. Krajcovicová-Kudlácková, M., Sebeková, K., Schinzel, R., & Klvanová, J. (2002). Advanced glycation end products and nutrition. Physiol Res, 51(3), 313-316.

16. Huang, J., Chuang, L., Guh, J., Yang, Y., & Hsu, M. (2008). Effect of taurine on advanced glycation end products-induced hypertrophy in renal tubular epithelial cells. Toxicology and Applied Pharmacology, 233(2), 220-226. doi:10.1016/j.taap.2008.09.002

17. Wu, J., & Prentice, H. (2010). Role of taurine in the central nervous system. Journal of Biomedical Science, 17(Suppl 1), S1. doi:10.1186/1423-0127-17-s1-s1

18. Laidlaw, S. A., Shultz, T. D., Cecchino, J. T., & Kopple, J. D. (1988). Plasma and urine taurine levels in vegans. The American Journal of Clinical Nutrition, 47(4), 660-663. doi:10.1093/ajcn/47.4.660

19. Baines, S., Powers, J., & Brown, W. J. (2007). How does the health and well-being of young Australian vegetarian and semi-vegetarian women compare with non-vegetarians? Public Health Nutrition, 10(5), 436-442. doi:10.1017/s1368980007217938

20. Burkert, N. T., Muckenhuber, J., Großschädl, F., Rásky, É., & Freidl, W. (2014). Nutrition and health – the association between eating behavior and vsaarious health parameters: A matched sample study. PLoS ONS, 9(2), e88278. doi:10.1371/journal.pone.0088278

21. Matta, J., Czernichow, S., Kesse-Guyot, E., Hoertel, N., Limosin, F., Goldberg, M., ... Lemogne, C. (2018). Depressive symptoms and vegetarian diets: results from the constances cohort. Nutrients, 10(11), 1695. doi:10.3390/nu10111695

22. Michalak, J., Zhang, X., & Jacobi, F. (2012). Vegetarian diet and mental disorders: results from a representative community survey. International Journal of Behavioral Nutrition and Physical Activity, 9(1), 67. doi:10.1186/1479-5868-9-67

23. Meesters, A. N., Maukonen, M., Partonen, T., Männistö, S., Gordijn, M. C., & Meesters, Y. (2016). Is There a relationship between vegetarianism and seasonal affective disorder? A pilot study. Neuropsychobiology, 74(4), 202-206. doi:10.1159/000477247

24. Dowlati, Y., Herrmann, N., Swardfager, W., Liu, H., Sham, L., Reim, E. K., & Lanctôt, K. L. (2010). A meta-analysis of cytokines in major depression. Biological Psychiatry, 67(5), 446-457. doi:10.1016/j.biopsych.2009.09.033

25. Lindqvist, D., Janelidze, S., Hagell, P., Erhardt, S., Samuelsson, M., Minthon, L., ... Brundin, L. (2009). Interleukin-6 is elevated in the cerebrospinal fluid of suicide attempters and related to symptom sever- ity. Biological Psychiatry, 66(3), 287-292. doi:10.1016/j.biopsych.2009.01.030

26. Rosenblat, J. D., Brietzke, E., Mansur, R. B., Maruschak, N. A., Lee, Y., & McIntyre, R. S. (2015). Inflammation as a neurobiological substrate of cognitive impairment in bipolar disorder: Evidence, pathophysiology and treatment implications. Journal of Affective Disorders, 188, 149-159. doi:10.1016/j.jad.2015.08.058

27. Lönnerdal, B. (2000). Dietary factors influencing zinc absorption. The Journal of Nutrition, 130(5), 1378S-1383S. doi:10.1093/jn/130.5.137

28. Solomons, N. W, Jacob, R. A, Pineda, O., & Viteri, F. (1979). Studies on the bioavailability of zinc in man. II. Absorption of zinc from organic and inorganic sources. Journal of laboratory and clinical medicine, 94, 335-343.

29. Bohn, T., Davidsson, L., Walczyk, T., & Hurrell, R. F. (2004). Fractional magnesium absorption is signifi- cantly lower in human subjects from a meal served with an oxalate-rich vegetable, spinach, as compared with a meal served with kale, a vegetable with a low oxalate content. British Journal of Nutrition, 91(4), 601- 606. doi:10.1079/bjn20031081

30. Amalraj, A., & Pius, A. (2014). Bioavailability of calcium and its absorption inhibitors in raw and cooked green leafy vegetables commonly consumed in India – An in vitro study. Food Chemistry, 170, 430-436. doi:10.1016/j.foodchem.2014.08.031

31. Hunt, J. R. (2003). Bioavailability of iron, zinc, and other trace minerals from vegetarian diets. The American Journal of Clinical Nutrition, 78(3), 633S-639S. doi:10.1093/ajcn/78.3.633s

32. De Bortoli, M. C., & Cozzolino, S. M. (2008). Zinc and Selenium Nutritional Status in Vegetarians. Biological Trace Element Research, 127(3), 228-233. doi:10.1007/s12011-008-8245-1

33. Craig, W. J. (2009). Health effects of vegan diets. The American Journal of Clinical Nutrition, 89(5), 1627S-1633S. doi:10.3945/ajcn.2009.26736n

34. Gibson, R. S., Heath, A. M., & Szymlek-Gay, E. A. (2014). Is iron and zinc nutrition a concern for vegetarian infants and young children in industrialized countries? The American Journal of Clinical Nutrition, 100(suppl_1), 459S-468S. doi:10.3945/ajcn.113.071241

35. Kadrabová, J., Madari , A., Ková iková, Z., & Ginter, E. (1995). Selenium status, plasma zinc, copper, and magnesium in vegetarians. Biological Trace Element Research, 50(1), 13-24. doi:10.1007/bf02789145

36. Fields, H., Ruddy, B., Wallace, M. R., Shah, A., Millstine, D., & Marks, L. (2016). How to monitor and ad- vise vegans to ensure adequate nutrient intake. The Journal of the American Osteopathic Association, 116(2), 96. doi:10.7556/jaoa.2016.022

37. Kraj ovi ová-Kudlá ková, M., Bu ková, K., Klime , I., & eboková, E. (2003). Iodine deficiency in vegetar- ians and vegans. Annals of Nutrition and Metabolism, 47(5), 183-185. doi:10.1159/000070483

38. Kristensen, N. B., Madsen, M. L., Hansen, T. H., Allin, K. H., Hoppe, C., Fagt, S., ... Pedersen, O. (2015). Intake of macro- and micronutrients in Danish vegans. Nutrition Journal, 14(1). doi:10.1186/ s12937-015-0103-3

39. Pawlak, R., Berger, J., & Hines, I. (2016). Iron Status of Vegetarian Adults: A Review of Literature. American Journal of Lifestyle Medicine, 12(6), 486-498. doi:10.1177/1559827616682933

40. Young, I., Parker, H., Rangan, A., Prvan, T., Cook, R., Donges, C., ... O' Connor, H. (2018). Association between haem and non-haem iron intake and serum ferritin in healthy young women. Nutrients, 10(1), 81. doi:10.3390/nu10010081

41. Hooda, J., Shah, A., & Zhang, L. (2014). Heme, an essential nutrient from dietary proteins, critically impacts diverse physiological and pathological processes. Nutrients, 6(3), 1080-1102. doi:10.3390/nu6031080

42. Lynch, S. R., Beard, J. L., Dassenko, S. A., & Cook, J. D. (1984). Iron absorption from legumes in hu- mans. The American Journal of Clinical Nutrition, 40(1), 42-47. doi:10.1093/ajcn/40.1.42

43. Kraj ovi ová-Kudlá ková, M., Bla í ek, P., Kop ová, J., Béderová, A., & Babinská, K. (2000). Homocysteine levels in vegetarians versus omnivores. Annals of Nutrition and Metabolism, 44(3), 135-138. doi:10.1159/000012827

44. Gröber, U., Kisters, K., & Schmidt, J. (2013). Neuroenhancement with vitamin B_{12}—underestimated neurological significance. Nutrients, 5(12), 5031-5045. doi:10.3390/nu5125031

45. Moore, E., Mander, A., Ames, D., Carne, R., Sanders, K., & Watters, D. (2012). Cognitive impairment and vitamin B_{12}: a review. International Psychogeriatrics, 24(4), 541-556. doi:10.1017/s1041610211002511

46. Vogiatzoglou, A., Refsum, H., Johnston, C., Smith, S. M., Bradley, K. M., De Jager, C., ... Smith, A. D. (2008). Vitamin B_{12} status and rate of brain volume loss in community-dwelling elderly. Neurology, 71(11), 826-832. doi:10.1212/01.wnl.0000325581.26991.f2

47. Gregory, J. F. (1989). Bioavailability of vitamin B-6 from plant foods. The American Journal of Clinical Nutrition, 49(4), 717-717. doi:10.1093/ajcn/49.4.717

48. McNulty, H., Dowey, L. R., Strain, J., Dunne, A., Ward, M., Molloy, A. M., ... Scott, J. M. (2006). Riboflavin lowers homocysteine in individuals homozygous for the MTHFR 677C → T polymor- phism. Circulation, 113(1), 74-80. doi:10.1161/circulationaha.105.580332

49. Lietz, G., O[ley, A., Boesch-Saadatmandi, C., & Kobayashi, D. (2012). Importance of p,p-carotene 15,15'-monoo[ygenase 1 (BCMO1) and p,p-carotene 9',10'-dio[ygenase 2 (BCDO2) in nutrition and health. Molecular Nutrition & Food Research, 56(2), 241-250. doi:10.1002/mnfr.201100387

50. Tang, G. (2010). Bioconversion of dietary provitamin A carotenoids to vitamin A in humans. The American Journal of Clinical Nutrition, 91(5), 1468S-1473S. doi:10.3945/ajcn.2010.28674g

51. Groenen-van Dooren, M. M., Soute, B. A., Jie, K. G., Thijssen, H. H., & Vermeer, C. (1993). The rela- tive effects of phylloquinone and menaquinone-4 on the blood coagulation factor synthesis in vitamin K-deficient rats. Biochemical Pharmacology, 46(3), 433-437. doi:10.1016/0006-2952(93)90519-3

52. Geleijnse, J. M., Vermeer, C., Grobbee, D. E., Schurgers, L. J., Knapen, M. H., Van der Meer, I. M., ... Witteman, J. C. (2004). Dietary intake of menaquinone is associated with a reduced risk of coronary heart disease: The rotterdam study. The Journal of Nutrition, 134(11), 3100-3105. doi:10.1093/jn/134.11.3100

53. Gast, G., De Roos, N., Sluijs, I., Bots, M., Beulens, J., Geleijnse, J., ... Van der Schouw, Y. (2009). A high menaquinone intake reduces the incidence of coronary heart disease. Nutrition, Metabolism and Cardiovascular Diseases, 19(7), 504-510. doi:10.1016/j.numecd.2008.10.004

54. Guesnet, P., & Alessandri, J. (2011). Docosahexaenoic acid (DHA) and the developing central ner- vous system (CNS) – Implications for dietary recommendations. Biochimie, 93(1), 7-12. doi:10.1016/j.biochi.2010.05.005

55. Esmaeili, V., Shahverdi, A. H., Moghadasian, M. H., & Alizadeh, A. R. (2015). Dietary fatty acids affect semen quality: a review. Andrology, 3(3), 450-461. doi:10.1111/andr.12024

56. Swanson, D., Block, R., & Mousa, S. A. (2012). Omega-3 fatty acids EPA and DHA: Health benefits throughout Life. Advances in Nutrition, 3(1), 1-7. doi:10.3945/an.111.000893

57. Aksoy, Y., Aksoy, H., Alt nkaynak, K., Ayd n, H. R., & Özkan, A. (2006). Sperm fatty acid composi- tion in subfertile men. Prostaglandins, Leukotrienes and 5ssential Fatty Acids, 75(2), 75-79. doi:10.1016/j.plefa.2006.06.002

58. Dyall, S. C. (2015). Long-chain omega-3 fatty acids and the brain: a review of the independent and shared effects of EPA, DPA and DHA. Frontiers in Aging Neuroscience, 7. doi:10.3389/fnagi.2015.00052

59. Kiliaan, A., & Königs, A. (2016). Critical appraisal of omega-3 fatty acids in attention-deficit/hyperactivity disorder treatment. Neuropsychiatric Disease and Treatment, Volume 12, 1869-1882. doi:10.2147/ndt.s68652

60. Davis, B. C., & Kris-Etherton, P. M. (2003). Achieving optimal essential fatty acid status in vegetarians: current knowledge and practical implications. The American Journal of Clinical Nutrition, 78(3), 640S-646S. doi:10.1093/ajcn/78.3.640s

61. Forsythe, L., Wallace, J., & Livingstone, M. (2008). Obesity and inflammation: The effects of weight loss. Nutrition Research Reviews, 21(2), 117-133. doi:10.1017/S0954422408138732 Giraldo, M., Buodo, G., & Sarlo, M. (2019). Food processing and emotion regulation in vegetarians and om- nivores: An event-related potential investigation. Appetite, 141, 104334. doi:10.1016/j.appet.2019.104334

第九章

1. Bielefeldt, K., Levinthal, D. J., & Nusrat, S. (2015). Effective constipation treatment changes more than bowel frequency: A systematic review and meta-analysis. Journal of Neurogastroenterology and Motility, 22(1), 31- 45. doi:10.5056/jnm15171

2. Yang, J. (2012). Effect of dietary fiber on constipation: A meta analysis. World Journal of Gastroenterology, 18(48), 7378. doi:10.3748/wjg.v18.i48.7378

3. Sullivan, P. B., Alder, N., Shrestha, B., Turton, L., & Lambert, B. (2011). Effectiveness of using a behavioural intervention to improve dietary fibre intakes in children with constipation. Journal of Human Nutrition and Dietetics, 25(1), 33-42. doi:10.1111/j.1365-277x.2011.01179.x

4. Ho, K. (2012). Stopping or reducing dietary fiber intake reduces constipation and its associated symptoms. World Journal of Gastroenterology, 18(33), 4593. doi:10.3748/wjg.v18.i33.4593

5. Dukowicz, A. C., Lacy, B. E., & Levine, G. M. (2007). Small intestinal bacterial overgrowth: a comprehensive review. Gastroenterology & hepatology, 3(2), 112–122.

6. Tursi, A. (2015). Diverticulosis today: unfashionable and still under-researched. Therapeutic Advances in Gastroenterology, 9(2), 213-228. doi:10.1177/1756283x15621228

7. Painter, N. S., & Burkitt, D. P. (1971). Diverticular disease of the colon: a deficiency disease of Western civilization. BMJ, 2(5759), 450-454. doi:10.1136/bmj.2.5759.450

8. Lin, O. S., Soon, M., Wu, S., Chen, Y., Hwang, K., & Triadafilopoulos, G. (2000). Dietary habits and rightsided colonic diverticulosis. Diseases of the Colon & Rectum, 43(10), 1412-1418. doi:10.1007/bf02236638

9. Song, J. H., Kim, Y. S., Lee, J. H., Ok, K. S., Ryu, S. H., Lee, J. H., & Moon, J. S. (2010). Clinical characteristics of colonic diverticulosis in Korea: A prospective study. The Korean Journal of Internal Medicine, 25(2), 140. doi:10.3904/kjim.2010.25.2.140

10. Peery, A. F., Barrett, P. R., Park, D., Rogers, A. J., Galanko, J. A., Martin, C. F., & Sandler, R. S. (2012). A High-fiber diet does not protect against asymptomatic diverticulosis. Gastroenterology, 142(2), 266-272.e1. doi:10.1053/j.gastro.2011.10.035

11. Peery, A. F., Sandler, R. S., Ahnen, D. J., Galanko, J. A., Holm, A. N., Shaukat, A., ... Baron, J. A. (2013). Constipation and a low-fiber diet are not associated with diverticulosis. Clinical Gastroenterology and Hepatology, 11(12), 1622-1627. doi:10.1016/j.cgh.2013.06.033

12. Floch, M. H. (2006). A hypothesis: Is diverticulitis a type of inflammatory bowel disease? Journal of Clinical Gastroenterology, 40(Supplement 3), S121-S125. doi:10.1097/01.mcg.0000225502.29498.ba

13. Ünlü, C., Daniels, L., Vrouenraets, B. C., & Boermeester, M. A. (2011). A systematic review of high-fibre dietary therapy in diverticular disease. International Journal of Colorectal Disease, 27(4), 419-427. doi:10.1007/ s00384-011-1308-3

14. Schatzkin, A., Lanza, E., Corle, D., Lance, P., Iber, F., Caan, B., ... Slattery, M. (2000). Lack of effect of a low-fat, high-fiber diet on the recurrence of colorectal adenomas. New England Journal of Medicine, 342(16), 1149-1155. doi:10.1056/nejm200004203421601

15. Alberts, D. S., Martínez, M. E., Roe, D. J., Guillén-Rodríguez, J. M., Marshall, J. R., Van Leeuwen, J. B., ... Sampliner, R. E. (2000). Lack of effect of a high-fiber cereal supplement on the recurrence of colorectal adenomas. New England Journal of Medicine, 342(16), 1156-1162. doi:10.1056/nejm200004203421602

16. Lanza, E., Yu, B., Murphy, G., Albert, P. S., Caan, B., & Marshall, J. R. (2007). The polyp prevention trial continued follow-up study: No effect of a low-fat, high-fiber, high-fruit, and -vegetable diet on adenoma recurrence eight years after randomization. Cancer 5pidemiology Biomarkers & Prevention, 16(9), 1745-1752. doi:10.1158/1055-9965.epi-07-0127

17. Bonithon-Kopp, C., Kronborg, O., Giacosa, A., Räth, U., & Faivre, J. (2000). Calcium and fibre supplementation in prevention of colorectal adenoma recurrence: a randomised intervention trial. The Lancet, 356(9238), 1300-1306. doi:10.1016/s0140-6736(00)02813-0

18. Honsek, C., Kabisch, S., Kemper, M., Gerbracht, C., Arafat, A. M., Birkenfeld, A. L., ... Pfeiffer, A. F. (2018). Fibre supplementation for the prevention of type 2 diabetes and improvement of glucose metabo- lism:

The randomised controlled optimal fibre trial (OptiFiT). Diabetologia, 61(6), 1295-1305. doi:10.1007/ s00125-018-4582-6

19. Torre, M., Rodriguez, A. R., & Saura-Cali[to, F. (1991). Effects of dietary fiber and phytic acid on mineral availability. Critical Reviews in Food Science and Nutrition, 30(1), 1-22. doi:10.1080/10408399109527539

20. Southgate, D. A. (1987). Minerals, trace elements, and potential hazards. The American Journal of Clinical Nutrition, 45(5), 1256-1266. doi:10.1093/ajcn/45.5.1256

21. Toma, R. B. and Curtis, D. 1986. Dietary fiber: effect on mineral bioavailability. Food Technol., 40: 111 [Web of Science ®] [Google Scholar]

22. N.T. Davies (1978) The effects of dietary fibre on mineral availability, Journal of Plant Foods, 3:1-2, 113-123, DOI: 10.1080/0142968X.1978.11904209

23. Bertin, C., Rouau, x. and Thibault, J. F. 1988. Structure and properties of sugar beet fibres. J. Sci. Food Agric., 44: 15, DOI: 10.1002/jsfa.2740440104

24. Kelsay, J. L. (1987). Effects of fiber, phytic acid, and o[alic acid in the diet on mineral bioavailability. American Journal of Gastroenterology, 82(10), 983-986. Retrieved from https://www.ncbi.nlm.nih.gov/ pubmed/2821800

25. Laszlo, J. A. (1987). Mineral binding properties of soy hull. Modeling mineral interactions with an insoluble
dietary fiber source. Journal of Agricultural and Food Chemistry, 35(4), 593-600. doi:10.1021/jf00076a037

26. Foster, M., Karra, M., Picone, T., Chu, A., Hancock, D. P., Petocz, P., & Samman, S. (2012). Dietary fiber intake increases the risk of zinc deficiency in healthy and diabetic women. Biological Trace Element Research, 149(2), 135-142. doi:10.1007/s12011-012-9408-7

27. Gaskins, A. J., Mumford, S. L., Zhang, C., Wactawski-Wende, J., Hovey, K. M., & Schisterman, E. F. (2009). Effect of daily fiber intake on reproductive function: the BioCycle Study. The American Journal of Clinical Nutrition, 90(4), 1061-1069. doi:10.3945/ajcn.2009.27990

28. Shultz, T. D., & Howie, B. J. (1986). In vitro binding of steroid hormones by natural and purified fi- bers. Nutrition and Cancer, 8(2), 141-147. doi:10.1080/01635588609513887

29. Lewis, S., Heaton, K., Oakey, R., & McGarrigle, H. (1997). Lower serum oestrogen concentrations associ- ated with faster intestinal transit. British Journal of Cancer, 76(3), 395-400. doi:10.1038/bjc.1997.397

30. Howarth, N. C., Saltzman, E., McCrory, M. A., Greenberg, A. S., Dwyer, J., Ausman, L., ... Roberts, S. B. (2003). Fermentable and nonfermentable fiber supplements Did Not Alter Hunger, Satiety or Body Weight in a Pilot Study of Men and Women Consuming Self-Selected Diets. The Journal of Nutrition, 133(10), 3141-3144. doi:10.1093/jn/133.10.3141

31. Poutanen, K. S., Dussort, P., Erkner, A., Fiszman, S., Karnik, K., Kristensen, M., ... Mela, D. J. (2017). A review of the characteristics of dietary fibers relevant to appetite and energy intake outcomes in human in- tervention trials. The American Journal of Clinical Nutrition, ajcn157172. doi:10.3945/ajcn.117.157172

32. Aydin, Ö., Nieuwdorp, M., & Gerdes, V. (2018). The gut microbiome as a target for the treatment of type 2 diabetes. Current Diabetes Reports, 18(8). doi:10.1007/s11892-018-1020-6

33. Kieler, I. N., Osto, M., Hugentobler, L., Puetz, L., Gilbert, M. T., Hansen, T., ... Bjørnvad, C. R. (2019). Diabetic cats have decreased gut microbial diversity and a lack of butyrate producing bacteria. Scientiƒc Reports, 9(1). doi:10.1038/s41598-019-41195-0

34. Davis, S. C., Yadav, J. S., Barrow, S. D., & Robertson, B. K. (2017). Gut microbiome diversity influenced more by the Westernized dietary regime than the body mass index as assessed using effect size statis- tic. MicrobiologyOpen, 6(4), e00476. doi:10.1002/mbo3.476

35. Do, M., Lee, E., Oh, M., Kim, Y., & Park, H. (2018). High-glucose or -fructose diet cause changes of the gut microbiota and metabolic disorders in mice without body weight change. Nutrients, 10(6), 761. doi:10.3390/nu10060761

36. So, D., Whelan, K., Rossi, M., Morrison, M., Holtmann, G., Kelly, J. T., ... Campbell, K. L. (2018). Dietary fiber intervention on gut microbiota composition in healthy adults: and meta-analysis. The American Journal of Clinical Nutrition, 107(6), 965-983. doi:10.1093/ajcn/nqy041

37. David, L. A., Maurice, C. F., Carmody, R. N., Gootenberg, D. B., Button, J. E., Wolfe, B. E., ...Turnbaugh,

P. J. (2013). Diet rapidly and reproducibly alters the human gut microbiome. Nature, 505(7484), 559-563. doi:10.1038/nature12820

38. Lindefeldt, M., Eng, A., Darban, H., Bjerkner, A., Zetterström, C. K., Allander, T., ... Prast-Nielsen, S. (2019). The ketogenic diet influences ta[onomic and functional composition of the gut microbiota in chil- dren with severe epilepsy. npj Bioflms and Microbiomes, 5(1). doi:10.1038/s41522-018-0073-2

39. Swidsinski, A., Dörffel, Y., Loening-Baucke, V., Gille, C., Göktas, Ö., Reißhauer, A., ... Bock, M. (2017). Reduced mass and diversity of the colonic microbiome in patients with multiple sclerosis and their im-provement with ketogenic diet. Frontiers in Microbiology, 8. doi:10.3389/fmicb.2017.01141

40. Bosman, E. S., Albert, A. Y., Lui, H., Dutz, J. P., & Vallance, B. A. (2019). Skin exposure to narrow band ultraviolet (UVB) light modulates the human intestinal microbiome. Frontiers in Microbiology, 10. doi:10.3389/ fmicb.2019.02410

41. Scheppach, W. (1994). Effects of short chain fatty acids on gut morphology and function. Gut, 35(1 Suppl), S35-S38. doi:10.1136/gut.35.1_suppl.s35

42. Goverse, G., Molenaar, R., Macia, L., Tan, J., Erkelens, M. N., Konijn, T., ... Mebius, R. E. (2017). Diet-derived short chain fatty acids stimulate intestinal epithelial cells to induce mucosal tolerogenic dendritic cells. The Journal of Immunology, 198(5), 2172-2181. doi:10.4049/jimmunol.1600165

43. Den Besten, G., Van Eunen, K., Groen, A. K., Venema, K., Reijngoud, D., & Bakker, B. M. (2013). The role of short-chain fatty acids in the interplay between diet, gut microbiota, and host energy metabolism. Journal of Lipid Research, 54(9), 2325-2340. doi:10.1194/jlr.r036012

44. Roediger, W., Moore, J. & Babidge, W. (1997). Colonic sulfide in pathogenesis and treatment of ulcerative colitis. Dig Dis Sci 42, 1571–1579. doi:10.1023/A:1018851723920

45. Lowery RP, Wilson JM, Sharp MH, et al (2017). The effects of exogenous ketones on biomarkers of Crohn's disease: A case report. J Gastroenterol Dig Dis, 2(3):8-11

46. Paoli, A., Mancin, L., Bianco, A., Thomas, E., Mota, J. F., & Piccini, F. (2019). Ketogenic diet and microbi-ota: Friends or enemies? Genes, 10(7), 534. doi:10.3390/genes10070534

47. Le Poul, E., Loison, C., Struyf, S., Springael, J., Lannoy, V., Decobecq, M., ... Detheux, M. (2003). Functional characterization of human receptors for short chain fatty acids and their role in polymorphonu- clear cell activation. Journal of Biological Chemistry, 278(28), 25481-25489. doi:10.1074/jbc.m301403200

48. Mohd Badrin Hanizam Bin, A. (2016). Gut microbial metabolome: regulation of host metabolism by SCFAs (Doctoral dissertation, Imperial College London, London, England). Retrieved from http://hdl.han- dle. net/10044/1/42223

49. Depauw, S., Bosch, G., Hesta, M., Whitehouse-Tedd, K., Hendriks, W. H., Kaandorp, J., & Janssens, G. P. (2012). Fermentation of animal components in strict carnivores: A comparative study with cheetah fecal inoculum1,2. Journal of Animal Science, 90(8), 2540-2548. doi:10.2527/jas.2011-4377

50. Johansson, M. E., Gustafsson, J. K., Holmén-Larsson, J., Jabbar, K. S., Xia, L., Xu, H., ... Hansson, G. C. (2013). Bacteria penetrate the normally impenetrable inner colon mucus layer in both murine colitis models and patients with ulcerative colitis. Gut, 63(2), 281-291. doi:10.1136/gutjnl-2012-303207

51. Chassaing, B., Raja, S. M., Lewis, J. D., Srinivasan, S., & Gewirtz, A. T. (2017). Colonic microbiota encroach-ment correlates with dysglycemia in humans. Cellular and Molecular Gastroenterology and Hepatology, 4(2), 205- 221. doi:10.1016/j.jcmgh.2017.04.001

52. Martinez-Medina, M., Denizot, J., Dreux, N., Robin, F., Billard, E., Bonnet, R., ... Barnich, N. (2013). Western diet induces dysbiosis with increased E coli in CEABAC10 mice, alters host barrier function fa-vouring AIEC colonisation. Gut, 63(1), 116-124. doi:10.1136/gutjnl-2012-304119

53. Swidsinski, A., Loening-Baucke, V., Theissig, F., Engelhardt, H., Bengmark, S., Koch, S., ... Dorffel, Y. (2007). Comparative study of the intestinal mucus barrier in normal and inflamed colon. Gut, 56(3), 343- 350. doi:10.1136/gut.2006.098160

54. Banwell, J. G., Howard, R., Kabir, I., & Costerton, J. W. (1988). Bacterial overgrowth by indige- nous microflora in the phytohemagglutinin-fed rat. Canadian Journal of Microbiology, 34(8), 1009-1013. doi:10.1139/m88-177

第十章

1. Singh, P. N., & Fraser, G. E. (1998). Dietary risk factors for colon cancer in a low-risk population. American Journal of 5pidemiology, 148(8), 761-774. doi:10.1093/oxfordjournals.aje.a009697

2. Basen-Engquist, K., & Chang, M. (2010). Obesity and cancer risk: Recent review and evidence. Current Oncology Reports, 13(1), 71-76. doi:10.1007/s11912-010-0139-7

3. Giovannucci, E., Harlan, D. M., Archer, M. C., Bergenstal, R. M., Gapstur, S. M., Habel, L. A., ... Yee, D. (2010). Diabetes and cancer: A consensus report. Diabetes Care, 33(7), 1674-1685. doi:10.2337/dc10-0666

4. Lee, J. E., McLerran, D. F., Rolland, B., Chen, Y., Grant, E. J., Vedanthan, R., ... Sinha, R. (2013). Meat intake and cause-specific mortality: a pooled analysis of Asian prospective cohort studies. The American Journal of Clinical Nutrition, 98(4), 1032-1041. doi:10.3945/ajcn.113.062638

5. Key, T. J., Appleby, P. N., Spencer, E. A., Travis, R. C., Roddam, A. W., & Allen, N. E. (2009). Cancer incidence in vegetarians: Results from the European prospective investigation into cancer and nutrition (EPIC-Oxford). The American Journal of Clinical Nutrition, 89(5), 1620S-1626S. doi:10.3945/ajcn.2009.26736m

6. Parnaud, G., Peiffer, G., Taché, S., & Corpet, D. E. (1998). Effect of meat (beef, chicken, and bacon) on rat colon carcinogenesis. Nutrition and Cancer, 32(3), 165-173. doi:10.1080/01635589809514736

7. Markova, M., Koelman, L., Hornemann, S., Pivovarova, O., Sucher, S., Machann, J., ... Aleksandrova, K. (2019). Effects of plant and animal high protein diets on immune-inflammatory biomarkers: A 6-week intervention trial. Clinical Nutrition. doi:10.1016/j.clnu.2019.03.019

8. Hodgson, J. M., Ward, N. C., Burke, V., Beilin, L. J., & Puddey, I. B. (2007). Increased lean red meat intake does not elevate markers of o[idative stress and inflammation in humans. The Journal of Nutrition, 137(2), 363-367. doi:10.1093/jn/137.2.363

9. Johnston, B. C., Zeraatkar, D., Han, M. A., Vernooij, R. W., Valli, C., El Dib, R., ... Guyatt, G. H. (2019). Unprocessed red meat and processed meat consumption: Dietary guideline recommendations from the nutritional recommendations (NutriRECS) consortium. Annals of Internal Medicine, 171(10), 756. doi:10.7326/m19-1621

10. Bastide, N. M., Pierre, F. H., & Corpet, D. E. (2011). Heme iron from meat and risk of colorectal can- cer: A meta-analysis and a review of the mechanisms involved. Cancer Prevention Research, 4(2), 177-184. doi:10.1158/1940-6207.capr-10-0113

11. Turner, N. D., & Lloyd, S. K. (2017). Association between red meat consumption and colon can- cer: A systematic review of experimental results. 5xperimental Biology and Medicine, 242(8), 813-839. doi:10.1177/1535370217693117

12. Kruger, C., & Zhou, Y. (2018). Red meat and colon cancer: A review of mechanistic evidence for heme in the context of risk assessment methodology. Food and Chemical Toxicology, 118, 131-153. doi:10.1016/j.fct.2018.04.048

13. Carvalho, A. M., Miranda, A. M., Santos, F. A., Loureiro, A. P., Fisberg, R. M., & Marchioni, D. M. (2015). High intake of heterocyclic amines from meat is associated with oxidative stress. British Journal of Nutrition, 113(8), 1301-1307. doi:10.1017/s0007114515000628

14. Turesky, R. J. (2007). Formation and biochemistry of carcinogenic heterocyclic aromatic amines in cooked meats. Toxicology Letters, 168(3), 219-227. doi:10.1016/j.toxlet.2006.10.018

15. Rohrmann, S., Hermann, S., & Linseisen, J. (2009). Heterocyclic aromatic amine intake increases colorectal adenoma risk: findings from a prospective European cohort study. The American Journal of Clinical Nutrition, 89(5), 1418-1424. doi:10.3945/ajcn.2008.26658

16. Soulillou, J., Süsal, C., Döhler, B., & Opelz, G. (2018). No increase in colon cancer risk following induction with Neu5Gc-bearing rabbit anti-t cell IgG (ATG) in recipients of kidney transplants. Cancers, 10(9), 324. doi:10.3390/cancers10090324

17. Altman, M. O., & Gagneux, P. (2019). Absence of Neu5Gc and presence of anti-Neu5Gc antibodies in humans—An evolutionary perspective. Frontiers in Immunology, 10. doi:10.3389/fimmu.2019.00789

18. Watson, K., & Baar, K. (2014). mTOR and the health benefits of e[ercise. Seminars in Cell & Developmental Biology, 36, 130-139. doi:10.1016/j.semcdb.2014.08.013

19. Floyd, S., Favre, C., Lasorsa, F. M., Leahy, M., Trigiante, G., Stroebel, P., ... O' Connor, R. (2007). The insulin-like growth factor-I-mTOR signaling pathway induces the mitochondrial pyrimidine nucleotide carrier to promote cell growth. Molecular Biology of the Cell, 18(9), 3545-3555. doi:10.1091/mbc.e06-12-1109

20. Mossmann, D., Park, S., & Hall, M. N. (2018). mTOR signalling and cellular metabolism are mutual determinants in cancer. Nature Reviews Cancer, 18(12), 744-757. doi:10.1038/s41568-018-0074-8

21. Paquette, M., El-Houjeiri, L., & Pause, A. (2018). mTOR pathways in cancer and autophagy. Cancers, 10(1), 18. doi:10.3390/cancers10010018

22. Levine, M., Suarez, J., Brandhorst, S., Balasubramanian, P., Cheng, C., Madia, F., ... Longo, V. (2014). Low protein intake is associated with a major reduction in IGF-1, cancer, and overall mortality in the 65 and younger but not older population. Cell Metabolism, 19(3), 407-417. doi:10.1016/j.cmet.2014.02.006

23. Strasser, B., Volaklis, K., Fuchs, D., & Burtscher, M. (2018). Role of dietary protein and muscular fitness on longevity and aging. Aging and Disease, 9(1), 119. doi:10.14336/ad.2017.0202

24. Zhang, X., Wang, C., Dou, Q., Zhang, W., Yang, Y., & Xie, X. (2018). Sarcopenia as a predictor of all-cause mortality among older nursing home residents: a systematic review and meta-analysis. BMJ Open, 8(11), e021252. doi:10.1136/bmjopen-2017-021252

25. Gran, P., & Cameron-Smith, D. (2011). The actions of exogenous leucine on mTOR signalling and amino acid transporters in human myotubes. BMC Physiology, 11(1), 10. doi:10.1186/1472-6793-11-10

26. Friedman, A. N., Ogden, L. G., Foster, G. D., Klein, S., Stein, R., Miller, B., ... Wyatt, H. R. (2012). Comparative effects of low-carbohydrate high-protein versus low-fat diets on the kidney. Clinical Journal of the American Society of Nephrology, 7(7), 1103-1111. doi:10.2215/cjn.11741111

27. Devries, M. C., Sithamparapillai, A., Brimble, K. S., Banfield, L., Morton, R. W., & Phillips, S. M. (2018). Changes in kidney function do not differ between healthy adults consuming higher- compared with lower- or normal-protein diets: A systematic review and meta-analysis. The Journal of Nutrition, 148(11), 1760-1775. doi:10.1093/jn/nxy197

28. Remer, T., & Manz, F. (1995). Potential renal acid load of foods and its influence on urine pH. Journal of the American Dietetic Association, 95(7), 791-797. doi:10.1016/s0002-8223(95)00219-7

29. Macdonald, H. M., New, S. A., Fraser, W. D., Campbell, M. K., & Reid, D. M. (2005). Low dietary potassium intakes and high dietary estimates of net endogenous acid production are associated with low bone mineral density in premenopausal women and increased markers of bone resorption in postmenopausal women. The American Journal of Clinical Nutrition, 81(4), 923-933. doi:10.1093/ajcn/81.4.923

30. Cuenca-Sánchez, M., Navas-Carrillo, D., & Orenes-Piñero, E. (2015). Controversies surrounding high-protein diet intake: Satiating effect and kidney and bone health. Advances in Nutrition, 6(3), 260-266. doi:10.3945/an.114.007716

31. Bonjour, J., Chevalley, T., Amman, P., & Rizzoli, R. (2014). Protein intake and bone health. Nutrition and Bone Health, 301-317. doi:10.1007/978-1-4939-2001-3_20

32. Calvez, J., Poupin, N., Chesneau, C., Lassale, C., & Tomé, D. (2011). Protein intake, calcium balance and health consequences. European Journal of Clinical Nutrition, 66(3), 281-295. doi:10.1038/ejcn.2011.196

33. Fam AG (2002). Gout, diet and the insulin resistance syndrome. The Journal of Rheumatology; 29:1350-1355.

34. Collier, A., Stirling, A., Cameron, L., Hair, M., & Crosbie, D. (2016). Gout and diabetes: A common combination. Postgraduate Medical Journal, 92(1089), 372-378. doi:10.1136/postgradmedj-2015-133691

35. Maiuolo J., Oppedisano F., Gratteri S., Muscoli C., Mollace V. (2016). Regulation of uric acid metabolism and excretion. International Journal of Cardiology, 213:8–14. doi: 10.1016/j.ijcard.2015.08.109

36. Jamnik, J., Rehman, S., Blanco Mejia, S., De Souza, R. J., Khan, T. A., Leiter, L. A., ... Sievenpiper, J. L. (2016). Fructose intake and risk of gout and hyperuricemia: a systematic review and meta-analysis of pro- spective cohort studies. BMJ Open, 6(10), e013191. doi:10.1136/bmjopen-2016-013191

37. Grasgruber, P., Sebera, M., Hrazdíra, E., Cacek, J., & Kalina, T. (2016). Major correlates of male height: A study of 105 countries. 5conomics & Human Biology, 21, 172-195. doi:10.1016/j.ehb.2016.01.005

38. Kappeler, R., Eichholzer, M., & Rohrmann, S. (2013). Meat consumption and diet quality and mortality in NHANES III. European Journal of Clinical Nutrition, 67(6), 598-606. doi:10.1038/ejcn.2013.59

39. Mihrshahi, S., Ding, D., Gale, J., Allman-Farinelli, M., Banks, E., & Bauman, A. E. (2017). Vegetarian diet and all-cause mortality: Evidence from a large population-based Australian cohort - the 45 and up study. Preventive Medicine, 97, 1-7. doi:10.1016/j.ypmed.2016.12.044

40. Appleby, P. N., Crowe, F. L., Bradbury, K. E., Travis, R. C., & Key, T. J. (2015). Mortality in vegetarians and comparable nonvegetarians in the United Kingdom. The American Journal of Clinical Nutrition, 103(1), 218-230. doi:10.3945/ajcn.115.119461

41. Balan, E., Decottignies, A., & Deldicque, L. (2018). Physical activity and nutrition: Two promising strategies for telomere maintenance? Nutrients, 10(12), 1942. doi:10.3390/nu10121942

42. Kasielski, M., Eusebio, M., Pietruczuk, M., & Nowak, D. (2015). The relationship between peripheral blood mononuclear cells telomere length and diet - unexpected effect of red meat. Nutrition Journal, 15(1). doi:10.1186/s12937-016-0189-2

43. Rosero-Bixby, L., Dow, W. H., & Rehkopf, D. H. (2014). The Nicoya region of Costa Rica: A high lon- gevity island for elderly males. Vienna Yearbook of Population Research, Volume 11, 109-136. doi:10.1553/populationyearbook2013s109

44. Pes, G. M., Tolu, F., Dore, M. P., Sechi, G. P., Errigo, A., Canelada, A., & Poulain, M. (2014). Male longevity in Sardinia, a review of historical sources supporting a causal link with dietary factors. European Journal of Clinical Nutrition, 69(4), 411-418. doi:10.1038/ejcn.2014.230

45. Shibata, H., Nagai, H., Haga, H., Yasumura, S., Suzuki, T., & Suyama, Y. (1992). Nutrition for the Japanese elderly. Nutrition and Health, 8(2–3), 165–175. https://doi.org/10.1177/026010609200800312

46. Chrysohoou, C., Pitsavos, C., Lazaros, G., Skoumas, J., Tousoulis, D., & Stefanadis, C. (2015). Determinants of all-cause mortality and incidence of cardiovascular disease (2009 to 2013) in older adults: The Ikaria study of the Blue Zones, Angiology, 67(6), 541-548. doi:10.1177/0003319715603185

47. Orlich, M. J., Singh, P. N., Sabaté, J., Jaceldo-Siegl, K., Fan, J., Knutsen, S., ... Fraser, G. E. (2013). Vegetarian dietary patterns and mortality in adventist health study 2. JAMA Internal Medicine, 173(13), 1230. doi:10.1001/jamainternmed.2013.6473

48. Enstrom, J. E., & Breslow, L. (2008). Lifestyle and reduced mortality among active California Mormons, 1980–2004. Preventive Medicine, 46(2), 133-136. doi:10.1016/j.ypmed.2007.07.030

49. Appleby, P. N., Key, T. J., Thorogood, M., Burr, M. L., & Mann, J. (2002). Mortality in British vegetari- ans. Public Health Nutrition, 5(1), 29-36. doi:10.1079/phn2001248

50. Messerlian, C., Williams, P. L., Ford, J. B., Chavarro, J. E., Mínguez-Alarcón, L., & Dadd, R. (2018). The environment and reproductive health (EARTH) study: A prospective preconception cohort. Human Reproduction Open, 2018(2). doi:10.1093/hropen/hoy001

51. Orzylowska, E. M., Jacobson, J. D., Bareh, G. M., Ko, E. Y., Corselli, J. U., & Chan, P. J. (2016). Food intake diet and sperm characteristics in a blue zone: a Loma Linda study. 5uropean Journal of Obstetrics & Gynecology and Reproductive Biology, 203, 112-115. doi:10.1016/j.ejogrb.2016.05.043

52. Willcox, D. C., Willcox, B. J., Hsueh, W., & Suzuki, M. (2006). Genetic determinants of exceptional human longevity: insights from the Okinawa centenarian study. AGE, 28(4), 313-332. doi:10.1007/ s11357-006-9020-x

53. Sebastiani, P., & Perls, T. T. (2012). The genetics of extreme longevity: Lessons from the New England cen- tenarian study. Frontiers in Genetics, 3. doi:10.3389/fgene.2012.00277

54. Kucharski. H., & Zajac, J. (2009). Handbook of vitamin C research. Daily requirements, dietary sources and adverse effects. New York: Nova Biomedical Books.

55. Johnson, R. J., & Andrews, P. (2010). Fructose, uricase, and the back-to-Africa hypothesis. 5volutionary Anthropology: Issues, News, and Reviews, 19(6), 250-257. doi:10.1002/evan.20266

56. Ames, B. N., Cathcart, R., Schwiers, E., & Hochstein, P. (1981). Uric acid provides an antioxidant defense in humans against oxidant- and radical-caused aging and cancer: A hypothesis. Proceedings of the National Academy of Sciences, 78(11), 6858-6862. doi:10.1073/pnas.78.11.6858

57. Clemens, Z., & Tóth, C. (2016). Vitamin C and Disease: Insights from the evolutionary perspective. Journal of 5volution and Health, 1(1). doi:10.15310/2334-3591.1030

58. Bjelakovic, G., Nikolova, D., Gluud, L. L., Simonetti, R. G., & Gluud, C. (2012). Antioxidant supplements for prevention of mortality in healthy participants and patients with various diseases. Cochrane Database of

Systematic Reviews. doi:10.1002/14651858.cd007176.pub2

59. Sesso, H. D., Buring, J. E., Christen, W. G., Kurth, T., Belanger, C., MacFadyen, J., ... Bubes, V. (2008). vitamins E and C in the prevention of cardiovascular disease in Men. JAMA, 300(18), 2123. doi:10.1001/jama.2008.600

60. Padayatty, S. J., Katz, A., Wang, Y., Eck, P., Kwon, O., Lee, J., ... Levine, M. (2003). Vitamin C as an antioxi-dant: Evaluation of its role in disease prevention. Journal of the American College of Nutrition, 22(1), 18-35. doi: 10.1080/07315724.2003.10719272

61. Levine, M., Wang, Y., Padayatty, S. J., & Morrow, J. (2001). A new recommended dietary allowance of vitamin C for healthy young women. Proceedings of the National Academy of Sciences, 98(17), 9842-9846. doi:10.1073/pnas.171318198

62. Halliwell, B. (2000). Why and how should we measure oxidative DNA damage in nutritional stud- ies? How far have we come? The American Journal of Clinical Nutrition, 72(5), 1082-1087. doi:10.1093/ ajcn/72.5.1082

63. Zhang, S. M., Hunter, D. J., Rosner, B. A., Giovannucci, E. L., Colditz, G. A., Speizer, F. E., & Willett, W. C. (2000). Intakes of fruits, vegetables, and related nutrients and the risk of non-hodgkin's lymphoma among women. Cancer Epidemiol Biomarkers, 9(5), 477-485.

64. Duthie, S. J., Duthie, G. G., Russell, W. R., Kyle, J. A., Macdiarmid, J. I., Rungapamestry, V., ...Bestwick, C. S. (2017). Effect of increasing fruit and vegetable intake by dietary intervention on nutritional biomarkers and attitudes to dietary change: A randomised trial. European Journal of Nutrition, 57(5), 1855- 1872. doi:10.1007/s00394-017-1469-0

65. Assimos D. G. (2004). Vitamin C supplementation and urinary oxalate excretion. Reviews in urol- ogy, 6(3), 167.

66. Nobile, S., & Woodhill, J. (2012). Vitamin C: The mysterious redox-system a trigger of life? Berlin, Germany: Springer Science & Business Media.

67. Thomas, L. D., Elinder, C., Tiselius, H., Wolk, A., & Åkesson, A. (2013). Ascorbic acid supplements and kidney stone incidence among men: A prospective study. JAMA Internal Medicine, 173(5), 386. doi:10.1001/jamainternmed.2013.2296

68. Cunningham, J. J., Ellis, S. L., McVeigh, K. L., Levine, R. E., & Calles-Escandon, J. (1991). Reduced mono-nuclear leukocyte ascorbic acid content in adults with insulin-dependent diabetes mellitus consuming ade- quate dietary vitamin C. Metabolism, 40(2), 146-149. doi:10.1016/0026-0495(91)90165-s

69. Song, J., Kwon, O., Chen, S., Daruwala, R., Eck, P., Park, J. B., & Levine, M. (2002). Flavonoid inhibition of sodium-dependent vitamin C transporter 1 (SVCT1) and glucose transporter isoform 2 (GLUT2), intestinal transporters for vitamin C and glucose. Journal of Biological Chemistry, 277(18), 15252-15260. doi:10.1074/jbc. m110496200

第十一章

1. Seneff, S., Davidson, R. M., Lauritzen, A., Samsel, A., & Wainwright, G. (2015). A novel hypothesis for atherosclerosis as a cholesterol sulfate deficiency syndrome. Theoretical Biology and Medical Modelling, 12(1). doi:10.1186/s12976-015-0006-1

2. Strott, C. A., & Higashi, Y. (2003). Cholesterol sulfate in human physiology. Journal of Lipid Research, 44(7), 1268-1278. doi:10.1194/jlr.r300005-jlr200

3. Manifold-Wheeler, B. C., Elmore, B. O., Triplett, K. D., Castleman, M. J., Otto, M., & Hall, P. R. (2015). Serum lipoproteins are critical for pulmonary innate defense against Staphylococcus aureus quorum sens-ing. The Journal of Immunology, 196(1), 328-335. doi:10.4049/jimmunol.1501835

4. Peterson, M. M., Mack, J. L., Hall, P. R., Alsup, A. A., Alexander, S. M., Sully, E. K., ... Gresham, H. D. (2008). Apolipoprotein B is an innate barrier against invasive Staphylococcus aureus infection. Cell Host & Microbe, 4(6), 555-566. doi:10.1016/j.chom.2008.10.001

5. Bhakdi, Sucharit & Tranum-Jensen, J & Utermann, G & Füssle, R. (1983). Binding and partial inactiva-tion of Staphylococcus aureus a-to[in by human plasma low density lipoprotein. The Journal of biological chemistry. 258. 5899-904.

6. Miller M. B., Bassler B. L. (2001). Quorum sensing in bacteria. Annu. Rev. Microbiol. 55 165–199.

7. Feingold, K. R., Funk, J. L., Moser, A. H., Shigenaga, J. K., Rapp, J. H. & Grunfeld, C. (1995). Role for circulating lipoproteins in protection from endotoxin toxicity. Infection and immunity, 63(5), 2041-2046

8. Elias, E. R., Irons, M. B., Hurley, A. D., Tint, G. S., & Salen, G. (1997). Clinical effects of cholesterol supplementation in six patients with the Smith-Lemli-Opitz syndrome (SLOS). American Journal of Medical Genetics, 68(3), 305-310. doi:10.1002/(sici)1096-8628(19970131)68:3<305::aid-ajmg11>3.0.co;2-x

9. Ravnskov, U. (2003). High cholesterol may protect against infections and atherosclerosis. QJM: An International Journal of Medicine, 96(12), 927-934. doi:10.1093/qjmed/hcg150

10. Räihä, I., Marniemi, J., Puukka, P., Toikka, T., Ehnholm, C., & Sourander, L. (1997). Effect of serum lip- ids, lipoproteins, and apolipoproteins on vascular and nonvascular mortality in the elderly. Arteriosclerosis, Thrombosis, and Vascular Biology, 17(7), 1224-1232. doi:10.1161/01.atv.17.7.1224

11. Forette, F., De la Fuente, x., Golmard, J., Henry, J., & Hervy, M. (1982). The prognostic significance of iso- lated systolic hypertension in the elderly. Results of a ten year longitudinal survey. Clinical and Experimental Hypertension. Part A: Theory and Practice, 4(7), 1177-1191. doi:10.3109/10641968209060782

12. Forette, B., Tortrat, D., & Wolmark, Y. (1989). Cholesterol as risk factor for mortality in elderly women. The Lancet, 333(8643), 868-870. doi:10.1016/s0140-6736(89)92865-1

13. Risk of fatal coronary heart disease in familial hypercholesterolaemia. Scientific Steering Committee on behalf of the Simon Broome Register Group. (1991). BMJ, 303(6807), 893-896. doi:10.1136/ bmj.303.6807.893

14. Weijenberg, M. P., Feskens, E. J., & Kromhout, D. (1996). Total and high density lipoprotein cholesterol as risk factors for coronary heart disease in elderly men during 5 years of follow-up: The Zutphen elderly study. American Journal of 5pidemiology, 143(2), 151-158. doi:10.1093/oxfordjournals.aje.a008724

15. Weuenberg, M. P., Feskens, E. J., Bowles, C. H., & Kromhout, D. (1994). Serum total cholesterol and systolic blood pressure as risk factors for mortality from ischemic heart disease among elderly men and women. Journal of Clinical 5pidemiology, 47(2), 197-205. doi:10.1016/0895-4356(94)90025-6

16. Zimetbaum, P., Frishman, W. H., Ooi, W. L., Derman, M. P., Aronson, M., Gidez, L. I., & Eder, H. A. (1992). Plasma lipids and lipoproteins and the incidence of cardiovascular disease in the very elderly. The Bronx Aging Study. Arteriosclerosis and Thrombosis: A Journal of Vascular Biology, 12(4), 416-423. doi:10.1161/01. atv.12.4.416

17. Abbott, R. D., Curb, J., Rodriguez, B. L., Masaki, K. H., Yano, K., Schatz, I. J., ... Petrovitch, H. (2002). Age-related changes in risk factor effects on the incidence of coronary heart disease. Annals of 5pidemiology, 12(3), 173-181. doi:10.1016/s1047-2797(01)00309-x

18. Chyou, P., & Eaker, E. D. (2000). Serum cholesterol concentrations and all-cause mortality in older people. Age and Ageing, 29(1), 69-74. doi:10.1093/ageing/29.1.69

19. Menotti, A., Mulder, I., Nissinen, A., Feskens, E., Giampaoli, S., Tervahauta, M., & Kromhaut, D. (2001). Cardiovascular risk factors and 10-year all-cause mortality in elderly European male populations. The FINE study. 5uropean Heart Journal, 22(7), 573-579. doi:10.1053/euhj.2000.2402

20. Krumholz, H. M. (1994). Lack of association between cholesterol and coronary heart disease mortality and morbidity and all-cause mortality in persons older than 70 years. JAMA: The Journal of the American Medical Association, 272(17), 1335-1340. doi:10.1001/jama.272.17.1335

21. Jónsson, Á., Sigvaldason, H., & Sigfússon, N. (1997). Total cholesterol and mortality after age 80 years. The Lancet, 350(9093), 1778-1779. doi:10.1016/s0140-6736(05)63609-4

22. Weverling-Rijnsburger, A. W., Blauw, G. J., Lagaay, A. M., Knock, D. L., Meinders, A. E., & Westendorp, R. G. (1997). Total cholesterol and risk of mortality in the oldest old. The Lancet, 350(9085), 1119-1123. doi:10.1016/s0140-6736(97)04430-9

23. Jacobs, D., Blackburn, H., Higgins, M., Reed, D., Iso, H., McMillan, G., ... Rifkind, B. (1992). Report of the conference on low blood cholesterol: Mortality associations. Circulation, 86(3), 1046-1060. doi:10.1161/01. cir.86.3.1046

24. Iribarren, C., Jacobs, D. R., Sidney, S., Claxton, A. J., & Feingold, K. R. (1998). Cohort study of serum total cholesterol and in-hospital incidence of infectious diseases. 5pidemiology and Infection, 121(2), 335-347. doi:10.1017/s0950268898001435

25. Iribarren, C. (1997). Serum total cholesterol and risk of hospitalization, and death from respiratory disease. International Journal of 5pidemiology, 26(6), 1191-1202. doi:10.1093/ije/26.6.1191

26. Neaton, J. D., & Wentworth, D. N. (1997). Low serum cholesterol and risk of death from aids. AIDS, 11(7), 929-930. Retrieved from https://journals.lww.com/aidsonline/Fulltext/1997/07000/Low_serum_choles- terol_ and_risk_of_death_from_AIDS.14.aspx

27. Castelli WP. Epidemiology of coronary heart disease: The Framingham study. Am J Med 1984;76:4–12. 10.1016/0002-9343(84)90952-5

28. Gofman, J., Lindgren, F., Elliott, H., Mantz, W., Hewitt, J., Strisower, B., . . . Lyon, T. (1950). The role of lipids and lipoproteins in atherosclerosis. Science, 111(2877), 166-186. Retrieved from http://www.jstor.org/ stable/1676938

29. Camejo G, Fager G, Rosengren B, Hurt-Camejo E, Bondjers G. (1993). Binding of low density lipoproteins by proteoglycans synthesized by proliferating and quiescent human arterial smooth muscle cells. J Biol Chem.;268:14131–14137

30. Lundstam, U., Hurt-Camejo, E., Olsson, G., Sartipy, P., Camejo, G., & Wiklund, O. (1999). Proteoglycans contribution to association of Lp(a) and LDL with smooth muscle cell extracellular matrix. Arteriosclerosis, Thrombosis, and Vascular Biology, 19(5), 1162-1167. doi:10.1161/01.atv.19.5.1162

31. Flood, C., Gustafsson, M., Richardson, P. E., Harvey, S. C., Segrest, J. P., & Borén, J. (2002). Identification of the proteoglycan binding site in apolipoprotein B48. Journal of Biological Chemistry, 277(35), 32228-32233. doi:10.1074/jbc.m204053200

32. Nakashima, Y., Fujii, H., Sumiyoshi, S., Wight, T. N., & Sueishi, K. (2007). Early human atherosclero- sis: Accumulation of lipid and proteoglycans in intimal thickenings followed by macrophage infiltra- tion. Arteriosclerosis, Thrombosis, and Vascular Biology, 27(5), 1159-1165. doi:10.1161/atvbaha.106.134080

33. Fukuchi, M., Watanabe, J., Kumagai, K., Baba, S., Shinozaki, T., Miura, M., ... Shirato, K. (2002). Normal and oxidized low density lipoproteins accumulate deep in physiologically thickened intima of human coro- nary arteries. Laboratory Investigation, 82(10), 1437-1447. doi:10.1097/01.lab.0000032546.01658.5d

34. Goldstein, J. L., Ho, Y. K., Basu, S. K., & Brown, M. S. (1979). Binding site on macrophages that mediates uptake and degradation of acetylated low density lipoprotein, producing massive cholesterol deposition. Proceedings of the National Academy of Sciences, 76(1), 333-337. doi:10.1073/pnas.76.1.333

35. Lemieux, I., Lamarche, B., Couillard, C., Pascot, A., Cantin, B., Bergeron, J., ... Després, J. (2001). Total Cholesterol/HDL cholesterol ratio vs LDL cholesterol/HDL cholesterol ratio as indices of ischemic heart disease risk in men. Archives of Internal Medicine, 161(22), 2685. doi:10.1001/archinte.161.22.2685

36. Shestov, D. B., Deev, A. D., Klimov, A. N., Davis, C. E., & Tyroler, H. A. (1993). Increased risk of coro- nary heart disease death in men with low total and low-density lipoprotein cholesterol in the Russian Lipid Research Clinics Prevalence Follow-up Study. Circulation, 88(3), 846-853. doi:10.1161/01.cir.88.3.846

37. Beaglehole, R., Foulkes, M. A., Prior, I. A., & Eyles, E. F. (1980). Cholesterol and mortality in New Zealand Maoris. BMJ, 280(6210), 285-287. doi:10.1136/bmj.280.6210.285

38. Hamazaki, T., Okuyama, H., Ogushi, Y., & Hama, R. (2015). Towards a paradigm shift in cholesterol treat- ment. A re-examination of the cholesterol issue in Japan: Abstracts. Annals of Nutrition and Metabolism, 66(4), 1-116. doi:10.1159/000381654

39. Thorogood, M. D. (1994). Vegetarianism, coronary disease risk factors and coronary heart disease. Current Opinion in Lipidology, 5(1), 17-21. doi:10.1097/00041433-199402000-00004

40. Packard, J., Cobbe, S. M., Shepherd, J., Ford, I., Isles, C. G., McKillop, J. H., ... Macfarlane, P. W. (1998). Influence of pravastatin and plasma lipids on clinical events in the west of Scotland coronary prevention study (WOSCOPS). Circulation, 97(15), 1440-1445. doi:10.1161/01.cir.97.15.1440

41. Sacks, F. M., Moyé, L. A., Davis, B. R., Cole, T. G., Rouleau, J. L., Nash, D. T., ... Braunwald, E. (1998). Relationship between plasma LDL concentrations during treatment with pravastatin and recurrent cor- onary events in the cholesterol and recurrent events trial. Circulation, 97(15), 1446-1452. doi:10.1161/01. cir.97.15.1446

42. Schwartz, G., Olsson, A., & Ezekowitzet al, M. (2001). Effects of atorvastatin on early recurrent ischemic events in acute coronary syndromes. the miracl study: a randomized controlled trial. ACC Current Journal

Review, 10(5), 23. doi:10.1016/s1062-1458(01)00368-3

43. Sabatine, M. S., Giugliano, R. P., Keech, A. C., Honarpour, N., Wiviott, S. D., Murphy, S. A., ... Kuder, J. F. (2017). Evolocumab and clinical outcomes in patients with cardiovascular disease. New England Journal of Medicine, 377(8), 785-788. doi:10.1056/nejmc1708587

44. Castelli, W. P., Anderson, K., Wilson, P. W., & Levy, D. (1992). Lipids and risk of coronary heart disease. The Framingham study. Annals of 5pidemiology, 2(1-2), 23-28. doi:10.1016/1047-2797(92)90033-m

45. Cordero, A., & Alegria-Ezquerra, E. (2009). TG/HDL ratio as surrogate marker for insulin resistance. ESC Council for Cardiology Practice, 8(16).

46. Karelis, A. D., Pasternyk, S. M., Messier, L., St-Pierre, D. H., Lavoie, J., Garrel, D., & Rabasa-Lhoret, R. (2007). Relationship between insulin sensitivity and the triglyceride–HDL-C ratio in overweight and obese postmenopausal women: a MONET study. Applied Physiology, Nutrition, and Metabolism, 32(6), 1089-1096. doi:10.1139/h07-095

47. Robins, S. J., Rubins, H. B., Faas, F. H., Schaefer, E. J., Elam, M. B., Anderson, J. W., & Collins, D. (2003). Insulin resistance and cardiovascular events with low HDL cholesterol: The veterans affairs HDL intervention trial (VA-HIT). Diabetes Care, 26(5), 1513-1517. doi:10.2337/diacare.26.5.1513

48. Semple, R. K., Sleigh, A., Murgatroyd, P. R., Adams, C. A., Bluck, L., Jackson, S., ... Savage, D. B. (2009). Postreceptor insulin resistance contributes to human dyslipidemia and hepatic steatosis. Journal of Clinical Investigation. doi:10.1172/jci37432

49. Rashid, S., Watanabe, T., Sakaue, T., & Lewis, G. F. (2003). Mechanisms of HDL lowering in insulin resistant, hypertriglyceridemic states: The combined effect of HDL triglyceride enrichment and elevated hepatic lipase activity. Clinical Biochemistry, 36(6), 421-429. doi:10.1016/s0009-9120(03)00078-x

50. Karhapaa, P., Malkki, M., & Laakso, M. (1994). Isolated low HDL cholesterol. An insulin-resistant state. Diabetes, 43(3), 411-417. doi:10.2337/diabetes.43.3.411

51. Borén, J., & Williams, K. J. (2016). The central role of arterial retention of cholesterol-rich apolipopro- tein-B-containing lipoproteins in the pathogenesis of atherosclerosis: a triumph of simplicity. Current Opinion in Lipidology, 27(5), 473-483. doi:10.1097/mol.0000000000000330

52. Linton MF, Yancey PG, Davies SS, Jerome WGJ, Linton EF, Vickers KC (2000). The role of lipids and lipoproteins in atherosclerosis [Updated 2015 Dec 24]In: De Groot LJ, Chrousos G, Dungan K, et al., editors. Endotext [Internet]. South Dartmouth (MA): MDText.com, Inc.; 2000. Available from: https://www.ncbi.nlm.nih.gov/books/NBK343489/

53. Hurt-Camejo, E., & Camejo, G. (2018). ApoB-100 lipoprotein complex formation with intima proteoglycans as a cause of atherosclerosis and Its possible ex vivo evaluation as a disease biomarker. Journal of Cardiovascular Development and Disease, 5(3), 36. doi:10.3390/jcdd5030036

54. Hiukka, A., Stahlman, M., Pettersson, C., Levin, M., Adiels, M., Teneberg, S., ... Boren, J. (2009). ApoCIII- enriched LDL in type 2 diabetes displays altered lipid composition, increased susceptibility for sphingomye- linase, and increased binding to biglycan. Diabetes, 58(9), 2018-2026. doi:10.2337/db09-0206

55. Olsson, U., Egnell, A., Lee, M. R., Lunden, G. O., Lorentzon, M., Salmivirta, M., ... Camejo, G. (2001). Changes in matrix proteoglycans induced by insulin and fatty acids in hepatic cells may contribute to dyslip- idemia of insulin resistance. Diabetes, 50(9), 2126-2132. doi:10.2337/diabetes.50.9.2126

56. Hulthe, J., Bokemark, L., Wikstrand, J., & Fagerberg, B. (2000). The metabolic syndrome, LDL particle size, and atherosclerosis. Arteriosclerosis, Thrombosis, and Vascular Biology, 20(9), 2140-2147. doi:10.1161/01.atv.20.9.2140

57. Wasty, F., Alavi, M. Z., & Moore, S. (1993). Distribution of glycosaminoglycans in the intima of human aortas: Changes in atherosclerosis and diabetes mellitus. Diabetologia, 36(4), 316-322. doi:10.1007/bf00400234

58. Rodriguéz-Lee, M., Bondjers, G., & Camejo, G. (2007). Fatty acid-induced atherogenic changes in extracellular matrix proteoglycans. Current Opinion in Lipidology, 18(5), 546-553. doi:10.1097/mol.0b013e3282ef534f

59. Srinivasan, S. R., Xu, J., Vijayagopal, P., Radhakrishnamurthy, B., & Berenson, G. S. (1993). Injury to the arterial wall of rabbits produces proteoglycan variants with enhanced low-density lipoprotein-

binding property. Biochimica et Biophysica Acta (BBA) - Lipids and Lipid Metabolism, 1168(2), 158-166. doi:10.1016/0005-2760(93)90120-x

60. Howard, B. V., Robbins, D. C., Sievers, M. L., Lee, E. T., Rhoades, D., Devereux, R. B., ... Howard, W. J. (2000). LDL cholesterol as a strong predictor of coronary heart disease in diabetic individuals with insu- lin resistance and low LDL. Arteriosclerosis, Thrombosis, and Vascular Biology, 20(3), 830-835. doi:10.1161/01. atv.20.3.830

61. Araújo, J., Cai, J., & Stevens, J. (2019). Prevalence of optimal metabolic health in american adults: National health and nutrition examination survey 2009–2016. Metabolic Syndrome and Related Disorders, 17(1), 46-52. doi:10.1089/met.2018.0105

62. Chiu, J., & Chien, S. (2011). Effects of disturbed flow on vascular endothelium: Pathophysiological basis and clinical perspectives. Physiological Reviews, 91(1), 327-387. doi:10.1152/physrev.00047.2009

63. Davies, P. F. (1995). Flow-mediated endothelial mechanotransduction. Physiological Reviews, 75(3), 519-560. doi:10.1152/physrev.1995.75.3.519

64. Gimbrone, M., Topper, J. N., Nagel, T., Anderson, K. R., & Garcia-Cardeña, G. (1999). Endothelial dysfunction, hemodynamic forces, and atherosclerosis. Thrombosis and Haemostasis, 82(08), 722-726. doi:10.1055/s-0037-1615903

65. Zhang, H., Sun, A., Shen, Y., Jia, J., Wang, S., Wang, K., & Ge, J. (2004). Artery interposed to vein did not develop atherosclerosis and underwent atrophic remodeling in cholesterol-fed rabbits. Atherosclerosis, 177(1), 37-41. doi:10.1016/j.atherosclerosis.2004.06.019

66. Finlayson, R., & Symons, C. (1961). Arteriosclerosis in wild animals in captivity [abstract]. Proceedings of the Royal Society of Medicine, 54(11), 973.

67. McCullagh, K. (1972). Arteriosclerosis in the african elephant Part 1. Intimal atherosclerosis and its possible causes. Atherosclerosis, 16(3), 307-335. doi:10.1016/0021-9150(72)90080-9

68. Finlayson, R., Symons, C., & Fiennes, R. N. (1962). Atherosclerosis: a comparative study. British medical jour- nal, 1(5277), 501–507. doi:10.1136/bmj.1.5277.501

69. Bohorquez, F., & Stout, C. (1972). Arteriosclerosis in exotic mammals. Atherosclerosis, 16(2), 225-231. doi:10.1016/0021-9150(72)90056-1

70. Han, C. Y. (2016). Roles of reactive oxygen species on insulin resistance in adipose tissue. Diabetes & Metabolism Journal, 40(4), 272. doi:10.4093/dmj.2016.40.4.272

71. Kim, J., Wei, Y., & Sowers, J. R. (2008). Role of mitochondrial dysfunction in insulin resistance. Circulation Research, 102(4), 401-414. doi:10.1161/circresaha.107.165472

72. Gonzalez-Franquesa A., Patti ME. (2017) Insulin resistance and mitochondrial dysfunction. In: Santulli G. (eds) Mitochondrial Dynamics in Cardiovascular Medicine. Advances in Experimental Medicine and Biology, vol 982. Springer, Cham

73. Williams, K. J., & Wu, X. (2016). Imbalanced insulin action in chronic over nutrition: Clinical harm, molecular mechanisms, and a way forward. Atherosclerosis, 247, 225-282. doi:10.1016/j. atherosclerosis.2016.02.004

74. Gasior, M., Rogawski, M. A., & Hartman, A. L. (2006). Neuroprotective and disease-modifying effects of the ketogenic diet. Behavioural Pharmacology, 17(5-6), 431-439. doi:10.1097/00008877-200609000-00009

75. Basciano, H., Federico, L., & Adeli, K. (2005). Fructose, insulin resistance, and metabolic dyslipid- emia. Nutrition & metabolism, 2(1), 5. doi:10.1186/1743-7075-2-5

76. Shapiro, A., Mu, W., Roncal, C., Cheng, K., Johnson, R. J., & Scarpace, P. J. (2008). Fructose-induced leptin resistance exacerbates weight gain in response to subsequent high-fat feeding. American Journal of Physiology- Regulatory, Integrative and Comparative Physiology, 295(5), R1370-R1375. doi:10.1152/ ajpregu.00195.2008

77. Mehta, N. N., McGillicuddy, F. C., Anderson, P. D., Hinkle, C. C., Shah, R., Pruscino, L., ... Reilly, M. P. (2009). E[perimental endoto[emia induces adipose inflammation and insulin resistance in humans. Diabetes. doi:10.2337/db09-0729

78. Feingold KR, Grunfeld C (2019). The effect of inflammation and infection on lipids and lipoproteins. In Endotext. Edited by De Groot LJ, Chrousos G, Dungan K, Feingold KR, Grossman A, Hershman JM, Koch C,

Korbonits M, McLachlan R, New M, et al. South Dartmouth (MA);

79. Straub, R. H. (2014). Insulin resistance, selfish brain, and selfish immune system: An evolutionarily positively selected program used in chronic inflammatory diseases. Arthritis Research & Therapy, 16(Suppl 2), S4. doi:10.1186/ar4688

80. Durante, A., & Bronzato, S. (2015). The increased cardiovascular risk in patients affected by autoim- mune diseases: Review of the various manifestations. Journal of Clinical Medicine Research, 7(6), 379-384. doi:10.14740/jocmr2122w

81. De Kort, S., Keszthelyi, D., & Masclee, A. A. (2011). Leaky gut and diabetes mellitus: What is the link? Obesity Reviews, 12(6), 449-458. doi:10.1111/j.1467-789x.2010.00845.x

82. Joo, Myung & Yang, Jaemo & Youl, Jae & Cho, Ssang-Goo & Shim, Byung & Kim, Duk & Lee, Jaehwi. (2010). Bioavailability enhancing activities of natural compounds from medicinal plants. Journal of Medicinal Plants Research. 3. 1204-1211.

83. DeVries, J. H. (2013). Glucose variability: Where it is important and how to measure it. Diabetes, 62(5), 1405- 1408. doi:10.2337/db12-1610

84. Service, F. J., Molnar, G. D., Rosevear, J. W., Ackerman, E., Gatewood, L. C., & Taylor, W. F. (1970). Mean amplitude of glycemic excursions, a measure of diabetic instability. Diabetes, 19(9), 644-655. doi:10.2337/diab.19.9.644

85. Nieuwdorp, M., Van Haeften, T. W., Gouverneur, M. C., Mooij, H. L., Van Lieshout, M. H., Levi, M., ... Stroes, E. S. (2006). Loss of endothelial glycocalyx during acute hyperglycemia coincides with en- dothelial dysfunction and coagulation activation in vivo. Diabetes, 55(2), 480-486. doi:10.2337/diabe- tes.55.02.06. db05-1103

86. Schött, U., Solomon, C., Fries, D., & Bentzer, P. (2016). The endothelial glycocalyx and its disruption, protection and regeneration: A narrative review. Scandinavian Journal of Trauma, Resuscitation and 5mergency Medicine, 24(1). doi:10.1186/s13049-016-0239-y

87. Thaiss, C. A., Levy, M., Grosheva, I., Zheng, D., Soffer, E., Blacher, E., ... Elinav, E. (2018). Hyperglycemia drives intestinal barrier dysfunction and risk for enteric infection. Science, 359(6382), 1376-1383. doi:10.1126/science.aar3318

88. Singh, A., Fridén, V., Dasgupta, I., Foster, R. R., Welsh, G. I., Tooke, J. E., ... Satchell, S. C. (2011). High glucose causes dysfunction of the human glomerular endothelial glycocalyx. American Journal of Physiology- Renal Physiology, 300(1), F40-F48. doi:10.1152/ajprenal.00103.2010

89. Obrenovich, M. (2018). Leaky gut, leaky brain? Microorganisms, 6(4), 107. doi:10.3390/microorganisms6040107

90. Lindeberg, S., Eliasson, M., Lindahl, B., & Ahrén, B. (1999). Low serum insulin in traditional pacific islanders—The Kitava study. Metabolism, 48(10), 1216-1219. doi:10.1016/s0026-0495(99)90258-5

91. Lindberg, S., Nilsson-Ehle, P., Terént, A., Vessby, B., & Scherstén, B. (1994). Cardiovascular risk factors in a Melanesian population apparently free from stroke and ischaemic heart disease: the Kitava study. Journal of Internal Medicine, 236(3), 331-340. doi:10.1111/j.1365-2796.1994.tb00804.x

92. Schulz, L. O., & Chaudhari, L. S. (2015). High-risk populations: The Pimas of Arizona and Mexico. Current Obesity Reports, 4(1), 92-98. doi:10.1007/s13679-014-0132-9

93. Schulz, L. O., Bennett, P. H., Ravussin, E., Kidd, J. R., Kidd, K. K., Esparza, J., & Valencia, M. E. (2006). Effects of traditional and western environments on prevalence of type 2 diabetes in Pima Indians in Mexico and the U.S. Diabetes Care, 29(8), 1866-1871. doi:10.2337/dc06-0138

94. Creighton, B. C., Hyde, P. N., Maresh, C. M., Kraemer, W. J., Phinney, S. D., & Volek, J. S. (2018). Paradox of hypercholesterolaemia in highly trained, keto-adapted athletes. BMJ Open Sport & 5xercise Medicine, 4(1), e000429. doi:10.1136/bmjsem-2018-000429

95. Wood, T., Stubbs, B., & Juul, S. (2018). Exogenous ketone bodies as promising neuroprotective agents for developmental brain injury. Developmental Neuroscience, 40(5-6), 451-462. doi:10.1159/000499563

96. Sävendahl, L., & Underwood, L. E. (1999). Fasting increases serum total cholesterol, LDL cholesterol and apolipoprotein B in healthy, nonobese humans. The Journal of Nutrition, 129(11), 2005-2008. doi:10.1093/jn/129.11.2005

97. Cohn, J. S., Wagner, D. A., Cohn, S. D., Millar, J. S., & Schaefer, E. J. (1990). Measurement of very low density and low density lipoprotein apolipoprotein (Apo) B-100 and high density lipoprotein Apo A-I production in human subjects using deuterated leucine. Effect of fasting and feeding. Journal of Clinical Investigation, 85(3), 804-811. doi:10.1172/jci114507

98. Hopkins, P. N., Stephenson, S., Wu, L. L., Riley, W. A., Xin, Y., & Hunt, S. C. (2001). Evaluation of coronary risk factors in patients with heterozygous familial hypercholesterolemia. The American Journal of Cardiology, 87(5), 547-553. doi:10.1016/s0002-9149(00)01429-6

99. Wiegman, A., Gidding, S. S., Watts, G. F., Chapman, M. J., Ginsberg, H. N., Cuchel, M., ... European Atherosclerosis Society Consensus Panel (2015). Familial hypercholesterolaemia in children and adolescents: Gaining decades of life by optimizing detection and treatment. European heart journal, 36(36), 2425–2437. doi:10.1093/eurheartj/ehv157

100. ebe tjen, M., egura, B., Gu i -Salobir, B., & Keber, I. (2001). Fibrinolytic parameters and insulin resistance in young survivors of myocardial infarction with heterozygous familial hypercholesterolemia. Wien Klin Wochenschr, 113(3-4), 113-118. Retrieved from https://www.ncbi.nlm.nih.gov/pubmed/11253736

101. Hill, J. S., Hayden, M. R., Frohlich, J., & Pritchard, P. H. (1991). Genetic and environmental factors affect- ing the incidence of coronary artery disease in heterozygous familial hypercholesterolemia. Arteriosclerosis and Thrombosis: A Journal of Vascular Biology, 11(2), 290-297. doi:10.1161/01.atv.11.2.290

102. Okuyama, H., Langsjoen, P. H., Hamazaki, T., Ogushi, Y., Hama, R., Kobayashi, T., & Uchino, H. (2015). Statins stimulate atherosclerosis and heart failure: Pharmacological mechanisms. Expert Review of Clinical Pharmacology, 8(2), 189-199. doi:10.1586/17512433.2015.1011125

103. Ahmadizar, F., Ochoa-Rosales, C., Glisic, M., Franco, O. H., Muka, T., & Stricker, B. H. (2019). Associations of statin use with glycaemic traits and incident type 2 diabetes. British Journal of Clinical Pharmacology, 85(5), 993-1002. doi:10.1111/bcp.13898

104. Schultz, B. G., Patten, D. K., & Berlau, D. J. (2018). The role of statins in both cognitive impairment and protection against dementia: a tale of two mechanisms. Translational Neurodegeneration, 7(1). doi:10.1186/ s40035-018-0110-3

105. Enas, E. A., Kuruvila, A., Khanna, P., Pitchumoni, C. S., & Mohan, V. (2013). Benefits & risks of sta- tin therapy for primary prevention of cardiovascular disease in Asian Indians - a population with the highest risk of premature coronary artery disease & diabetes. The Indian journal of medical research, 138(4), 461–491.

106. Golomb, B., Kane, T., & Dimsdale, J. (2004). Severe irritability associated with statin cholesterol-lowering drugs. QJM, 97(4), 229-235. doi:10.1093/qjmed/hch035

107. Leppien, E., Mulcahy, K., Demler, T. L., Trigoboff, E., & Opler, L. (2018). Effects of statins and choles- terol on patient aggression: Is there a connection?. Innovations in clinical neuroscience, 15(3-4), 24–27.

108. Cham, S., Koslik, H. J., & Golomb, B. A. (2015). Mood, personality, and behavior changes during treatment with statins: A case series. Drug Safety - Case Reports, 3(1). doi:10.1007/s40800-015-0024-2

109. Ginter, E., Kajaba, I., & Sau a, M. (2012). Addition of statins into the public water supply? Risks of side effects and low cholesterol levels. Cas Lek Cesk, 151(5), 243-247. Retrieved from https://www.ncbi.nlm.nih.gov/pubmed/22779765

110. Pedersen, T. R., Kjekshus, J., Berg, K., Haghfelt, T., Faergeman, O., Thorgeirsson, G., ... Pyörälä, K. (1994). Randomised trial of cholesterol lowering in 4444 patients with coronary heart disease: the Scandinavian Simvastatin Survival Study (4S). The Lancet, 344(8934), 1383-1389. doi:10.1016/s0140-6736(94)90566-5

111. Sherriff, J. L., O' Sullivan, T. A., Properzi, C., Oddo, J., & Adams, L. A. (2016). Choline, its potential role in nonalcoholic fatty liver disease, and the case for human and bacterial genes. Advances in Nutrition, 7(1), 5-13. doi:10.3945/an.114.007955

112. Koeth, R. A., Lam-Galvez, B. R., Kirsop, J., Wang, Z., Levison, B. S., Gu, X., ... Hazen, S. L. (2018). l-carnitine in omnivorous diets induces an atherogenic gut microbial pathway in humans. Journal of Clinical Investigation, 129(1), 373-387. doi:10.1172/jci94601

113. Dambrova, M., Latkovskis, G., Kuka, J., Strele, I., Konrade, I., Grinberga, S., ... Liepinsh, E. (2016). Diabetes is associated with higher trimethylamine N-oxide plasma Levels. Experimental and Clinical 5ndocrinology

& Diabetes, 124(04), 251-256. doi:10.1055/s-0035-1569330

114. Valeur, J., Landfald, B., Berstad, A., & Raa, J. (2016). Trimethylamine N-oxide in seafood. Journal of the American College of Cardiology, 68(25), 2916-2917. doi:10.1016/j.jacc.2016.08.077

115. Velasquez, M., Ramezani, A., Manal, A., & Raj, D. (2016). Trimethylamine N-oxide: The good, the bad and the unknown. Toxins, 8(11), 326. doi:10.3390/toxins8110326

116. Janeiro, M., Ramírez, M., Milagro, F., Martínez, J., & Solas, M. (2018). Implication of trimethylamine N-oxide (TMAO) in disease: Potential biomarker or new therapeutic target. Nutrients, 10(10), 1398. doi:10.3390/nu10101398

117. Cheung, W., Keski-Rahkonen, P., Assi, N., Ferrari, P., Freisling, H., Rinaldi, S., … Slimani, N. (2017). A metabolomic study of biomarkers of meat and fish intake. American Journal of Clinical Nutrition, 105(3), 600- 608. doi:10.3945/ajcn.116.146639

118. Huc, T., Drapala, A., Gawrys, M., Konop, M., Bielinska, K., Zaorska, E., … Ufnal, M. (2018). Chronic, low- dose TMAO treatment reduces diastolic dysfunction and heart fibrosis in hypertensive rats. American Journal of Physiology-Heart and Circulatory Physiology, 315(6), H1805-H1820. doi:10.1152/ajpheart.00536.2018

119. Jia, J., Dou, P., Gao, M., Kong, X., Li, C., Liu, Z., & Huang, T. (2019). Assessment of causal direction between gut microbiota–dependent metabolites and cardiometabolic health: A bidirectional mendelian ran- domization analysis. Diabetes, 68(9), 1747-1755. doi:10.2337/db19-0153

120. Lande, K. E., & Sperry, W. M. (1937). Human atherosclerosis in relation to the cholesterol content of the blood serum. American Heart Journal, 13(1), 125. doi:10.1016/s0002-8703(37)90941-4

121. Paoli, A., Rubini, A., Volek, J. S., & Grimaldi, K. A. (2013). Beyond weight loss: A review of the thera- peutic uses of very-low-carbohydrate (ketogenic) diets. European Journal of Clinical Nutrition, 67(8), 789-796. doi:10.1038/ejcn.2013.116

122. Westman, E. C., Yancy, W. S., Mavropoulos, J. C., Marquart, M., & McDuffie, J. R. (2008). The effect of a low-carbohydrate, ketogenic diet versus a low-glycemic index diet on glycemic control in type 2 diabetes mellitus. Nutrition & Metabolism, 5(1). doi:10.1186/1743-7075-5-36

123. Ebbeling, C. B., Feldman, H. A., Klein, G. L., Wong, J. M., Bielak, L., Steltz, S. K., … Ludwig, D. S. (2018). Effects of a low carbohydrate diet on energy expenditure during weight loss maintenance: randomized trial. BMJ, k4583. doi:10.1136/bmj.k4583

124. Forsythe, C. E., Phinney, S. D., Fernandez, M. L., Quann, E. E., Wood, R. J., Bibus, D. M., … Volek, J. S. (2007). Comparison of low fat and low carbohydrate diets on circulating fatty acid composition and mark- ers of inflammation. Lipids, 43(1), 65-77. doi:10.1007/s11745-007-3132-7

125. Pérez-Guisado, J., Muñoz-Serrano, A., & Alonso-Moraga, Á. (2008). Spanish ketogenic Mediterranean diet: A healthy cardiovascular diet for weight loss. Nutrition Journal, 7(1). doi:10.1186/1475-2891-7-30

126. Pinto, A., Bonucci, A., Maggi, E., Corsi, M., & Businaro, R. (2018). Anti-o[idant and anti-inflammatory activity of ketogenic diet: New Perspectives for Neuroprotection in Alzheimer' s Disease. Antioxidants, 7(5), 63. doi:10.3390/antiox7050063

127. Van der Auwera, I., Wera, S., Van Leuven, F., & Henderson, S. T. (2005). A ketogenic diet reduces amyloid beta 40 and 42 in a mouse model of Alzheimer' s disease. Nutrition & metabolism, 2, 28. doi:10.1186/1743-7075-2-28

128. Gasior, M., Rogawski, M. A., & Hartman, A. L. (2006). Neuroprotective and disease-modifying effects of the ketogenic diet. Behavioural Pharmacology, 17(5-6), 431-439. doi:10.1097/00008877-200609000-00009

129. Krikorian, R., Shidler, M. D., Dangelo, K., Couch, S. C., Benoit, S. C., & Clegg, D. J. (2012). Dietary ketosis enhances memory in mild cognitive impairment. Neurobiology of Aging, 33(2), 425.e19-425.e27. doi:10.1016/j.neurobiolaging.2010.10.006

130. W odarek, D. (2019). Role of ketogenic diets in neurodegenerative diseases (Alzheimer' s disease and Parkinson' s disease). Nutrients, 11(1), 169. doi:10.3390/nu11010169

131. Mavropoulos, J. C., Yancy, W. S., Hepburn, J., & Westman, E. C. (2005). The effects of a low-carbo- hydrate, ketogenic diet on the polycystic ovary syndrome: a pilot study. Nutrition & metabolism, 2, 35. doi:10.1186/1743-7075-2-35

132. Kirpich, I. A., Feng, W., Wang, Y., Liu, Y., Barker, D. F., Barve, S. S., & McClain, C. J. (2011). The type of di- etary fat modulates intestinal tight junction integrity, gut permeability, and hepatic toll-like receptor expres- sion in a mouse model of alcoholic liver disease. Alcoholism: Clinical and 5xperimental Research, 36(5), 835-846. doi:10.1111/j.1530-0277.2011.01673.x

133. Silaste, M., Rantala, M., Alfthan, G., Aro, A., Witztum, J. L., Kesäniemi, Y. A., & Hörkkö, S. (2004). Changes in dietary fat intake alter plasma levels of oxidized low-density lipoprotein and lipoprotein(a). Arteriosclerosis, Thrombosis, and Vascular Biology, 24(3), 498-503. doi:10.1161/01.atv.0000118012.64932.f4

134. Zhu, Y., Bo, Y., & Liu, Y. (2019). Dietary total fat, fatty acids intake, and risk of cardiovascular dis- ease: A dose-response meta-analysis of cohort studies. Lipids in Health and Disease, 18(1). doi:10.1186/ s12944-019-1035-2

135. Grasgruber, P., Sebera, M., Hrazdira, E., Hrebickova, S., & Cacek, J. (2016). Food consumption and the ac- tual statistics of cardiovascular diseases: An epidemiological comparison of 42 European countries. Food & Nutrition Research, 60(1), 31694. doi:10.3402/fnr.v60.31694

第十二章

1. White Oak Pastures Team. (2019, June 4). White oak pastures beef reduces atmospheric carbon. Retrieved from http://blog.whiteoakpastures.com/blog/carbon-negative-grassfed-beef

2. Planas, G. M., & Kucacute, J. (1968). Contraceptive properties of Stevia rebaudiana. Science, 162(3857), 1007-1007. doi:10.1126/science.162.3857.1007

3. Melis, M. (1999). Effects of chronic administration of Stevia rebaudiana on fertility in rats. Journal of 5thnopharmacology, 67(2), 157-161. doi:10.1016/s0378-8741(99)00081-1

4. Kimata, H. (2007). Anaphylaxis by stevioside in infants with atopic eczema. Allergy, 62(5), 565-566. doi:10.1111/j.1398-9995.2007.01317.x

5. Ruiz-Ojeda, F. J., Plaza-Díaz, J., Sáez-Lara, M. J., & Gil, A. (2019). Effects of sweeteners on the gut mi- crobiota: A review of experimental studies and clinical trials. Advances in Nutrition, 10(suppl_1), S31-S48. doi:10.1093/advances/nmy037

6. Suez, J., Korem, T., Zilberman-Schapira, G., Segal, E., & Elinav, E. (2015). Non-caloric artificial sweet- eners and the microbiome: Findings and challenges. Gut Microbes, 6(2), 149-155. doi:10.1080/19490976. 2015.1017700

7. Payne, A. N., Chassard, C., & Lacroix, C. (2012). Gut microbial adaptation to dietary consumption of fruc- tose, artificial sweeteners and sugar alcohols: Implications for host-microbe interactions contributing to obesity. Obesity Reviews, 13(9), 799-809. doi:10.1111/j.1467-789x.2012.01009.x

8. Pearlman, M., Obert, J., & Casey, L. (2017). The association between artificial sweeteners and obe- sity. Current Gastroenterology Reports, 19(12). doi:10.1007/s11894-017-0602-9

9. Dotson, C. D., Vigues, S., Steinle, N. I., & Munger, S. D. (2010). T1R and T2R receptors: The modulation of incretin hormones and potential targets for the treatment of type 2 diabetes mellitus. Current opinion in investigational drugs (London, 5ngland : 2000), 11(4), 447–454.

10. Joo, Myung & Yang, Jaemo & Youl, Jae & Cho, Ssang-Goo & Shim, Byung & Kim, Duk & Lee, Jaehwi. (2010). Bioavailability enhancing activities of natural compounds from medicinal plants. Journal of Medicinal Plants Research. 3. 1204-1211

11. Masterjohn, C., Park, Y., Lee, J., Noh, S., Koo, S., & Bruno, R. (2013). Dietary fructose feeding increases adipose methylglyoxal accumulation in rats in association with low expression and activity of glyoxa- lase-2. Nutrients, 5(8), 3311-3328. doi:10.3390/nu5083311

12. Legeza, B., Marcolongo, P., Gamberucci, A., Varga, V., Bánhegyi, G., Benedetti, A., & Odermatt, A. (2017). Fructose, glucocorticoids and adipose tissue: Implications for the metabolic syndrome. Nutrients, 9(5), 426. doi:10.3390/nu9050426

13. Basciano, H., Federico, L., & Adeli, K. (2005). Fructose, insulin resistance, and metabolic dyslipid- emia. Nutrition & metabolism, 2(1), 5. doi:10.1186/1743-7075-2-5

14. Elliott, S. S., Keim, N. L., Stern, J. S., Teff, K., & Havel, P. J. (2002). Fructose, weight gain, and the insulin

resistance syndrome. The American Journal of Clinical Nutrition, 76(5), 911-922. doi:10.1093/ajcn/76.5.911

15. Johnson, R. J., Sanchez-Lozada, L. G., & Nakagawa, T. (2010). The effect of fructose on renal biology and disease. Journal of the American Society of Nephrology, 21(12), 2036-2039. doi:10.1681/asn.2010050506

16. DiNicolantonio, J. J., & Lucan, S. C. (2014). The wrong white crystals: Not salt but sugar as aetiological in hypertension and cardiometabolic disease. Open Heart, 1(1), e000167. doi:10.1136/openhrt-2014-000167

17. Shapiro, A., Mu, W., Roncal, C., Cheng, K., Johnson, R. J., & Scarpace, P. J. (2008). Fructose-induced leptin resistance exacerbates weight gain in response to subsequent high-fat feeding. American Journal of Physiology- Regulatory, Integrative and Comparative Physiology, 295(5), R1370-R1375. doi:10.1152/ajpregu.00195.2008

18. Vasselli, J. R. (2008). Fructose-induced leptin resistance: Discovery of an unsuspected form of the phenomenon and its significance. Focus on "Fructose-induced leptin resistance e[acerbates weight gain in response to subsequent high-fat feeding," by Shapiro et al. American Journal of Physiology-Regulatory, Integrative and Comparative Physiology, 295(5), R1365-R1369. doi:10.1152/ajpregu.90674.2008

19. Softic, S., Meyer, J. G., Wang, G., Gupta, M. K., Batista, T. M., Lauritzen, H. P., ... Kahn, C. R. (2019). Dietary sugars alter hepatic fatty acid o[idation via transcriptional and post-translational modifications of mitochondrial proteins. Cell Metabolism, 30(4), 735-753.e4. doi:10.1016/j.cmet.2019.09.003

20. DiNicolantonio, J. J., & Berger, A. (2016). Added sugars drive nutrient and energy deficit in obesity: A new paradigm. Open Heart, 3(2), e000469. doi:10.1136/openhrt-2016-000469

21. Do, M., Lee, E., Oh, M., Kim, Y., & Park, H. (2018). High-glucose or -fructose diet cause changes of the gut microbiota and metabolic disorders in mice without body weight change. Nutrients, 10(6), 761. doi:10.3390/nu10060761

22. Woelber, J. P., Bremer, K., Vach, K., König, D., Hellwig, E., Ratka-Krüger, P., ... Tennert, C. (2016). An oral health optimized diet can reduce gingival and periodontal inflammation in humans - a randomized controlled pilot study. BMC Oral Health, 17(1). doi:10.1186/s12903-016-0257-1

23. Najeeb, S., Zafar, M., Khurshid, Z., Zohaib, S., & Almas, K. (2016). The role of nutrition in periodontal health: An update. Nutrients, 8(9), 530. doi:10.3390/nu8090530

24. Pritchard, A. B., Crean, S., Olsen, I., & Singhrao, S. K. (2017). Periodontitis, microbiomes and their role in Alzheimer's disease. Frontiers in Aging Neuroscience, 9. doi:10.3389/fnagi.2017.00336

25. Dominy, S. S., Lynch, C., Ermini, F., Benedyk, M., Marczyk, A., Konradi, A., ... Potempa, J. (2019). Porphyromonas gingivalis in Alzheimer's disease brains: Evidence for disease causation and treatment with small-molecule inhibitors. Science Advances, 5(1), eaau3333. doi:10.1126/sciadv.aau3333

26. Crittenden, A. N., Sorrentino, J., Moonie, S. A., Peterson, M., Mabulla, A., & Ungar, P. S. (2017). Oral health in transition: The Hadza foragers of Tanzania. PLOS ON5, 12(3), e0172197. doi:10.1371/journal.pone.0172197

27. Butten, K., Johnson, N. W., Hall, K. K., Anderson, J., Toombs, M., King, N., & O'Grady, K. F. (2019). Risk factors for oral health in young, urban, Aboriginal and Torres Strait Islander children. Australian dental jour- nal, 64(1), 72–81. doi:10.1111/adj.12662

28. Bhandari, M. R., & Kawabata, J. (2005). Bitterness and toxicity in wild yam (Dioscorea spp.) tubers of Nepal. Plant Foods for Human Nutrition, 60(3), 129-135. doi:10.1007/s11130-005-6841-1

29. Cordain, L., Miller, J. B., Eaton, S. B., Mann, N., Holt, S. H., & Speth, J. D. (2000). Plant-animal subsistence ratios and macronutrient energy estimations in worldwide hunter-gatherer diets. The American Journal of Clinical Nutrition, 71(3), 682-692. doi:10.1093/ajcn/71.3.682

30. Crittenden, A. N., & Schnorr, S. L. (2017). Current views on hunter □ gatherer nutrition and the evolution of the human diet. American Journal of Physical Anthropology, 162(S63), 84-109. doi:10.1002/ajpa.23148

31. Ben-Dor, M. (2015). Use of animal fat as a symbol of health in traditional societies suggests humans may be well adapted to its consumption. Journal of 5volution and Health, 1(1). doi:10.15310/2334-3591.1022

32. Hiernaux, J., & Hartono, D. B. (1980). Physical measurements of the adult Hadza of Tanzania. Annals of Human Biology, 7(4), 339-346. doi:10.1080/03014468000004411

33. Blackwell, A. D., Urlacher, S. S., Beheim, B., Von Rueden, C., Jaeggi, A., Stieglitz, J., ... Kaplan, H. (2016). Growth references for Tsimane forager-horticulturalists of the Bolivian Amazon. American Journal of

Physical Anthropology, 162(3), 441-461. doi:10.1002/ajpa.23128

34. Shephard, S., & Schlatter, C. (1998). Covalent binding of agaritine to DNA in vivo. Food and Chemical Toxicology, 36(11), 971-974. doi:10.1016/s0278-6915(98)00076-3

35. Toth, B., Nagel, D., Patii, K., Erickson, J., & Antonson, K. (1978). Tumor induction with the at-ace- tyl derivative of 4-hydroxymethyl- phenylhydrazine, a metabolite of agaritine of agaricus b/spo-rus1. CANC5R R5S5ARCH, 38, 177-180. Retrieved from https://cancerres.aacrjournals.org/content/ canres/38/1/177.full.pdf

36. I. Nor Hayati, A. Aminah, S. Mamot, I. Nor Aini & H.M. Noor Lida (2002) Physical characteris- tics of modified milkfat in high-melting fat preparation, International Journal of Food Sciences and Nutrition, 53:1, 43-54. doi:10.1080/09637480120057000

37. Xiong, Z., Cao, X., Wen, Q., Chen, Z., Cheng, Z., Huang, X., ... Huang, Z. (2019). An overview of the bioactivity of monacolin K / lovastatin. Food and Chemical Toxicology, 131, 110585. doi:10.1016/j. fct.2019.110585

38. Friedman, M. (2015). Chemistry, nutrition, and health-promoting properties of Hericium erinaceus (lion' s mane) mushroom fruiting bodies and mycelia and their bioactive compounds. Journal of Agricultural and Food Chemistry, 63(32), 7108-7123. doi:10.1021/acs.jafc.5b02914

39. Rucker, J. J., Iliff, J., & Nutt, D. J. (2018). Psychiatry & the psychedelic drugs. Past, present & fu- ture. Neuropharmacology, 142, 200-218. doi:10.1016/j.neuropharm.2017.12.040

40. Reiche, S., Hermle, L., Gutwinski, S., Jungaberle, H., Gasser, P., & Maji , T. (2018). Serotonergic halluci- nogens in the treatment of anxiety and depression in patients suffering from a life-threatening disease: A systematic review. Progress in Neuro-Psychopharmacology and Biological Psychiatry, 81, 1-10. doi:10.1016/ j. pnpbp.2017.09.012

41. Ross, S., Bossis, A., Guss, J., Agin-Liebes, G., Malone, T., Cohen, B., ... Schmidt, B. L. (2016). Rapid and sustained symptom reduction following psilocybin treatment for anxiety and depression in patients with life-threatening cancer: a randomized controlled trial. Journal of Psychopharmacology, 30(12), 1165-1180. doi:10.1177/0269881116675512

42. Griffiths, R. R., Johnson, M. W., Carducci, M. A., Umbricht, A., Richards, W. A., Richards, B. D., ... Klinedinst, M. A. (2016). Psilocybin produces substantial and sustained decreases in depression and anxiety in patients with life-threatening cancer: A randomized double-blind trial. Journal of Psychopharmacology, 30(12), 1181-1197. doi:10.1177/0269881116675513

43. Ames, B. N., Profet, M., & Gold, L. S. (1990). Dietary pesticides (99.99% all natural). Proceedings of the National Academy of Sciences of the United States of America, 87(19), 7777–7781. doi:10.1073/ pnas.87.19.7777

44. Mennen, L. I., Walker, R., Bennetau-Pelissero, C., & Scalbert, A. (2005). Risks and safety of polyphenol consumption. The American Journal of Clinical Nutrition, 81(1), 326S-329S. doi:10.1093/ajcn/81.1.326s

45. Martini, D., Del Bo' , C., Tassotti, M., Riso, P., Del Rio, D., Brighenti, F., & Porrini, M. (2016). Coffee con- sumption and oxidative stress: A review of human intervention studies. Molecules, 21(8), 979. doi:10.3390/ molecules21080979

46. Vicente, S. J., Ishimoto, E. Y., & Torres, E. A. (2013). Coffee modulates transcription factor NRF2 and highly increases the activity of antioxidant enzymes in Rats. Journal of Agricultural and Food Chemistry, 62(1), 116-122. doi:10.1021/jf401777m

47. Tucker, J. D., Taylor, R. T., Christensen, M. L., Strout, C. L., & Hanna, M. (1989). Cytogenetic response to coffee in Chinese hamster ovary AUXB1 cells and human peripheral lymphocytes. Mutagenesis, 4(5), 343-348. doi:10.1093/mutage/4.5.343

48. Ishidate, M., Harnois, M., & Sofuni, T. (1988). A comparative analysis of data on the clastogenicity of 951 chemical substances tested in mammalian cell cultures. Mutation Research/Reviews in Genetic Toxicology, 195(2), 151-213. doi:10.1016/0165-1110(88)90023-1

49. Gilliland, K., & Bullock, W. (1984). Caffeine: A potential drug of abuse. Advances in Alcohol & Substance Abuse, 3(1-2), 53-73. doi:10.1300/j251v03n01_05

50. Jin, M., Yoon, C., Ko, H., Kim, H., Kim, A., Moon, H., & Jung, S. (2016). The relationship of caffeine in- take with depression, anxiety, stress, and sleep in Korean adolescents. Korean Journal of Family Medicine,

37(2), 111. doi:10.4082/kjfm.2016.37.2.111

51. Richards, G., & Smith, A. (2015). Caffeine consumption and self-assessed stress, anxiety, and depression in secondary school children. Journal of Psychopharmacology, 29(12), 1236-1247. doi:10.1177/0269881115612404

52. Dearfield, K. L., Abernathy, C. O., Ottley, M. S., Brantner, J. H., & Hayes, P. F. (1988). Acrylamide: Its metabolism, developmental and reproductive effects, genotoxicity, and carcinogenicity. Mutation Research/ Reviews in Genetic Toxicology, 195(1), 45-77. doi:10.1016/0165-1110(88)90015-2

53. Mucci, L. A., Sandin, S., & Magnusson, C. (2005). Acrylamide intake and breast cancer risk in Swedish women. JAMA, 293(11), 1322. doi:10.1001/jama.293.11.1326

54. Virk-Baker, M. K., Nagy, T. R., Barnes, S., & Groopman, J. (2014). Dietary acrylamide and human cancer: A systematic review of literature. Nutrition and Cancer, 66(5), 774-790. doi:10.1080/01635581.2014.916323

55. The effects of workplace hazards on male reproductive health. (1996). doi:10.26616/nioshpub96132

56. De Roos, A. J., Blair, A., Rusiecki, J. A., Hoppin, J. A., Svec, M., Dosemeci, M., ... Alavanja, M. C. (2005). Cancer incidence among glyphosate-exposed pesticide applicators in the agricultural health study. 5nvironmental Health Perspectives, 113(1), 49-54. doi:10.1289/ehp.7340

57. Tarazona, J. V., Court-Marques, D., Tiramani, M., Reich, H., Pfeil, R., Istace, F., & Crivellente, F. (2017). Glyphosate to[icity and carcinogenicity: a review of the scientific basis of the European Union assessment and its differences with IARC. Archives of Toxicology, 91(8), 2723-2743. doi:10.1007/s00204-017-1962-5

58. Samanta, P., Pal, S., Mukherjee, A. K., & Ghosh, A. R. (2014). Biochemical effects of glyphosate based herbicide, Excel Mera 71 on enzyme activities of acetylcholinesterase (AChE), lipid peroxidation (LPO), catalase (CAT), glutathione-S-transferase (GST) and protein content on teleostean fishes. 5cotoxicology and 5nvironmental Safety, 107, 120-125. doi:10.1016/j.ecoenv.2014.05.025

59. Hoagland, R. E., & Duke, S. O. (1982). Biochemical effects of glyphosate[N-(phosphonomethyl)gly- cine]. ACS Symposium Series, 175-205. doi:10.1021/bk-1982-0181.ch010

60. Micco, C., Grossi, M., Miraglia, M., & Brera, C. (1989). A study of the contamination by ochra-toxin A of green and roasted coffee beans. Food Additives and Contaminants, 6(3), 333-339. doi:10.1080/02652038909373788

61. Soliman, K. M. (2002). Incidence, level, and behavior of aflato[ins during coffee bean roasting and decaf-feination. Journal of Agricultural and Food Chemistry, 50(25), 7477-7481. doi:10.1021/jf011338v

62. Hussein, H., & Brasel, J. M. (2001). Toxicity, metabolism, and impact of mycotoxins on humans and ani-mals. Toxicology, 167(2), 101-134. doi:10.1016/s0300-483x(01)00471-1

63. Randerath, K., Randerath, E., Agrawal, H. P., Gupta, R. C., Schurdak, M. E., & Reddy, M. V. (1985). Postlabeling methods for carcinogen-DNA adduct analysis. 5nvironmental Health Perspectives, 62, 57. doi:10.2307/3430093

64. Pfohl-Leszkowicz, A., & Manderville, R. A. (2007). Ochratoxin A: An overview on toxicity and car-cinogenicity in animals and humans. Molecular Nutrition & Food Research, 51(9), 1192-1192. doi:10.1002/mnfr.200790020

65. Doi, K., & Uetsuka, K. (2011). Mechanisms of mycotoxin-induced neurotoxicity through oxidative stress-associated pathways. International Journal of Molecular Sciences, 12(8), 5213-5237. doi:10.3390/ijms12085213

66. Hsieh, M., Chiu, H., Lin□ Tan, D., & Lin, J. (2004). Does human ochrato[in A aggravate proteinuria in pa-tients with chronic renal disease? Renal Failure, 26(3), 311-316. doi:10.1081/jdi-200026744

67. Reddy, K. R., Abbas, H. K., Abel, C. A., Shier, W. T., & Salleh, B. (2010). Mycotoxin Contamination of Beverages: Occurrence of Patulin in Apple Juice and Ochratoxin A in Coffee, Beer and Wine and Their Control Methods. Toxins, 2(2), 229-261. doi:10.3390/toxins2020229

68. Sugita-Konishi, Y., Nakajima, M., Tabata, S., Ishikuro, E., Tanaka, T., Norizuki, H., ... Kumagai, S. (2006). Occurrence of aflato[ins, ochrato[in A, and fumonisins in retail foods in Japan. Journal of Food Protection, 69(6), 1365-1370. doi:10.4315/0362-028x-69.6.1365

69. Kumagai, S., Nakajima, M., Tabata, S., Ishikuro, E., Tanaka, T., Norizuki, H., ... Sugita-Konishi, Y. (2008). Aflato[in and ochrato[in A contamination of retail foods and intake of these mycoto[ins in Japan. Food

Additives & Contaminants: Part A, 25(9), 1101-1106. doi:10.1080/02652030802226187

70. Patel, S. S., Beer, S., Kearney, D. L., Phillips, G., & Carter, B. A. (2013). Green tea extract: A potential cause of acute liver failure. World Journal of Gastroenterology, 19(31), 5174. doi:10.3748/wjg.v19.i31.5174

71. Chandra, A. K., & De, N. (2012). Catechin induced modulation in the activities of thyroid hormone synthe- sizing enzymes leading to hypothyroidism. Molecular and Cellular Biochemistry, 374(1-2), 37-48. doi:10.1007/ s11010-012-1503-8

72. Young, J., Dragsted L.O.*, Haraldsdóttir, J., Daneshvar, B., Kall, M., Loft, S., ... Sandström, B. (2002). Green tea e[tract only affects markers of o[idative status postprandially: lasting antio[idant effect of flavo- noid-free diet. British Journal of Nutrition, 87(4), 343-355. doi:10.1079/bjnbjn2002523

73. Information sheet: Pharmaceuticals in drinking-water. Retrieved from https://www.who.int/ water_sanitation_health/diseases-risks/risks/info_sheet_pharmaceuticals/en/

74. Jamshed, H., Beyl, R. A., Della Manna, D. L., Yang, E. S., Ravussin, E., & Peterson, C. M. (2019). Early time-restricted feeding improves 24-hour glucose levels and affects markers of the circadian clock, aging, and autophagy in Humans. Nutrients, 11(6), 1234. doi:10.3390/nu11061234

75. Ben-Dor, M. (2015). Use of animal fat as a symbol of health in traditional societies suggests humans may be well adapted to its consumption. Journal of 5volution and Health, 1(1). doi:10.15310/2334-3591.1022

76. Geleijnse, J. M., Vermeer, C., Grobbee, D. E., Schurgers, L. J., Knapen, M. H., Van der Meer, I. M., ... Hofman A, A. (2004). Dietary intake of menaquinone is associated with a reduced risk of coronary heart disease: The Rotterdam study. The Journal of Nutrition, 134(11), 3100-3105. doi:10.1093/jn/134.11.3100

77. Rodahl, K., & Moore, T. (1943). The vitamin A content and toxicity of bear and seal liver. Biochemical Journal, 37(2), 166-168. doi:10.1042/bj0370166

78. Rothman, K. J., Moore, L. L., Singer, M. R., Nguyen, U. D., Mannino, S., & Milunsky, A. (1996). Teratogenicity of high vitamin A intake. (1996). New England Journal of Medicine, 334(18), 1195-1197. doi:10.1056/nejm199605023341813

79. Arnhold, T., Nau, H., Meyer, S., Rothkoetter, H. J., & Lampen, A. D. (2002). Porcine intestinal metabolism of excess vitamin A differs following vitamin A supplementation and liver consumption. The Journal of Nutrition, 132(2), 197-203. doi:10.1093/jn/132.2.197

80. Meléndez-Hevia, E., De Paz-Lugo, P., Cornish-Bowden, A., & Cárdenas, M. L. (2009). A weak link in metabolism: The metabolic capacity for glycine biosynthesis does not satisfy the need for collagen synthe- sis. Journal of Biosciences, 34(6), 853-872. doi:10.1007/s12038-009-0100-9

81. López-Corcuera, B., Geerlings, A., & Aragón, C. (2001). Glycine neurotransmitter transporters: an up- date. Molecular Membrane Biology, 18(1), 13-20. doi:10.1080/09687680120521

82. Regina, M., Korhonen, V., Smith, T., Alakuijala, L., & Eloranta, T. (1993). Methionine toxicity in the rat in relation to hepatic accumulation of S-adenosylmethionine: Prevention by dietary stimulation of the hepatic transsulfuration pathway. Archives of Biochemistry and Biophysics, 300(2), 598-607. doi:10.1006/abbi.1993.1083

83. Sugiyama, K., Kushima, Y., & Muramatsu, K. (1987). Effect of dietary glycine on methionine metabolism in rats fed a high-methionine diet. Journal of Nutritional Science and Vitaminology, 33(3), 195-205. doi:10.3177/jnsv.33.195

84. Sanz, A., Caro, P., Ayala, V., Portero-Otin, M., Pamplona, R., & Barja, G. (2006). Methionine restriction decreases mitochondrial oxygen radical generation and leak as well as oxidative damage to mitochondrial DNA and proteins. The FASEB Journal, 20(8), 1064-1073. doi:10.1096/fj.05-5568com

85. Miller, R. A., Harrison, D. E., Astle, C. M., Bogue, M. A., Brind, J., Fernandez, E., ... Strong, R. (2019). Glycine supplementation extends lifespan of male and female mice. Aging Cell, 18(3), e12953. doi:10.1111/acel.12953

86. Schuchardt, J., Schneider, I., Meyer, H., Neubronner, J., Von Schacky, C., & Hahn, A. (2011). Incorporation of EPA and DHA into plasma phospholipids in response to different omega-3 fatty acid formulations - a comparative bioavailability study of fish oil vs. krill oil. Lipids in Health and Disease, 10(1), 145. doi:10.1186/1476-511x-10-145

87. Stefánsson, V. (2018). The laboratory check. In The Fat of the Land (pp. 87)

88. Rockwell, D. (2003). Giving voice to bear: North American Indian myths, rituals, and images of the bear. Roberts Rinehart.

89. Bilsborough, S., & Mann, N. (2006). A review of issues of dietary protein intake in humans. International Journal of Sport Nutrition and 5xercise Metabolism, 16(2), 129-152. doi:10.1123/ijsnem.16.2.129

90. Westman, E. C., Yancy, W. S., Mavropoulos, J. C., Marquart, M., & McDuffie, J. R. (2008). The effect of a low-carbohydrate, ketogenic diet versus a low-glycemic index diet on glycemic control in type 2 diabetes mellitus. Nutrition & Metabolism, 5(1). doi:10.1186/1743-7075-5-36

91. Fürst, S. N., Philipsen, T., & Joergensen, J. C. (2007). Ten-year follow-up of endometrial ablation. Acta Obstetricia et Gynecologica Scandinavica, 86(3), 334-338. doi:10.1080/00016340601089701

92. Bough, K. J., Wetherington, J., Hassel, B., Pare, J. F., Gawryluk, J. W., Greene, J. G., ... Dingledine, R. J. (2006). Mitochondrial biogenesis in the anticonvulsant mechanism of the ketogenic diet. Annals of Neurology, 60(2), 223-235. doi:10.1002/ana.20899

93. Yin, J., Nielsen, M., Li, S., & Shi, J. (2019). Ketones improves apolipoprotein E4-related memory deficiency via sirtuin 3. Aging. doi:10.18632/aging.102070

94. Elamin, M., Ruskin, D. N., Masino, S. A., & Sacchetti, P. (2018). Ketogenic diet modulates NAD+- dependent enzymes and reduces DNA damage in hippocampus. Frontiers in Cellular Neuroscience, 12. doi:10.3389/fncel.2018.00263

95. Milder, J., & Patel, M. (2012). Modulation of oxidative stress and mitochondrial function by the ketogenic diet. 5pilepsy Research, 100(3), 295-303. doi:10.1016/j.eplepsyres.2011.09.021

96. Volek, J., Sharman, M., Gómez, A., Judelson, D., Rubin, M., Watson, G., ... Kraemer, W. (2004). Comparison of energy-restricted very low-carbohydrate and low-fat diets on weight loss and body compo- sition in overweight men and women. Nutrition & metabolism, 1(1), 13. doi:10.1186/1743-7075-1-13

97. McClernon, F. J., Yancy, W. S., Eberstein, J. A., Atkins, R. C., & Westman, E. C. (2007). The effects of a low-carbohydrate ketogenic diet and a low-fat diet on mood, hunger, and other self-reported symp- toms. Obesity, 15(1), 182-182. doi:10.1038/oby.2007.516

98. Bostock, E. C., Kirkby, K. C., & Taylor, B. V. (2017). The current status of the ketogenic diet in psychia- try. Frontiers in Psychiatry, 8. doi:10.3389/fpsyt.2017.00043

99. Gasior, M., Rogawski, M. A., & Hartman, A. L. (2006). Neuroprotective and disease-modifying effects of the ketogenic diet. Behavioural Pharmacology, 17(5-6), 431-439. doi:10.1097/00008877-200609000-00009

100. Wood, R. J., Volek, J. S., Liu, Y., Shachter, N. S., Contois, J. H., & Fernandez, M. L. (2006). Carbohydrate restriction alters lipoprotein metabolism by modifying VLDL, LDL, and HDL subfraction distribution and size in overweight men. The Journal of Nutrition, 136(2), 384-389. doi:10.1093/jn/136.2.384

101. Mensink, R. P., Zock, P. L., Kester, A. D., & Katan, M. B. (2003). Effects of dietary fatty acids and carbo- hydrates on the ratio of serum total to HDL cholesterol and on serum lipids and apolipoproteins: a me- ta-analysis of 60 controlled trials. The American Journal of Clinical Nutrition, 77(5), 1146-1155. doi:10.1093/ajcn/77.5.1146

102. Ginsberg, H., Olefsky, J. M., Kimmerling, G., Crapo, P., & Reaven, G. M. (1976). Induction of hypertri- glyceridemia by a low-fat diet. The Journal of Clinical 5ndocrinology & Metabolism, 42(4), 729-735. doi:10.1210/ jcem-42-4-729

103. Rovenský, J., Stancíková, M., Masaryk, P., Svík, K., & Istok, R. (2003). Eggshell calcium in the prevention and treatment of osteoporosis. Int J Clin Pharmacol Res, 23(2-3), 83-92. Retrieved from https://www.ncbi.nlm.nih.gov/pubmed/15018022

104. Schaafsma, A., Pakan, I., Hofstede, G., Muskiet, F., Veer, E. V. D., & Vries, P. D. (2000). Mineral, amino acid, and hormonal composition of chicken eggshell powder and the evaluation of its use in human nutri- tion. Poultry Science, 79(12), 1833–1838. doi: 10.1093/ps/79.12.1833

105. Nutraingredients-usa.com. (2010, April 23). Eggshell calcium tests safe for heavy metals, says ESM. Retrieved from https://www.nutraingredients-usa.com/Article/2010/04/23/ Eggshell-calcium-tests-safe-for-heavy-metals-says-ESM

106. Hsu, D., Lee, C., Tsai, W., & Chien, Y. (2017). Essential and toxic metals in animal bone broths. Food & Nutrition Research, 61(1), 1347478. doi:10.1080/16546628.2017.1347478

107. Pal, S., Radavelli-Bagatini, S., Hagger, M., & Ellis, V. (2014). Comparative effects of whey and casein proteins on satiety in overweight and obese individuals: a randomized controlled trial. European Journal of Clinical Nutrition, 68(9), 980-986. doi:10.1038/ejcn.2014.84

108. De Vadder, F., Gautier-Stein, A., & Mithieu[, G. (2013). Satiety and the role of μ-opioid receptors in the portal vein. Current Opinion in Pharmacology, 13(6), 959-963. doi:10.1016/j.coph.2013.09.003

109. Pal, S., Woodford, K., Kukuljan, S., & Ho, S. (2015). Milk intolerance, beta-casein and lactose. Nutrients, 7(9), 7285–7297. doi:10.3390/nu7095339

110. Elliott, R. B., Harris, D. P., Hill, J. P., Bibby, N. J., & Wasmuth, H. E. (1999). Type I (insulin-dependent) diabetes mellitus and cow milk: Casein variant consumption. Diabetologia, 42(3), 292-296. doi:10.1007/s001250051153

111. Tailford, K., Berry, C. L., Thomas, A. C., & Campbell JH, J. H. (2003). A casein variant in cow's milk is atherogenic. Atherosclerosis, 170(1), 13-19. doi:10.1016/s0021-9150(03)00131-x

112. Cade, R., Privette, M., Fregly, M., Rowland, N., Sun, Z., Zele, V., Wagemaker, H. & Edelstein, C. (2000) Autism and schizophrenia: Intestinal disorders, nutritional neuroscience, 3:1, 57-72, DOI: 10.1080/1028415X.2000.11747303

113. Pizzorno L. (2015). Nothing boring about boron. Integrative medicine (5ncinitas, Calif.), 14(4), 35–48.

114. Ergul, A. B., Kara, M., Karakukcu, C., Tasdemir, A., Aslaner, H., Ergul, M. A., ... Torun, Y. A. (2018). High doses of boron have no protective effect against nephrolithiasis or oxidative stress in a rat model. Biological Trace Element Research, 186(1), 218-225. doi:10.1007/s12011-018-1294-1

115. Naghii, M. R., Einollahi, B., & Rostami, Z. (2012). Preliminary evidence hints at a protective role for boron in urolithiasis. The Journal of Alternative and Complementary Medicine, 18(3), 207-209. doi:10.1089/acm.2011.0865

116. Newnham, R. E. (1994). Essentiality of boron for healthy bones and joints. 5nvironmental Health Perspectives, 102, 83. doi:10.2307/3431968

117. Mankarious, S., Lee, M., Fischer, S., Pyun, K. H., Ochs, H. D., Oxelius, V. A., & Wedgwood RJ, R. J. (1988). The half-lives of IgG subclasses and specific antibodies in patients with primary immunodeficiency who are receiving intravenously administered immunoglobulin. J Lab Clin Med, 112(5), 634-640. Retrieved from https://www.ncbi.nlm.nih.gov/pubmed/3183495

118. Tóth, C., Dabóczi, A., Howard, M., J. Miller, N., & Clemens, Z. (2016). Crohn's disease successfully treated with the paleolithic ketogenic diet. International Journal of Case Reports and Images, 7(9), 570. doi:10.5348/ ijcri-2016102-cr-10690

119. Westman, E. C., Yancy, W. S., Mavropoulos, J. C., Marquart, M., & McDuffie, J. R. (2008). The effect of a low-carbohydrate, ketogenic diet versus a low-glycemic index diet on glycemic control in type 2 diabetes mellitus. Nutrition & Metabolism, 5(1). doi:10.1186/1743-7075-5-36

120. Yancy, W. S., Jr, Foy, M., Chalecki, A. M., Vernon, M. C., & Westman, E. C. (2005). A low-carbohydrate, ketogenic diet to treat type 2 diabetes. Nutrition & metabolism, 2, 34. doi:10.1186/1743-7075-2-34

121. Hussain, T. A., Mathew, T. C., Dashti, A. A., Asfar, S., Al-Zaid, N., & Dashti, H. M. (2012). Effect of low-calorie versus low-carbohydrate ketogenic diet in type 2 diabetes. Nutrition, 28(10), 1016-1021. doi:10.1016/j.nut.2012.01.016

122. Tóth, C., & Clemens, Z. (2015). Successful treatment of a patient with obesity, type 2 diabetes and hypertension with the paleolithic ketogenic diet. International Journal of Case Reports and Images, 6(3), 161. doi:10.5348/ijcri-201530-cr-10491

123. Tóth, C., & Clemens, Z. (2015). A child with type 1 diabetes mellitus (T1DM) successfully treated with the Paleolithic ketogenic diet: A 19-month insulin-freedom. International Journal of Case Reports and Images, 6(12), 752. doi:10.5348/ijcri-2015121-cr-10582

124. Tóth, C., & Clemens, Z. (2014). Type 1 diabetes mellitus successfully managed with the paleolithic ketogenic diet. International Journal of Case Reports and Images, 5(10), 699. doi:10.5348/ijcri-2014124-cr-10435

125. Clemens, Zsofia & Dabóczi, Andrea & Tóth, Csaba. (2019). Paleolithic ketogenic diet (PKD) as a stand-alone therapy in cancer: Case studies. 10.13140/RG.2.2.28600.19208.

126. Tóth, C., & Schimmer, Zsófia Clemens, M. (2018). Complete Cessation of Recurrent Cervical Intraepithelial

Neoplasia (CIN) by the Paleolithic Ketogenic Diet: A Case Report. Journal of Cancer Research and Treatment, 6(1), 1-5. doi:10.12691/jcrt-6-1-1

127. Tóth, C., & Clemens, Z. (2017). Treatment of Rectal Cancer with the Paleolithic Ketogenic Diet: A 24-months Follow-up. American Journal of Medical Case Reports, 5(8), 205-216. doi:10.12691/ajmcr-5-8-3

128. Tóth, C., & Clemens, Z. (2015). Gilbert's syndrome successfully treated with the paleolithic ketogenic diet. American Journal of Medical Case Reports, 3(4), 117-120. doi:10.12691/ajmcr-3-4-9

129. Clemens, Z., Kelemen, A., Fogarasi, A., & Tóth, C. (2013). Childhood absence epilepsy successfully treated with the paleolithic ketogenic diet. Neurology and Therapy, 2(1-2), 71-76. doi:10.1007/s40120-013-0013-2

第十三章

1. Tóth, C., Dabóczi, A., Howard, M., J. Miller, N., & Clemens, Z. (2016). Crohn's disease successfully treated with the paleolithic ketogenic diet. International Journal of Case Reports and Images, 7(9), 570. doi:10.5348/ ijcri-2016102-cr-10690

2. Wojtyniak, K., & Szajewska, H. (2017). Systematic review: Probiotics for functional constipation in children. 5uropean Journal of Pediatrics, 176(9), 1155-1162. doi:10.1007/s00431-017-2972-2

3. Koliaki, C., Kokkinos, A., Tentolouris, N., & Katsilambros, N. (2010). The effect of ingested macronutrients on postprandial ghrelin response: A critical review of existing literature data. International Journal of Peptides, 2010, 1-9. doi:10.1155/2010/710852

4. Palego, L., Betti, L., Rossi, A., & Giannaccini, G. (2016). Tryptophan biochemistry: Structural, nutritional, metabolic, and medical aspects in humans. Journal of Amino Acids, 2016, 1-13. doi:10.1155/2016/8952520

5. Daniel, P. M., Love, E. R., Moorhouse, S. R., & Pratt, O. E. (1981). The effect of insulin upon the influ[of tryptophan into the brain of the rabbit. The Journal of Physiology, 312(1), 551-562. doi:10.1113/jphysiol.1981.sp013643

6. Gröber, U., Werner, T., Vormann, J., & Kisters, K. (2017). Myth or reality—Transdermal magne- sium? Nutrients, 9(8), 813. doi:10.3390/nu9080813

7. Maintz, L., & Novak, N. (2007). Histamine and histamine intolerance. The American Journal of Clinical Nutrition, 85(5), 1185-1196. doi:10.1093/ajcn/85.5.1185

8. Cho, C., Fong, L., Ma, P., & Ogle, C. (1987). Zinc deficiency: Its role in gastric secretion and stress-induced gastric ulceration in rats. Pharmacology Biochemistry and Behavior, 26(2), 293-297. doi:10.1016/0091-3057(87)90121-3

9. Shafaghi, A., Hasanzadeh, J., Mansour-Ghanaei, F., Joukar, F., & Yaseri, M. (2016). The effect of zinc supplementation on the symptoms of gastroesophageal reflu[disease: A randomized clinical trial. Middle East Journal of Digestive Diseases, 8(4), 289-296. doi:10.15171/mejdd.2016.38

10. Blumrich, M., Pack, R., Oesch, F., Petzinger, E., & Steinberg, P. (1994). Deficiency of bile acid transport and synthesis in oval cells from carcinogen-fed rats. Hepatology, 19(3), 722-727. doi:10.1002/hep.1840190326

11. LeBlanc, M., Gavino, V., Pérea, A., Yousef, I. M., Lévy, E., & Tuchweber, B. (1998). The role of dietary choline in the beneficial effects of lecithin on the secretion of biliary lipids in rats. Biochimica et Biophysica Acta (BBA) - Lipids and Lipid Metabolism, 1393(2-3), 223-234. doi:10.1016/s0005-2760(98)00072-1

12. Boyer, J. L. (2013). Bile formation and secretion. Comprehensive Physiology. doi:10.1002/cphy.c120027

13. Hofmann, A. F. (1989). Medical dissolution of gallstones by oral bile acid therapy. The American Journal of Surgery, 158(3), 198-204. doi:10.1016/0002-9610(89)90252-3

14. Kasbo, J., Tuchweber, B., Perwaiz, S., Bouchard, G., Lafont, H., Domingo, N., ... Yousef, I. M. (2003). Phosphatidylcholine-enriched diet prevents gallstone formation in mice susceptible to cholelithiasis. Journal of Lipid Research, 44(12), 2297-2303. doi:10.1194/jlr.m300180-jlr200

15. Mahley, R. W. (2016). Apolipoprotein E: From cardiovascular disease to neurodegenerative disorders. Journal of Molecular Medicine, 94(7), 739-746. doi:10.1007/s00109-016-1427-y

16. Farrer, L. A., Cupples, A., Haines, J. L., Hyman, B., Kukull, W. A., Mayeux, R., ... Myers, R. H. (1997). Effects of age, sex, and ethnicity on the association between apolipoprotein E genotype and Alzheimer disease. JAMA, 278(16), 1349. doi:10.1001/jama.1997.03550160069041

17. Trumble, B. C., Stieglitz, J., Blackwell, A. D., Allayee, H., Beheim, B., Finch, C. E., ... Kaplan, H. (2017). Apolipoprotein E4 is associated with improved cognitive function in Amazonian forager-horticulturalists with a high parasite burden. The FASEB Journal, 31(4), 1508-1515. doi:10.1096/fj.201601084r

18. Vasunilashorn, S., Finch, C. E., Crimmins, E. M., Vikman, S. A., Stieglitz, J., Gurven, M., ... Allayee, H. (2011). Inflammatory gene variants in the Tsimane, an indigenous Bolivian population with a high infectious load. Biodemography and Social Biology, 57(1), 33-52. doi:10.1080/19485565.2011.564475

19. Hall, K., Murrell, J., Ogunniyi, A., Deeg, M., Baiyewu, O., Gao, S., ... Hendrie, H. (2006). Cholesterol, APOE genotype, and Alzheimer disease: An epidemiologic study of Nigerian Yoruba. Neurology, 66(2), 223- 227. doi:10.1212/01.wnl.0000194507.39504.17

20. Huebbe, P., & Rimbach, G. (2017). Evolution of human apolipoprotein E (APOE) isoforms: Gene struc- ture, protein function and interaction with dietary factors. Ageing Research Reviews, 37, 146-161. doi:10.1016/j.arr.2017.06.002

21. Finch, C., & Stanford, C. (2004). Meat-adaptive genes and the evolution of slower aging in humans. The Quarterly Review of Biology, 79(1), 3-50. doi:10.1086/381662

22. Talbot, K., Wang, H., Kazi, H., Han, L., Bakshi, K. P., Stucky, A., ... Arnold, S. E. (2012). Demonstrated brain insulin resistance in Alzheimer's disease patients is associated with IGF-1 resistance, IRS-1 dysregulation, and cognitive decline. Journal of Clinical Investigation, 122(4), 1316-1338. doi:10.1172/jci59903

23. Zhao, N., Liu, C., Van Ingelgom, A. J., Martens, Y. A., Linares, C., Knight, J. A., ... Bu, G. (2017). Apolipoprotein E4 impairs neuronal insulin signaling by trapping insulin receptor in the endo- somes. Neuron, 96(1), 115-129.e5. doi:10.1016/j.neuron.2017.09.003

24. Fallaize, R., Carvalho-Wells, A. L., Tierney, A. C., Marin, C., Kie -Wilk, B., Dembi ska-Kie , A., ... Lovegrove, J. A. (2017). APOE genotype influences insulin resistance, apolipoprotein CII and CIII according to plasma fatty acid profile in the Metabolic Syndrome. Scientific Reports, 7(1). doi:10.1038/ s41598-017-05802-2

25. Stoykovich, S., & Gibas, K. (2019). APOE c4, the door to insulin-resistant dyslipidemia and brain fog? A case study. Alzheimer's & Dementia: Diagnosis, Assessment & Disease Monitoring, 11, 264-269. doi:10.1016/j.dadm.2019.01.009

26. Araújo, J., Cai, J., & Stevens, J. (2019). Prevalence of optimal metabolic health in american adults: National health and nutrition examination survey 2009–2016. Metabolic Syndrome and Related Disorders, 17(1), 46-52. doi:10.1089/met.2018.0105

27. Stoykovich, S., & Gibas, K. (2019). APOE c4, the door to insulin-resistant dyslipidemia and brain fog? A case study. Alzheimer's & Dementia: Diagnosis, Assessment & Disease Monitoring, 11(1), 264-269. doi:10.1016/ j. dadm.2019.01.009

28. Frayling, T. M., Timpson, N. J., Weedon, M. N., Zeggini, E., Freathy, R. M., Lindgren, C. M., ... McCarthy, M. I. (2007). A common variant in the FTO gene is associated with body mass index and predisposes to childhood and adult obesity. Science (New York, N.Y.), 316(5826), 889–894. doi:10.1126/science.1141634

29. Loos, R. J., & Yeo, G. S. (2013). The bigger picture of FTO—the first GWAS-identified obesity gene. Nature Reviews 5ndocrinology, 10(1), 51-61. doi:10.1038/nrendo.2013.227

30. Phillips, C. M., Kesse-Guyot, E., McManus, R., Hercberg, S., Lairon, D., Planells, R., & Roche, H. M. (2012). High Dietary Saturated Fat Intake Accentuates Obesity Risk Associated with the Fat Mass and Obesity–Associated Gene in Adults. The Journal of Nutrition, 142(5), 824-831. doi:10.3945/jn.111.153460

第十四章

1. White, R. R., & Hall, M. B. (2017). Nutritional and greenhouse gas impacts of removing animals from US agriculture. Proceedings of the National Academy of Sciences, 114(48), E10301-E10308. doi:10.1073/ pnas.1707322114

2. Rotz, C. A., Asem-Hiablie, S., Place, S., & Thoma, G. (2019). Environmental footprints of beef cattle production in the United States. Agricultural Systems, 169, 1-13. doi:10.1016/j.agsy.2018.11.005

3. Qiancheng, M. (2018, April 9). NASA GISS: Science briefs: Greenhouse gases: Refining the role of carbon

dioxide. Retrieved from https://www.giss.nasa.gov/research/briefs/ma_01/

4. The keeling curve. (2019, December). Retrieved from https://scripps.ucsd.edu/programs/keelingcurve/
5. Weil, Raymond & Brady, Nyle. (2016). The nature and properties of soils. 15th edition.
6. Swift, R. S. (2001). Sequestration of carbon by soil. Soil Science, 166(11), 858-871.
7. Ontl, T. A. & Schulte, L. A. (2012) Soil carbon storage. Nature Education Knowledge 3(10):35
8. White Oak Pastures Team. (2019, June 4). White oak pastures beef reduces atmospheric carbon. Retrieved from http://blog.whiteoakpastures.com/blog/carbon-negative-grassfed-beef

常見問題

1. Descalzo, A., Rossetti, L., Grigioni, G., Irurueta, M., Sancho, A., Carrete, J., & Pensel, N. (2007). Antio[idant status and odour profile in fresh beef from pasture or grain-fed cattle. Meat Science, 75(2), 299- 307. doi:10.1016/j.meatsci.2006.07.015
2. Daley, C. A., Abbott, A., Doyle, P. S., Nader, G. A., & Larson, S. (2010). A review of fatty acid profiles and antioxidant content in grass-fed and grain-fed beef. Nutrition Journal, 9(1). doi:10.1186/1475-2891-9-10
3. Charnley, G., & Doull, J. (2005). Human exposure to dioxins from food, 1999–2002. Food and Chemical Toxicology, 43(5), 671-679. doi:10.1016/j.fct.2005.01.006
4. Mathews, K. H., & Johnson, R. (2013). Alternative beef production systems: Issues and implications (LDPM-218- 01). Retrieved from Economic Research Service/USDA website: https://www.ers.usda.gov/webdocs/pub- lications/37473/36491_ldpm-218-01.pdf ?v=0
5. Albanito, L., Lappano, R., Madeo, A., Chimento, A., Prossnitz, E. R., Cappello, A. R., ... Maggiolini, M. (2015). Effects of atrazine on estrogen receptor a – and G protein–coupled receptor 30–mediated signaling and proliferation in cancer cells and cancer-associated fibroblasts. 5nvironmental Health Perspectives, 123(5), 493-499. doi:10.1289/ehp.1408586
6. Hayes, T. B., Khoury, V., Narayan, A., Nazir, M., Park, A., Brown, T., ... Gallipeau, S. (2010). Atrazine induces complete feminization and chemical castration in male African clawed frogs (Xenopus lae- vis). Proceedings of the National Academy of Sciences, 107(10), 4612-4617. doi:10.1073/pnas.0909519107
7. Sydenham, E. W., Shephard, G. S., Thiel, P. G., Marasas, W. F., & Stockenstrom, S. (1991). Fumonisin con- tamination of commercial corn-based human foodstuffs. Journal of Agricultural and Food Chemistry, 39(11), 2014-2018. doi:10.1021/jf00011a028
8. Yazar, S., & Omurtag, G. (2008). Fumonisins, trichothecenes and zearalenone in cereals. International Journal of Molecular Sciences, 9(11), 2062-2090. doi:10.3390/ijms9112062
9. Wang, Z., Zheng, Y., Zhao, B., Zhang, Y., Liu, Z., Xu, J., ... Abliz, Z. (2015). Human metabolic responses to chronic environmental polycyclic aromatic hydrocarbon exposure by a metabolomic approach. Journal of Proteome Research, 14(6), 2583-2593. doi:10.1021/acs.jproteome.5b00134
10. Russo, C., Ferk, F., Mi ík, M., Ropek, N., Nersesyan, A., Mejri, D., ... Knasmüller, S. (2018). Low doses of widely consumed cannabinoids (cannabidiol and cannabidivarin) cause DNA damage and chromosomal ab- errations in human-derived cells. Archives of Toxicology, 93(1), 179-188. doi:10.1007/s00204-018-2322-9
11. O' Donnell,, M., Mente, A., Rangarajan, S., McQueen, M. J., Wang, X., Liu, L., ... Yan, H. (2014). Urinary sodium and potassium excretion, mortality, and cardiovascular events. New England Journal of Medicine, 371(13), 1267-1267. doi:10.1056/nejmx140049
12. Azoulay, A., Garzon, P., & Eisenberg, M. J. (2001). Comparison of the mineral content of tap water and bottled waters. Journal of General Internal Medicine, 16(3), 168-175. doi:10.1111/j.1525-1497.2001.04189.x
13. Huang, A. H. (2017). Plant lipid droplets and their associated proteins: Potential for rapid advances. Plant Physiology, 176(3), 1894-1918. doi:10.1104/pp.17.01677
14. Leduc, V., Moneret-Vautrin, D. A., Tzen, J. T., Morisset, M., Guerin, L., & Kanny, G. (2006). Identification of oleosins as major allergens in sesame seed allergic patients. Allergy, 61(3), 349-356. doi:10.1111/j.1398-9995.2006.01013.x
15. Schwager, C., Kull, S., Behrends, J., Röckendorf, N., Schocker, F., Frey, A., ... Jappe, U. (2017). Peanut oleos- ins associated with severe peanut allergy—importance of lipophilic allergens for comprehensive

allergy di- agnostics. Journal of Allergy and Clinical Immunology, 140(5), 1331-1338.e8. doi:10.1016/j.jaci.2017.02.020

16. Li, D. D., & Fan, Y. M. (2009). Cloning, characterisation, and expression analysis of an oleosin gene in coco- nut (Cocos nuciferaL.) pulp. The Journal of Horticultural Science and Biotechnology, 84(5), 483-488. doi:10.1080/1 4620316.2009.11512552

17. Parthibane, V., Rajakumari, S., Venkateshwari, V., Iyappan, R., & Rajasekharan, R. (2011). Oleosin is bifunctional enzyme that has both monoacylglycerol acyltransferase and phospholipase activities. Journal of Biological Chemistry, 287(3), 1946-1954. doi:10.1074/jbc.m111.309955

18. Giannoulia, K., Banilas, G., & Hatzopoulos, P. (2007). Oleosin gene expression in olive. Journal of Plant Physiology, 164(1), 104-107. doi:10.1016/j.jplph.2006.03.016

19. McCarty, M. F., DiNicolantonio, J. J., & O'Keefe, J. H. (2015). Ketosis may promote brain macroautophagy by activating Sirt1 and hypoxia-inducible factor-1. Medical Hypotheses, 85(5), 631-639. doi:10.1016/j.mehy.2015.08.002

20. Jamshed, H., Beyl, R. A., Della Manna, D. L., Yang, E. S., Ravussin, E., & Peterson, C. M. (2019). Early Time-restricted feeding improves 24-hour glucose levels and affects markers of the circadian clock, aging, and autophagy in Humans. Nutrients, 11(6), 1234. doi:10.3390/nu11061234

21. Mandal, P. K. (2005). Dioxin: A review of its environmental effects and its aryl hydrocarbon receptor biology. Journal of Comparative Physiology B, 175(4), 221-230. doi:10.1007/s00360-005-0483-3

22. Kogevinas, M. (2001). Human health effects of dioxins: Cancer, reproductive and endocrine system effects. APMIS, 109(S103), S223-S232. doi:10.1111/j.1600-0463.2001.tb05771.x

23. Baars, A., Bakker, M., Baumann, R., Boon, P., Freijer, J., Hoogenboom, L., … De Vries, J. (2004). Dioxins, dioxin-like PCBs and non-dioxin-like PCBs in foodstuffs: Occurrence and dietary intake in The Netherlands. Toxicology Letters, 151(1), 51-61. doi:10.1016/j.toxlet.2004.01.028

24. Kiviranta, H., Ovaskainen, M., & Vartiainen, T. (2004). Market basket study on dietary intake of PCDD/Fs, PCBs, and PBDEs in Finland. 5nvironment International, 30(7), 923-932. doi:10.1016/j.envint.2004.03.002

25. Papadopoulos, A., Vassiliadou, I., Costopoulou, D., Papanicolaou, C., & Leondiadis, L. (2004). Levels of dioxins and dioxin-like PCBs in food samples on the Greek market. Chemosphere, 57(5), 413-419. doi:10.1016/j.chemosphere.2004.07.006

26. Elamin, M., Ruskin, D. N., Masino, S. A., & Sacchetti, P. (2018). Ketogenic diet modulates NAD+- dependent enzymes and reduces DNA damage in hippocampus. Frontiers in Cellular Neuroscience, 12. doi:10.3389/fncel.2018.00263

27. Milder, J., & Patel, M. (2012). Modulation of oxidative stress and mitochondrial function by the ketogenic diet. 5pilepsy Research, 100(3), 295-303. doi:10.1016/j.eplepsyres.2011.09.021

28. Fürst, S. N., Philipsen, T., & Joergensen, J. C. (2007). Ten-year follow-up of endometrial ablation. Acta Obstetricia et Gynecologica Scandinavica, 86(3), 334-338. doi:10.1080/00016340601089701

29. Gasior, M., Rogawski, M. A., & Hartman, A. L. (2006). Neuroprotective and disease-modifying effects of the ketogenic diet. Behavioural Pharmacology, 17(5-6), 431-439. doi:10.1097/00008877-200609000-00009

30. Volek, J. S., Sharman, M. J., Love, D. M., Avery, N. G., G[oacute]mez, A. L., Scheett, T. P., & Kraemer, W. J. (2002). Body composition and hormonal responses to a carbohydrate-restricted diet. Metabolism, 51(7), 864- 870. doi:10.1053/meta.2002.32037

31. Volek, J. S., & Sharman, M. J. (2004). Cardiovascular and Hormonal Aspects of Very-Low-Carbohydrate Ketogenic Diets. Obesity Research, 12(S11), 115S-123S. doi:10.1038/oby.2004.276

32. Gonzalez-Bono, E., Rohleder, N., Hellhammer, D. H., Salvador, A., & Kirschbaum, C. (2002). Glucose but not protein or fat load amplifies the cortisol response to psychosocial stress. Hormones and Behavior, 41(3), 328-333. doi:10.1006/hbeh.2002.1766

33. Dashti, H. M., Mathew, T. C., Hussein, T., Asfar, S. K., Behbahani, A., Khoursheed, M. A., … Al-Zaid, N. S. (2004). Long-term effects of a ketogenic diet in obese patients. Experimental and clinical cardiol- ogy, 9(3), 200–205.

34. McGrice, M., & Porter, J. (2017). The effect of low carbohydrate diets on fertility hormones and outcomes in overweight and obese women: A systematic review. Nutrients, 9(3), 204. doi:10.3390/nu9030204

35. Mavropoulos, J. C., Yancy, W. S., Hepburn, J., & Westman, E. C. (2005). The effects of a low-carbo-hydrate, ketogenic diet on the polycystic ovary syndrome: A pilot study. Nutrition & metabolism, 2, 35. doi:10.1186/1743-7075-2-35

36. Kapetanakis, M., Liuba, P., Odermarsky, M., Lundgren, J., & Hallböök, T. (2014). Effects of keto- genic diet on vascular function. 5uropean Journal of Paediatric Neurology, 18(4), 489-494. doi:10.1016/j.ejpn.2014.03.006

37. Dostal, T., Plews, D. J., Hofmann, P., Laursen, P. B., & Cipryan, L. (2019). Effects of a 12-week very-low carbohydrate high-fat diet on maximal aerobic capacity, high-intensity intermittent exercise, and car-diac autonomic regulation: Non-randomized parallel-group study. Frontiers in Physiology, 10. doi:10.3389/fphys.2019.00912

38. Ebbeling, C. B., Feldman, H. A., Klein, G. L., Wong, J. M., Bielak, L., Steltz, S. K., ... Ludwig, D. S. (2018). Effects of a low carbohydrate diet on energy expenditure during weight loss maintenance: randomized trial. BMJ, k4583. doi:10.1136/bmj.k4583

39. Volek, J., Sharman, M., Gómez, A., Judelson, D., Rubin, M., Watson, G., ... Kraemer, W. (2004). Comparison of energy-restricted very low-carbohydrate and low-fat diets on weight loss and body compo- sition in overweight men and women. Nutrition & metabolism, 1(1), 13. doi:10.1186/1743-7075-1-13

40. Phinney, S., Bistrian, B., Wolfe, R., & Blackburn, G. (1983). The human metabolic response to chronic ketosis without caloric restriction: Physical and biochemical adaptation. Metabolism, 32(8), 757-768. doi:10.1016/0026-0495(83)90105-1

41. Messina, G., Esposito, T., Lobaccaro, J., Esposito, M., Monda, V., Messina, A., ... Monda, M. (2016). Effects of low-carbohydrate diet therapy in overweight subject with autoimmune thyroiditis: possible synergism with ChREBP. Drug Design, Development and Therapy, Volume 10, 2939-2946. doi:10.2147/dddt.s106440

42. Cox, P., Kirk, T., Ashmore, T., Willerton, K., Evans, R., Smith, A., ... Clarke, K. (2016). Nutritional keto- sis alters fuel preference and thereby endurance performance in athletes. Cell Metabolism, 24(2), 256-268. doi:10.1016/j.cmet.2016.07.010

43. Volek, J. S., Freidenreich, D. J., Saenz, C., Kunces, L. J., Creighton, B. C., Bartley, J. M., ... Phinney, S. D. (2016). Metabolic characteristics of keto-adapted ultra-endurance runners. Metabolism, 65(3), 100-110. doi:10.1016/j.metabol.2015.10.028

44. Holt, R., Roberts, G., & Scully, C. (2001). Dental damage, sequelae, and prevention. Western Journal of Medicine, 174(4), 288-290. doi:10.1136/ewjm.174.4.288

45. McClellan, W. S., & Du Bois, E. F. (1930). Prolonged meat diets with a study of kidney function and ketosis. Journal of Biological Chemistry, 87, 651-668. Retrieved from http://www.jbc.org/con- tent/87/3/651.citation

46. Brehm, B. J., Seeley, R. J., Daniels, S. R., & D' Alessio, D. A. (2003). A randomized trial comparing a very low carbohydrate diet and a calorie-restricted low fat diet on body weight and cardiovascular risk fac-tors in healthy women. The Journal of Clinical 5ndocrinology & Metabolism, 88(4), 1617-1623. doi:10.1210/jc.2002-021480

47. Jabekk, P. T., Moe, I. A., Meen, H. D., Tomten, S. E., & Høstmark, A. T. (2010). Resistance training in overweight women on a ketogenic diet conserved lean body mass while reducing body fat. Nutrition & Metabolism, 7(1), 17. doi:10.1186/1743-7075-7-17

48. Sidbury, J., & Dong, B. L. (1962). Ketosis in infants and children. The Journal of Pediatrics, 60(2), 294-303. doi:10.1016/s0022-3476(62)80049-3

49. Wood, T., Stubbs, B., & Juul, S. (2018). Exogenous ketone bodies as promising neuroprotective agents for developmental brain injury. Developmental Neuroscience, 40(5-6), 451-462. doi:10.1159/000499563

50. Rudolf, M. C., & Sherwin, R. S. (1983). Maternal ketosis and its effects on the fetus. Clinics in 5ndocrinology and Metabolism, 12(2), 413-428. doi:10.1016/s0300-595x(83)80049-8

51. Lennerz, B. S., Barton, A., Bernstein, R. K., Dikeman, R. D., Diulus, C., Hallberg, S., ... Rhodes, E. T. (2018). Management of type 1 diabetes with a very low–carbohydrate diet. Pediatrics, 141(6), e20173349. doi:10.1542/peds.2017-3349

國家圖書館出版品預行編目資料

肉食密碼：回歸人類本能的飲食法 / 保羅・薩拉迪諾（Paul
Saladino）著；黃亭蓉譯.-- 初版. -- 臺中市：晨星出版有限
公司，2022.08
　　面：　公分. --（健康與飲食；144）
　　譯自：The Carnivore Code : unlocking the secrets to optimal
health by returning to our ancestral diet
ISBN 978-626-320-212-2（平裝）

1.CST：肉類食物　2.CST：健康飲食

411.3　　　　　　　　　　　　　　　　　111010314

健康與飲食 144

肉食密碼：
回歸人類本能的飲食法

The Carnivore Code : unlocking the secrets to optimal health
by returning to our ancestral diet

作者	保羅・薩拉迪諾（Paul Saladino）
翻譯	黃亭蓉
主編	莊雅琦
執行編輯	林孟侃
校對	林孟侃
美術排版	張蘊方
封面設計	古鴻杰
封面插畫	123RF網址©captainvector 123RF Free Images

創辦人	陳銘民
發行所	晨星出版有限公司
	407台中市西屯區工業30路1號1樓
	TEL：（04）23595820
	FAX：（04）23550581
	health119 @morningstar.com.tw
	行政院新聞局局版台業字第2500號
法律顧問	陳思成律師
初版	西元2022年8月15日

讀者服務專線	TEL：（02）23672044 /（04）23595819#212
讀者傳真專線	FAX：（02）23635741 /（04）23595493
讀者專用信箱	service @morningstar.com.tw
網路書店	http://www.morningstar.com.tw
郵政劃撥	15060393（知己圖書股份有限公司）
印刷	上好印刷股份有限公司

定價450元
ISBN 978-626-320-212-2

The Carnivore Code
Copyright © 2020 by Fundamental Press LLC

可至線上填回函！